Thure von Uexküll

Integrierte
Psychosomatische Medizin
in Praxis und Klinik

Thure von Uexküll

Integrierte
Psychosomatische Medizin
in Praxis und Klinik

Herausgegeben von

Rolf Adler　　　　**Jörg Michael Herrmann**
Wulf Bertram　　　 **Karl Köhle**
Antje Haag　　　　 **Thure von Uexküll**

mit Beiträgen von

R. Adler
R. H. E. Alten
W. Bepperling
W. Bertram
K. Bühlmann
D. Bürgin
H. Feiereis
H. Feyen
W. M. Gallmeier
E. Gaus
W. Geigges
E.-A. Günthert
A. Haag
P. Helmich
J. M. Herrmann
E. Hesse
B. Hontschik
W. Kämmerer

H. Kappauf
R. Kielhorn
K. Köhle
K. Krämer
M. Kütemeyer
N. Mark
H.-P. Meier-Baumgartner
W. Merkle
A.-E. Meyer
W. Pontzen
W. Stiels
U. Stuhr
Th. v. Uexküll
H. Wedler
W. Wesiack
J. Zenz
M. Zielke

2., völlig neubearbeitete und erweiterte Auflage

mit 31 Abbildungen und 28 Tabellen

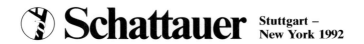

Schattauer Stuttgart – New York 1992

Zum Umschlagbild: Die Grafik ist ein Faksimile des spätantiken Viererschemas „mundus – annus – homo"
aus der Offizin des ältesten Straßburger Druckers Johann Mentelin (aus Robert Herrlinger: Geschichte der
medizinischen Abbildung, Heinz Moos Verlag, München 1981 mit freundlicher Genehmigung des Moos
Verlages). Das Kreisschema macht deutlich, daß die Medizin in der Spätantike „integriert" im Sinne einer
Wissenschaft des Menschen als Glied des Kosmos verstanden wurde.

Die Deutsche Bibliothek – CIP-Einheitsaufnahme

Integrierte Psychosomatische Medizin in Praxis und Klinik,
mit 28 Tab./Thure von Uexküll. Hrsg. von Rolf Adler ... Mit
Beitr. von R. Adler ... – Stuttgart ; New York : Schattauer, 1992
    ISBN 3-7945-1413-0
NE: Uexküll, Thure von; Adler, Rolf [Hrsg.]; Psychosomatische Medizin
    in Praxis und Klinik

© 1992 by F. K. Schattauer Verlagsgesellschaft mbH, Lenzhalde 3, 7000 Stuttgart 1, Germany
Printed in Germany
Satz: Mitterweger Werksatz GmbH, Am Ochsenhorn 14, 6831 Plankstadt, Germany
ISBN 3-7945-1413-0

Vorwort zur zweiten Auflage

Die erste Auflage dieses Buches war eine Bestandsaufnahme der Bemühungen, im deutschen Sprachraum psychosomatisches Denken und Handeln in die Medizin zu integrieren. Gut 10 Jahre nach ihrem Erscheinen wurde eine erneute Inventur dieser Bewegung erforderlich.

Die Beiträge der vorliegenden zweiten Auflage zeigen, daß eine erfreuliche Entwicklung und Verbreitung der Arztpraxen und Einrichtungen stattgefunden hat, deren Ziel und Anspruch es ist, den Kranken und seine Krankheit als eine Einheit wahrzunehmen und den Dualismus einer biomechanischen Medizin für Körper ohne Seelen und einer oft ebenso technokratischen Psychologie für Seelen ohne Körper zu überwinden.

Das Buch ist aus einem lebhaften Gedankenaustausch zwischen psychosomatischen Praktikern nahezu aller medizinischen Teilgebiete entstanden und wird damit zur praxisrelevanten Selbstdarstellung eines neuen diagnostischen und therapeutischen Paradigmas. Die einzelnen Modelle werden nach einem einheitlich strukturierten Gliederungsschema vorgestellt und lassen sich so untereinander vergleichen.

Es ist unser Ziel, die Diskussion und den Informationsaustausch zwischen den Mitarbeitern dieser und ähnlicher Einrichtungen zu fördern. Das Buch zeigt auf, was bereits machbar ist. Es soll auch die taktischen und strategischen Erfahrungen wiedergeben, die bei der Realisierung einer adäquaten und patientengerechten Medizin und der Überwindung der immer noch vorhandenen Widerstände innerhalb unseres Gesundheits- und Ausbildungssystems gewonnen wurden. Die in allen Beiträgen enthaltenen Berufsbiographien sollen Studierenden und jungen Ärzten nicht nur Antwort auf die Frage „Wie wird man Psychosomatiker?" geben, sondern auch die wechselseitige Bedingtheit subjektiver Erfahrungen, theoretischer Erkenntnisse und praktischer Handlungskonsequenzen aufzeigen.

Rolf Adler
Wulf Bertram
Antje Haag
Jörg Michael Herrmann
Karl Köhle
Thure von Uexküll

Danksagung

Unser Dank gilt all denen, die das Erscheinen des Buches unterstützt und gefördert haben: Wir danken der BMS-Akademie München und ihrem Geschäftsführer Herrn Bernhard Riepl für die großzügige Unterstützung der organisatorischen Vorbereitungen und der Autorentreffen. Dem Verleger, Herrn Dieter Bergemann, danken wir für die Aufgeschlossenheit gegenüber diesem aufwendigen Buchprojekt und der Lektorin, Frau Dagmar Keck, für die sorgfältige und einfühlsame Textbearbeitung sowie Herrn Wolfram Krause für die zügige und umsichtige Koordination der Buchherstellung. Frau Inge Teufel vom Schattauer-Verlag hat den Überblick über die zahllosen Neufassungen und Ergänzungen der Manuskripte behalten und die dabei aufgetretenen organisatorischen Probleme souverän gemeistert, dafür sei ihr herzlich gedankt. Zu guter Letzt gebührt Marina von Uexküll für die gastfreundliche Aufnahme während der vielen Herausgebertreffen ein ganz besonderer Dank. Ihre phantasievoll-kulinarische Bewirtung während der gemeinsamen Arbeitsessen versetzt uns in die Lage, demnächst auch noch ein Kochbuch zusammenzustellen.

Die Herausgeber

Inhalt

Verzeichnis der Herausgeber und Verfasser

Herausgeber

Prof. Dr. med. Rolf Adler
C. L. Lory-Haus
Inselspital Bern
Ch 3010 Bern

Dipl.-Psych. Dr. med. Wulf Bertram
Rebenreute 22
W 7000 Stuttgart 1

Dr. med. Antje Haag
II. Medizinische Klinik, UKE
Abt. für Psychosomatik und
Psychotherapie
Martinistr. 52
W 2000 Hamburg 20-08

Prof. Dr. med. Jörg Michael Herrmann
Klinik für Rehabilitation Glotterbad
der LVA Württemberg
W 7804 Glottertal

Prof. Dr. med. Karl Köhle
Institut für Psychosomatik und
Psychotherapie der Universität Köln
Joseph-Stelzmann-Str. 9
W 5000 Köln 41

Prof. Dr. med. Thure von Uexküll
Sonnhalde 15
W 7800 Freiburg

Verfasser

Dr. med. Rieke H. E. Alten
Schloßpark-Klinik
Heubnerweg 2
W 1000 Berlin 19

Dr. med. Willi Bepperling
Schönblick 42
W 7300 Esslingen

Dr. med. Klaus Bühlmann
Haspelgasse 24
CH 3006 Bern

Prof. Dr. med. Dieter Bürgin
Kinder- und Jugend-Psychiatrische
Universitätsklinik und -Poliklinik
Schaffhauserrheinweg 55
CH 4058 Basel

Prof. Dr.med. Hubert Feiereis
Medizinische Universität zu Lübeck
Klinik für Psychosomatik und
Psychotherapie
Ratzeburger Allee 160
W 2400 Lübeck 1

Dr. med. Helmut Feyen
Internistische Gemeinschaftspraxis
Dialyse-Institut Friedrichshafen
Werastr. 33
W 7990 Friedrichshafen

Prof. Dr. med. Wolfgang Michael
Gallmeier
5. Medizinische Klinik des Klinikums
Flurstr. 17
W 8500 Nürnberg 90

Dr. med. Ekkehard Gaus
Städt. Krankenanstalten Esslingen
Psychosomatische Abteilung
Hirschlandstr. 97
W 7300 Esslingen

Dr. med. Werner Geigges
Klinik für Rehabilitation Glotterbad
der LVA Württemberg
W 7804 Glottertal

Dr. med. Ernst-Albrecht Günthert
Leopoldstr. 58
W 8000 München 40

Prof. Dr. med. Peter Helmich
Heinrich-Heine-Universität Düsseldorf
Arbeitsgruppe Allgemeinmedizin
Moorenstr. 5, Geb. 11.01.
W 4000 Düsseldorf 1

Dr. med. Eberhard Hesse
Bahnhofstr. 27
W 2805 Stuhr 1 – Brinkum

Dr. med. Bernd Hontschik
Zeil 65–69
W 6000 Frankfurt 1

Dr. med. Wolfgang Kämmerer
Klinik für Psychosomatische Medizin
am Krankenhaus der Henriettenstiftung
Schwemannstr. 19
W 3000 Hannover 71

Dr. med. Herbert Kappauf
5. Medizinische Klinik des Klinikums
Flurstr. 17
W 8500 Nürnberg 90

Dr. med. Rita Kielhorn
Mariannenplatz 6
W 1000 Berlin 36

Karin Krämer
Krankenpflegedirektorin
der Gelderland-Klinik
Clemensstr. 1
W 4170 Geldern

Dr. med. Mechthilde Kütemeyer
St. Agatha-Krankenhaus
Psychosomatische Abteilung
Feldgärtenstr. 97
W 5000 Köln 60

Dr. med. Norbert Mark
Psychosomatische Fachklinik
Bad Dürkheim
Kurbrunnenstr. 12
W 6702 Bad Dürkheim

Dr. med. Hans-Peter
Meier-Baumgartner
Albertinenhaus
Geriatrische Klinik
Sellhopsweg 18–22
W 2000 Hamburg 61

Dr. med. Wolfgang Merkle
Städt. Krankenanstalten Esslingen
Psychosomatische Abteilung
Hirschlandstr. 97
W 7300 Esslingen

Prof. Dr. rer. soc., Dr. med.
Adolf-Ernst Meyer
II. Medizinische Klinik, UKE
Abt. für Psychosomatik und
Psychotherapie
Martinistr. 52
W 2000 Hamburg 20-08

Prof. Dr. med. Walter Pontzen
Klinikum Nürnberg
Psychosomatische Abteilung
Flurstr. 17
W 8500 Nürnberg 90

Dipl.-Psych. Wolfgang Stiels
Klinik für Rehabilitation Glotterbad
der LVA Württemberg
W 7804 Glottertal

Dipl.-Psych. Dr. phil. Ulrich Stuhr
II. Medizinische Klinik, UKE
Abt. für Psychosomatik und
Psychotherapie
Martinistr. 52
W 2000 Hamburg 20-08

Priv.-Doz. Dr. Hans Wedler
Allgemeines Krankenhaus Ochsenzoll
Medizinische Abteilung
Langenhorner Chaussee 560
W 2000 Hamburg 62

Prof. Dr. Wolfgang Wesiack
Univ.-Klinik für Medizinische
Psychologie und Psychotherapie
Sonnenburgstr. 16
A 6020 Innsbruck

Jutta Zenz
Referentin für innerbetriebliche
Fortbildung im Pflegedienst
Universitätskliniken Ulm
Steinhövelstr. 96
W 7900 Ulm

Dipl.-Psych. Dr. phil. Manfred Zielke
Psychosomatische Fachklinik
Bad Dürkheim
Kurbrunnenstr. 12
W 6702 Bad Dürkheim

Allgemeiner Teil

Integrierte Psychosomatische Medizin: Bilanz einer Entwicklung

Vorgeschichte, Konzept und Gebrauchsanweisung dieses Buches

Wulf Bertram

1981 gab Thure von Uexküll die erste Auflage des Buches „Integrierte Psychosomatische Medizin" heraus. Sein Anliegen war, „... einer breiten Öffentlichkeit darzustellen, daß in unserem dualistischen, in immer mehr und immer engere Spezialdisziplinen aufgeteilten Gesundheitssystem Einrichtungen existieren und funktionieren, die es nach dem Urteil vieler Fachleute sowohl aus dem Lager der somatischen Mediziner wie dem der Psychotherapeuten angeblich nicht geben kann: Einrichtungen für eine medizinische Betreuung, welche bei hohem Anspruch an das Niveau der diagnostischen und therapeutischen Maßnahmen die organischen und die psychosozialen Probleme der Kranken gleich ernst nehmen."

Während es damals also vor allem um den Nachweis ging, *daß* integrierte Psychosomatik überhaupt praktisch realisierbar war und existierte, schien es uns 10 Jahre später an der Zeit, eine exemplarische Bestandsaufnahme integrierter psychosomatischer Modelle in der Praxis niedergelassener Ärzte, in Ambulanzen, Kliniken und Abteilungen zu versuchen. Denn inzwischen ist die Anzahl psychosomatischer Einrichtungen erheblich angestiegen. Nicht alle davon arbeiten allerdings integriert im Sinne der oben zitierten Definition. Einige Behandlungsansätze müßten konsequenterweise als „additiv" bezeichnet werden, da sie als zusätzliche psychotherapeutische Leistung zur traditionell somatischen Therapie angeboten

werden und oft genug eher eine Alibifunktion erfüllen.

Es stellte sich bald heraus, daß die zweite Auflage ein vollkommen neues Buch werden würde, denn etwa eine Fortsetzung der Erfahrungsberichte oder „Katamnese" der in der ersten Auflage dargestellten Einrichtungen war kaum möglich: Die damaligen Pioniere hatten zum Teil neue, andere Wege eingeschlagen, die Kliniken gewechselt, einen Lehrstuhl angenommen oder sich in eigener Praxis mit anderen Schwerpunkten niedergelassen.

Anfang November 1989 fand anläßlich der Tagung des Deutschen Kollegiums für Psychosomatische Medizin (DKPM) in Gießen ein erstes Treffen des Herausgeberteams statt, welches die Neuauflage planen und verwirklichen sollte. Dabei wurde das Konzept des Buches entworfen und eine Liste der Autoren erstellt, die gebeten werden sollten, Organisation und Arbeitsweise ihrer Praxis oder klinischen Einrichtung darzustellen.

Zur Auswahl der Einrichtungen

Während der Herausgeber bei der Vorbereitung zur ersten Auflage noch eher auf die Suche nach funktionierenden psychosomatischen Modellen gehen mußte, hat sich die Situation heute so sehr geändert, daß sich mancher Leser der zweiten Auflage fragen wird, warum nicht beispielsweise die Einrichtung vorgestellt wird, in der er selbst arbeitet.

Welches waren die Kriterien für die Auswahl der Praxen, Kliniken und Abteilungen? Die Beiträge sollten exemplarisch ganzheitlich orientierte Einrichtungen aus dem gesamten medizinischen Spektrum beschreiben, deren Mitarbeiter versuchen, die verbreitete Trennung in eine Medizin für Körper ohne Seelen und für Seelen ohne Körper zu überwinden. Es bestand weder der Anspruch, leuchtende, über jeden holistischen Zweifel erhabene Paradebeispiele zu präsentieren, noch der, eine Art Guide Michelin der deutschsprachigen Psychosomatikszene zu erstellen und etwa je nach realisierter Integration Sterne zu verleihen. Die Auswahl der Einrichtungen war vielmehr weitgehend durch persönliche und berufliche Kontakte zwischen den prospektiven Autoren und den Herausgebern bestimmt.

Dabei stellte sich nach Durchsicht der Manuskripte und in der Diskussion bei den Konferenzen mit allen Mitautoren des Buches heraus, daß es durchaus unterschiedliche Standorte und kontroverse Ansichten über die dargestellten Konzepte gab. Das ist kein Nachteil. Eines der zentralen Anliegen dieses Buches ist es, neben der Information über vorhandene Einrichtungen eine Diskussion über die unterschiedlichen praktischen und theoretischen Ansätze in Gang zu setzen und zu unterhalten. Denn nach wie vor gilt, was Thure von Uexküll im Vorwort der ersten Auflage vor über 10 Jahren bedauernd feststellte: Viele Ärzte, die oft genug gegen erhebliche Widerstände das Ziel einer ganzheitlich orientierten psychosomatischen Behandlung verfolgen, wissen nichts oder nur wenig voneinander. Deshalb fehlen Möglichkeiten, voneinander zu lernen, gemeinsame Ziele zu verfolgen und in der Öffentlichkeit zu vertreten. Der Austausch über die praktische Arbeit mit ihren alltäglichen Realitäten kommt in der psychosomatischen Szene nach wie vor zu kurz. Auch die Tagungen des DKPM sind oft mehr von den Diskussionen der theoretischen Entwürfe als von der Erörterung der praktischen Notwendigkeiten dominiert. Hier soll das Buch eine Lücke schließen.

Diskussion und Entwicklung des Konzepts

Ein Buch kann wohl um so eher einen Gedankenaustausch anregen, je konsequenter es aus einem solchen bereits entstanden ist. Deshalb war von vornherein geplant, Arbeitstagungen mit allen Autoren durchzuführen, auf denen die Exposés zu den Beiträgen und später diese selbst diskutiert werden sollten. Es schien zunächst beinahe aussichtslos, ein solches organisatorisch und finanziell aufwendiges Unterfangen zu realisieren, doch schließlich fand sich eine Lösung (vgl. die Danksagung im Anschluß an das Vorwort dieses Buches). Im Mai 1990 fand ein erstes Treffen aller Autoren im Glottertal statt, bei dem die ersten Entwürfe zu den Beiträgen diskutiert wurden. Im Dezember 1990 waren die meisten Rohfassungen der Manuskripte fertiggestellt und konnten abschließend in einer Vollversammlung der Verfasser in Köln besprochen werden.

Bei diesen Treffen entwickelte sich rasch eine lebhafte Diskussion, die sich immer deutlicher auf zwei zentrale Fragen konzentrierte:

1. Was ist ein psychosomatischer Therapeut?
2. Was ist psychosomatische Therapie?

Der psychosomatische Therapeut

Auf dem Hintergrund der bei diesem ersten Gedankenaustausch skizzierten und in den Diskussionen klarer umrissenen klinischen und ambulanten Einrichtungen schälte sich als Antwort auf die erste Frage die überraschende Feststellung heraus, daß offensichtlich eine neue psychosomatische Identität im Entstehen begriffen ist. Dabei bildet sich diese neue psychosomatische Identität nicht etwa automatisch durch den Erwerb des Zusatztitels „Psychotherapie". Wenngleich der Erwerb psychotherapeutischer Kompetenz durch Ärzte in Klinik und Praxis grundsätzlich zu begrüßen ist, haben die entsprechenden Weiterbildungskurse mitunter sogar einen der Integration entgegengesetzten Effekt: Manch einer der weitergebildeten Ärzte gibt die somatische Medizin auf und betätigt sich ausschließlich als Psychotherapeut. Andererseits äußert sich eine psychosomatische Identität aber auch nicht in dem Anspruch, „alles selber machen" zu können oder zu sollen. Sie scheint vielmehr ein Ausdruck der Fähigkeit zu sein, den Kranken und seine Krankheit als eine Einheit wahrzunehmen – und ihn nicht nur als Frau oder Herrn X zu sehen, die eine Krankheit mit einer Ziffer nach DSM III-R „haben".

Diese Fähigkeit zu einer ganzheitlichen Wahrnehmung des Patienten und seiner Krankheit läßt sich als Ausdruck einer Assimilation des Paradigmawechsels in der Medizin interpretieren: Ein multifaktorielles Konzept von Krankheit und Gesundheit leitet Erkennen und Handeln. Das hat aber keineswegs nur instrumentelle Konsequenzen im Sinne einer Optimierung von Diagnostik und Therapie, sondern wirkt sich auch auf Selbstverständnis und Selbstbewußtsein der Behandelnden aus. Das biopsychosoziale Paradigma stellt zum einen die Voraussetzung dar für eine wirksame und zufriedenstellende Zusammenarbeit in einem Team, in dem Angehörige verschiedener Berufsgruppen ihre spezifischen Kompetenzen und Möglichkeiten in einem gemeinsamen Arbeitsansatz verstehen und ver-

wirklichen. Zum anderen fördert eine solche Arbeitsweise – im Sinne eines zirkulären Systems – die konsequente Ausrichtung an eben diesem biopsychosozialen Denkmodell.

Psychosomatische Therapie

Die Antwort auf die zweite Frage wurde auf anschauliche und beeindruckende Weise durch den Bericht eines psychosomatischen Onkologen über ein Gespräch mit einer seiner Tumorpatientinnen gegeben (s. Kappauf/Gallmeier, S. 191). Die Patientin hatte sich mit den Worten für das Gespräch bedankt: „Ach, jetzt bin ich aber froh. Ich hab' befürchtet, Sie schikken mich zum Psychotherapeuten . . ." Dieser Äußerung liegt sicherlich keine grundsätzliche Abneigung gegen eine bestimmte Berufsgruppe zugrunde, sondern die Sorge, der behandelnde Arzt, zu dem die Patientin Vertrauen gefaßt hatte, könnte die Zuständigkeit für die Seele an einen Dritten delegieren.

Hinzu kommt, daß in jedem Fachgebiet spezifische medizinische Probleme auftreten, die ein psychotherapeutisch gebildeter Arzt dieses Faches besser erfassen kann als ein fachfremder Psychotherapeut. In diesem Zusammenhang zeigte sich auch, daß psychosomatisch arbeitende Fachärzte die Erfahrung gemacht hatten, ihre ursprüngliche Spezialität noch besser zu beherrschen, seit sie psychotherapeutisch weitergebildet waren, weil es ihnen dadurch gelang, ihre Patientinnen und Patienten vollständiger wahrzunehmen.

In engem Zusammenhang mit der „psychosomatischen Identität" des Therapeuten steht die Frage nach dessen psychotherapeutischer Kompetenz. Dieser Aspekt nahm in der Diskussion einen relativ breiten Raum ein. Hier bewegten sich die Argumente dank der Bereitschaft einiger Teilnehmer, um der Klarstellung willen auch die Rolle des „advocatus diaboli" zu übernehmen, zwischen zwei extremen Polen: einem „psychoanalytischen Purismus" auf der einen und einem „radikalen Dilettantismus" auf der anderen Seite. Dabei wurde sehr schnell deutlich, daß es nicht genügt, im Sinne neuer Einfachheit ein „guter Mensch" zu sein, und daß selbst die jahrelange Erfahrung und Vertrautheit des „guten alten Hausarztes" mit seinen Patienten und deren Familien allein für eine wirksame psychosomatische Betreuung nicht ausreicht. Vielmehr sind darüber hinaus Selbsterfahrung, Kenntnis unbewußter Beziehungsaspekte, Wahrnehmung von Übertragung und Gegenübertragung sowie Grundkenntnisse psychotherapeutischer Verfahren und ein unter Supervision reflektierter Umgang mit den Patienten unerläßlich. Zur Position des „psychoanalytischen Purismus" zeigten bereits die oben wiedergegebenen Erfahrungen, daß dieser Standpunkt nicht zur Schaffung einer angemessenen und wirksamen biopsychosozialen Betreuung beiträgt. Psychotherapeuten mit dürftigen Erfahrungen im Umgang mit somatisch Kranken und den Problemen der Organmediziner haben schon im Konsiliardienst die bekannten Schwierigkeiten. Die Diskussion zwischen den Autoren machte allerdings auch deutlich, daß sich die Festlegung einer Mindestanforderung an die psychotherapeutische Kompetenz oder an den Standard für die Vorbildung eines psychosomatisch tätigen Arztes als schwierig erweist. An einen im Team einer psychosomatischen Klinik oder Station arbeitenden Mitarbeiter, sei er Arzt, Psychologe, Schwester/Pfleger usw., sind andere Anforderungen zu stellen, als an einen in eigener Praxis allein tätigen Arzt. Andererseits ist aber vor allem für „Psychosomatische Kliniken", die derzeit wie Pilze aus dem Boden schießen, weil sie offensichtlich einen durch die offizielle Medizin unbefriedigten Bedarf decken, die Festle-

gung eines Mindestniveaus psychotherapeutischer Kompetenz dringend erforderlich.
Es ist zu hoffen, daß es mit dem vorliegenden Buch gelingt, einen Beitrag zur Definition eines solchen Standards zu leisten und die praktischen Möglichkeiten anhand der vorgestellten Modelle aus der psychosomatischen Arbeit anschaulich und nachvollziehbar zu machen.

Der „psychosomatische Integrationsgrad"

Einen weiteren Schwerpunkt der Diskussion zwischen den Autoren dieses Buches bildete das Problem einer Beurteilung des „Integrationsgrades" eines psychosomatischen Behandlungsansatzes, d.h. die Frage, in welchem Ausmaß die biologische, soziale und psychische Dimension in einem solchen Setting tatsächlich und gleichgewichtig ausgeprägt ist. Hier schien sich abzuzeichnen, daß die Beurteilung einer psychosomatischen Einrichtung zunächst offenbar von einer bei allen Teilnehmern latent vorhandenen „nach oben offenen Integrationsskala" geprägt war, deren unteres Ende ein beziehungsloses Nebeneinander somatischer und psychosozialer Interventionen bildete. In den oberen Bereich dieser latenten Skala wurde das Idealbild des internistisch erfahrenen, psychoanalytisch weitergebildeten und soziologisch kompetenten Allroundtherapeuten projiziert, in dessen Händen das gesamte Spektrum ärztlichen Handelns von der körperlichen Untersuchung bis zur familientherapeutischen Intervention liegt. Auf diesem idealistischen Hintergrund wurde zunächst beispielsweise die Tendenz einiger Einrichtungen, bei der Betreuung zwischen „Körperärzten" für die somatische Untersuchung und Behandlung und „psychotherapeutischen Ärzten" (für Gefühl und Gespräch) zu unterscheiden, sehr skeptisch betrachtet. Bei allem Verständnis für die Schwierigkeiten vor allem der Studierenden und der jungen Ärzte, Anamnese (die ja immer bereits Aspekte von „Psychotherapie" hat) mit körperlicher Untersuchung und Behandlung zu kombinieren und für das daraus resultierende Bestreben, körperliche und verbale Intimität an unterschiedliche Instanzen zu delegieren, wurde eingewendet, daß der Leib-Seele-Dualismus dadurch eher noch festgeschrieben werde. Nachdem es eine Zeitlang so schien, als würden in der Diskussion über die Arbeitsweise der vorgestellten Einrichtungen indirekt Zensuren (oder eben doch Michelin-Sterne) im Verhältnis zum vermuteten Score auf der in dieser Weise definierten Integrationsskala verliehen, zeichnete sich schließlich ab, daß kein „Goldstandard" für den Grad der Integration festgelegt werden kann: Nicht nur die Kompetenz der einzelnen Mitarbeiter, sondern auch die Art ihrer Zusammenarbeit und ihres Austauschs über die Patienten ist maßgeblich für die Vernetzung biopsychosozialer Therapie. Von integrierter Psychosomatik kann deshalb auch gesprochen werden, wenn dieser Ansatz nicht von einem *einzelnen* Therapeuten im Sinne einer **intrapersonellen Integration** verwirklicht wird, sondern wenn sich ein Team als *Gesamtheit* diese Betrachtungs- und Handlungsweise zu eigen gemacht hat und so eine **interpersonelle Integration** realisiert. In welchem Ausmaß die Dimensionen des biopsychosozialen Ansatzes die Behandlung eines Patienten bestimmen, ist außerdem vom einzelnen Patienten mit seiner Erkrankung abhängig. Selbst solche Mitarbeiter, die die intrapersonelle Integration mit Nachdruck vertraten, räumten ein, daß sie auch „reine Psychotherapiepatienten" hätten.

Die Widerstände gegen den psychosomatischen Ansatz

Bei der Diskussion über die Widerstände und Schwierigkeiten, mit denen die einzelnen Einrichtungen konfrontiert waren, wurden vor allem zwei Faktoren deutlich:
1. die rasch fortschreitende Arbeitsteilung und Spezialisierung.
Der Soziologe Schelsky hat bereits in den 50er Jahren die These aufgestellt, daß als Folge der analytischen Arbeitsweise der modernen Wissenschaften das Tempo der Spezialisierung ebenso zwangsläufig zunehmen müsse wie die Geschwindigkeit des freien Falls unter dem Zwang der Gravitation. Es erfordert daher große Energie, diesen Prozeß durch Integration aufzufangen und auszubalancieren. In einer anderen Metapher formuliert, würde die professionelle Energie, dem Zweiten Hauptsatz der Thermodynamik folgend, durch die fortschreitende Aufsplitterung der Fächer in Richtung auf eine zunehmende Unordnung eines beziehungslosen Nebeneinander von Subdisziplinen führen. Auch in der gegenwärtigen Medizin lassen sich deutliche Anzeichen für eine solche Zunahme der „wissenschaftlichen Entropie" erkennen. Integrative Ansätze wie die Psychosomatik, die diesem Prozeß entgegengerichtet sind, erfordern daher Negentropie, also ordnende Energie, genau wie die Organisation lebender Systeme. *Der integrierende Psychosomatiker schwimmt gegen den Strom der wissenschaftlichen Spezialisierung.*
2. das gegenwärtige medizinische Ausbildungssystem. Es stellt ein Musterbeispiel für die Auswirkungen „professioneller Entropie" dar, indem es den Studierenden nicht nur das Erlernen eines völlig heterogenen Faktenwissens zumutet, sondern auch eine konsequente Desensibilisierung gegen die Erfahrung psychosozialer Krankheitsfaktoren zur Folge hat. Mit der Aufsplitterung in Spezialzuständigkeiten

für einzelne Organe im Rahmen des Curriculums entschwindet die Erfahrung des Zusammenhangs aus den eingeengten Gesichtskreisen.

Die Gedanken und Erkenntnisse aus den Diskussionen während der Autorenkonferenzen bildeten Rahmen und Hintergrund für die Ausarbeitung der Beiträge des Speziellen Teils dieser Bestandsaufnahme integrierter Psychosomatischer Medizin. Sie waren außerdem der Ausgangspunkt für einen Teil der Beiträge des Allgemeinen Teils, die den theoretischen Bezugsrahmen dieses Buches bilden.

Zu den Beiträgen des Buches

Der Allgemeine Teil

In seinem einführenden Beitrag „Was ist und was will Integrierte Psychosomatische Medizin" kennzeichnet *Thure von Uexküll* das biotechnische Denkmodell in der Medizin als das nach wie vor herrschende Ordnungsprinzip, das ihre wissenschaftlichen Bemühungen zu einer Einheit zusammenfaßt. Uexküll erzählt die faszinierende Geschichte der Paradigmen, die die medizinische Wissenschaft in den letzten beiden Jahrhunderten bestimmten. Er zeigt auf, wie der Versuch einer Übernahme der mechanischen Gesetze Newtons in die Medizin zu Beginn des 18. Jahrhunderts eine Gegenbewegung in Form der romantischen Naturphilosophie und der von ihr beeinflußten Medizin hervorrief. Der Versuch einer Einführung des Subjekts in die wissenschaftliche Forschung vor allem durch den Physiologen Johannes Müller fand ein jähes Ende in einer weiteren Gegenströmung durch seine Schüler, deren Lehre im Organismus keine anderen als die physikalisch-chemischen Kräfte duldete. Uexküll schildert die Bedeutung der revolutionären Erkenntnisse der modernen Physik sowie der „Entdeckung der Zeichen" in der Psychoanalyse um die Jahrhundertwende für den erforderlichen Paradigmawechsel in der Medizin, welcher den lebenden Körper für die Medizin zurückgewinnt. Uexkülls Exkurs in die Wissenschaftsgeschichte und die Theorie der Humanmedizin bildet den Bezugs- und Beurteilungsrahmen für die konkreten Beispiele aus der psychosomatischen Praxis, die den Schwerpunkt des vorliegenden Buches bilden. Er macht deutlich, daß integrierte Psychosomatische Medizin, wie sie in den vorgestellten Einrichtungen verstanden wird, mehr ist als eine weitere unscheinbare Spezialdisziplin im Ensemble der medizinischen Fächer: Sie ist der Versuch, den geforderten Einstellungswandel in der Medizin in verschiedenen Formen klinischer ärztlicher Tätigkeit zu verwirklichen und in der Arzt-Patient-Beziehung auszugestalten.

Auch der Beitrag von *Adolf E. Meyer* beleuchtet einen historischen Aspekt. Er zeigt auf, daß die Geschichte der Psychosomatik in Deutschland eng mit dem Schicksal der Psychoanalyse als wichtigstem Motor einer Gegenreformation zur physiko-chemischen Philosophie verbunden war. Die fehlende Rezeption der Psychoanalyse durch die deutsche Psychiatrie, die Vertreibung und Ermordung der führenden jüdischen Psychoanalytiker, die Konzentration der Tiefenpsychologie im sogenannten Göring-Institut mit deren Degeneration zu einer „völkisch-ganzheitlichen" Heilslehre bilden den Hintergrund für den verspäteten Aufbau einer wissenschaftlichen Psychosomatischen Medizin und einer entsprechenden Ausbildung im Nachkriegsdeutschland. Von der amerikanischen Psychiatrie dagegen wurde die Psychoanalyse seinerzeit bereitwillig aufgenommen (unterdessen sind allerdings die biologischen Psychiater dort tonangebend). Daraus entstand der Konsultations-Liaisondienst, der auch heute noch von Psychiatern in somatischen Kliniken durchgeführt wird und dem *Engel* in Rochester dadurch eine besondere Qualität gab, daß er seine didaktischen Möglichkeiten für die Rat suchenden Ärzte erkannt und zu einem Modell ausgebaut hat. Insofern war die Psychiatrie in den USA das Vehikel für den Aufbau einer psychosomatischen Versorgung. Andererseits ist natürlich die Integration der Psychoanalyse in die Psychiatrie – so wünschenswert sie auch sein mag – kein Ersatz für die Integration des psychotherapeutischen Verständnisansatzes in die somatischen Fächer der Medizin. Die Delegation des psychotherapeutischen Auftrags eines jeden Arztes an den Psychiater kann den integrativen Ansatz sogar eher behindern als fördern. Die „kurze Geschichte der Psychosomatik" von Meyer gibt daher Anlaß zu dem Hinweis auf eine spezifische Entwicklung in der Bundesrepublik und in der Schweiz: In der Inneren Medizin entstand ein Bedürfnis, psychosomatische Medizin nicht nur in Form von Konsultations-Liaisondiensten akzessorisch zu organisieren, sondern psychotherapeutische Kompetenz konsequent in die Organfächer zu integrieren, d.h. „integrierte" Internisten, Neurologen, Gynäkologen, Pädiater usw. auszubilden. Das ist das Thema dieses Buches. Zwar zeigen die Beiträge, daß dieser Prozeß lebhaft in Gang ist. Daß er aber noch lange nicht abgeschlossen und die psychosomatische Versorgung immer noch unzureichend ist, weist der Beitrag von Meyer vor allem mit dem Hinweis auf die hohe Chronifizierungsrate psychosomatischer Erkrankungen nach – mit all ihren immensen volkswirtschaftlichen Folgekosten.

Die Forderung nach einer besseren psychosozialen Versorgung berief sich bislang vor allem auf eine humanistische, an den Bedürfnissen des „ganzen Menschen" orientierte Medizin. Diese Kampagnen trafen zwar auf die moralische Wertschätzung der Gesundheitspolitiker, ihr Erfolg im Hinblick auf ihre praktische Umsetzung war jedoch offensichtlich eher bescheiden. Psychosomatische Reformbestrebungen büßen aber nichts von ihrem Wert ein, wenn die Strategie der Argumentation nun einen Akzent auf ihre volkswirtschaftlichen Konsequenzen setzt. Die Übersicht von *Antje Haag* und *Ulrich Stuhr* greift die von Meyer angesprochenen ökonomischen Aspekte auf. Eine Reihe von Studien und Kosten-Nutzen-Analysen unterstreicht eindrucksvoll, daß eine *Liaison von Humanität und Ökonomie* im Rahmen einer qualifizierten psychosomatischen Versorgung unerläßlich ist. Wenn eine Verbesserung der Lebensqualität der Patienten nicht nur keine höheren Kosten verursacht, sondern sogar noch Einsparungen beispielsweise in Form kürzerer Liegezeiten, geringerer Inanspruchnahme medizinscher Leistungen und kürzerer Arbeitsunfähigkeit ermöglicht, lassen sich Vorbehalte gegen eine Ausweitung der psychosozialen Versorgung nur noch als irrational erklären.

Die Untersuchungen, die der Chirurg *Bernd Hontschik* an einem Krankenhaus der Maximalversorgung durchführte, machten nicht nur deutlich, wie eine psychosomatisch orientierte Indikationsstellung zu einer effektiven Kostendämpfung führen konnte, weil sie die Anzahl der Fehldiagnosen und damit der unter falscher Indikation durchgeführten Eingriffe drastisch reduzierte. Die Arbeit zeigt auch, daß bei entschiedener Realisierung eines biopsychosozialen Ansatzes die Lehrbücher der Pathologie mit ihren scheinbar gesicherten Daten über Alters- und Geschlechterkorrelationen usw. in einigen Punkten wohl erheblich korrigiert werden müssen. Besonders bemerkenswert ist der Beitrag von Hontschik auch deswegen, weil er die handfesten Auswirkungen einer konsequent realisierten psychosomatischen Sichtweise in der Chirurgie aufzeigt, einem Fach, das in besonderer Weise Wert auf einen „somatischen Pragmatismus" legt und die Effektivität und emotionale Unabhängigkeit der getroffenen Maßnahmen und Interventionen betont.

Sicherlich ist eine fehlindizierte Appendektomie keine Lösung eines Familienkonflikts. Wenn der Chirurg eine solche Scheinlösung zurückweist, stellt sich allerdings die Frage, inwieweit der Arzt angemessenere Wege zur Klärung eines Familienkonflikts einleiten oder zumindest vermitteln kann. Immerhin haben die innerfamiliären Spannungen die Beteiligten offenbar im Rahmen eines suboptimalen Lösungsversuchs zu dem ernsten und nicht ganz ungefährlichen Schritt in die chirurgische Notaufnahme geführt. Wenn Bernd Hontschik die Forderung erhebt, daß auch Chirurgen an Balint-Gruppen teilnehmen sollten, dann ist dies mit Nachdruck zu unterstützen, nicht nur um Fehldiagnosen zu vermeiden, sondern auch, um geeignetere als chirurgische Eingriffe in psychosozialen Konfliktsituationen anbieten zu können.

Die beiden letzten Beiträge des Allgemeinen Teils leiten bereits über zu den Vorstellungen der Behandlungsmodelle im Speziellen Teil des Buches. *Walter Pontzen* schildert anhand der Einrichtung einer psychosomatischen Abteilung an einem Allgemeinkrankenhaus die Widerstände, Schwierigkeiten und institutionellen Hürden, die zu überwinden waren und zeigt dabei auch den „hausgemachten" Anteil der Psychosomatiker an diesen Problemen auf. Es wird deutlich, wie wichtig es ist, den administrativen und institutionellen Rahmen, in dem psychosomatische Einrichtungen operieren, zu verstehen und in die strategische Planung einzubeziehen. Dies schlägt sich nieder in Pontzens exemplarischer und zur Nachahmung empfohlenen Formulierung eines Stellenantrags, wie er in dem harten Verteilungskampf um die personelle Ausstattung eine relativ hohe Erfolgswahrscheinlichkeit haben dürfte.

Der Allgemeine Teil des Buches schließt mit dem Beitrag von *Wolfgang Wesiack,* dessen Modell einer integrierten internistischen Facharztpraxis seinerzeit in der ersten Auflage dieses Buches vorgestellt wurde. Wesiack, inzwischen Ordinarius für Medizinische Psychologie und Psychotherapie in Innsbruck, zeigt anhand seiner Berufsbiografie auf, wie schwierig es für den Medizinstudenten, den jungen Mediziner, den niedergelassenen Facharzt und selbst für den Psychosomatik-Lehrstuhlinhaber ist, dem Dualismus des herrschenden medizinischen Paradigama zu begegnen. Wesiack schildert seinen „Psychomatischen Weg" durch eine dualistische Medizin als einen beständigen und noch nicht abgeschlossenen Suchprozeß.

Der Spezielle Teil

Ziel dieses Buches ist es, durch den Austausch über zurückgelegte Strecken, bezogene Standorte, erkämpfte Positionen und eingeschlagene Richtungen Suchprozesse der Mitarbeiter psychosomatischer Einrichtungen, wie sie Wesiack beschreibt, nach Möglichkeit zu unterstützen und zu erleichtern. Dazu dient die Auswahl der Modelle aus der psychosomatischen Praxis im anschließenden Speziellen Teil.

Um bei der zu erwartenden Heterogenität doch einen Vergleich der dargestellten Modelle zu ermöglichen, wurde für die Darstellung ein einheitliches Gliederungsschema gewählt und die Autoren wurden gebeten, bei der Beschreibung ihrer Einrichtungen und Arbeitsweisen grundsätzlich folgende Aspekte zu berücksichtigen:

**Das Gliederungsraster bei der Darstellung der Modelle
aus der psychosomatischen Praxis**

■ **Biographisches**

Wissenschaftliche Erkenntnisse basieren ebenso wie die daraus abgeleiteten praktischen Handlungskonsequenzen auf subjektiven Vorerfahrungen und situativen Bedingungen auf seiten des Beobachters und Handelnden. Dies gilt für die „klassischen" Natur- ebenso wie für die Verhaltenswissenschaften – ob sie sich dessen bewußt sind oder nicht (in der modernen Physik etwa ist diese Tatsache weniger umstritten als in der sogenannten naturwissenschaftlichen Medizin). Insofern erschien es konsequent, die Autorinnen und Autoren statt um die Darstellung bestimmter theoretischer Grundlagen um die Schilderung ihres persönlichen Werdegangs, ihres Zugangs zur Psychosomatischen Medizin, ihrer Ausbildung und subjektiver Praxiserfahrungen zu bitten. Bei der Darstellung allgemeiner theoretischer Bezugspunkte durch jeden einzelnen Autor wäre außerdem ein hohes Ausmaß von Redundanz zu erwarten gewesen (und damit die Gefahr, den Leser nicht unerheblich zu langweilen).

■ **Struktur der Einrichtung**

Dieser Abschnitt soll Angaben über den Versorgungsmodus (stationär bzw. ambulant) sowie über die Trägerschaft (Einbettung in Klinik, Universität, Städtisches Krankenhaus usw.) enthalten. Die Anzahl der betreuten Patienten und/oder der Betten und die Auslastung sind weitere wichtige Informationen.

■ **Mitarbeiterstruktur**

Die Zahl der Mitarbeiter, der Personalschlüssel, der Ausbildungsstand, die Organisationsform, das therapeutische Setting und die Leistungen der Praxis bzw. Klinik oder Abteilungen sind Gegenstand dieses Abschnittes.

■ **Patienten**

Unter dieser Überschrift soll der praktische Ablauf der Therapie, möglichst von der Aufnahme bis zur Nachbetreuung geschildert werden. Tages- und Behandlungspläne können dargestellt werden. Wichtiger Bestandteil dieses Abschnitts sind Kasuistiken und Vignetten, die das Behandlungskonzept illustrieren und einen Einblick in das praktische therapeutische Handeln geben sollen.

■ **Widerstände und Schwierigkeiten**

Es ist kein Geheimnis, daß psychosomatische Aktivitäten im etablierten medizinischen Versorgungssystem mitunter nur auf mäßige Gegenliebe stoßen, selbst wenn die Sonntagsreden der Gesundheitspolitiker und der Präsidenten medizinischer Kongresse dies gelegentlich vergessen lassen (die Geschichte des gestörten Verhältnisses zwischen somatischer Medizin und Psychosomatik wird im Beitrag von Thure von Uexküll (s. S. 17ff) analysiert). Der Abschnitt „Widerstände und Schwierigkeiten" soll Gegenströmungen, Hürden und Stolperschwellen transparent machen, den Austausch darüber fördern und damit auch der Vereinzelung von Institutionen oder Akteuren entgegenwirken.

■ **Unterricht und Supervision**

Unter dieser Überschrift wird ein Überblick über die interne Fortbildung der Mitarbeiter, die Art und Frequenz der Supervision gegeben.

■ **Forschung**

Die Evaluation psychosomatischer Konzepte ist eine wichtige Grundlage für die weitere Entwicklung ihrer Theorie und Praxis. In diesem Zusammenhang sind sowohl umfangreiche und aufwendige Studien von Interesse, wie sie meist nur an Universitätskliniken und -abteilungen durchführbar sind, als auch methodisch bescheidenere Auswertungen der eigenen Tätigkeit, wie sie beispielsweise im Beitrag von Rita Kielhorn dargestellt sind.

■ **Notwendige weitere Schritte, Wünsche, Utopien**
Viele Geschichten *beginnen* damit, daß jemand einen Wunsch oder gleich mehrere davon frei hat. Die Autoren des Buches wurden gebeten, ihre Kapitel mit solchen Wünschen *abzuschließen.* Es ist unwahrscheinlich, daß eine Abteilung oder ein Praktiker alles erreicht hat, was er sich von seiner psychosomatischen Arbeit erträumte. Hinter der Aufforderung, konkrete weitere Schritte, mittelfristige Pläne und vorläufig scheinbar unrealistische Anliegen zu schildern, steht der Gedanke, daß Wünsche, die von mehreren geteilt werden, schon fast den Charakter von Programmen erhalten.

Die Modelle aus der Praxis

Den Auftakt bildet die Darstellung von drei Einrichtungen, die sich in ihrer Bezeichnung gar nicht explizit als psychosomatisch ausweisen, die aber gleichwohl integrierte Psychosomatik in konkretestem Sinne leisten. Die Beispiele der *allgemeinmedizinischen Praxen* von *Peter Helmich, Eberhard Hesse* und *Rita Kielhorn* informieren über die Möglichkeiten einer biopsychosozialen Primärmedizin in verschiedenen sozialen Umfeldern. Dabei hat das „Brinkumer Modell" von Hesse die lokalen Grenzen und traditionellen Aufgaben einer Arztpraxis bereits überschritten und fungiert in Zusammenarbeit mit den öffentlichen Gesundheitsdiensten der Region als Zentrum des sozialen Netzwerks vor allem im Bereich der sekundären und tertiären Prävention von Suchterkrankungen. Erleichtert wird diese Arbeit durch einen erfreulich unkonventionellen Finanzierungsbeitrag der beteiligten Gemeinden. Welche Bedeutung die ökonomischen Faktoren tatsächlich bei der Realisierung einer psychosomatischen Grundversorgung durch den niedergelassenen Primärarzt haben, zeigen die Beiträge von Helmich und Kielhorn. Trotz gewisser Verbesserung bei der Bewertung psychosozialer Leistungen ist es für den niedergelassenen Arzt immer noch schwierig, in diesem Bereich kostendeckend zu arbeiten. Die Beiträge zeigen deutlich, daß hier weitere Anpassungen der Bewertungskriterien erforderlich sind, damit der Hausarzt für sein psychosoziales Engagement nicht etwa ökonomisch bestraft wird.
Natürlich gilt das auch für die drei exemplarisch vorgestellten psychosomatisch ausgerichteten *Facharztpraxen von Klaus Bühlmann, Helmut Feyen* und *Ernst-Albrecht Günthert.* In der Diskussion über den Integrationsmodus wurde bei der von Bühlmann praktizierten Aufteilung in einen somatischen Vor- und einen psychosomatischen Nachmittag von einigen Kollegen kritisch gefragt, ob eine solche Trennung nicht allzusehr im dualistischen Charakter verhaftet sei. Schließlich wurde ein solches Vorgehen entsprechend den organisatorischen Präferenzen des Arztes aber allgemein akzeptiert, da anerkanntermaßen in jeder Praxis primär somatische Patienten (z. B. mit einer Thrombophlebitis) und primär „psychotherapeutische" Patienten mit geringem somatischem Anteil (z. B. mit einer Angstneurose) vorkommen.

Im Rahmen des biopsychosozialen Ansatzes ist dem psychosomatischen Therapeuten der biologische und der psychologische Aspekt meist rasch und deutlich evident, während die soziale Komponente oft weniger beachtet wird. Welche Bedeutung dieser Bereich jedoch hat, wird eindrucksvoll aus dem Beitrag von Feyen deutlich: Bei der Behandlung einer schwerkranken alleinstehenden Tumorpatientin war neben der palliativen onkologischen Behandlung nicht etwa eine Psychotherapie die entscheidende Maßnahme, um der Patientin die ihr verbleibende Lebenszeit zu erleichtern. Als viel wichtiger erwies sich die Einbeziehung ihres sozialen Umfelds, also ihrer Nachbarschaft, in die Betreuung.

Auch wenn der Spezielle Teil des Buches nicht den Anspruch erhebt, Berichte aus allen medizinischen Fachgebieten zu bringen, in die biopsychosoziale Ansätze eingeflossen sind, wird das Fehlen eines Beitrags über gynäkologisch orientierte Praxen und Abteilungen besonders ins Auge fallen. Denn gerade in die Gynäkologie ist die Integration des biopsychosozialen Verständnisses besonders gut gelungen, eine Tatsache, die sich in der Existenz einer Gesellschaft für Psychosomatische Gynäkologie mit eigenen Fortbildungstagungen und Jahrbüchern niederschlägt. Daß es trotz mehrerer Anfragen bei potentiellen Autorinnen und Autoren nicht gelungen ist, bis zum Redaktionsschluß des Buches eine Arbeit aus der gynäkologischen Psychosomatik zu erhalten, ist mehr als bedauerlich und ein in zukünftigen Auflagen des Buches hoffentlich behebbares Manko. Das Fehlen eines solchen Beitrags spiegelt allerdings wohl auch die besondere Beanspruchung und Überlastung der psychosomatisch orientierten Mitarbeiterinnen und Mitarbeiter in diesem Fach wider, die sich gerade wegen ihres fortgeschrittenen biopsychosozialen Verständnisses oft in einem Zweifrontenkrieg wiederfinden. Der auszugsweise abgedruckte Brief eines Gynäkologen an einen der Herausgeber unterstreicht dies eindrucksvoll:

Ein Problem bei der weiteren Entwicklung der psychosomatischen Medizin sehe ich darin, daß die Abwehr von seiten der Organmediziner anhaltend sehr stark ist und viel Energie für eine vermehrte Integration verbraucht wird. Hier an der Klinik spüre ich deutlich, wie stark vor allem ältere Oberärzte an ihrem monokausalen Denken festhalten und „eine Medizin für den Körper ohne Seelen" machen. Sie sähen es auch viel lieber, wenn die psychosomatische Medizin „außerhalb" – am besten in eigenen Abteilungen – abläuft („dort stört sie nicht das eigene Vorgehen"). Die bestehenden selbständigen psychosomatischen Abteilungen kommen nun aber diesem Wunsch der Somatiker entgegen, indem sie selbst eine abgetrennte Medizin praktizieren. Obwohl dort sicher gute und vertiefende Arbeit geleistet wird, so hat man doch das Gefühl, daß sie „draußen vor der Tür" arbeiten. Durch die zunehmende eigene Denk- und Sprechweise dieser spezialisierten psychosomatischen Kliniken entfernen sie sich nur noch mehr von der notwendigen Arbeit in den Kliniken und Praxen der Frauenheilkunde, Inneren Medizin, Chirurgie usw. Dieses „draußen vor der Tür" ist anscheinend ein wichtiger Faktor, auf dem sich die Abwehr der Organmediziner mit der begrenzten Frustrationstoleranz der Psychosomatiker in speziellen Abteilungen trifft. Dies könnte zu einer unausgesprochenen unheilvollen Allianz führen, da sie den Patientinnen in der Akutsituation kaum weiterhilft.

Moderne Krankenpflegetheorien berücksichtigen den biopsychosozialen Ansatz bereits auf überzeugende Weise. Mit den „*Aktivitäten des Lebens"* steht ein Konzept zur Verfügung, das die körperlichen, sozialen und seelischen Bedürfnisse des Patienten gleichermaßen und mit einer Konsequenz berücksichtigt, wie sie für die gesamte Humanmedizin vorbildlich sein könnte. Der häufigere und dichtere Kontakt von Schwestern und Pflegern mit den Patienten und ihre Zuständigkeit für die „alltäglichen" Aspekte von Gesundheit und Krankheit erziehen offensichtlich zu einer vollständigeren Wahrnehmung und lassen selektive, einseitige – somatische wie psychologische – Sichtweisen früher oder später unbefriedigend werden. Dies unterstreichen auch die beiden Berufsbiographien von *Karin Krämer* und *Jutta Zenz*. Beide Beiträge machen auch die Belastungen des Pflegepersonals durch die Verdrängung psychosozialer Aspekte im herrschenden Medizinbetrieb deutlich. Eine biopsychosoziale Orientierung ist ganz offensichtlich eine wichtige Voraussetzung für eine größere Berufszufriedenheit auch und vor allem in der Krankenpflege. Auf diesem Hintergrund wird verständlich, warum Balint-Gruppen und Supervisionsangebote bei einem Stellenwechsel heute für viele Schwestern und Pfleger attraktiver sind als außertarifliche Zulagen oder Freizeitangebote.

Der umfangreichste Abschnitt des Speziellen Teils ist der *stationären psychosomatischen Versorgung* gewidmet. Dabei reicht das Spektrum bei den insgesamt 14 vorgestellten Einrichtungen vom Medizinischen Akutkrankenhaus der Regelversorgung, das nach psychosomatischen Handlungsprinzipien geführt wird (*Wedler* in Hamburg-Ochsenzoll) über die selbständigen Abteilungen, in denen medizinische Teildisziplinen wie Pädiatrie, Neurologie, Onkologie oder Geriatrie nach psychosomatischen Grundsätzen ausgeübt werden, bis zu den Rehabilitationskliniken.
Während alle übrigen Einrichtungen und Kliniken nach tiefenpsychologisch/psy-

choanalytischen Konzepten arbeiten, ist eine der beiden letztgenannten verhaltenstherapeutisch orientiert (*Zielke*). Die verhaltensmedizinische Psychosomatik hat in den vergangenen Jahren eine zunehmende Bedeutung erlangt und in der Praxis sind die Grenzen zwischen tiefenpsychologisch und lerntheoretisch ausgerichteten Konzepten durchlässiger geworden. Ohne die Darstellung eines verhaltenstherapeutischen Modells hätte dem vorliegenden Buch ein wesentlicher Aspekt der psychosomatischen Versorgungsrealität gefehlt. Als einzigem Beispiel aus dieser Schule ist dem Beitrag aus der Klinik Bad Dürkheim dabei ein etwas größerer Umfang gegenüber den konzeptionell einander ähnlicheren übrigen Modellen eingeräumt worden.
Bei den stationären Einrichtungen ist die Varianz der realisierten Integration psychotherapeutischer und somatischer Therapie ebenso groß wie bei den vorgestellten Arztpraxen. Sie reicht von den noch im Aufbau und in der Entwicklung begriffenen Modellen wie die rheumatologische Abteilung, über die *Rieke Alten* berichtet, bis zu den unterdessen nahezu „klassischen" Ansätzen, wie sie beispielsweise von *Rolf Adler* und *Hubert Feiereis* beschrieben werden. Gerade der Beitrag von Alten zeigt aber, daß trotz ungünstiger äußerer Bedingungen (Mitarbeiterstruktur, fehlender Supervisor, noch unbefriedigende Kooperation mit anderen Abteilungen) einerseits und andererseits einer schwierigen psychischen Struktur der Patienten (häufige frühe Störungen und tief abgewehrte autoaggressiven Tendenzen) eine den Gegebenheiten rational angepaßte Form biopsychosozialer Medizin möglich ist: Dem Patienten wird vermittelt, daß die Krankheit „ihm gehört", daß er über seinen eigenen Lebensstil entscheidet, die Behandlung selbst mitplanen kann, daß die Therapeuten als kompetente Berater und zuverlässige Begleiter präsent sind und die Klinik eine

sichere Zuflucht darstellt. Wichtig an diesem Ansatz ist außerdem, daß er dem Patienten die psychotherapeutische Potenz somatischer Besserung verfügbar und den Zusammenhang somatischer Vorgänge mit biographischen Ereignissen erfahrbar machen kann.

Es würde den Rahmen dieser kurzen Einführung sprengen, auf alle einzelnen Beiträge aus dem Bereich der stationären Versorgung einzugehen und ihre Besonderheiten, Unterschiede, Gemeinsamkeiten, Schwerpunkte hervorzuheben. Bereits während der lebhaften Diskussionen bei den Autorenkonferenzen wurde deutlich, daß die Versuche, selbst ähnliche theoretische Konzepte in praktisches Handeln umzusetzen, sehr vielschichtig und einfallsreich sind. Es zeigte sich auch, daß es nicht immer einfach ist, komplexe therapeutische Systeme in dem begrenzten Rahmen eines Buchbeitrags in jeder Hinsicht einleuchtend und nachvollziehbar zu beschreiben. Als Beispiel sei der Beitrag von *Wolfgang Kämmerer* erwähnt, dessen faszinierender körperzentrierter fokaltherapeutischer Ansatz im Rahmen einer verbalen Abstraktion wohl nur unter Schwierigkeiten darstellbar ist und sich sicherlich erst einer teilnehmenden Beobachtung voll erschließt. Dennoch hielten es die Herausgeber für sinnvoll, auch Beiträge aufzunehmen, bei deren Diskussion Fragen offengeblieben sind.

Das Buch enthält sicherlich nachahmenswerte Modelle, die über lange Zeiträume erprobt wurden und sich zum Teil bereits in mehreren Therapeutengenerationen bewährt haben. Es ist aber nicht seine Aufgabe, allgemeingültige Lösungen und Patentrezepte zu liefern. Wenn es gelungen ist, Neugier und Interesse anzuregen für die Arbeitsweise anderer Einrichtungen, einen Gedankenaustausch über konkrete Probleme der psychosomatischen Praxis in Gang zu setzen oder gar den Wunsch zu wecken, einige der dargestellten Modelle in vivo kennenzulernen, um auf der Grundlage solcher Erfahrungen weitere Schritte zur Verbesserung und Ausweitung der psychosomatischen Versorgung voranzukommen, wäre das Ziel dieses Buches mehr als erreicht.

Was ist und was will „Integrierte Psychosomatische Medizin"?[1)]

Thure von Uexküll

„Von einem Wissenschaftler würde ich folgendes sagen: daß er, wenn er auf eine Lücke in unserem Wissen stößt, sich nicht ins Übernatürliche flüchtet. Dies nämlich würde Panik bedeuten, Furcht vor dem Unbekannten, eine Haltung, die wir nicht als wissenschaftlich bezeichnen können" (27).

Ein Zeitraum von 10 Jahren

Dieser Band ist die zweite Auflage des 1981 erschienenen Buches „Integrierte Psychosomatische Medizin". Dem damaligen Buch war eine besondere Aufgabe zugedacht: Es sollte in der Diskussion über die Zukunft unseres dualistischen Gesundheitssystems praktische Beispiele für Einrichtungen bringen, die bei hohem Anspruch an das Niveau der diagnostischen und therapeutischen Maßnahmen, die organischen und die psychosozialen Probleme der Kranken gleich ernst nehmen. Nachdem sich alle Versuche als wirkungslos erwiesen hatten, die somatischen und die psychotherapeutischen Experten mit rationalen Gründen von der Notwendigkeit und Realisierbarkeit solcher Einrichtungen zu überzeugen, sollte es Beispiele für Einrichtungen bringen, die es nach dem Urteil dieser Experten nicht geben konnte.
Wie damals erhebt auch die Sammlung der in diesem Band dargestellten Modelle für eine integrierte Psychosomatische Medizin nicht den Anspruch auf Vollständigkeit. Wir wissen, daß noch andere Praxen, Kliniken und Rehabilitationseinrichtungen das gleiche Ziel mit gleichem Ernst und gleichem Anspruch an diagnostisches und therapeutisches Niveau verfolgen. Wir haben aber wieder festgestellt, daß die meisten der dort tätigen Ärzte, die unter persönlichen Opfern und gegen oft erhebliche Widerstände dieses Ziel verfolgen, kaum etwas voneinander wissen. Nur wenige haben die Möglichkeit, ihre Erfahrungen auszutauschen und voneinander zu lernen. Es fehlt ihnen nach wie vor an Mitteln und Möglichkeiten, ihr gemeinsames Anliegen zu formulieren und in der Öffentlichkeit zu vertreten.

Die Medien, deren Aufgabe es wäre, diese Bemühungen zu unterstützen, sind an spektakulären Berichten über technische Erfolge in hochspezialisierten Einzeldisziplinen, aber nicht an der Darstellung des medizinischen Alltags mit seinen Nöten und Ungereimtheiten interessiert. Die Forschungsförderungsinstitutionen haben sich, mit wenigen rühmlichen Ausnahmen, längst zu Selbstbedienungseinrichtungen für etablierte Spezialisten entwickelt. Die pharmazeutische und medizintechnologische Industrie, die nach dem Muster internationaler Konzerne am Wachstum des „Gesundheitsmarktes" und dessen Beherrschung interessiert ist, hat keine Neigung, Bestrebungen zu unterstützen, die Kranken helfen wollen, zu kritischen und zu Selbsthilfe fähigen Menschen zu werden. Und die Politiker? Wer

---

[1)] Unter teilweiser Verwendung meiner Referate auf den Tagungen des DKPM im Nov. 1990 in Hamburg und im März 1991 in Dresden.

das beschämende Schauspiel um eine Reform der medizinischen Ausbildung verfolgt hat wird sich keinen Illusionen hingeben, daß ohne massiven Druck der Öffentlichkeit von jenen Einsicht und Hilfe zu erwarten sind.

Um so erstaunlicher ist die Entwicklung, welche die Bemühungen, integrierte Psychosomatische Medizin in Praxen niedergelassener Ärzte, in Kliniken, klinischen Abteilungen und Rehabilitationseinrichtungen zu verwirklichen, trotz aller dieser Hindernisse in den 10 Jahren seit dem Erscheinen der ersten Auflage dieses Buches genommen hat: Damals hatten wir Mühe, überhaupt Modellversuche zu finden. Von ihnen sind einige inzwischen gescheitert. Heute hatten wir die Möglichkeit aus einer großen Zahl verschiedenartiger Einrichtungen exemplarische Beispiele auszuwählen.

Damals hatten wir Zweifel, ob der Gedanke, der die Autoren bei ihrer Zusammenarbeit leitete, überhaupt eine Zukunft habe. Die Frage, ob ihre Versuche dem Bedürfnis unserer Bevölkerung nach einer menschlicheren medizinischen Betreuung zu entsprechen die nötige Resonanz finden würde, schien völlig offen. Heute können wir bei aller Skepsis sagen: Der Gedanke einer integrierten psychosomatischen Betreuung kranker Menschen beginnt sich durchzusetzen, allen Widerständen zum Trotz!

Theorie und Praxis

Integrierte Psychosomatische Medizin erhebt den Anspruch, den heutigen Dualismus einer Medizin für seelenlose Körper und einer Medizin für körperlose Seelen zu überwinden. Sie will eine medizinische Betreuung kranker Menschen verwirklichen, welche die körperlichen, seelischen und sozialen Probleme gleich ernst nimmt.

Die folgenden Kapitel beschreiben Einrichtungen, in denen diese Form der Medizin angestrebt und verwirklicht wird. Sie schildern die Organisationsformen und die Methoden, die diesem Ziel dienen. Dabei gibt es je nach der Art der Institution und der Persönlichkeit der leitenden Ärzte Unterschiede der Form und des Grades der Integration. So muß ein niedergelassener Arzt eine Integration in seiner Person anstreben, während eine Klinik oder Abteilung zumindest die Integration verschiedener Berufsgruppen in einem Team erreichen, wenn nicht gar zusätzlich eine Integration in der Person des einzelnen Mitarbeiters anstreben muß. Wichtig ist es zu sehen, *daß „Integration" kein Zustand, sondern ein Prozeß ist,* und daß es Unterschiede der Einstellung zu der Frage gibt, wie weit dieser Prozeß fortgeschritten ist – und wie weit er fortschreiten soll.

Eines aber sehen wir heute deutlicher als vor 10 Jahren: Die Bedeutung der Tatsache, daß in der Medizin Praxis und Theorie eine Einheit sind, in der Theorie die Form der Praxis bestimmt und Praxis „ihre" Theorie kritisch reflektieren und, wenn notwendig, verändern muß. Eine grundlegende Schwierigkeit, mit der Psychosomatische Medizin und vor allem integrierte Psychosomatische Medizin zu kämpfen hat, ist in dem Paradigma der biotechnischen Medizin sichtbar geworden, das den Körperbegriff als physikalisch-chemische Maschine definiert. Ich bin daher der Meinung, daß einer Sammlung praktischer Beispiele, die zeigen wie integrierte Psychosomatische Medizin verwirklicht werden kann, eine Auseinandersetzung mit den theoretischen Hintergründen dieses Problems vorangestellt werden sollte.

Wenn der Begriff „psychosomatisch" oder die Rede von einem „biopsychosozialen Modell" mehr besagen soll als eine unverbindliche Absichtserklärung über den biotechnischen Problemen eines Patienten, seine psychischen und sozialen Nöte nicht zu vergessen, müssen wir dieses Modell für den menschlichen Körper und das Paradigma, das hinter ihm steht, revidieren. Wir müssen, mit einem Wort, einen Paradigmawechsel vollziehen.

Dazu ist aber zweierlei nötig:

1. Man muß wissen, was ein „Paradigma" ist und auf welche Weise es ärztliche Arbeit blockieren oder ermöglichen kann;

2. man muß auch wissen, wie das Paradigma, das es zu überwinden gilt, aussieht, und welches Paradigma an seine Stelle treten soll.

Was ist ein Paradigma?

Thomas Kuhn (10) hat den Begriff „Paradigma" für ein Ordnungsprinzip geschaffen, das die wissenschaftlichen Bemühungen einer Zeit zu „einer Einheit" integriert. Ein Paradigma entsteht aus einem Modell oder Denkansatz, der bei der Lösung eines bisher nicht lösbaren Problems erfolgreich war und nun als Beispiel („Paradigma") verwendet wird, um auch andere Probleme zu lösen. Kuhn meint, die integrierende Kraft, die von dem neuen Lösungsvorschlag ausgeht, sei anfangs nicht viel mehr als die vage Hoffnung, er werde sich auch in anderen Zusammenhängen bewähren. Dadurch könne er eine wachsende Zahl von Wissenschaftlern faszinieren und nun veranlassen, sich zu bemühen, das Beispiel zu präzisieren und seinen Anwendungsbereich zu erweitern. Schließlich gehe es dann in die Lehrbücher und Anweisungen für Experimente ein, aus denen die Adepten ihr Fach lernen.

Auf diese Weise entsteht schließlich das, was Kuhn die „normale Wissenschaft" nennt. In ihr ist aus dem Paradigma eine Art Dogma geworden, das bestimmt, was Wissenschaft und eine wissenschaftliche Wahrheit sind. Es zwingt den einzelnen Wissenschaftler, während seiner ganzen Laufbahn nichts anderes zu tun, als zu versuchen, die Phänomene, die er beobachtet, in die Schublade einzuordnen, die das Paradigma bereitstellt.

Ein Paradigma ist also eine Art Welterklärungsprinzip, das entscheidet, welche Entitäten das Universum bevölkern dürfen und welche nicht. Als solches duldet es kein anderes Paradigma neben sich. Daher muß ein anderes Paradigma schon vorhanden sein, wenn die integrierende Kraft des bisherigen Paradigmas nachläßt und es zu einem Paradigmawechsel kommen soll. Das ist dann das Thema einer wissenschaftlichen Revolution. Sie ähnelt in gewissen Zügen dem Einbruch einer neuen Religion, die von ihren Anhängern verlangt, daß sie ihrem bisherigen Glauben abschwören.

Der Ursprung und die Zahl möglicher Paradigmen

Man kann die Frage stellen, woher die Pardigmen, die unser wissenschaftliches Leben beherrschen und revolutionieren, ursprünglich stammen, und man kann weiter fragen, wieviele es überhaupt gibt. Will man darauf keine metaphysische Antwort geben, bietet es sich an, davon auszugehen, daß alle Metaphern, die wir verwenden, um die rätselhaften Vorgänge in der Natur zu erklären, letztlich aus unserer menschlichen Selbsterfahrung stammen, die wir in die Natur hineinprojizieren, d.h. daß sie in einem prinzipiellen Sinne anthropomorph sind. Schon Hume hat festgestellt, daß wir Kausalität keineswegs aus der Natur ableiten können.

Spaemann und Löw (18) haben darauf aufmerksam gemacht, daß die Natur uns zwei Möglichkeiten mitgegeben hat, Naturvorgänge zu verändern und entsprechend zu deuten: Wir können Vorgänge unserer Umgebung durch Eingriffe der

Hand verändern oder durch Worte und Zeichen, die von anderen verstanden und beantwortet werden. Diese beiden Möglichkeiten sind zwei Grunderfahrungen, aus denen in der Frühzeit der Menschheit der Begriff der „Ursache" entstand, der zunächst noch keinen Unterschied zwischen Hand und Wort machte.

Erst Plato unterschied zwischen „mechanischen" und „Überredungs-Ursachen". Aus den ersten entstand der Begriff der physikalischen Wirkung, aus den zweiten das, was wir heute eine psychische Intervention nennen. Der Begriff der physikalischen Wirkung ist die Wurzel, aus der Naturwissenschaft und Technik entstanden. Sie sind das Ergebnis des systematisch in Angriff genommenen, gigantischen Unternehmens, die Möglichkeiten, die unsere Handgriffe zunächst ohne, dann mit immer komplizierteren technischen Hilfsmitteln haben, zu katalogisieren und in jederzeit verfügbare und lehrbare Formeln zu standardisieren. Physik und Chemie zeigen uns die Natur nicht, wie sie für sich existiert, sondern wie sie sich für unsere Möglichkeiten darstellt, sie mit unseren „Handgriffen" zu verändern, d.h. sie zu **„mani-pulieren"**. Aus den Erfahrungen des Wortes und dem Begriff der „Überredungsursache" entstanden die Rhetorik und die Sprachwissenschaften und als deren allgemeinere Form die Wissenschaft der Zeichen oder die „Semiotik".

Die Konsequenz dieser Überlegung besagt, daß alle Paradigmen letztlich auf diese beiden menschlichen Grunderfahrungen zurückgehen, und daß es daher im Prinzip überhaupt nur zwei Paradigmen geben kann. Diese Antwort informiert uns zugleich über den Hintergrund des psychophysischen Dualismus, der das Paradigma der Hand für den Körper, und das Paradigma des Wortes für die Seele in Anspruch nimmt. Das ist auch der Punkt, an dem unser Bemühen, den Dualismus zu überwinden, einsetzen muß.

Paradigma, Theorie, Modell und Methode

Ein letzter Hinweis zu diesem Problem: Wie sollen wir uns die Beziehung zwischen „Paradigma", „Theorie", „Modell", „wissenschaftlicher Methode" und „Praxis" vorstellen? Ich schlage vor, daß wir „Theorie" in ihrer ursprünglichen Bedeutung verstehen, die sich von dem griechischen Wort „theorein" für „schauen" herleitet. Theorien entwerfen „Schauplätze", auf denen dann „Fälle" einer bestimmten Art auftreten können. Damit differenzieren sie die Möglichkeiten, die ein Paradigma eröffnet.

Zur Umsetzung in die Praxis bedürfen Theorien der Modelle, die Methoden zur Anwendung des Allgemeinen auf den Einzelfall entwickeln. Die Praxis entscheidet dann über die Brauchbarkeit der Theorie bzw. die Notwendigkeit ihrer Modifikation: d.h. zwischen Theorie und Praxis bestehen „Rückkoppelungsschleifen".

Das Paradigma der vorbiotechnischen Medizin

Der vermeintliche Gegensatz zwischen Kunst und Wissenschaft

Seit es eine Heilkunde und Ärzte gibt, war Medizin Praxis, und das heißt handelnde Fürsorge für den einzelnen Kranken, den Einzelfall (20). Ärztliche Praxis setzte und setzt die Regeln einer „ärztlichen Kunst" – einer „ars medica" voraus. Aber wie haben wir uns das Verhältnis zwischen Kunst und Theorie vorzustellen?

Heute hat man eine sehr einseitige Vorstellung von Theorie. Man will diesen Begriff für die „Grundlagenwissenschaften", also vor allem Physik und Chemie, reservieren. Daher versucht man einen Gegensatz zwischen Kunst und Theorie zu konstruieren, der in dieser Form gar nicht existiert. Es gibt keine Kunst ohne eine hinter ihr stehende Theorie. Auch hinter der ärztlichen Kunst der frühen Ärzte stand eine Theorie, die sich von einem Paradigma, dem Paradigma der damaligen Medizin, ableitete.

Es gibt noch heute, sogar in der Rechtsprechung, den Begriff des „Kunstfehlers" für den Fall, daß ein Patient durch die Behandlung eines Arztes, der gegen die „Regeln der ärztlichen Kunst" verstößt, Schaden erleidet. Wohlgemerkt, nicht der Schaden, den der Patient erleidet, erfüllt den Tatbestand des „Kunstfehlers", sondern der Verstoß des Arztes gegen die „Regeln der ärztlichen Kunst".

Wie sehen diese Regeln aus, und wie sollen wir uns ihre Beziehungen zu Theorie und Paradigma vorstellen? Sind sie im Prinzip noch dieselben, die den Arzt in den Jahrtausenden vor der Bekehrung zur biotechnischen Medizin vom Scharlatan unterschieden?

„Spurensicherung" und der
„Indizienbeweis"

Carlo Ginzburg (9) gibt uns auf die Frage nach dem Paradigma der vorbiotechnischen Medizin und den Regeln, die sich daraus für die ärztliche Kunst ableiten, eine überraschende Antwort: Er beschreibt, wie das *früheste epistemologische Modell (oder wenn man will, Paradigma) der Menschheit*" in den Jägerkulturen entstand:

„Jahrtausende lang war der Mensch Jäger. Im Verlauf zahlreicher Verfolgungsjagden lernte er es, aus Spuren im Schlamm, aus zerbrochenen Zweigen, Kotstücken, Haarbüscheln, verfangenen Federn und zurückgebliebenen Gerüchen Art, Größe und Fährte von Beutetieren zu rekonstruieren. Er lernte es, spinnwebfeine Spuren zu erahnen, wahrzunehmen, zu interpretieren und zu klassifizieren. Er lernte es, blitzschnell komplexe geistige Operationen auszuführen, im Dickicht des Waldes und auf gefährlichen Lichtungen."

Ginzburg bringt als Beispiel für die fast unglaublichen Fähigkeiten dieses Erkenntnisvermögens die berühmte Geschichte der drei Söhne des Königs von Serendip, einem Land, von dessen Namen die Engländer den Begriff „Serendipity" gebildet haben:

„Die drei Brüder treffen einen Mann, der ein Kamel, nach einer anderen Version ein Pferd, verloren hat. Ohne zu zögern, beschreiben sie es ihm: Es ist weiß, auf einem Auge blind, trägt zwei Schläuche auf dem Rücken, einen mit Wein, den anderen mit Öl gefüllt. Sie haben es gesehen? Nein, gesehen haben sie es nicht. Also werden sie wegen Diebstahl angeklagt und müssen sich einer Gerichtsverhandlung stellen. Für die Brüder ist es ein Triumph: Sofort und ohne Mühe demonstrieren sie, wie sie das Aussehen eines Tieres, das sie nie gesehen haben, mit Hilfe kleiner Indizien rekonstruieren konnten."
Die drei Brüder bewahren ganz offensichtlich ein Jägerwissen, obgleich sie nicht als Jäger geschildert werden."

Auch ein heutiger Arzt, der „diagnostisches Gespür", oder, wie wir sagen, den „ärztlichen Blick" hat, bewahrt noch dieses Jägerwissen. Es ist das Wissen einer Wissenschaft, deren erste geschriebenen Regeln auf Hippokrates zurückgehen sollen. Unser Vergnügen an der Erzählung der drei Söhne des Königs von Serendip entspringt unserer Freude an unglaublichen Geschichten. Aber freuen wir uns nicht zu früh! Ist unsere Fähigkeit, von gehauchten Zeichen, die wir „Worte" nennen, auf nicht-wahrnehmbare Dinge zu schließen, die unendlich viel abenteuerlicher sind als halbblinde Kamele oder Pferde, nicht noch viel „unglaublicher"? Ginzburg charakterisiert die Methode und das aus ihr gewonnene Wissen genauer:

„Charakteristisch für dieses Wissen ist die Fähigkeit, aus scheinbar nebensächlichen empirischen Daten eine komplexe Realität aufzuspüren, die nicht direkt erfahrbar ist. Man kann hinzufügen: Der Beobachter organisiert die Daten so, daß Anlaß für eine erzählende Sequenz entsteht, deren einfachste Formulierung sein könnte: ,Jemand ist dort vorbeigekommen.' ... Der Jäger hätte demnach als erster ,eine Geschichte erzählt', weil er als einziger fähig war, in den stummen – wenn auch nicht unsichtbaren

– Spuren der Beute eine zusammenhängende Folge von Ereignissen zu lesen."

Die Formel, die die Jäger entdeckt haben, ist erstaunlich einfach. Es ist die gleiche Formel, die Leibniz für das „Zeichen" gegeben hat (15):

„Das Zeichen ist ein Wahrgenommenes, aus welchem man die Existenz eines Nicht-Wahrgenommenen schließen kann."

Tatsächlich schließen wir ständig aus wahrgenommenen Zeichen, z.B. einem Lächeln oder einer gerunzelten Stirn, auf die nicht-wahrnehmbaren Gefühle in der Seele eines anderen Menschen. Die Haltung und der Gesichtsausdruck unseres Gegenüber können uns auch darüber informieren, wie es um sein seelisches und körperliches Befinden steht, das unserer direkten Wahrnehmung verschlossen ist. Wir brauchen nur einen Schritt weiterzugehen, um mit dem „Symptom" das Paradigma der vorbiotechnischen Medizin zu entdecken: Symptome sind scheinbar nebensächliche empirische Daten, aus denen der Arzt eine für ihn nicht direkt erfahrbare komplexe Realität aufspürt. Ginzburg schildert den Weg, den das Paradigma des Zeichens im Lauf der Jahrtausende genommen hat und die Veränderungen, die dabei nicht seine Form, wohl aber seine Grenzen erfuhren:

„Der Teppich ist das Paradigma, das wir je nach seinem Kontext als Jäger-, Wahrsage-, Indizien- oder semiotisches Paradigma bezeichnet haben. Obwohl diese Attribute natürlich keine Synonyma sind, verweisen sie doch auf ein gemeinsames epistemologisches Modell, das sich in den verschiedenen, durch Entlehnung von Methoden und Schlüsselbegriffen miteinander verbundenen Wissenschaften artikuliert hat." (S. 84)

Manche dieser „Wissenschaften", gingen mit dem Paradigma zu leichtfertig um, z.B. die Astrologie oder die Schädellehre Galls, und schieden im Laufe der Zeit als Pseudowissenschaften aus. Die Medizin entging diesem Schicksal durch die Gewissenhaftigkeit, mit der sie den Begriff des Symptoms definierte.

„Besonders evident ist das im Fall der Hippokratischen Medizin, die ihre Methoden definierte, indem sie den entscheidenden Begriff des Symptoms (semeion) durchdachte. Die Hippokraten behaupteten, es sei nur dann möglich die „Geschichte" der einzelnen Krankheit präzis herauszuarbeiten, wenn man alle Symptome aufmerksam beobachtet und mit größter Genauigkeit registriert: die Krankheit an sich sei unerreichbar." (9), S. 72

Foucault (8) hat das so formuliert:

„Das Symptom ist die Form, in der sich die Krankheit präsentiert; daher seine wichtige Rolle. Von allem Sichtbaren ist es dem Wesenhaften am nächsten; es ist die erste Umschreibung der unzugänglichen Natur der Krankheit. Husten, Fieber, Seitenschmerz und Atembeschwerden machen nicht selber die Brustfellentzündung aus – diese ist nämlich den Sinnen niemals zugänglich, sondern entdeckt sich nur der Verstandestätigkeit."

Soviel zunächst zum Paradigma des Zeichens, des Wortes, der Sprache, der Semiotik – oder des Indizienbeweises: Wie das Wort, so erlaubt uns das Symptom von einem wahrnehmbaren Bezeichnenden auf ein, der Wahrnehmung nicht zugängliches, Bezeichnetes zu schließen. Es stattet uns zur Beschreibung und Deutung der Phänomene mit Metaphern wie „Erkennen", „Lesen", „Umschreiben" und ähnlichen Begriffen aus, die in der Physik und Chemie keinerlei Sinn haben. In diesem Zusammenhang gilt es anzumerken, daß in neuester Zeit die Molekularbiologie wieder zur Verwendung der gleichen Metaphern gezwungen ist.

Die Verlockung des neuen Paradigmas

Viele Jahrtausende nach den frühen Jägern entdeckte Galilei ein anderes Paradigma. Es erlaubt uns nach dem Modell des Handgriffs, von wahrnehmbaren Ursachen auf wahrnehmbare Wirkungen zu schließen und umgekehrt. Newton fand in der Mechanik die Formel, die es dem Menschen erlaubt, die Natur seinen Handgriffen zu unterwerfen. Aber die

Natur, die wir uns auf diese Weise dienstbar machen, ist die unbelebte Natur.

Hier stoßen wir auf den entscheidenden Unterschied zwischen dem Paradigma der Spurenleser und dem Paradigma der von Galilei und Newton begründeten „neuen Wissenschaft": Den Spurenlesern verrieten Zeichen die Geschichte eines lebenden Geschöpfs, und nicht nur seine Größe und sein Aussehen, sondern auch seine seelische Verfassung, seine Gelassenheit oder seine Unruhe, sein Gereiztsein, das den Jägern gefährlich werden konnte. Die Jünger Newtons können in Zeichen nur die Wirkungen mechanischer Ursachen erkennen, die von einem Lebewesen oder von einem unbelebten Ereignis stammen können.

Den Ärzten der vorbiotechnischen Epoche, verriet das Symptom die Geschichte eines kranken Menschen, also nicht nur das Aussehen seines Körpers und seiner Organe, sondern auch seine seelische Verfassung, die für das Verhalten des Arztes dem Patienten gegenüber wichtig ist. Für den Biotechniker ist das Symptom die lokale Wirkung physikalischer oder chemischer Ursachen, die von Bakterien, Viren oder Strukturveränderungen im Organismus, z.B. einer Arteriosklerose, herrühren können.

Beide, die alten Ärzte und die Ärzte der biotechnischen Epoche, können aufgrund ihrer Paradigmen handeln, d.h. Praxis ausüben. In beiden Fällen handelt es sich um „Kunst", wenn ihre Praxis den Regeln entspricht, die sich von ihrem Paradigma herleiten. Nur, in jedem Fall steht hinter ihrer Praxis ein anderes Paradigma und eine andere Wissenschaft.

Die Medizin der Romantik und Johannes Müller

Zu Beginn des 18. Jahrhunderts breitete sich unter den Ärzten die damals, wie Toellner feststellt (20), völlig unrealistische Hoffnung aus, sie könnten durch die Übernahme der Newtonschen Mechanik in die Grundlagen der Heilkunde, ihrer Praxis die Gewißheit und Sicherheit geben, welche die Physik versprach.

Damit war die Austreibung der Seele aus dem Körper, und des Patienten als Subjekt aus der Heilkunde vorprogrammiert. Auf diesem Hintergrund läßt sich die Naturphilosophie der frühen Romantik und der von ihr beeinflußten Medizin als Gegenbewegung und Versuch verstehen, Medizin als eine nichtphysikalische Wissenschaft zu begründen. Die Romantiker definierten „Theorie" und „Wissenschaft" anders als die Physik, und für sie war „Natur" keine gegnerische Macht, die es zu unterjochen und auszubeuten galt. Für sie war auch das Subjekt kein störendes Element, das eliminiert werden sollte, sondern die zentrale Aufgabe ärztlicher Bemühungen und wissenschaftlicher Forschung.

Diese Bemühungen fanden in den Arbeiten eines der bedeutendsten Ärzte jener Zeit, Johannes Peter Müller (1801–1856), des Begründers der physiologischen Medizin, einen Höhepunkt. Für ihn war „Physiologie" noch die Wissenschaft der „physis", der lebenden Natur.

Müller ging von der Feststellung aus, daß Einwirkungen mechanischer, chemischer, thermischer oder elektrischer Ursachen auf den lebenden Körper, nicht, wie bei unbelebten Gegenständen, ebensolche Wirkungen hervorrufen, sondern in psychisch erlebte „Tast"-, „Licht"-, „Ton"- oder „Geschmacks-Zeichen" übersetzt werden. Die Konsequenz dieser Einsicht faßte er in seinem 1840 erschienenen „Handbuch der Physiologie des Menschen" (13) kurz und prägnant zusammen:

„Die Sinnesempfindung ist nicht die Leitung einer Qualität oder eines Zustandes der äußeren Körper zum Bewußtsein, sondern die Leitung einer Qualität, eines Zustandes eines Sinnesnerven zum Bewußtsein, veranlaßt durch eine äußere Ursache, und diese Qualitäten sind in den verschiedenen Sinnesnerven verschieden, die Sinnesenergien."

Diese Formel besagt letzten Endes nichts anderes, als daß unsere Sinnesorgane uns Zeichen geben, aus denen wir auf die Existenz von Dingen und Vorgängen einer Außenwelt schließen. Das Modell, das sich daraus für den lebenden Körper – und für jedes lebende System – ableitet, entspricht genaugenommen dem Jäger, der die Welt, die er erlebt und auf die er reagiert, aus den Spuren konstruiert, die er seinen Jägerbedürfnissen entsprechend deutet.

Die Sinnesenergien sind seelische Funktionen des Körpers. Sie weben ein Netz greifbarer, farbiger, tönender, duftender und schmeckender Beziehungen um ihn, die ihn mit festen, aber für jeden anderen unsichtbaren Fäden mit den Dingen und Personen der Außenwelt verbinden. In dem Netz, das aus diesen Fäden gesponnen wird, kann der Körper leben, d.h. atmen, trinken, ruhen und sich bewegen. Beraubt man ihn dieses Netzes, geht er in kürzester Zeit zugrunde.

Die Fäden des Netzes, das sich wie eine zweite Haut um den Körper legt, sind von ungewöhnlicher Beschaffenheit: Sie besitzen die Qualität des „privaten", des „radikal individuellen", d.h. sie sind von einer über jeden Zweifel erhabenen realen und trotzdem für jeden Außenstehenden unzugänglichen Existenz. Für den Außenstehenden sind sie unsichtbar, für den Sehenden aber leuchtend und bunt, für jeden anderen unhörbar, für den Hörenden aber tönend. Sie sind aus dem gleichen „Stoff" gemacht, wie unser Selbst. Wir kennen diesen Stoff – und das gilt es festzuhalten: Es ist der Stoff aus dem Zeichen bestehen.

Wie verblüffend modern dieses Konzept des lebenden Körpers ist, der sich seine sinnlich erlebte Welt selbst erschafft, wird bereits hier deutlich. Wir brauchen es nur mit dem Konzept der Einheit aus Organismus und Umwelt zu vergleichen, das Jakob von Uexküll (21) fast 100 Jahre später entwickelt hat; oder mit dem Konzept des „autopoetischen Systems" von Maturana (12), nach dem lebende Systeme sich selbst aufbauen und erhalten. Diese Konzepte sind in der Lehre der spezifischen Sinnesenergie vorentworfen. Für autopoetische Systeme sind äußere Einwirkungen nur „Perturbationen" (23), die sie aufgrund ihrer biologischen Bedürfnisse interpretieren und beantworten.

Die Austreibung der Seele aus dem Körper

Müller war der Lehrer fast aller berühmten Physiologen und Ärzte des 19ten Jahrhunderts, unter denen Emil Dubois-Reymond, Friedrich Theodor Schwann, Carl Ludwig, Herman von Helmholtz, Rudolf Virchow und Ernst von Brücke, der spätere Lehrer Freuds, die bekanntesten sind. Das Erstaunliche ist, daß diese hochbegabten Vertreter der jüngeren Generation ihren Lehrer nicht mehr verstanden.

Ludwig Fleck (6) und Thomas Kuhn (10) haben den Einfluß der gesellschaftlichen Entwicklung auf die Entstehung wissenschaftlicher Ideen beschrieben, und Mario Erdheim (5) hat ihre Lehre mit dem Hinweis auf „die gesellschaftliche Erzeugung von Unbewußtheit" ergänzt. Mit dem aufkommenden Industriezeitalter hatte sich das gesellschaftliche Klima verändert. In Frankreich hatte François Magendie, bekannt durch seinen Schüler Claude Bernard, zum Kampf gegen die Lehren der tradierten Medizin aufgerufen und erklärt, nur Physik und Chemie seien Wissenschaften. Jetzt ging der Traum der Ärzte von der Übernahme der Newtonschen Mechanik als Grundlage einer Theorie der Medizin in Erfüllung, und die Ideen der „romantischen" Medizin versanken in einer gesellschaftlich erzeugten Unbewußtheit. Das rasch um sich greifende positivistische Mißverständnis verhinderte, daß die Schüler Müllers den Unterschied zwischen seinem Konzept der spezifischen Sinnesenergie und dem Konzept einer unspezifischen physikalischen Energie noch sehen konnten, das Helmholtz als Antithese vortrug.

In seinen „Bausteinen einer Freud-Biographie" beschreibt Bernfeld (2) die Revolte der Schüler Müllers gegen die Lehre ihres Meisters. Diese Revolte ist ein eindrucksvolles Beispiel für den Zusammenhang zwischen gesellschaftlichem Klima und dem Schicksal wissenschaftlicher Ideen:

„Die erstaunliche Erfolgsgeschichte dieser Revolte begann in den frühen 40er Jahren mit der Freundschaft zwischen Emil Dubois-Reymond (1818–1896) und Ernst von Brücke (1819–1892), zu der wenig später Hermann von Helmholtz (1821–1894) und Carl Ludwig (1816–1895) stießen. Von Anfang an war diese Gruppe von einem wahren Kreuzzuggeist beseelt. 1842 schrieb Dubois: ‚Brücke und ich, wir haben uns verschworen, die Wahrheit geltend zu machen, daß im Organismus keine anderen Kräfte wirksam sind, als die gemeinen physikalisch-chemischen.' ...

Diese Männer bildeten einen kleinen Privatklub, den sie 1853 zur ‚Berliner physikalischen Gesellschaft' erweiterten. Die meisten Mitglieder waren junge Schüler von Johannes Müller, Physiker und Physiologen, vereint in der Idee, ein für alle mal dem Vitalismus, wie sie die Grundüberzeugung ihres verehrten Meisters nannten, den Garaus zu machen. [...]

Im Laufe von rund fünfundzwanzig Jahren errangen sie die völlige Vorherrschaft über das Denken der deutschen Physiologen und Mediziner. [...] Was den Vitalismus angeht, so lebten sie freilich lange genug, um Zeugen seines Wiederaufstiegs zu werden."

Die Lehre, daß im Organismus keine anderen Kräfte wirksam sein dürfen, als die gemeinen physikalisch-chemischen, wurde zum Dogma der modernen Medizin und mit ihm die Austreibung der Seele aus dem Körper wissenschaftlich sanktioniert. Niemand interessierte sich noch für die Frage nach dem Unterschied zwischen einem lebenden Körper und einer Leiche, in der ja tatsächlich keine anderen Kräfte wirksam sind. Es begann ein Zeitalter der Bilderstürmer: Man wollte jede Erinnerung an den Einfluß der romantischen Naturphilosophie aus der Geschichte der sich naturwissenschaftlicher als die Naturwissenschaften gebärdenden Medizin tilgen. Damit hatte man vollen Erfolg: Der Begriff „romantisch" wurde zu einem Schimpfwort und die Medizin hat bis heute ein Skotom für ihre romantische Epoche.

Mit der Bemerkung über einem „Wiederaufstieg des Vitalismus" bezieht sich Bernfeld auf Freud. Diesen hatte die angeblich „vitalistische Lehre" von Johannes Müller in dem von Brücke geleiteten physiologischen Institut in Wien, in dem er zwischen 1876 und 1882 arbeitete, aber in einer materialistischen Verpackung erreicht, die ihn Zeit seines Lebens daran hindern sollte, seine psychoanalytischen Einsichten auf körperliche Krankheiten anzuwenden. Für die positivistische Überzeugung, die nur die „gemeinen physikalisch-chemischen Kräfte" im Organismus gelten läßt, war Freuds Lehre – wie Bernfeld formuliert – „reiner Vitalismus". Freud selbst glaubte, wie übrigens auch sein Zeitgenosse Pawlow, dieses Dilemma dadurch lösen zu können, daß er Psychologie als eine noch unentwickelte Vorstufe der Physik auffaßte, deren physikalische Formeln man früher oder später finden werde.

Damit endete Freuds Wiederentdeckung der Seele an der Grenze des Körpers. Das ist um so erstaunlicher, als für ihn die Herkunft der seelischen Kräfte aus dem Körper die Grundlage seiner Trieblehre war. Aber niemand machte sich klar, daß eine neue Definition für „Seele" auch eine neue Definition für den Körper verlangt. Das Modell für den Körper blieb die Maschine, deren Strukturen von Anatomen und Pathologen an der Leiche rekonstruiert werden.

Mit der Austreibung der Seele aus dem Körper, ging die Austreibung der Philosophie aus der Heilkunde Hand in Hand. Das Leib-Seele-Problem wurde ein Leiche-Seele-Problem. Das Philosophikum wurde durch das Physikum abgelöst und Medizin wurde Biotechnik für Körper ohne Seelen.

An der Geschichte der 1822 – ursprünglich als „Priesterdienst im Tempel der Natur" – gegründeten „Versammlung Deutscher Naturforscher und Ärzte" läßt sich ablesen, wie „die Bedeutung philosophischer Anstrengung, die Einheit der Natur in den Wissenschaften zu denken und zu realisieren, die für Müller noch Voraussetzung wissenschaftlicher Haltung war, in dem Augenblick endgültig den Tempel verließ, als die Natur auch metaphorisch aus ihm verschwand. Wissenschaft wurde jetzt, wie Wöbkemeier (28) formuliert: „Religion im Dienst ihrer eigenen Divinität", und die Metapher vom „Tempel der Natur" degenerierte zu einem Erbauungstopos für Festredner.

Diese Vorgeschichte bildet den Hintergrund, auf dem die Psychosomatische Medizin entstand. Auf ihm wird deutlich, daß ihre Aufgabe von Anfang an die Wiedergewinnung des beseelten Körpers sein mußte. Die Hindernisse, die sich dieser Aufgabe entgegenstellten und auch heute noch entgegenstellen, haben historische Gründe und sind zudem weltanschaulicher, ökonomischer und politischer Natur.

Das neue Paradigma hat – wer könnte das bestreiten – einen ungeheuren Aufschwung der Medizin bewirkt. Es hat unser Wissen um die physikalischen und biochemischen Zusammenhänge im Organismus, und damit unsere Möglichkeiten für therapeutisches Eingreifen, zum Segen für unendlich viele Kranke in einem früher unvorstellbaren Maße erweitert. Der Preis, den wir dafür bezahlen müssen, ist der Verzicht auf die Möglichkeit, psychische und soziale Zusammenhänge mit dem, nach dem Modell der Maschine gedeuteten Körper zu sehen, ja überhaupt für möglich zu halten. Daran haben auch die Entdeckungen Freuds nichts geändert. Sie enden auch heute noch an der Grenze des so gedeuteten Körpers.

Wenn wir uns in diesem Zusammenhang wieder an das Paradigma der vorbiotechnischen Medizin und seine Herkunft von den frühen Jägerkulturen erinnern, können wir einen aufschlußreichen Vergleich zwischen der Entwicklung der Jagdausübung und der Entwicklung der modernen Medizin ziehen. Lommel (11) schreibt:

„Zwar hat sich die Jagd im Laufe der Zeit mehr und mehr auf die Verwendung komplizierter Geräte konzentriert, aber es führt natürlich ein Weg vom modernen Zielfernrohr über mittelalterliche Jagden mit Armbrust und Netzen bis zu den primitiven Jagden mit Fallgruben zurück. Wenn man diesen Weg weiter verfolgt, so kann man deutlich sehen, daß am Anfang der Jagd sehr wahrscheinlich ein Minimum an Geräten durch ein Maximum an Kenntnissen, Konzentration und Einfühlungsgabe ausgeglichen wurde, ähnlich wie heute ein Minimum an Kenntnissen und Konzentration durch ein Maximum an technischer Vollendung der Waffen ausgeglichen wird." (S. 19)

Der Vergleich mit der Entwicklung der modernen Medizin ist deshalb so beunruhigend, weil hier ein Minimum an Kenntnissen, Konzentration und Einfühlungsgabe für die psychosozialen Zusammenhänge des Kranken durch kein Maximum an technischer Vollendung der Geräte ausgeglichen werden kann. Der Beitrag von Bernd Hontschik (s. S. 53) zeigt, welche Bedeutung die Kenntnis der Zeichen für psychosoziale Zusammenhänge, Konzentration und Einfühlungsgabe sogar für eine scheinbar so einfache somatische Diagnose wie Appendizitis in einem so technischen Fach haben, wie die Chirurgie es zu sein scheint. Wenn Psychosomatik die somatische Medizin ergänzen, und der Heilkunde wieder den Zugang zum kranken Menschen als Subjekt mit seinem Erleben und seiner sozialen Situation eröffnen soll, dann muß sie an der zum Dogma erstarrten biotechnischen Theorie für den Körper ansetzen (s. Pontzen S. 63ff). Dazu ist aber wieder ein Paradigmawechsel erforderlich.

Damit komme ich zum dritten Akt in der Paradigmengeschichte der Heilkunde: zu unserer Gegenwart, die sich ohne eine Kenntnis der ersten beiden Akte nicht verstehen läßt.

Der neue Paradigmawechsel

Der Paradigmawechsel in den Naturwissenschaften

Schon im Dezember 1900 leitete Max Planck mit der Entdeckung des Wirkungsquantums in den Naturwissenschaften diesen neuen Paradigmawechsel ein, der die Vorstellungen der Physiker über die „gemeinen physikalisch-chemischen Kräfte" radikal verändern sollte. 1927 formulierte Niels Bohr (4) die Konsequenzen, die sich daraus für unser Verständnis von „Naturwissenschaft" ergeben:

„Die Entdeckung des Wirkungsquantums zeigt nicht nur die natürliche Begrenzung der klassischen Physik, sondern bringt die Naturwissenschaft in eine ganz neue Lage, indem die alte philosophische Frage nach der objektiven Existenz der Erscheinungen unabhängig von unseren Beobachtungen in eine neue Beleuchtung gestellt wird."

An einer anderen Stelle sagt er: „Die Naturwissenschaft als Ganzes ist in eine neue Erkenntnissituation gebracht, und dies nicht durch Willkür eines individuellen Beobachters, sondern durch Grenzziehung seitens der Natur selber."

Die neue Situation ist mit der Feststellung entstanden, daß der Beobachter immer ein Teil der Beobachtung bleibt; – die Einführung des Beobachtersubjekts aber keinerlei „Subjektivismus" im Sinne von Willkürlichkeit der Interpretation des Beobachteten bedeutet. Nicht Subjektivität im Sinne von Beliebigkeit steht zur Debatte, sondern das Subjekt des Beobachters in seiner Interaktion mit dem Phänomen seiner Beobachtung.

„Eine redliche Art des Umgangs von Subjekten mit Objekten" (25), nicht Aufdeckung einer objektiven Realität – ist Aufgabe der Naturwissenschaft, die damit zu etwas grundsätzlich anderem geworden ist als wir bisher angenommen hatten. Damit ist die Grenze zwischen Geisteswissenschaften und Naturwissenschaften im Prinzip – wenn auch beileibe noch nicht in der gesellschaftlichen Realität – gefallen. Die Widerstände gegen den neuen Paradigmawechsel und die erkenntnistheoretische Revolution, die in der Physik begonnen hat, haben – entgegen allen Beteuerungen – ihre Wurzeln nicht im Rationalen. Den Glauben an die unverbrüchliche Realität eines objektiven Seins aufgeben, bedeutet das Wagnis, die platonische Höhle zu verlassen und dem vergänglichen und fehlerhaften Menschen gegenüberzutreten (22).

Die Wiederentdeckung des Zeichens

Der Paradigmawechsel in der Psychoanalyse

Ich habe zwei Paradigmen: das Indizienbeweisparadigma des Zeichens und das Galilei-Newtonsche Paradigma des Mechanismus dargestellt und gesagt, das erste würde sich auf die Grunderfahrung des Wortes, das zweite auf die Grunderfahrung der Hand zurückführen lassen. Ich habe auch die Vermutung geäußert, es gebe nur diese beiden Paradigmen. Wenn wir jetzt von einem neuen Paradigmawechsel sprechen, so stehen wir vor der Frage, wie denn dieses neue Paradigma aussehen soll.

Ich behaupte, daß es sich bei dem Paradigmawechsel, den wir erleben, gar nicht um die Entdeckung eines neuen, sondern um die Wiederentdeckung des uralten Zeichen- oder Indizienbeweisparadigmas handelt. Das macht Ginzburg am Beispiel der Psychoanalyse deutlich. Er beschreibt, wie gegen Ende des 19. Jahrhunderts stillschweigend ein neues Paradigma aufgetaucht ist: in der Kunstgeschichte als eine Methode zur Identifizierung alter Bilder durch unscheinbare und scheinbar nebensächliche Kleinigkeiten; in der Literatur mit dem Detektivroman als Darstellung der gleichen Methode zur Aufdeckung der Geschichte eines Verbrechens; und in der Medizin mit der Psychoanalyse, d.h. einem Verfahren, das mit den beiden anderen nah verwandt ist. Ginzburg zitiert Freud, dem die Verwandtschaft „des Verfahrens der Kunstgeschichte zur Identifikation alter Meister, mit der Technik der Psychoanalyse" nicht entgangen war, und der in dem Essay über den Moses des Michelangelo (1914) schreibt:

„Auch diese (die Psychoanalyse) ist gewöhnt aus gering geschätzten oder nicht beachteten Zügen, aus dem Aushub – dem „refuse" der Beobachtung, Geheimes und Verborgenes zu erraten."

Ginzburg macht darauf aufmerksam, daß die Erfinder der „neuen" Methode in allen drei Fällen Ärzte[2] waren, und meint die Medizin sei immer eine „Indizienwissenschaft", die keineswegs unter die Kriterien der Wissenschaftlichkeit falle, die das Galileische Paradigma enthalte.

„Die Indizienwissenschaften sind ... in hohem Grad qualitative Wissenschaften, die das Individuelle an Fällen, Situationen und Dokumenten zum Gegenstand haben, und gerade deshalb zu Ergebnissen kommen, die einen Rest von Unsicherheit nie ganz vermeiden können. ...Im Gegensatz dazu implizieren (die Galilei'schen Wissenschaften) durch den Gebrauch der Mathematik und der experimentellen Methode ... die Wiederholbarkeit der Dinge, während eine individualisierende Wissenschaftsrichtung die Wiederholbarkeit per Definitionen ausschloß

und die Quantifizierung nur als Hilfsfunktion zuließ." (S. 73)

Danach verwundert es nicht mehr, daß Freud mit seiner wiederentdeckten indizien-wissenschaftlichen Methode nur bis zu den Grenzen des nach dem Galileischen Paradigma gedeuteten Körpers kam. Da er seine Psychologie selbst für eine Vorstufe der Physik hielt, konnte er auch das Mißverständnis seiner Nachfolger nicht verhindern, unermüdlich beweisen zu wollen, daß Psychoanalyse eine Galileische Naturwissenschaft sei.

Aber auch in der Medizin beginnt sich der Paradigmenwechsel zu artikulieren. Damit komme ich zum letzten Punkt.

Der Paradigmawechsel in der Medizin

Vor 3 Jahren erschien in den USA ein Buch von Foss und Rothenberg mit dem Titel: „The Second Medical Revolution" (7). Es schildert, wie die erste Revolution in der Übernahme der Newtonschen Mechanik in die Grundlagen der Medizin bestand. Dieser erste Paradigmawechsel war für die Medizin auch darum so gravierend, weil für Newton die Zeit im Prinzip reversibel ist. Das gilt für mechanische Abläufe, aber nicht für organische Entwicklungen. Die zweite Revolution der Medizin beginnt nach den Autoren mit der Übernahme der Quantentheorie von Bohr und Heisenberg sowie der irreversiblen Thermodynamik Prigogines in die Grundlagen der Medizin.

Die zweite Revolution bedeutet wieder einen Paradigmawechsel; denn jetzt müssen zwei neue Gesichtspunkte in der Theorienbildung der Medizin berücksichtigt werden, die mit der bisherigen nicht vereinbar sind: die Irreversibilität der Zeit und das Beobachterproblem. Ich will kurz andeuten, welche Konsequenzen sich daraus für das Konzept des lebenden Körpers ergeben.

---

[2] Giovanni Morelli, Conan Doyle und Sigmund Freud

Mit der Irreversibilität der Zeit wird das Konzept der Pathogenese in Frage gestellt, das von der Vorstellung ausgeht, Gesundheit sei ein Besitz, der verloren gehen und wiedergewonnen werden könne. Viktor von Weizsäcker hat schon vor 60 Jahren (26) betont, daß

„Gesundheit eben kein Kapital ist, das man aufzehren kann. Gesundheit ist überhaupt nur dort vorhanden, wo sie in jedem Augenblick erzeugt wird. Wird sie nicht erzeugt, ist der Mensch bereits krank."

Antonowsky (1) hat – ohne die Schriften Weizsäckers zu kennen – diesen Gedanken aufgegriffen und gefordert, das Konzept der Pathogenese durch das der Salutogenese zu ersetzen. Wenn wir den Körper als lebendes System und lebende Systeme als autopoetische Systeme auffassen, verstehen wir, daß Salutogenese Autopoese bedeutet.

Autopoese entspricht „Assimilation", d.h. im Sinne Piagets (16) einer „Einverleibung von Umgebung" in eine subjektive „Wohnhülle", Umwelt oder individuelle Wirklichkeit, die den Körper zu einem lebenden System ergänzt.

Das Beobachterproblem besagt, daß wir außerstande sind, etwas über Objekte auszusagen, die nicht beobachtet werden. Wir können nur die Interaktion des Beobachters mit den von ihm beobachteten Objekten beschreiben. Wenn es sich bei den beobachteten Objekten aber um Lebewesen handelt, die selbst in Interaktion mit Objekten ihrer Umgebung stehen, ist der Beobachter mit der Frage konfrontiert, wie deren Objekte und deren Umgebung nicht für ihn, sondern für das beobachtete Lebewesen aussehen, oder anders formuliert, was deren Sinnesorgane oder Rezeptoren aus den Einwirkungen der Umgebung machen.

Betrachten wir als Beispiel die Interaktion eines Einzellers mit seiner Umgebung: Wie alle lebenden Systeme besitzt er Rezeptoren zum Empfang von Nachrichten aus der Umgebung und Effektoren zu deren Beantwortung. Er reagiert auf die physikalischen und chemischen Reize der Umgebung nicht mechanisch; vielmehr werden sie in Zeichen transformiert, welche die Bedeutung der Umgebung für die biologischen Bedürfnisse des Einzellers deutlich machen. Seine Effektoren beantworten diese Zeichen mit einem „Gebrauchs- oder Signalverhalten" (19).

Dieser Vorgang läßt sich nicht als lineare Kette beschreiben, die aus Ursachen und Wirkungen, d.h. aus zwei Gliedern besteht, sondern nur als zirkulärer Prozeß, der drei Glieder umfaßt: ein Zeichen, eine kodierende Instanz, die in der Terminologie der Zeichenlehre „Interpretant" genannt wird, und ein Bezeichnetes. Dabei ist die Annahme einer kodierenden Instanz für unser naturwissenschaftliches Denken zunächst etwas Neues und Ungewohntes. Deshalb ist es hilfreich daran zu erinnern, daß die einfachste Formel für einen Zeichenprozeß, der Regelkreis mit dem „Sollwert", bereits diese kodierende Instanz einführt. In dieser Formel kodiert der Sollwert den von dem Fühler bzw. Rezeptor gemessenen Wert zu einem Zeichen für die Bedeutung, die der Istwert der Umgebung für das Verhalten des Effektors (= das Bezeichnete) hat.

An dieser Stelle wird gewöhnlich der Einwand erhoben, mit der Einführung des Regelkreismodells als einfachste Formel für einen Zeichenprozeß habe man kein neues Modell eingeführt, sondern das alte Maschinenmodell nur durch das neue Modell der kybernetischen Maschine ersetzt. Die Antwort auf diesen Einwand ist leicht: Wir müssen uns nur klar machen, daß kybernetischen Maschinen der Sollwert von außen, durch den Konstrukteur eingegeben ist. Lebende Systeme tragen ihren Sollwert, d.h. ihre kodierende Instanz in sich und verändern sie mit ihren inneren Zuständen bzw. ihren biologischen Bedürfnissen (22).

Wir verstehen dann, warum Zeichen einen „privaten Charakter" tragen. Sie sind nur für das Individuum verständlich, das über den entsprechenden Kode verfügt. Daher muß es eine der wichtigsten Aufgaben biologischer Forschung sein, die „Interpretanten" aufzudecken, nach denen lebende Systeme die Einwirkungen ihrer Umgebung kodieren. Das gelingt, wenn der Beobachter ihr Verhalten als Zeichen auffaßt, das ihn über ihre kodierende Instanz informiert.

Die adäquate Methode lebende Systeme zu beschreiben, ist daher nicht die Kausalanalyse, sondern die Semiotik, die Lehre der Zeichenprozesse. Sie muß durch die Systemtheorie ergänzt werden, welche die beiden Gesichtspunkte der „Emergenz" und der „Integration" einbringt.

Die „gemeinen physikalischen und chemischen Kräfte" als Signale

Was ist an diesen Forderungen Utopie und was ist davon eine neue Entwicklung der biologischen Forschung? Die Antwort auf diese Frage läßt sich folgendermaßen formulieren: Man beginnt einzusehen, daß „die gemeinen physikalisch-chemischen Kräfte" im Körper nicht lediglich Energie transportieren, sondern als Träger von Informationen oder Nachrichten ganz andere – gänzlich unphysikalische – Funktionen erfüllen.

Foss und Rothenberg meinen daher, die Medizin der Zukunft werde eine „Info-Medizin" sein, und Herbert Weiner (24) beschreibt in einem „neuen integrativen Konzept" den Organismus als

„dynamisches System, in dem eine Gruppe von Subsystemen, durch rhythmischen Austausch von Signalen miteinander in Beziehung stehen".

Er bringt eine faszinierende Darstellung der neusten Forschungsergebnisse über die Signalfunktion von Rhythmen, Genen, Enzymen und Peptiden, über die Rolle, welche die Zellmembran für den

Signalaustausch spielt und über die biochemischen Abläufe, die der Funktion von Rezeptoren zugrunde liegen. Er glaubt, eine detaillierte Beschreibung der Einzelheiten des Informationsaustausches lasse sich in nichtlinearer Mathematik formulieren. Damit werde eine mathematische Beschreibung dynamischer biologischer Systeme in einer Terminologie möglich, in der

„Sprache und emotionales Verhalten Kommunikationssignale sind, die analoge Funktionen erfüllen, wie Hormone und Transmitter". Er fährt dann fort: „Sollte dieser Einheit stiftende Ansatz (unifying approach) Erfolg haben, wäre einer der hauptsächlichen Stolpersteine für psychosomatische Beziehungen – das Geist-Gehirn-Körper-Problem – beseitigt."

Das klingt in der Tat revolutionär. Die wachsende Kenntnis der verschiedenen Signale und ihrer Funktion im Organismus, stellt ohne Zweifel einen bedeutenden Schritt in Richtung auf das Konzept eines lebenden Körpers dar!

Signale und Zeichen

Aber löst Weiners „unifying approach" wirklich das Leib-Seele-Problem, und vor allem, beantwortet er die Frage, wie biotechnisches Wissen unter zeichentheoretischem Aspekt neu interpretiert werden muß? Dieser Zweifel zwingt uns zu der Frage, was Foss, Rothenberg und Weiner unter „Information" und „Signal" verstehen, und ob sie damit schon den geheimnisvollen Stoff beschrieben haben, aus dem Zeichen bestehen? Dieser Zweifel taucht bereits mit der Feststellung auf, daß Weiner den Begriff „Zeichen" (sign) nirgends verwendet und die moderne Zeichentheorie, die Semiotik, mit keinem Wort erwähnt.

Rhythmen, Gene, Enzyme, Peptide und Zellmembranen sind allen Menschen zugänglich, die über die einschlägigen

Beobachtungsinstrumente verfügen. Sie haben nicht den privaten Charakter von Zeichen, die nur für die Lebewesen existieren, die sie senden oder empfangen. Nachrichten bestehen aus Zeichen. Für sie gilt daher die gleiche Einschränkung. Auch sie sind nur dem zugänglich, der über den Kode verfügt, und dadurch im Stande ist, die Zeichen, aus denen die Nachrichten bestehen, zu entziffern. Zeichen können weder mit dem Autoanalyser, noch mit dem Elektronenmikroskop, noch mit den für Genanalysen, Peptididentifizierung oder Membranuntersuchungen einschlägigen Beobachtungsinstrumenten sichtbar gemacht werden. Die Antwort auf unsere Frage lautet daher, daß „Signale" noch keine „Zeichen" sind.

„In der Terminologie der Informationstheorie ist „Signal" ein materieller Zustand oder Prozeß, der Träger von Informationen sein kann. Signale sind [...] nur mögliche „Zeichenträger" (14)

Demgegenüber sind „Zeichen" seit der Antike „zweiseitig".

„Dieser Ausdruck besagt, daß das Zeichen aus zwei unentbehrlichen Hälften aufgebaut ist, von denen die eine aistheton, wahrnehmbar (oder empfindbar), und die andere noeton, verstehbar (oder rational) ist: Das Bezeichnende, ein wahrnehmbarer Eindruck auf zumindest eines der Sinnesorgane des Interpreten, und der bezeichnete Inhalt." (17)

Jedes Zeichen besteht aus einem materiellen (physikalischen, chemischen oder elektrischen usw.) Zeichenträger oder Vehikel: dem „Signal" – und einer Bedeutung oder Nachricht, die Sender und Empfänger dem Vehikel aufgrund eines „Kodes" oder „Interpretanten", aufprägen müssen. Wir können uns diesen Unterschied an einem einfachen Beispiel verdeutlichen: Bei einem Telefongespräch sind die Worte des Sprechers Zeichen. Sie haben die Bedeutung des Kodes der Sprache, die er verwendet. Sobald die Worte seinen Mund verlassen, verlieren sie ihre

Zeichen-Bedeutung und werden als Luftwellen zu bloßen Signalen oder Vehikeln, die das Empfangsgerät des Telefons in elektromagnetische Schwingungen umwandelt. Diese werden durch die Drähte der Telefonleitung transportiert, und am anderen Ende der Leitung von einer Membran im Telefonhörer wieder in Luftwellen zurückverwandelt. Als solche erreichen sie dann das Ohr des Hörers, das sie aufgrund seiner spezifischen Sinnesenergie in Töne transponiert, die der Hörer wieder nach dem gleichen Kode, den der Sprecher benutzt, zu **Wort-Zeichen** kodieren muß, wenn er dessen Nachrichten verstehen will.

Um uns die Bedeutung klarzumachen, die der Kode bei diesem Austausch hat, können wir uns vorstellen, ein Spion habe die Telefonleitung angezapft, um geheime Informationen abzuhören und würde die elektromagnetischen Schwingungen oder die Luftwellen, die sein Ohr erreichen, aufzeichnen. Wenn die Informationen in einer Sprache ausgetauscht werden, die er nicht versteht oder nach einem Kode verschlüsselt sind, den er nicht kennt, kann er aus den Signalen, die er gewinnt, zwar alle Einzelheiten über die Konstruktion des Telefonsystems, aber nichts über die Informationen erfahren, die von den Signalen transportiert wurden.

Zweifellos ist es von hohem Interesse, genauere Einzelheiten über die Konstruktion der Verbindungswege und über die Beschaffenheit der Vehikel zu erfahren, mit deren Hilfe Nachrichten zwischen den Zellen und Organen unseres Körpers und zwischen diesem und seiner Umgebung transportiert werden. Aber um die Vehikel in die Nachrichten zu verwandeln, auf welche die Zellen und Organe antworten und auf die der Körper reagiert, fehlt uns vorläufig in den meisten Fällen der Kode. Wir befinden uns in der Lage des Spions, der fremde Telefonleitungen anzapft, ohne die Sprache zu verstehen, in der sich die Teilnehmer unterhalten. Den Kode aber werden wir auch durch eine mathematische Beschreibung der Vorgänge schwerlich gewinnen können.

Der Stoff, aus dem Zeichen gemacht sind

Ein neues Paradigma verlangt eine neue Interpretation des vorgefundenen Wissens und das ist – wie Kuhn (10) betont – eine Aufgabe von Generationen. Die Neuinterpretation des gewaltigen Vorrats an biotechnischem Wissen unter zeichentheoretischem Aspekt muß aber auch den Widerstand überwinden, der uns hindert, den Bereich des Unbelebten zu verlassen, das sich so gut manipulieren läßt. Das setzt einen Wandel unserer Einstellung zu uns selbst und zu unserer Umgebung voraus.

Die Forderung nach diesem Einstellungswandel ist die Konsequenz des Beobachterproblems, das uns lehrt, die Objekte der von uns beobachteten Lebewesen nicht mit unseren Objekten zu verwechseln, sondern uns Rechenschaft darüber zu geben, daß es ihre Objekte sind. Diese Einsicht ist auch die Voraussetzung, um *„in dem anderen, den anderen und nicht ein alter ego"* zu sehen, das, wie Ginzburg (9) es ausdrückt, meist eine „äußerst langweilige Person" ist.

Ich sagte, der Stoff, aus dem die unsichtbaren Fäden bestehen, die uns mit unseren Objekten verbinden, sei der gleiche, aus dem unser „Selbst" gemacht ist, und dieser Stoff bestünde aus Zeichen. Zur Illustration dieser These zitiert C.S. Peirce, der Begründer der modernen Zeichenlehre, Shakespeare, der in „Maß für Maß" Isabella den berühmten Satz über den Menschen in den Mund legt: *„most ignorant of what he's most assur'd, his glassy essence"*.

Ein Konzept für den lebenden Körper muß auch dessen „gläsernes Wesen", die

für den außenstehenden Beobachter unsichtbare Schale, beschreiben, die dem Besitzer des Körpers eine, für ihn, unzweifelhafte Realität zeigt, ihn aber über deren Natur in äußerster Unkenntnis läßt.

Die Psychosomatische Medizin würde ihren Auftrag verfehlen, der Heilkunde den lebenden Körper zurückzugewinnen, wenn sie sich dieser Forderung entzöge. Aber das verlangt von ihr die Einsicht, daß das Streben unserer Wissenschaft nach reiner, von affektiven Beimengungen gereinigter Erkenntnis, wie Bion (3) klar gemacht hat, ein Ausweichmanöver ist. Er hat gezeigt, daß wir lebendige Erfahrung durch die Erfahrung abstrakter Zusammenhänge, die „konkrete Vernunft" durch die „reine Vernunft" ersetzen, weil es unsere Frustrationstoleranz übersteigt, Objekte als lebende Wesen, d.h. als Wesen mit eigenem Recht gelten zu lassen. Daher weichen wir in Pseudolösungen aus, die Leben als Unbelebtes, den Körper als Maschine und „Wissen" als „Kenntnis des Unbelebten" definieren. Er schreibt:

„Die Technik, die Wissenschaftler einsetzen, um die Wahrheit über ein Objekt [...] in Erfahrung zu bringen, erzielt den größten Erfolg, wenn das Objekt ein unbelebter Gegenstand ist. [...] Aufzeichnungen (der Äußerungen eines Lebewesens oder einer menschlichen Stimme) auf einem Registrierpapier haben für uns größeren Wahrheitsgehalt als der Bericht eines Beobachters."

Wir verleugnen lieber unsere eigene Lebendigkeit und die Lebendigkeit der Natur, als eine Beziehung einzugehen, die schmerzlich sein kann. Je geringer unsere Fähigkeit ist Kränkungen zu ertragen, desto größer ist unser Bedürfnis die Wirklichkeit zu entstellen.

Die Entscheidung zwischen den „Indizienwissenschaften", die das Individuelle zum Gegenstand haben und gerade deshalb einen Rest von Unsicherheit nie ganz vermeiden können, und den Galileischen

Wissenschaften, die Eindeutigkeit und Sicherheit auf Kosten der lebendigen Individualität versprechen, betrifft nicht nur den Gegenstand unserer Forschung, sondern ebensosehr die Persönlichkeit des Forschers. Wieweit haben wir gelernt, die „Portion Unsicherheit zu ertragen", von der Freud meinte, daß sie zum Leben dazugehört?

Was ist und was will also „Integrierte Psychosomatische Medizin"? Die Antwort lautet: Sie will der Medizin den lebenden Körper zurückgewinnen. Um den Patienten als Interpreten seiner Umgebung, in seiner, nur ihm gehörigen, individuellen Wirklichkeit erkennen – und erleben zu können, muß der Arzt lernen, ihn im Bionschen Sinne „zu denken". Dazu genügt es nicht „in Intuition zu baden" (14). Dazu muß er lernen, die Zeichen, die den Patienten auf den verschiedenen Integrationsebenen seines Körpers – der vegetativen, der animalischen und der humanen – erreichen, zu deuten und ihrer Bedeutung entsprechend zu beantworten. Dann kann Medizin wieder das werden, was sie im Grunde immer war: *eine Zeichenlehre, die somatische, psychische und soziale Indizien zu einer, der direkten Erfahrung des Arztes unzugänglichen Wirklichkeit eines kranken Menschen integriert.*

Natürlich kann man jetzt fragen: ist nicht alles, was hier ausgeführt wurde, als Einleitung für ein Buch, das von Praxis und konkreten Modellen handelt, überflüssig anspruchsvoll und unnötig theorielastig? Ich behaupte aber, daß man an jeder der folgenden Einzeldarstellungen von Modellen einer integrierten Psychosomatischen Medizin zeigen kann, wie die Synthese von „Vehikel" und „Zeichen" – oder von „Kausalfaktor" und „Spur" gesucht wird, und wie diese Synthese letztlich das Kriterium einer „Integrierten Psychosomatischen Medizin" darstellt.

Die konkreten Beispiele zeigen, wie integrierte Psychosomatische Medizin sich

nicht damit begnügt, als unscheinbares Spezialfach im Niemandsland zwischen einer mächtigen biotechnischen Medizin für seelenlose Körper und einer expandierenden psychotherapeutischen Medizin für körperlose Seelen geduldet zu werden. Sie demonstrieren, wie die gewaltige Aufgabe in Angriff genommen werden muß, biotechnisches Wissen unter dem Aspekt seiner Bedeutung für den lebenden Körper neu zu interpretieren. Sie zeigen, wie der Einstellungswandel, den das Beobachterproblem theoretisch fordert, in der Medizin in verschiedenen Formen klinischer ärztlicher Tätigkeit gelebt werden kann und wie er sich in der Patient-Arzt-Beziehung niederschlägt.

Literatur

1. Antonowsky A. Health, Stress and Coping: New Perspectives on mental and Physical Wellbeing. San Francisco: Jossey-Brass (1979)
2. Bernfeld S, Bernfeld-Cassierer, S. Bausteine der Freud-Biographik. Frankfurt/M: Suhrkamp (1981)
3. Bion WR. Lernen durch Erfahrung. Frankfurt/M: Suhrkamp (1990)
4. Bohr N. Atomtheorie und Naturbeschreibung. Berlin: Springer (1931)
5. Erdheim M. Die gesellschaftliche Produktion von Unbewußtheit. Eine Einführung in den ethnopsychoanalytischen Prozeß. Frankfurt/M: Suhrkamp (1982)
6. Fleck L. Entstehung und Entwicklung einer wissenschaftlichen Tatsache. Einführung in die Lehre vom Denkstil und Denkkollektiv. Basel: Schwabe (1935)
7. Foss L, Rothenberg K. The Second Medical Revolution. From Biomedicine to Infomedicine. Shambala, Boston, New York: New Science Library (1987)
8. Foucault M. Die Geburt der Klinik. Frankfurt a M, Berlin Wien: Ullstein (1981): 104
9. Ginzburg C. Spurensicherungen. Berlin: Wagenbach (1983)
10. Kuhn TS. Die Struktur wissenschaftlicher Revolutionen. Frankfurt/M: Suhrkamp (1973)

11. Lommel A. Die Welt der frühen Jäger, Medizinmänner, Schamanen, Künstler. München: DW Georg Callwey (1965)

12. Maturana HR. Erkennen: Die Organisation und Verkörperung von Wirklichkeit. Braunschweig, Wiesbaden: Vieweg & Sohn (1982)

13. Müller JP. Handbuch der Physiologie des Menschen für Vorlesungen. 2 Bände. Coblenz: Hölscher, Bd I (1835); Bd II (1840): 254

14. Neubauer C. Unterwegs zur Psychoanalyse des Denkens. Zu W Bion, „Lernen durch Erfahrung". Süddeutsche Zeitung (1990); 229: 72

15. Nöth W. Handbuch der Semiotik. Stuttgart: Metzler (1985): 26, 85

16. Piaget J. Das Erwachen der Intelligenz beim Kinde. Stuttgart: Klett-Cotta (1969)

17. Sebeok TA. Theorie und Geschichte der Semiotik. Reinbek: Rowohlt (1979): 91/2

18. Spaemann R, Löw R. Die Frage Wozu? Geschichte und Wiederentdeckung des teleologischen Denkens. München, Zürich: Piper & Co (1981)

19. Tembrock G. Biokommunikation. Reinbek: Rowohlt (1975)

20. Toellner R. Medicina Theoretica – Medicina Practica. Das Problem des Verhältnisses von Theorie und Praxis in der Medizin des 17. und 18. Jahrhunderts. Wiesbaden: Steiner (1982)

21. Uexküll J v. Theoretische Biologie. 2. Auflage. Berlin: Springer 1928. Neudruck: Frankfurt/M: Suhrkamp (1973)

22. Uexküll Th v. Naturwissenschaft als Zeichenlehre. Merkur (1989); 5: 225–34

23. Varela FG. Step to a cybernetics of autonomy. In: R Trüppl (ed). Power and autonomy: New ideas on complexity. London (1985)

24. Weiner H. The Dynamics of Organism: Implications of Recent Biological Thought for Psychosomatic Theory and Research. Psychosomatic Medicine (1989); 51: 608–35

25. Weizsäcker V v. Der Gestaltkreis. Stuttgart: Thieme, (1950)

26. Weizsäcker V v. Gesammelte Schriften. Frankfurt/M: Suhrkamp (1986): 8, 92, 93

27. Winnicott WD. Psychoanalyse und Naturwissenschaft: Freunde oder Verwandte. In: Der Anfang ist unsere Heimat. Stuttgart: Klett-Cotta (1990): 14

28. Wöbkemeier R. Erzählte Krankheit. Medizinische und literarische Phantasien um 1800. Stuttgart: Metzler (1990)

Eine kurze Geschichte der Psychosomatik

Der Sonderweg der ehemaligen Bundesrepublik

Adolf-Ernst Meyer

Die Wurzeln der modernen Psychosomatik

Ideengeschichtlich gesehen läßt sich die moderne Psychosomatik als Gegenreformation verstehen (9), gegen die Reformation nämlich, welche ab der Mitte des letzten Jahrhunderts durch die Zellularpathologie Virchows und die Bakteriologie Pasteurs und Kochs die bisherige Medizin radikal veränderte und dabei u.a. „die Psyche" aus der Medizin verbannte. Der kämpferisch-reformatorische Geist wird in folgendem Zitat unüberhörbar deutlich:

„Brücke und ich, wir haben uns verschworen, die Wahrheit geltend zu machen, daß im Organismus keine andern Kräfte wirksam sind, als die gemeinen physikalisch-chemischen" (2).

Es handelt sich somit um eine physikochemische Reformation.
Die ganzen zwei- bis dreitausend Jahre davor hatte die Medizin durchgängig „der Psyche" eine Funktion zugewiesen – wenn auch in wechselnden und jeweils sehr unterschiedlichen Denksystemen: Plato im Rahmen eines Holismus, Galen in seiner Temperamentslehre; im Mittelalter sahen christliche Ärzte Krankheit als „der Sünde Sold", und bei einigen einflußreichen Ärzten des 17. und 18. Jahrhunderts spielten die „passiones", die Leidenschaften, eine psychogenetische Rolle. Entsprechend dieser Tradition hat die psychosomatische Gegenreformation einen holistischen und einen psychogenetischen Aspekt (8). Nicht unerwähnt lassen möchte ich, daß aus dieser Historie noch eine dritte, eine okkultistisch-antiwissenschaftliche Richtung entspringt, welche vor allem in der sogenannten Psychoszene nicht unbeträchtlichen Einfluß gewonnen hat.
Die physikochemische Reformation der Medizin wurde schon bald angefochten. 1895 erschienen „Studien zur Hysterie" von S. Freud und J. Breuer, welche deutlich machten, daß diese Gruppe von Nervenkrankheiten (die betroffenen Kranken litten an Anfällen, Lähmungen, Empfindungsausfällen, Schmerzen) nicht auf Zellveränderungen zurückgingen, sondern auf verdrängte Erinnerungen und mit diesen auf unterdrückte Gefühle. Der „somatischen Medizin" fiel die Abwehr dieser Herausforderung leicht. Gerade weil sich bei der Hysterie keine Zellveränderungen fanden, konnte es sich nicht um eine „echte", sondern nur um eine „eingebildete" Krankheit handeln.
Die zweite Herausforderung kam ebenfalls durch die Psychoanalyse und begann im und nach dem Ersten Weltkrieg. 1917 veröffentlichte der genialisch-spekulative und hoch charismatische Groddeck "Psychische Bedingtheit und psychoanalytische Behandlung organischer Leiden" (8) und 1922 schrieb Felix Deutsch, der den Ausdruck „psychosomatisch" wieder aufnahm, „Über das Anwendungsgebiet der Psychotherapie in der innern Medizin" (4). Im selben Jahr veröffentlicht Edoardo Weiss die psychoanalytische Behandlung eines Asthmakranken.

Die psychosomatische Gegenreformation stand somit unter psychoanalytisch-psychotherapeutischen Vorzeichen. Sie schloß deswegen mehr an die psychogenetische als an die holistische Tradition an und war damit für die nächsten Jahrzehnte eng mit dem Schicksal der Psychoanalyse verknüpft. Diese verbreitete sich hauptsächlich außerhalb der Hochschulen in einigen privaten Instituten, welche – universitätsähnlich – Ausbildung, Forschung und Krankenversorgung betrieben, und in Privatpraxen, deren Inhaber sich an Lehre und Forschung beteiligten. Folgerichtig hat die NS-Gleichschaltung, welche alle jüdischen Psychoanalytiker in die Emigration zwang (wo sie v. a. in den USA Erfolg fanden) oder mordete, die Tiefenpsychologie außerhalb der Universität im sogenannten Göring-Institut konzentriert (3).

Die (allerdings begrenzte) Rezeption, welche die Psychoanalyse in den Medizinischen Hochschulen der Weimarer Republik überhaupt erreichte, fand sie in der Inneren Medizin, also mit ihrem psychosomatischen Ansatz, und nicht in der Psychiatrie, was eine nationale Besonderheit darstellt. Dies ist keine Selbstverständlichkeit, denn erstens gehört Psychotherapie affinitätsgemäß zur Psychiatrie, und zweitens haben gleichzeitig mit der oben beschriebenen Ausdehnung der Psychoanalyse in die Innere Medizin weit renommiertere Autoren (Abraham, Freud, C. G. Jung) diese auf psychiatrische Krankheiten angewendet; außerdem wurde die Psychoanalyse von der Psychiatrie anderer Länder durchaus übernommen. Die USA erwiesen sich als besonders aufnahmebereit. Die Hochschulpsychiatrie der Schweiz, Hollands, Frankreichs, Ungarns und Skandinaviens übernahm sie mit Vorbehalten. Diejenige Österreichs zollte mehr dem internationalen Ansehen Freuds einen gewissen Tribut als seiner Sache. Dagegen haben die kaiserliche und die Weimarer Psychiatrie der Psychoanalyse eine Ablehnung entgegengebracht, die sich in dieser Intensität in keinem andern Land fand.

Gemessen an ihren Konzeptionen war allerdings von den deutschen Protagonisten der Hochschulpsychosomatik bis 1945 (Krehl, v. Bergmann, Siebeck, v. Weizsäcker) nur Weizsäcker stark psychoanalytisch orientiert (aber nicht intensiv psychotherapeutisch), die andern vertraten mehr eine holistische Psychosomatik.

Dieser *Doppelaspekt* der psychosomatischen Gegenreformation bringt diese selbst in innere Widersprüche. Mit ihrem psychogenetischen Anliegen muß sie dazu neigen, sowohl Psychosomatosen zu definieren als auch entsprechende Fachpsychosomatiker zu verlangen. Als Psychosomatosen gelten jene Körperkrankheiten, bei denen psychische Faktoren maßgeblich und regelhaft für die Auslösung und/oder Aufrechterhaltung verantwortlich sind, und der Fachpsychosomatiker ist ein Psychotherapeut mit besonderer Kompetenz in der Psycho- und Somatotherapie und der Diagnostik dieser definierten Gruppe von Krankheiten.

Der holistische Impuls dagegen verlangt, daß jeder Arzt jeden seiner Patienten psychosomatisch beurteilt und behandelt – bzw. im komplizierten Fall erkennt, daß er einen Psychotherapeuten hinzuziehen muß. Aus dieser Sicht ist Psychosomatik kein Spezialfach, sondern eine Beurteilungs-Handlungs-Dimension, welche mitsamt ihren Grundlagen (Psychologie, Soziologie, Psychopathologie und Psychotherapie) genauso zu den medizinischen Grunddisziplinen gehört wie Anatomie, Physiologie, Biochemie und Pharmakologie. Deswegen ist aus holistischer Sicht ein psychosomatischer Forscher nicht automatisch Psychotherapeut, sondern er kann auch Experimental-Psychologe, Soziologe, Epidemiologe oder Physiologe sein.

Damit wird besser verstehbar, warum es in der BRD mehrere wissenschaftliche Dach-Fachgesellschaften gibt: Das DKPM (Deutsches Kollegium für Psychosomatische Medizin) vertritt den holistischen Aspekt und dementsprechend sind in ihm alle einschlägigen Berufsgruppen und Therapierichtungen (von Augenheilkunde bis Zahnmedizin – und auch Nicht-Therapeuten) vertreten; die DGPT (Deutsche Gesellschaft für Psychoanalyse, Psychotherapie, Psychosomatik und Tiefenpsychologie e. V.) vertritt die Psychotherapie tiefenpsychologischer Orientierung (dabei Psychosomatik als „Nebenfach") und für die Verhaltenstherapie ist es zur Zeit schwer, unter drei wissenschaftlichen Gesellschaften eine repräsentative Dachorganisation auszumachen.

Indes ist der geschilderte Widerspruch weder fachspezifisch noch neu, und er wurde von jeher dadurch gelöst, daß sowohl Generalisten wie Spezialisten entstanden. Neben dem Radiologen beurteilen auch Allgemeinmediziner, Internisten, Chirurgen oder HNO-Ärzte „ihre" Röntgenbilder, zum Teil stellen sie diese selber her.

Ich vermute, dieser Widerspruch wird in der Psychosomatik auf folgende Weise zum Problem: Die Kräfte der naturwissenschaftlichen Reformation neigen dazu, die psychosomatische Gegenreformation dadurch aufzuhalten, daß sie diese auf eine Spezialistenposition begrenzen, um damit sich selber von psychosomatischen Aufgaben reinzuhalten. Dies schließe ich daraus, daß Psychosomatiker oft klagen, sie würden zu spät oder gar nicht zugezogen, und sie würden zu häufig zugezogen, was sich auf den ersten Blick widerspricht. Auf den zweiten Blick handelt es sich um verschiedene Situationen. Zum einen werden wir in der Tat häufig erst am Tag vor der Entlassung gerufen und unsere Patienten haben bei ihrer Erstvorstellung im arithmetischen Mittel eine mehrjährige Patientenkarriere hinter sich, worauf ich noch zurückkomme. Zum anderen werden wir immer wieder gebeten, unseren Nachbardisziplinen psychosoziale (v. a. zeitraubende!) Leistungen abzunehmen, welche eindeutig allgemeine ärztliche Aufgaben sind, wie z. B. Aufklärungsgespräche vor Eingriffen, Mitteilung von Diagnosen lebensbedrohlicher Krankheiten, Motivationsgespräche für Organtransplantationen. Solche Wünsche lehnen wir regelmäßig ab und bieten statt dessen Schulung und Supervision an.

Die Entwicklung nach dem Zweiten Weltkrieg

Die vielfältigen Veränderungen nach 1945 betrafen die Psychosomatik in folgender Weise:
1. In den USA – auch wissenschaftlich die Supermacht und überhaupt unter den Siegermächten das Vorbild für die Besiegten – war eine wissenschaftliche Psychosomatische Medizin entstanden (mit Forschungsaktivität, Vereinigung, Fachzeitung und Professuren)
2. Die großen Fortschritte in der medizinischen Diagnostik erlaubten immer sicherer organisch-strukturelle Läsionen als Ursache für Sich-Krankfühlen zu finden, oder aber auszuschließen.
3. Das Wirtschaftswunder ermöglichte solchen Kranken, immer neue und speziellere ärztliche Hilfe in Anspruch zu nehmen.
Bis in die 60er Jahre unverändert blieb jedoch die Ablehnung der – nun bundesrepublikanischen – Psychiater gegen Psychoanalyse oder psychodynamische Psychotherapie, was erhebliche Konsequenzen nach sich zog.
Zum einen erwarben sich die Psychiater keine Kompetenzen in Psychotherapie, zum andern behielten sie dadurch auch ihr Ansehen als Ärzte für Geisteskranke mit entsprechendem Negativprestige als Zugangshürde für die Patienten.

Aus letzterem folgte, daß sich entsprechend Kranke unter Berufung auf ihre Erschöpfung, ihr Herzjagen, ihre Schweißausbrüche etc. vorwiegend an Internisten um Hilfe wandten. Es war die hohe Zeit der Diagnose „Vegetative Dystonie". Selbstkritische und menschenkennende Internisten motivierten solche Kranke gegen erheblichen Widerstand, einen Psychiater aufzusuchen. Diese Patienten kamen wie Bumerange zurück, der psychiatrische Konsilbericht lautete sinngemäß: „Kein Anhaltspunkt für eine Psychose. Wir empfehlen Bellergal."

Dies bewog eine Reihe führender Internisten, z.B. Curtius, Heilmeyer, Jores, Seitz, von Uexküll dazu, in den 50er und frühen 60er Jahren psychotherapeutische Abteilungen, oder – mit Einverständnis ihrer Fakultät – eigenständige Kliniken einzurichten. Gegenüber der Vorkriegsära gab es einen gewichtigen Unterschied: Heilmeyer ausgenommen, waren diese Pioniere alle selbst praktizierende Psychotherapeuten.

Der Sache nach handelte es sich somit um *Psychotherapie in und/oder für die Innere Medizin – und nicht in oder für die Psychiatrie*. Behandelt wurden keineswegs nur – aber auch – Psychosomatosen, sondern sehr häufig auch Neurosen und Charakterstörungen sowie funktionelle Sexualstörungen.

Dennoch hießen diese Institutionen durchweg „psychosomatisch" (wahrscheinlich aus Rücksicht auf die psychiatrischen Kollegen) – was auch heißen kann: um Reibungen mit diesen zu vermeiden.

Damit gewann das Wort „Psychosomatik" einen gewissen prestigeschonenden Tarn- und Deckcharakter, den alle Beteiligten (Patienten, Zuweisende und Ausübende) gerne nutzten. Die zweite Hälfte der Benennung, nämlich „Somatik" verlieh auch Phobien oder Schweißausbrüchen das Gewicht einer ernsthaften Krankheit und außerdem vermittelte das Epitheton „psychosomatisch" das Charisma eines schwerverständlichen und deshalb um so bedeutungsvolleren Leidens.

Vierzig Jahre danach darf und muß die Definition von „Psychosomatik" erweitert werden in *Psychotherapie für die somatischen Fächer* (von Augenheilkunde bis Zahnmedizin). Die mit Abstand mitgliederstärkste psychosomatische Fachgesellschaft in der BRD ist diejenige der Gynäkologen. Obwohl sich Überlappungen finden, muß die Entstehung von Kliniken für Psychotherapie – also Einrichtungen für stationäre Psychotherapie – von der

eben geschilderten Entwicklung differenziert werden, weil jene zwar dieselben Quellen (Nichtrezeption der Psychotherapie durch die Psychiatrie) aber keine primär psychosomatischen Intentionen hatte. Deswegen soll ihre Geschichte in diesem Zusammenhang auch nicht ausgeführt werden. Pioniere waren die Tegel-Klinik von Simmel in Berlin und der „Weisse Hirsch" in Dresden, wo J. H. Schultz tätig war.

Ein Blick in andere Länder, in denen – wie oben geschildert – die Psychotherapie ein Teilbereich der Psychiatrie blieb und kein davon getrennter psychotherapeutisch-psychosomatischer Versorgungsbereich entstand, macht die Besonderheit der BRD-Entwicklung deutlich.

In allen andern Ländern konnten Spezialeinrichtungen für stationäre Psychotherapie mit ihren eigenständigen therapeutischen Möglichkeiten und ihren besonderen Indikationen nur als Ausnahmen entstehen, welche dann entweder speziell die sogenannten „Eßstörungen" (d.h. Anorexie und Bulimie, nicht etwa Fettsucht) behandeln oder schwer psychisch kranke Nichtpsychotiker (z.B. solche mit dissozialen oder suizidalen Problemen). Spezielle psychosomatische Aktivitäten finden innerhalb der *Konsultations-Liaison-Psychiatrie* (CLP) statt, die eine konsiliarische Betreuung von somatisch Kranken durchführt – Konsultations-Liaison-Psychiater verfügen über gute psychiatrische und pharmakotherapeutische Kompetenzen; diejenigen für Psychotherapie schwanken von null bis hoch.

Konsultations-Liaison-Psychiatrie ist daher ein breites und heterogenes Feld, in welchem die Diagnosen organischer Verwirrtheitszustände und/oder psychischer Nebenwirkungen der Somatotherapie häufiger eine effiziente Psychopharmakotherapie verlangen als eine Psychotherapie.

Durch die enorm rasche Einführung innovativer technischer Spitzenleistungen wie z. B. Intensivstationen, Hämodialyse, offene Herzchirurgie, Transplantationsmedizin, künstliche Befruchtung usw., *sind der Psychosomatik bzw. der Konsultations-Liaison-Psychiatrie ab ca. 1960 weltweit neue Aufgaben erwachsen.* Die Erfahrung zeigte, daß – manchmal mehr die Kranken, manchmal mehr die medizinischen und paramedizinischen Betreuer – psychische Schwierigkeiten entwickelten, mit solchen bislang völlig fremden Situationen zurechtzukommen.

Die Stellung der Psychosomatik in der Medizin seit 1970

Der jüngste Abschnitt der BRD-Psychosomatik beginnt in den späten 60er Reichtumsjahren, in welchen vier völlig divergente Faktoren wirksam wurden:
1. Wies Annemarie Dührssen in einer Großuntersuchung nach, daß psychoanalytische Psychotherapie zu erheblichen Kostensenkungen hinsichtlich Hospitalisierung führt (6). Das bewegte die Krankenkassen dazu, Kostendeckung für analytische Psychotherapie in einem Umfang zu übernehmen, wie dies in keinem anderen Land der Fall ist.
2. In einer jener idiosynkratischen geschichtlichen Wenden, die sich marxistischer Betrachtung entziehen, sogar dann, wenn der Marxismus davon profitiert, gab es einen Studentenaufstand, und dieser wählte sich als Guru Herbert Marcuse, und mit diesem eine Kombination von Marxismus und Psychoanalyse.
3. Der Reichtum der 60er Jahre schien eine radikale Reform und Verbesserung des Medizinstudiums zu erlauben, ja zu gebieten. Der Zeitgeist *und* objektive Daten verlangten, daß dabei die psychosoziale Seite der Medizin ein stärkeres Gewicht erhalten mußte.
4. Es enstanden in zunehmendem Maße sogenannte „psychosomatische Fachklini-

ken", welche nicht von Krankenkassen, sondern überwiegend von den Rentenversicherungsträgern (also der BfA und den 11 LVAen) finanziert werden.
Hauptsächlich aufgrund von drittens *wurden in die neue Ärztliche Approbationsordnung (ÄAppO) von 1970,* unter richtungsweisender Mitwirkung von von Uexküll, *Medizinische Soziologie, Medizinische Psychologie und Psychosomatik/Psychotherapie als Prüfungsfächer eingeführt.*
Durch die erweiterte Benennung „Psychosomatik *und* Psychotherapie" wurde der Ansatz betont, daß die Hauptkompetenz dieser Abteilungen in Psychotherapie besteht. Die vordere Hälfte der Bezeichnung blieb aus Traditionsgründen erhalten und sollte außerdem signalisieren, daß auch Körperkrankheiten behandelt werden würden. Ich vermute, daß damit auch eine doppelte Abgrenzung erreicht werden sollte (durch „Psychotherapie" von der Inneren Medizin und durch „Psychosomatik" von der Psychiatrie), um damit Autonomie von der manchmal einengenden Umarmung durch eines der beiden Mutterfächer zu gewinnen.
Dies gab der BRD-Psychosomatik einen wichtigen Entwicklungsschub. An fast allen Medizinischen Hochschulen wurden (drei Ausnahmen bestätigen die Regel) entsprechende Abteilungen eingerichtet.

Aus zwei Gründen wurde dadurch allerdings nur der Sprung vom Elend in die Armut geschafft, was nicht wenig ist – aber zu wenig.
1. Die Reformen der ÄAppO waren gegen Artikel 12 des Grundgesetzes. „Alle Deutschen haben das Recht, Beruf, Arbeitsplatz und Ausbildungsstätte frei zu wählen". Zumindest interpretierten die Verwaltungsgerichte dies so. Aus Artikel 12 folge, daß eine Vermehrung des Lehrpersonals vorrangig der Zulassung von mehr Studienbewerbern zu dienen habe und nicht einer Qualitätsverbesserung des

Studiums, z.B. durch Ausbildung in Kleingruppen und am Krankenbett.

2. Die erste Ölkrise verwandelte den Reichtum der 60er in die Knappheit der 70er Jahre und der geplante Ausbau fand nur teilweise statt, was naturgemäß die neu einzurichtenden Fächer überproportional traf.

Dieser Sprung in die Armut muß im Zusammenhang mit drei Entwicklungen betrachtet werden:

■ Epidemiologie
■ Krankheitsdauer bzw. Patientenkarrieren
■ Bettenzahlen [detaillierte diesbezügliche Angaben und deren Quellen finden sich in (10)].

Zur Epidemiologie: aus den 7-Tage-Punktprävalenzdaten (für Erwachsene) ergibt sich für die BRD ein (auch für viele andere Variablen immer wieder gefundener) Unterschied zwischen Stadt (26% psychoneurotisch/psychosomatisch Kranke) gegen Land (11%). In den Praxen niedergelassener Ärzte für Allgemeinmedizin verschwindet diese Differenz fast völlig: 21% bis 23% der dortigen Patienten zeigen behandlungsbedürftige psychosomatisch/psychoneurotische Störungen.

In der sog. EVaS-Studie [*E*rhebung über die *V*ersorgung im *a*mbulanten *S*ektor; (11) fanden „psychiatrisch erfahrene Lehrbeauftragte" für Allgemeinmedizin sogar 30%. Zu denken gibt, daß die Praxisinhaber selber nur 3% bis 4% ihrer Patienten (also ca. ein Zehntel) analog einstuften. Dies verweist auf einen unzureichenden Ausbildungsstand bezüglich der psychosomatischen Kompetenz dieser primärversorgenden Ärzte. *Hieraus ergibt sich eine außerordentlich hohe Priorität für Fortbildung in „psychosomatischer Grundversorgung" und eine weitere für eine Verbesserung des Unterrichts in psychosozialen Kompetenzen im Medizinstudium.*

Die Punktprävalenzen in Akutkrankenhäusern liegen mit 28% bis 42% noch etwas höher als in Arztpraxen. Hieraus folgt, daß die Stellenzahl für Psychosomatik/Psychotherapie in Akutkrankenhäusern ungefähr derjenigen der ortsständigen Abteilungen für Anästhesiologie oder für Radiologie/Strahlentherapie entsprechen sollte. Dieses epidemiologisch begründete Soll wird, wenn überhaupt, nur in zwei oder drei Krankenhäusern erreicht.

Zum zweiten Punkt: Das oben geschilderte Defizit an psychosozialen Kompetenzen in der Primärversorgung macht wahrscheinlich, daß es bei diesen Kranken zu einer gewissen Chronifizierung kommt. In der Tat sind (je nach Stichprobe) zwischen 16% und 67% der betreffenden Kranken über 5 Jahre und zwischen 8% und 47% über 10 Jahre krank gewesen, bis sie (meist erstmals) einem Experten für Psychotherapie vorgestellt wurden. Chronifizierung aber bedeutet Verschlechterung der Behandelbarkeit: In diesen Jahren haben sich Gewohnheiten gebildet und es sind Lebensentscheidungen gefallen, die nicht oder nur schwer rückgängig zu machen sind.

Hinsichtlich der *Bettenversorgung* findet sich eine scheinbar völlig gegenläufige geschichtliche Entwicklung. Von 1950 bis 1990 ist die Bettenzahl für psychosomatisch/psychoneurotisch Kranke von ca. 500 auf 8 299 gestiegen. Allerdings befinden sich von letzteren nur 1 253 in Akutkrankenhäusern, dagegen 7 046 (also gut fünfmal so viel) in sogenannten Fachkliniken, wo der Aufenthalt überwiegend von Rentenversicherungsträgern für Rehabilitation bezahlt wird. Die steile Zunahme betrifft hauptsächlich die letzteren.

Aus der Gesamtheit dieser drei Datengruppen erwächst das Problem der Chronifizierung: Eine große Zahl von neurotisch/psychosomatisch Kranken erhält so lange keine oder nur somatische Behandlung, bis ihre Arbeitsfähigkeit ernsthaft gefährdet ist und eine Berentung beantragt oder erwogen wird. Damit ist – nach § 7 RehaG – gesetzlich vorgeschrieben, die Möglichkeiten von Rehabilitationsmaßnahmen zu prüfen und diese gegebenenfalls vorzunehmen. Die zu diesem Zweck durchgeführte gründliche diagnostische Abklärung ergibt in 20% (Uwe Koch, mündliche Angabe 1990) eine Anzeige für psychosomatische Rehabilitation, welche – angesichts der Chronifizierung und der oft geringen Motivation – nur als stationäre Behandlung einigermaßen aussichtsreich erscheint. Da die genannten 1 253 Betten in den Akutkrankenhäusern hierfür nicht ausreichen sind die zusätzlich 7 046 Betten in psychosomatischen Fachkliniken entstanden – in lobenswerter Zusammenarbeit zwischen Rentenversicherungsträgern und freien (gewinnorientierten und auch gewinnmachenden) Unternehmen.

Sintemal Vorbeugen besser ist als Heilen und Heilen besser als Rehabilitieren, weist die eben geschilderte Entwicklung auf kostenträchtige Versäumnisse in der Primär- und Sekundärversorgung hin.

Diese Entwicklung hat noch weitere Nachteile: Aus Kostengründen ist die Mehrzahl dieser Kliniken „auf der grünen Wiese" entstanden, also geographisch entfernt von größeren Siedlungszentren. Dies bewirkt, daß die ambulante Nachbetreuung durch andere, weder weisungsunterstellte, noch die bereits erfolgte Versorgungsverantwortung mittragende Spezialisten erfolgen muß. Zusätzlich führt die geographische und funktionale Trennung von größeren medizinischen Versorgungszentren zu einem langen Instanzenweg zwischen somatischer und psychosozialer Versorgung, ohne daß ein Erfahrungsaustausch zwischen den Kollegen stattfindet.
Durch diese Entwicklung werden das Kassenarzt- und Akutkrankenhaussystem von einem großen Teil des Versorgungs-

drucks entlastet, was die Chance einer rechtzeitigen und bedarfsgerechten psychosomatischen Grundversorgung mindert.

Dieses Problem ist erkannt und im Kassenarztsystem wurden inzwischen Korrekturen eingeleitet: Ärzte können sich für „Psychosomatische Grundversorgung" fort- oder zum Zusatztitel „Psychotherapie" weiterbilden und danach entsprechende Leistungen abrechnen.
Aus ökonomischen Gründen werden diese Maßnahmen so lange keinen großen Erfolg haben, bis ihre Vergütungen deutlich höher sind als diejenigen für niedergelassene Psychotherapeuten, deren Praxiskosten erheblich geringer sind.
Für die Zukunft steht die Psychosomatik des vereinigten Deutschland vor großen Herausforderungen. Um einer optimalen Bevölkerungsversorgung willen muß sie versuchen, die aufgezeigte Fehlentwicklung von „Rehabilitieren statt Heilen" zu korrigieren. Sintemal hier (wie fast ausnahmslos) Investitionen möglichen Ersparnissen bzw. dem Gewinn vorangestellt sind, muß sie dies innerhalb eines gigantischen ökonomischen Verteilungskampfes um Ressourcen zur Behebung von Altlasten und zur Modernisierung in den neuen Bundesländer erreichen.

Literatur

1. Bally G. Einführung in die Psychoanalyse. Hamburg: Rowohlt, 1961.
2. Bernfeld S, Bernfeld-Cassirer S. Bausteine der Freud-Biographik. Frankfurt/M: Suhrkamp, 1981.
3. Cocks G. The Goering Institute. Psychotherapy in the Third Reich. New York: Oxford University Press, 1987.
4. Deutsch F. Über das Anwendungsgebiet der Psychotherapie in der Innern Medizin. Med Wsch: 1922; 72: 809–16.
5. Dührssen A. Katamnestische Ergebnisse bei 1 004 Patienten nach analytischer Psychotherapie. Z psychosom Med 1962; 8: 94–113.

6. Freud S, Breuer J. Studien zur Hysterie. 1917 GW 1: 75–312*.
7. Groddeck G: Psychische Bedingtheit und psychoanalytische Behandlung organischer Leiden. Berlin: Hizzel, 1917.
8. Lipowsky ZJ. What does the word "psychosomatic" really mean? In: Christie JM, Mellet PG (ed). The psychosomatic approach: Contempororary practice of whole-person care. Chichester, New York, Toronto, Singapore: Whiley, 1986.

9. Meyer AE, Richter R, Grawe K, Schulenburg JM v d, Schulte B. Forschungsgutachten zu Fragen eines Psychotherapeutengesetzes. Bundesministerium für Gesundheit: 1991.
10. Schach E, Schwarzt FW, Kerek-Bodden HE. Die EVaS Studie. Köln: Deutscher Ärzte-Verlag, 1989.
11. Schepank H (Hrsg). Verläufe – Seelische Gesundheit und psychogene Erkrankungen heute. Berlin: Springer, 1990.

* In den „Gesammelten Werken" Freuds wurde der Anna O-Beitrag Breuers weggelassen. Er ist nachzulesen in Bally 1961.

Über den Nutzen integrierter Psychosomatik im Allgemeinen Krankenhaus

Antje Haag und Ulrich Stuhr

„Die insgesamt wenig befriedigende Lage der Psychosomatik wirkt sich auf andere Gebiete der Medizin als Belastung aus, weil psychosoziale Aspekte der Entstehung und dem Verlauf von Krankheiten und Behinderungen für die Ausbildung des Arztes und für die Krankenversorgung große und zunehmende Bedeutung haben ...“[1]

Einleitung

Die Empfehlungen der Psychiatrie-Enquete der Bundesregierung 1975 und 1988, psychosomatische Abteilungen bzw. Arbeitsgruppen an Allgemeinen Krankenhäusern einzurichten, haben bisher wenig gefruchtet. In einer kürzlich publizierten Bestandsaufnahme (14) konstatierten die Autoren eine „krasse Unterversorgung", insbesondere im Konsultations-Liaisonbereich. Insgesamt zählten sie lediglich sieben psychosomatische Abteilungen an nichtuniversitären Allgemeinen Krankenhäusern der alten Bundesrepublik. Die psychosomatische Versorgung wird damit ausschließlich von den Universitätsabteilungen, vor allem aber von Fachkliniken mit vorrangig rehabilitativem Charakter geleistet. Bis heute muß das Fazit gezogen werden, daß von einer *Integration* psychosomatischer Versorgung in unserem Gesundheitswesen keine Rede sein kann.

Dieses ist um so erstaunlicher, als es eine Fülle epidemiologischer Studien gibt, die auf einen großen Bedarf hinweisen (34). Diese Forschungen im Vorfeld psychosomatischer Interventionen haben offensichtlich hierzulande wenig überzeugt. Rufe nach einer Humanisierung des Krankenhauses durch eine Verbesserung der psychosozialen Patientenversorgung hat bei den Gesundheitsplanern wenig Reaktionen ausgelöst. Dem wohlmeinenden Kritiker muß recht gegeben werden, wenn er meint, der größte Fehler der Psychosomatiker sei ihre eigene „Feinsinnigkeit", die verhindere, sich offensiv im öffentlichen Gesundheitswesen durchzusetzen[2]. Auch der Stellungnahme des Wissenschaftsrates aus dem Jahre 1986 muß selbstkritisch beigepflichtet werden, in der das Fehlen interdisziplinärer Forschung der universitären Psychosomatik, vor allem in der Versorgung, bemängelt wurde.

In einem Gesundheitssystem, das primär wirtschaftlichen Zwängen unterliegt, muß ein Fach, will es bestehen, den Beweis antreten, daß es ökonomisch sinnvoll ist. Eine an wirtschaftlichen Gesichtspunkten orientierte Perspektive ist für Psychosomatiker, die ihr Selbstverständnis viel-

---

[1] aus: Empfehlungen des Wissenschaftsrates zur klinischen Forschung an den Hochschulen 1986, S. 77
[2] Diskussionsbemerkung F. W. Schwartz auf der 33. Tagung des DKPM in Hamburg 1990.

leicht stärker als andere medizinische Disziplinen aus einem humanitären Engagement beziehen, befremdlich. Inzwischen sind wir an dem Punkt angelangt, an dem wir gezwungen werden, die „Austreibung der Seele aus der Medizin" (35) durch Effektivitätsmessungen und Kosten-Nutzen-Analysen rückgängig zu machen.

Studien, die sowohl eine verbesserte Patientenversorgung als auch ökonomischen Nutzen durch die Kooperation von Psychosomatikern mit Organmedizinern belegen, gibt es in Deutschland kaum. Psychosomatische Konsultations-Liaisondienste haben ihre Vorbilder in den USA, wo es ab etwa 1930 zu einer engeren Verbindung zwischen Psychiatrie und somatischen Fächern im Allgemeinen Krankenhaus kam. Diese Entwicklung hatte ihren Höhepunkt in den 70er Jahren. Als Maßnahme gegen die zunehmende Spezialisierung und Fragmentierung in der Medizin und in Anbetracht der hohen Prävalenz psychosozialer Probleme bei Patienten in Allgemeinen Krankenhäusern, finanzierte das National Institute of Mental Health (NIMH) großzügig Programme und Stipendien, die Konsultations-Liaisonaktivitäten förderten und auf ihre Effizienz hin untersuchten (19). So kam es in den USA, wo die Psychosomatik sich – wie auch in anderen Ländern – immer als integraler Bestandteil der Psychiatrie verstand, zu einer sehr viel intensiveren Entwicklung als in Deutschland. Dies ist nicht zuletzt dem Umstand zuzuschreiben, daß die Konsultations-Liaison-Psychiater sich Patientengruppen erschlossen, die *nicht* zu den „klassischen" Zielgruppen der Psychosomatik zählen. Hierzu gehören z. B. Patienten mit chronischen Körpererkrankungen und/oder nach operativen Eingriffen (s. u.). Die nicht zuletzt historisch ableitbaren Gründe für die nachgeordnete Stellung der deutschen Psychosomatik in der Krankenversorgung mit ihrer bisher weitgehend fehlenden Einbindung in die organmedizi-

nischen Fächer sind dem Beitrag von A.-E. Meyer (s. S. 35) zu entnehmen. In der alten Bundesrepublik ist eine relevante Effektivitätsforschung, insbesondere unter ökonomischen Gesichtspunkten, in den letzten Jahren hauptsächlich in psychosomatischen Fachkliniken (17, 37) geleistet worden, die hier nur erwähnt werden sollen. Diese Studien sind äußerst verdienstvoll, gehören aber nicht in den eigentlichen Rahmen einer „integrierten Psychosomatik".

Grundsätzlich ist zu den folgenden Ausführungen zu sagen, daß durch die in anderen Ländern fehlende Trennung von Psychiatrie und Psychosomatik eine Übertragung auf deutsche Verhältnisse nicht ohne Abstriche möglich ist. Diese Ungenauigkeit wird jedoch wegen der Wichtigkeit des Anliegens in Kauf genommen. Während frühere Evaluationsstudien vorrangig das *Wohlbefinden* des Patienten im Auge hatten, rückten *ökonomische Aspekte* in den späten 80er Jahren immer stärker in den Vordergrund. Die Liaison von Humanität und Ökonomie kann, muß aber nicht, eine glückliche sein. Eine Diskussion dieser Frage muß an anderer Stelle geleistet werden. Einzelschicksale gehen in Statistiken und ökonomischen Bewertungen unter.

Untersuchungen im Vorfeld psychosozialer Interventionen

Auf eine erneute Darstellung reiner Prävalenzuntersuchungen über psychische Störungen bei nichtpsychiatrischen Klinikpatienten, in denen Kosten-Nutzen-Gesichtspunkte nur implizit auftauchen, soll hier verzichtet werden.

Die Aufenthaltsdauer im Krankenhaus ist einer der wichtigsten Parameter in der Kostenforschung. Zimmer (38) und Glass (9) fanden, daß 11,8 % bzw. 18 % der Krankenhaustage von Patienten in Allgemeinen Krankenhäusern nicht durch medizinische, sondern psychosoziale Faktoren begründet waren. Von entscheidender Bedeutung ist in diesem Zusammenhang, daß Patienten mit psychiatrischer, respektive psychischer Komorbidität, eine signifikant längere Krankenhausverweildauer als rein somatisch Kranke haben, wie dieses in einer großen Verbundstudie in New York und Chicago (8) nachgewiesen wurde. Der Krankenhausaufenthalt bei internistischen und chirurgischen Patienten mit gleichzeitig bestehenden psychischen Störungen war in New York 10,6 und in Chicago 5,4 Tage länger als bei der psychisch gesunden Patientenpopulation. Hier liegt sicher eine Selektion zugunsten schwerer psychiatrisch kranker Patienten vor. Darüber hinaus muß angemerkt werden, daß die Auswertung vorrangig von nicht psychosozial geschultem Personal vorgenommen wurde, so daß „verdeckte" psychologische Probleme vermutlich in geringerem Ausmaße erfaßt wurden.

In einer katamnestischen Studie konnte Hawton (13) nachweisen, daß psychosomatische Patienten und solche mit affektiven Störungen nach der stationären Behandlung eine höhere Mortalität aufwiesen. Eine Nichtberücksichtigung psychischer Störungen führte zu einer Persistenz somatischer Erkrankungen nach dem Klinikaufenthalt (22). In der Folge dieser Persistenz fand sich eine hochsignifikant erhöhte Wiederaufnahmerate und nachfolgende Krankenhausverweildauer.

Rein organmedizinisch geschulte Stationsärzte sind häufig nicht in der Lage, psychosomatische Störungen zu diagnostizieren. Maguire et al. (21) wiesen nach, daß nur knapp die Hälfte der Störungen von „somatischen" Stationsärzten entdeckt wurde. Immerhin ergab eine Umfrage in Niedersachsen aus der Sicht internistischer Chefärzte eine behandlungsbedürftige psychiatrisch/psychosomatische Morbidität von 28 % unter ihren Patienten (32).

Aus psychosomatischer Perspektive berichtet Bolck (1), daß nichtpsychiatrische bzw. -psychosomatische Kollegen nur bei rund 5 % einer Notaufnahmeklientel ein Konsil anforderten. Er selbst fand unter 100 internistischen und chirurgischen Patienten 24, bei denen sowohl eine psychologische als auch eine organbezogene Intervention nötig war, 20 hatten keine somatischen Störungen. Diese Diskrepanz in der Indikationsstellung für eine psychosoziale Intervention ist Ausdruck der mangelnden psychosomatischen Schulung, die oft eine Kette unnötiger, den Patienten belastender und darüber hinaus kostenaufwendiger Maßnahmen nach sich zieht, die eine somatische Fixierung des Patienten nur fördern[3]. Die Kosten für ein Nicht-Erkennen psychosomatischer Komorbidität sind schwer zu erfassen aber sicher nicht niedrig.

In Hinblick auf das Nicht-Erkennen psychosomatischer Komorbidität soll hier eine aufschlußreiche Arbeit nicht unerwähnt bleiben, die die Aufmerksamkeit auf einen wichtigen Aspekt lenkt. Auf einer internistischen Station wurde die Praxis der Überweisung zum Psychiater/Psychosomatiker dahingehend verändert, daß nicht nur die Ärzte, sondern auch das Pflegepersonal überweisen konnten. Im Vergleich zu einer Station mit traditionellem Überweisungsmodus kam es zu einer dreifachen und damit hochsignifikanten Steigerung der Konsilanforderungen, von denen zwei Drittel dem Pflegepersonal zuzuschreiben waren. Im Vergleich zur Station, die als Kontrolle diente, kam es auch zu einer Veränderung der Diagnosen: Während die Ärzte vorwiegend Patienten mit psychiatrischen Diagnosen wie z.B. Alkoholabusus oder

---

[3]Interessanterweise – und das gibt zu Optimismus Anlaß – ist das Interesse an einer solchen Schulung groß. In einer kürzlich durchgeführten Umfrage über Fortbildungswünsche Hamburger Ärzte, rangierten Informationsveranstaltungen über Psychosomatik/Psychotherapie an erster Stelle (16).

Verwirrtheitszuständen überwiesen, waren die Überweisungsgründe in dem neuen, durch das Pflegepersonal bestimmten Setting mehr psychosomatische Störungen im eigentlichen Sinne (funktionelle Erkrankungen, Schmerzzustände etc.) oder psychische Reaktionen auf Körpererkrankungen, also eine differenziertere Indikationsstellung im Sinne von Störungen, die gleichsam „unauffälliger" sind (30). Das Pflegepersonal hat durch seine intensivere Nähe eine sehr viel differenziertere Beziehungs-Sicht über den Patienten. Das heißt aber auch, daß die Last der psychosozialen Patientenversorgung weitgehend auf den Schultern des – nicht zuletzt weil ungeschult – völlig überforderten Pflegepersonals liegt.

Interventionsevaluationen

Die folgenden Studien sind sehr heterogen und beziehen sich auf Aktivitäten von Konsultations-Liaisondiensten im *poliklinischen, stationären und zum Teil auch poststationären Bereich*. Das Augenmerk richtet sich bei dem Einfluß dieser Interventionen auf Faktoren, welche die individuelle Befindlichkeit, wie z. B. die Morbidität, das Wohlbefinden, die Reduktion von Nebenwirkungen oder Mortalität betreffen, aber auch auf soziale und damit gleichzeitig kostenrelevante Aspekte wie die Verweildauer, Inanspruchnahme medizinischer Maßnahmen, ambulante Nachbehandlungen oder Arbeitsfähigkeit. Wir erheben hier nicht den Anspruch einer erschöpfenden Literaturübersicht, sondern haben Studien ausgewählt, die uns exemplarisch relevant erschienen. Dabei haben wir die vorhandenen deutschsprachigen Evaluationsstudien, soweit sie im integrierten Rahmen vorhanden sind, besonders berücksichtigt.
So ergab eine Nachuntersuchung nichtpsychiatrischer Patienten der Universitätsklinik Frankfurt/M., die in einem

psychosomatischen Konsiliardienst gesehen worden waren, daß die Akzeptanz dieser Intervention gut war: Zwei Drittel der Patienten gaben an, von den durchschnittlich 2,6 Gesprächen profitiert zu haben. 78 % der Patienten bekamen einen Therapievorschlag, der in mehr als der Hälfte der Fälle befolgt wurde. Bei der Katamnese gaben rund 80 % der Patienten eine deutliche Besserung der Beschwerden an, bei 20 % blieb das Befinden unverändert, bzw. verschlechterte sich bei 4 % (15).
Studien über eine *psychosomatische Liaisontätigkeit*, bzw. die *adjuvante Psychotherapie* bei körperlich Kranken *während des stationären Aufenthaltes* gibt es in Deutschland bisher nicht. Amerikanische Studien berichten über eine positive Beeinflussung von Krankheitsverläufen dieser Patientengruppen: Eine adjuvante Psychotherapie (3) reduzierte, ebenso wie die Einbindung eines Liaison-Psychiaters auf einer kardialen Intensivstation (5), signifikant die Mortalität von Herzinfarktpatienten. Patienten nach einer koronaren Bypassoperation, die unterstützend psychotherapeutisch mitbetreut wurden, wiesen postoperativ signifikant geringere medizinische Komplikationen auf und konnten 3 Tage früher entlassen werden als die Kontrollgruppe (28).
Aus zahlreichen Untersuchungen über psychosomatische Interventionen bei Karzinompatienten sollen zwei herausgegriffen werden. Die unterschiedlichen körperlichen Reaktionen auf Chemotherapie und Bestrahlung warfen die Frage auf, ob diese für die Patienten außerordentlich quälenden Nebenwirkungen auch durch psychologische Faktoren mitbeeinflußt sein könnten. Die Wirkung von 10 halbstündigen supportiven Psychotherapiesitzungen an einer Zufallsstichprobe von 48 Karzinompatienten wurde von unabhängigen Ratern an verschiedenen Meßpunkten der Behandlung eingeschätzt und mit einer Kontrollgruppe, die

nur bestrahlt wurde, verglichen. Die psychotherapierten Patienten zeigten sich sowohl 4 als auch 8 Wochen nach der Intervention emotional deutlich stabiler als die Kontrollgruppe. Körperliche Symptome wie Übelkeit, Erbrechen, Erschöpfung und Kachexie konnten ebenfalls positiv beeinflußt werden und waren 4 Wochen nach der Bestrahlung bzw. am Ende der Therapie signifikant geringer (7).

Eine verbesserte „Lebensqualität" von Patienten mit metastasierendem Brustkrebs war auch die Intention der Arbeitsgruppe von Spiegel et al. (31), die durch eine Kombination von Gruppentherapie und Selbsthypnose die Schmerzen deutlich reduzieren konnten. Bei einer 10-Jahres-Katamnese hatten die psychotherapierten Patienten eine signifikant geringere Mortalitätsrate.

Die „klassische" Arbeit über den postoperativen Verlauf bei alten Patientinnen mit Schenkelhalsfrakturen (18) soll nicht unerwähnt bleiben. Nach Einführung eines Liaisondienstes kam es zu einer signifikanten Reduktion der Verweildauer um 12 Tage. Aus der rein orthopädisch behandelten Stichprobe mußten doppelt so viele Patienten in ein Pflegeheim eingewiesen werden wie aus der Liaisongruppe. Die auf 1 Jahr hochgerechnete Kostenersparnis beträgt in dieser Studie $ 193600, die einem Honorar des halbtags tätigen Psychiaters von $ 10000 gegenüberstehen.

Mumford et al (25) fanden bei einer – unter rein ökonomischen Gesichtspunkten durchgeführten – Meta-Analyse bei 85 % der 58 kontrollierten Studien eine Reduktion medizinischer Inanspruchnahme nach psychotherapeutischen Interventionen. Zweiundzwanzig Studien an Krankenhauspatienten zeigten bei zum Teil sehr einfachen Interventionen, wie z.B. der Gabe von Informationen oder emotionaler Unterstützung, eine durchschnittliche Reduktion der Verweildauer im Kran-

kenhaus von eineinhalb Tagen. Studien, die mit Zufallsverteilungen arbeiteten, hatten eine Kostenreduktion um 10,4 %. Diejenigen, die nach einem Selbstkontrollgruppen-Design (Zeitreihenstudien) aufgebaut waren und vermutlich motiviertere Patienten hatten, zeigten sogar die eindrucksvolle Kostenreduktion von 33 %. Bei differenzierterer Analyse der Studien wird festgestellt, daß sich Konsultations-Liaisoninterventionen insbesondere an alten Patienten „bezahlt" machen: Alte Menschen, deren psychosoziale Probleme in die Therapie einbezogen werden, profitieren mehr als jüngere. Nicht zuletzt unter dem Aspekt, daß das Durchschnittsalter der Patienten in den Krankenhäusern immer höher wird, müßte hier über neue psychotherapeutische Angebote nachgedacht werden.

Eine genauere Sicht dieser Meta-Analyse ergibt, daß bereits bescheidene Interventionen wie z.B. Informationsgespräche, Beratungen, Gruppendiskussionen oder Entspannungsübungen zu einer Kostenreduktion führen. So hatten Patienten, die an einer von einer Schwester geleiteten Gruppensitzung am Vorabend einer Operation teilgenommen hatten, im Vergleich zu einer Kontrollgruppe sehr viel günstigere Resultate. Thema der Gruppe waren die mit dem Eingriff verbundenen Sorgen und Ängste sowie Informationsvermittlung, Ratschläge für die Genesung etc. Die Patienten schliefen besser, waren weniger ängstlich, brauchten weniger Narkose- und Schmerzmittel, wurden schneller auf orale Medikation umgesetzt und früher entlassen (29).

Nicht nur im stationären, sondern auch *im ambulanten bzw. poliklinischen Rahmen* gibt es – mit einer Ausnahme (s.u.) – keine deutschsprachigen Evaluationsstudien mit körperlich kranken Patienten. Meyer et al. (24) behandelten internistische Unterschichtspatienten mit einer 10stündigen analytisch supervidierten Kurztherapie. Sowohl in der Stichprobe

(N = 61, Durchschnittsalter 39,6 Jahre) als auch in der Kontrollgruppe (N = 72, Alter 37,5 Jahre) waren zwei Drittel der Patienten arbeitslos. Bei der katamnestischen Erhebung 1 Jahr und 4 Monate nach Therapieende war – im Vergleich zur rein somatisch behandelten Patientengruppe – nicht nur, unabhängig von der Art der körperlichen Erkrankung, eine signifikante globale Verbesserung sowohl der Hauptbeschwerde als auch psychologischer Parameter zu verzeichnen. Eindrucksvoll in dieser Studie ist auch eine signifikante Verminderung der Arbeitslosigkeit im Vergleich zur Kontrollgruppe. Follette und Cummings (6) fanden nach relativ kurzen psychotherapeutischen Interventionen bei Patienten mit körperlichen Beschwerden eine signifikante Abnahme von Inanspruchnahmen medizinischer Dienste inklusive Krankenhaustagen. Bei einer relativ jungen Patientengruppe (Durchschnittsalter 20 Jahre) fanden Rosen und Wiens (27) bei der 1-Jahres-Katamnese eine signifikante Senkung der Arztbesuche, Rezeptierungen und diagnostischen Maßnahmen. Sowohl die psychischen als auch körperlichen Beschwerden waren im Jahr nach der Behandlung deutlich geringer. Eine Patientengruppe wies diese Besserungen sogar schon nach einer diagnostischen Untersuchung durch Psychologen auf, die 3 bis 5 Stunden in Anspruch nahm. Eine ähnliche Beobachtung war auch von Goldberg et al. (10) gemacht worden, die eine – lediglich nach einer psychologischen Diagnostik – ebenso starke Abnahme der Inanspruchnahme medizinischer Dienste beobachteten wie die Gruppe, die eine Therapie erhielt. Die Autoren vermuten, daß die Einbeziehung eines Psychotherapeuten häufig die Ambivalenz der behandelnden Ärzte beendet und so auch die medizinischen Maßnahmen reduziert werden.

Über eindrucksvolle Erfolge durch adjuvante Gruppentherapie mit Asthmakranken wurde bereits vor 30 Jahren durch Groen und Pelser (11) berichtet. Während bei einer katamnestischen Untersuchung nach 5 bis 6 Jahren 75 % der gruppentherapeutisch mitbehandelten Patienten geheilt waren bzw. eine deutliche Besserung zeigten, betrug dieser Anteil bei der rein somatisch behandelten Kontrollgruppe lediglich 26 %.

Deter (4) wertete die Effekte einer Gruppentherapie mit chronisch Asthmakranken detailliert, im Sinne einer explizit ökonomischen Kosten-Nutzen-Analyse, aus. Während die Arbeitsunfähigkeit der Therapiegruppe im Jahr nach der Behandlung von 57 auf 27 Tage gesunken war, hatte sie bei der Kontrollgruppe mit rein medikamentöser Behandlung zugenommen. Die Krankenhaustage reduzierten sich in der Therapiegruppe um 21 (von 24 auf 3) Tage pro Jahr, während sie bei der Kontrollgruppe um 8,5 (von 11 auf 19,5) Tage zunahm. Insgesamt wurde bei den psychotherapierten Patienten eine Kostenersparnis von 9075 DM pro Patient errechnet. Dieses entspricht dem Sechsfachen des Therapeutenhonorars (1900 DM pro Patient).

Der Faktor „Zeit"

Eine kapitalistische Maxime, nämlich, daß Zeit Geld sei, wird in einer Untersuchung von Lyons et al. (20) über 419 Konsilpatienten bestätigt. Eine frühe Konsilanforderung mit rascher Inanspruchnahme des Konsultations-Liaisondienstes reduziert den stationären Aufenthalt um 1,5 Tage, was einer Kostenersparnis bei den untersuchten Patienten von $ 250000 entspräche.

Eine rasche Intervention im Sinne einer psychosomatischen „Simultandiagnostik" – wie etwa die routinemäßig frühe Inanspruchnahme von Röntgen und Labor – hat nicht nur unmittelbaren, sondern auch einen mittelbaren Effekt hinsichtlich entstehender Kosten in Diagnostik und Therapie. In unserer Bedarfsanalyse für psychosomatische Dienste an Allgemeinen Krankenhäusern Hamburgs (34) konnten wir nachweisen, daß die Motivation der Patienten, psychosoziale Aspekte ihrer Erkrankungen zu reflektieren, mit der Dauer der Erkrankung abnimmt. Patienten, die länger als 5 Jahre krank sind, zeigen signifikant weniger Bereitschaft, sich den psychologischen Problemen ihrer Erkrankung zu stellen.

Das arithmetische Mittel der Leidensdauer, bis ein psychoneurotisch-psychosomatisch Kranker erstmals einen Psychotherapeuten zu sehen bekommt, hat sich nach Berechnungen von Meyer (23) in den letzten 30 Jahren von 12 auf 8 Jahre gesenkt, was aber immer noch viel zu lang ist. Die von Meyer analysierten Arbeiten stammen aus psychosomatisch/psychotherapeutischen Fachkliniken, die meist Endstation einer langen Krankenkarriere sind. Zahlen über die Krankheitsdauer von Patienten, die in einem *integrierten* Rahmen gesehen werden, sind kleiner. Patienten, die zu einem psychosomatischen Konsil in einer Universitätsklinik überwiesen wurden, waren in Frankfurt durchschnittlich 5,9 Jahre (15), in Hamburg 5,7 Jahre (2) krank. Diese Krankheitsdauer reduziert sich auf fast die Hälfte, nämlich 2,9 Jahre, wenn die psychosomatische Untersuchung – wie dieses bei einer *unselektierten* Patientengruppe der Medizinischen Poliklinik geschah – *routinemäßig* in die Primärdiagnostik einbezogen wurde (12). Sintemal die Motivation, psychologische Zusammenhänge zu reflektieren mit zunehmender Krankheitsdauer sinkt, wird die Prognose für die Wirksamkeit psychotherapeutischer Interventionen auch schlechter. Persistierendes Leiden mit einer Fortsetzung somatischer Behandlungsversuche und langen Arbeitsunfähigkeitszeiten sind eine enorme finanzielle Belastung für das Gesundheitswesen. Eine Veränderung der bisherigen Kooperationspraxis zwischen Organmedizinern und Psychosomatikern in Richtung einer „integrierten" Diagnostik und Therapie müßte daher dringend in Angriff genommen werden.

Zusammenfassung

Wir haben – ohne Anspruch auf Vollständigkeit – Ergebnisse referiert, die implizit oder explizit die Notwendigkeit einer Verbesserung der psychosomatischen Versorgung im Allgemeinen Krankenhaus unterstreichen. Anders als in den USA gibt es in Deutschland nur wenige Studien, die über reine Prävalenzuntersuchungen hinausgehen. Gerade in Anbetracht der hiesigen besonderen Situation der Psychosomatik und der nur begrenzten Übertragbarkeit internationaler Studien auf unsere Verhältnisse müßte die Lücke in der Interventionsforschung dringend geschlossen werden. Dabei scheint es unumgänglich, die komplexe krankenhausökonomische Seite der Auswertungen durch entsprechende Fachleute operationalisieren und beurteilen zu lassen. Für feldgerechte Evaluationen müßten Strategien der Psychotherapie- und Aktionsforschung stärker rezipiert und adaptiert werden.

Gerade in der psychosomatischen Forschung muß aber immer wieder reflektiert werden, daß ökonomische Variablen eine Faktizität im Sinne von harten, d.h. *objektiven* Daten vorgaukeln, die den unterschiedlichen individuellen, d.h. *subjektiven* Bedürfnissen der Patienten nicht unbedingt gerecht werden.

Ein weiterer Aspekt ist kritisch zu beleuchten: Viele amerikanische Studien erheben Interventionen, die gemeinhin als Selbstverständlichkeiten in der Patientenversorgung gelten müßten, wie z.B. Informationsgespräche oder emotionale Unterstützung, zu einem Forschungsgegenstand. Wir halten diese Position für äußerst problematisch, nicht nur, weil es bei diesen Forschungen immer auch Kontrollgruppen gibt, denen diese banalen menschlichen Angebote verweigert werden müssen, sondern auch, weil diese Selbstverständlichkeiten so durch die Forschung zu „Extraleistungen" werden und damit einer weiteren Dehumanisierung der Medizin Vorschub geleistet wird.

Der Zeitpunkt einer psychosomatischen Intervention im Krankheitsgeschehen ist nicht nur aus ökonomischen Gründen, sondern auch im Hinblick auf eine potentielle psychosoziale „Erreichbarkeit" der Patienten von zentraler Bedeutung. In einem Konsiliardienst verhält sich der Psychosomatiker passiv, er wartet auf seine Patienten, die, wenn überhaupt, erst in letzter Instanz nach ausgiebiger und oft sinnloser Durchuntersuchung überwiesen werden. Es ist wahrscheinlich eine Überlegung wert, ob nicht ein psychosomatisches Screening *aller* Patienten zur Erfassung psychologischer Aspekte ihrer Erkrankungen sinnvoller ist. Zumindest könnte so eine Enttabuisierung psychosomatischer Erkrankungen erreicht werden und das wäre schon viel. Zum heutigen Zeitpunkt bleibt dieser Gedanke wegen der personellen Knappheit in unserem Fach noch eine Utopie. Es ist aber zu vermuten, daß ein stärkeres Engagement in der Liaisonarbeit, d.h. einer intensivierten Kooperation mit allen in der Patientenbehandlung beteiligten Berufsgruppen, zu einer drastischen Verkürzung von Patientenkarrieren beitragen kann.

Bisher arbeiten die meisten Konsiliardienste nach dem „Gießkannenprinzip". So können sie kaum positive Engramme bei den somatischen Kollegen hinterlassen, die überzeugen, daß das, was wir tun, gut und nutzbringend ist.

Ein letzter, möglicherweise provokativer Aspekt soll unseren Beitrag abschließen. Es fragt sich, ob die durch eine psychoanalytische Sozialisation bedingte Abstinenz der Psychosomatiker unter versorgungspolitischen Gesichtspunkten nicht ein kontraproduktives Element ist. Wenn wir uns als Psychosomatiker aus unserer Randständigkeit herausbewegen wollen, müssen wir uns fragen, ob wir unsere analytische Grundhaltung nicht durch ein aktiveres und offensiveres Verhalten ersetzen müssen (26, 33). Es reicht ja, wenn wir unsere „Feinsinnigkeit" unseren *Patienten* gegenüber beibehalten.

Literatur

1. Bolk R. Gibt es „Erste-Hilfe-Patienten" im Allgemeinen Krankenhaus, die in den psychiatrischen und psychosomatischen Aufgabenbereich fallen? Spektrum 1985; 5: 263–70.
2. Bubenzer R, Haag A. Kosten im Vorfeld einer psychosomatischen Konsultation in der Medizinischen Poliklinik. Vortrag auf der 33. Arbeitstagung des DKPM in Hamburg, 1990.
3. Cassem NH, Hackett TP. Psychiatric Consultation in a Coronary Care Unit. Ann. Intern. Med. 1971; 75: 9–14.
4. Deter HC. Zur Kosten-Nutzen-Analyse der tiefenpsychologisch orientierten Gruppentherapie bei Patienten mit Asthma bronchiale. Praxis der klinischen Verhaltensmedizin und Rehabilitation 1989; 7: 154–62.
5. Dubovsky SL, Getto CJ, Gross SA. Impact on Nursing Care and Mortality: Psychiatrists on the Coronary Care Unit. Psychosomatics 1977; 18: 18–27.
6. Follette WT, Cummings NA. Psychiatric Services and Medical Utilization on a Prepaid Health Care Setting. Medical Care 1967; 5: 25–35.
7. Forester B, Kornfeld D, Fleiss J. Psychotherapy during Radiotherapy: Effects on Emotional and Physical Distress. Am. J. Psychiatry 1985; 142: 22–27.
8. Fulop G, Strain J, Vita J, Hammer JS, Lyons JS. Impact of Psychiatric Comorbidity on Length of Hospital Stay for Medical/Surgical Patients: A Preliminary Report. Am. Journ. Psychiatry 1987; 144: 878–82.
9. Glass RJ, Mulvihill MN, Smith H, Peto R et al. The 4 Score: An Index for Predicting a Patient's Non-medical Hospital Days. Am. J. of Public Health 1978; 67: 8, 751–5.

10. Goldberg JP, Krantz G, Locke BZ. Effect of Short Term Outpatient Psychiatric Therapy Benefit on the Utilization of Medical Services in a Prepaid Group Practice Medical Program. Medical Care. 1970; 8: 419–28.
11. Groen JJ, Pelser HE. Experiences with and Results of Group Psychotherapy in Patients with Bronchial Asthma. J. Psychosom. Res. 1960; 4: 191–205.
12. Haag A. Psychosomatisch-internistische Kooperation in der Medizinischen Poliklinik – Erfahrungen mit einer unselektierten Patientenstichprobe, PPmP 1985; 35: 236–42.
13. Hawton K. The Long Term Outcome of Psychiatric Morbidity detected in General Medical Patients. Journ. of. Psychosom. Research, 1981; 25: 237–43.
14. Herzog T, Hartmann A. Psychiatrische, psychosomatische und medizinpsychologische Konsiliar- und Liaison-Tätigkeit in der Bundesrepublik Deutschland. Nervenarzt 1990; 61: 81–293.
15. Jordan J, Sapper H, Schimke H, Schulz W. Zur Wirksamkeit des patienten-zentrierten psychosomatischen Konsiliardienstes. PPmP 1989; 39: 127-34.
16. Kahlke W. Ergebnisse der Befragung Hamburger Ärztinnen und Ärzte zur Fortbildung. Unveröffentlicht, 1988.
17. Lamprecht F, Schmidt J. Das Zauberbergprojekt: Zwischen Verzauberung und Ernüchterung. In: Ahrens St (Hrsg). Entwicklung und Perspektiven der Psychosomatik in der Bundesrepublik Deutschland. Heidelberg, Springer; 1990.
18. Levitan SJ, Kornfeld DS. Clinical and Cost Benefits of Liaison Psychiatry. American J. Psychiatry 1981; 138: 7, 90–3.
19. Lipowski ZJ. Consulation-Liaison Psychiatry: The First Half Century. Gen. Hosp. Psychiatry 1986; 8: 305–15.
20. Lyons JS, Hammer JS, Strain JJ, Fulop G. The Timing of Psychiatric Consultation in the General Hospital and Length of Hospital Stay. Gen. Hosp. Psychiatry 1986; 8: 159–62.
21. Maguire GP, Julier DL, Hawton KE, Bancroft JHJ. Psychiatric Morbidity and Referral on two General Medical Wards. Brit. Med. Journ. 1974; 268–270.
22. Mayou R, Hawton K, Feldmann J. What happens to Medical Patients with Psychiatric Disorder? Journ. of Psychosom. Resarch 1988; 32: 541–49.
23. Meyer AE. Die Zukunft der Psychosomatik in der BRD – eine Illusion? PPmP 1990; 40: 337–45.
24. Meyer E. Derogatis LR, Miller MJ, Reading A et al. Addition of Time-Limited Psychotherapy to Medical Treatment in a General Medical Clinic. Journal of Nervous and Mental Disease 1981; 169: 780-90.
25. Mumford E, Schlesinger HJ, Glass GV, Patrick C, Cuerdon T. A New Look at Evidence about reduced Cost of Medical Utilization Following Mental Health Treatment. Am. J. of Psychiatry 1984; 141: 10, 1145–58.
26. Riehl A, Diederich P, Bernhard F, Lamprecht F, Studt HH. Psychosomatische Konsiliartätigkeit in einem Großklinikum: Probleme der Integration und die Patienten-Compliance. PPmP 1985; 35: 183–8.
27. Rosen JC, Wiens AN. Changes in Medical Problems and Use of Medical Services Following Psychological Intervention. Am. Psychologist 1979; 34: 420–31.
28. Schindler BA, Shook J, Schwartz GM. Beneficial Effects of Psychiatric Intervention on Recovery after Coronary Artery Bypass Graft Surgery. Gen. Hosp. Psychiatry 1989; 11: 358–64.
29. Schmitt FE, Woolridge PJ. Psychological preparation of surgical patients. Nurs. Res. 1973; 22: 108–116.
30. Sensky T, Cundy T, Greer St, Pettingale K. Referral to Psychiatrists in a General Hospital: Comparison of two Methods of Liaison Psychiatry: Preliminary Communication. Journal of the Royal Society of Medicine 1985; 78: 463–8.
31. Spiegel D, Bloom JR, Kraemer HC, Gottheil E. Effect of Psychosocial Treatment on Survival of Patients with Metastatic Breast-Cancer. Lancet 1989; 888–91.
32. Steuber H, Müller P. Psychisch Kranke im Internistischen Krankenhaus – Ergebnisse einer Umfrage. Psychiatrische Praxis 1983; 9: 20–3.
33. Strauß B, Speidel H, Seifert A, Probst P. Zeitlich begrenzte Kontakte mit einer psychosomatisch/psychotherapeutischen Ambulanz. I. Rückblickende Bewertung durch die Patienten. PPmP 1991; 41: 43-52.
34. Stuhr U, Haag A. Eine Prävalenz-Studie zum Bedarf an psychosomatischer Versorgung in den Allgemeinen Krankenhäusern Hamburgs. PPmP 1989; 39: 237–81.

35. Uexküll v T. Psychosomatik als Suche nach dem verlorenen lebenden Körper. Vortrag 33. Tagung des DKPM, Hamburg: 1990.

36. Wirsching M. Der psychosomatische Konsiliar- und Liaison-Dienst. PPmP 1990; 40: 363–8.

37. Zielke M, Mark N. Effizienz und Effektivität stationärer psychosomatischer Behandlungen. Praxis der klinischen Verhaltensmedizin und Rehabilitation 1989; 7: 132–47.

38. Zimmer J. Length of Stay and Hospital Bed Misutilization. Medical Care 1974; 14: 453–62.

Lebenskrise und chirurgischer Eingriff

Die Bedeutung innerfamiliärer Krisen für die Indikation der Appendektomie

Bernd Hontschik

Jeder weiß aus persönlicher oder beruflicher Erfahrung, daß ein chirurgischer Eingriff im Leben eines Menschen immer einen tiefen Einschnitt bedeutet: Es kommt zu einer Kombination mehrerer Faktoren, von denen jeder für sich alleine schon ausreicht, um den betroffenen Menschen in höchste Alarmbereitschaft zu versetzen.

Zunächst ist die Diagnose selbst häufig etwas sehr Bedrohliches. Ferner ist die zu erwartende Narkose immer auch ein „kleines Stück Tod", wenn auch nur auf Zeit. Darüber hinaus ist man in diesem hilflosen Zustand im wahrsten Sinne des Wortes „ans Messer geliefert". Hinzu kommt noch eine Reihe weiterer Faktoren, die von dem Patienten ein hohes Maß an seelischer Reife verlangen, um dem drohenden Eingriff nicht noch zu entfliehen.

Umgekehrt ist es sicher ein auffälliges Verhalten, wenn ein Mensch sich entgegen dieser allgemeinen Erfahrung verhält, wenn er also zum Beispiel darauf drängt, operiert zu werden. Eine ganz und gar suspekte Situation entsteht aber dann, wenn eine ganze Patientengruppe sich im Zusammenhang mit einer ganz bestimmten Diagnose und einer ganz bestimmten Operation solchermaßen paradox verhält: Es handelt sich um die Appendektomie, die paradoxe Patientengruppe sind Mädchen und junge Frauen zwischen dem 13. und 20., bis 25. Lebensjahr.

Fallbeispiel aus einer chirurgischen Ambulanz

Es gibt Diagnosen, die trotz aller modernen diagnostischen Apparatur und trotz reicher chirurgischer Erfahrung nicht so einfach zu stellen sind. Ein klassisches Beispiel für eine solche schwierige Diagnose ist die akute Appendizitis, die „Blinddarmentzündung". Wie sehr man sich auch müht, eine gewisse Fehldiagnoserate muß man sozusagen als „krankheitsimmanent" akzeptieren. Bei strenger Indikationsstellung kann man diese krankheitsimmanente Fehldiagnoserate auf etwa 10 bis 20 % beziffern. Ausgerechnet bei der Appendizitis gibt es aber eine andere, eine ätiologisch ganz anders zu klassifizierende Fehldiagnoserate, für deren Entstehen ich statt langer Erklärungen ein Beispiel aus unserer täglichen Praxis in einer chirurgischen Großstadtambulanz geben möchte.

Der Bericht stammt aus einer Reihe von Aufzeichnungen, die ich mir vor Jahren über längere Zeit hinweg über solche Fälle gemacht habe, nachdem mir aufgefallen war, daß hier etwas nicht stimmte. Dabei wußte ich zunächst nicht, *was* nicht stimmte. Der Bericht ist also sehr subjektiv gehalten. Der „Fall" heißt Anna-Maria V., sie ist 15 Jahre alt. Es ist Montag, 13. 12. 1982, 9.30 Uhr:

Während ich zu dem Untersuchungszimmer gehe, lese ich auf dem Einweisungsschein die Diagnose „chronisch-rezidivierende Appendizitis". Im Untersuchungszimmer liegt ein junges Mädchen. Neben der Untersuchungsliege stehen ein Koffer und ein tragbarer Fernseher, darüber liegt ein Bademantel. Am Kopfende der Liege steht eine etwa 40jährige Frau, nervös, leicht schwitzend, bayrisch-ländlich gekleidet. Sie beginnt zu sprechen, kaum daß ich das Zimmer betreten habe. Es handelt sich um die Mutter der Patientin: Was denn das hier noch solle, der Hausarzt sei jetzt schon seit einem Jahr vergeblich dabei, die Schmerzen „wegzumachen", was denn nun noch untersucht werden solle, alles sei gemacht worden, jetzt müsse der Blinddarm endlich raus, und zwar schnell, denn nach Weihnachten müsse das Kind eine Lehrstelle antreten, bis dahin müsse alles in Ordnung sein. Nachdem ich vorsichtig erwidert hatte, daß wir in der Chirurgie weitgehend selbständig und nach unseren Kriterien entscheiden, wer operiert werden muß und wer nicht, merke ich doch rasch, daß hier mit Vorsicht nichts zu gewinnen ist: Während ich „das Kind" untersuche, redet die Mutter ununterbrochen weiter. „Das Kind" ist kein besonders hübsches Mädchen, hat aber im Gegensatz zur Mutter einen gewissen körperlichen Liebreiz; es kommt mir fast ein bißchen lächerlich vor, von einem „Kind" zu sprechen.

Frage ich die Patientin, seit wann sie denn die Bauchschmerzen habe, antwortet die Mutter sofort: „Seit einem Jahr!" Frage ich die Patientin, wo im Bauch denn die Schmerzen seien, antwortet die Mutter: „Rechts unten, rechts unten!" Die Tochter schweigt, ich habe fast das Gefühl, daß sie interessiert beobachtet, wie denn der beginnende Machtkampf zwischen mir und ihrer Mutter ausgehen

werde. Nachdem ich in der Situation selbst keinen Weg gefunden habe, dem Geschehen eine andere Wendung zu geben, entschließe ich mich, sozusagen als Behelf, zur Blutabnahme. Dabei ist die Mutter kurz still, und das Mädchen sagt zum ersten Mal etwas: „Vor einem Jahr habe ich zum ersten Mal meine Periode bekommen." – „Na und?", sagt die Mutter sofort. Ich spüre, daß ich langsam Lust bekomme, unhöflich zu werden und frage das Mädchen, zweifellos etwas nachäffend, aber doch noch zurückhaltend: „Na und?", woraufhin sie mich frech anlächelt, aber nicht antwortet. Jetzt schweigt die Mutter endlich.

Mit dem Laborröhrchen in der Hand verlasse ich den Raum und bin zunächst erleichtert. Die Patientin und ihre Mutter werden in den Warteraum gebeten, bis das Ergebnis der Laboruntersuchung vorliegt. Mit diesem Ergebnis, notiert auf der Behandlungskarte, kommen wir in einem anderen Untersuchungszimmer erneut zusammen. Beide sitzen jetzt, ich setze mich ebenfalls: hinter den Schreibtisch. Wieder bin ich beeindruckt von dem umfangreichen Gepäck, das zwischen der Patientin und der Mutter aufgebaut ist. Ich komme gar nicht dazu, meine Ablehnung der stationären Aufnahme zur Operation zu erklären, die bei der Patientin selbst einen eigenartig enttäuschten Gesichtsausdruck auslöst, als die Mutter schon empört den Einweisungsschein zurückverlangt: jetzt ginge sie in ein anderes Krankenhaus, vielleicht gebe es dort noch Ärzte, die den Kranken helfen wollten, hier sei man jedenfalls, wenn nicht faul, dann doch an den kleinen Sorgen der Menschen nicht interessiert, wofür habe man eigentlich jetzt fast 3 Stunden hier herumgesessen!?

Rasch sind alle Sachen zusammengepackt und die Mutter verläßt wütend den Raum, die Tochter hinterher.

Am nächsten Morgen berichtet der diensthabende Oberarzt in der Besprechung von einer nächtlichen Appendektomie bei einem 15jährigen Mädchen, das am Abend mit seiner Mutter in die Ambulanz gekommen sei. Die Mutter habe gleich nach dem Chefarzt gefragt und mit der „Bild"-Zeitung gedroht, die bestimmt gerne über so ein schlechtes Krankenhaus schreiben würde, wo man den Kranken nicht helfe. Der Oberarzt meint etwas spöttisch, er habe sich im Interesse unseres guten Rufs zur Operation entschlossen, außerdem hätte das Mädchen nach dem Eingriff bestimmt keine Bauchschmerzen mehr, das sei in diesen Fällen immer so.

Die histologische Diagnose lautete: „chronisch-rezidivierende Appendizitis".

Soweit der Fallbericht.

Zunächst ist generell festzuhalten, daß es mit männlichen Patienten eigentlich nie zu vergleichbaren Konflikten kommt. Ferner ist wichtig, daß sich im Normalfall weder Patienten noch deren Angehörige zu aggressiven Äußerungen gegenüber einem Chirurgen hinreißen lassen. Es ist außerdem eine in der sonstigen chirurgischen Praxis recht einmalige Situation, daß Patienten bzw. deren Angehörige einen Chirurgen dazu „zwingen" können, eine Operation vorzunehmen. Es stellte sich mir daher die Frage, was denn eine „chronisch-rezidivierende Appendizitis eigentlich ist.

Etwa um die Jahrhundertwende waren die Chirurgen jener Zeit mit dem Problem konfrontiert, daß eine Peritonitis als Folge so gut wie jeder weit fortgeschrittenen Appendizitis einem Todesurteil gleichkam. Sie bemühten sich daher, möglichst frühzeitig zu operieren. Dennoch betrug die Letalität ca. 25 %, es starb also jeder vierte dieser überwiegend jungen Patienten: Es gab noch keine Antibiotika, keine parenteralen Ernährungs- und Infusionstherapien, keine Intensivstation, kein modernes Anästhesie-Monitoring. So war es von überzeugender Logik, noch früher als früh zu operieren, am besten *vor* einem Appendizitis-„Anfall". Jedem Patienten mit wiederkehrenden Unterbauchschmerzen wurde nun unmittelbar die Appendektomie empfohlen. Dieser Praxis nachgeschoben wurde die Theorie, nämlich die von der „chronisch-rezidivierenden" Appendizitis. Diese Indikation nannte man folgerichtig die „Intervall-Appendektomie". Und da die Appendix als überflüssig, sogar als nur lästig angesehen wurde, folgte der Intervallappendektomie bald die „Begleit-Appendektomie" bei anderen intraabdominellen Eingriffen. Sogar die „Appendectomia touristica" wurde vor größeren Fernreisen empfohlen. Diese ganze Indikationsgruppe kann man unter dem Oberbegriff der vorsorglichen, der *prophylaktischen* Appendektomie zusammenfassen.

Die Theorie von der „chronisch-rezidivierenden" Appendizitis war also eine rein affirmative zu der aus der Not geborenen Praxis. Als Folge dieser enormen Ausweitung der Appendektomie-Indikation sank zwar die Letalität auf 3 bis 5 %, in den 30er Jahren mehrten sich aber die Stimmen einer neuen Generation von Chirurgen, die es nicht hinnehmen wollten, daß man nun ganz unauffällige Appendizes zuhauf entfernte. Auch erkannte man damals schon, daß von dieser Indikation fast ausschließlich junge Frauen betroffen waren.

In den USA führte dieser Disput zwischen 1935 und 1945 zu einem völligen Verlassen dieser Indikation. Die „chronisch-rezidivierende" Appendizitis wurde als klinische Entität ersatzlos gestrichen. Großbritannien folgte mit geringer Verspätung. In Deutschland aber waren genau zu jener

Zeit im Nationalsozialismus viele führende Chirurgen wegen ihrer Zugehörigkeit zum jüdischen Volk aus ihren Ämtern in Konzentrationslager verschleppt und ermordet oder in die Emigration gejagt worden. Durch die internationale Ächtung des Nationalsozialismus und durch die Isolation deutscher Wissenschaftler bis in die 50er Jahre hinein blieb die deutsche Chirurgie lange Zeit vom internationalen wissenschaftlichen Austausch ausgeschlossen. Danach hatte sie in der Frage der Appendektomie-Indikation den Anschluß verpaßt. Daher findet man beim Studium der Weltliteratur heute nur noch die Bundesrepublik Deutschland, die – inzwischen „ehemalige" – DDR und Österreich als letzte Bollwerke der Operationsindikation „chronisch-rezidivierende" Appendizitis. In den anderen, allen voran den angelsächsischen Ländern, kennt man nur *zwei* Diagnosen: *akut* und *nicht-akut*, wobei letztere unverhohlen als Fehldiagnose bezeichnet wird.

Ebenfalls als Folge historischer Entwicklungen ist das heutige populäre allgemeinmedizinische Wissen über die Appendix, über deren Erkrankung und über deren operative Entfernung so falsch, daß ich das Bekannte und das Unbekannte dazu in einem kleinen *organmedizinischen Exkurs* zusammenfassen möchte: Die Appendix vermiformis hängt als fingerförmiger Blindsack mit schmalem Lumen und endstromartiger Blutversorgung am Zökum. Die Lage in der Bauchhöhle weist eine erhebliche Variationsbreite auf, was eine der Hauptschwierigkeiten in der Diagnostik darstellt. Histologisch springt die starke lymphatische Komponente des Wandaufbaus ins Auge, weshalb die Appendix gelegentlich auch die „Tonsille" des Dickdarms genannt wird. Ferner haben die muskulären Wandstrukturen einen andersartigen Aufbau als der sonstige Darm, so daß die Appendix keine Dehnungskapazität besitzt. Sie ist als

Organ in dieser Form nur beim Menschen und bei den höchstentwickelten Menschenaffen vorhanden, in der übrigen Tierwelt so gut wie unbekannt. Sie ist also weder ein in Rückbildung begriffenes Organ noch ein tatsächliches Rudiment, sondern eher eine späte Entwicklung, ein hochspezialisiertes lymphatisches Organ. Dem entsprechen auch neuere Befunde, in denen Zusammenhänge zwischen einer stattgehabten Appendektomie und einem später auftretenden Kolonkarzinom vermutet werden.

Die *Diagnostik* der akuten Appendizitis kennt keine eindeutigen Parameter. In ca. 10 % der Fälle echter akuter Entzündungen ist weder eine Erhöhung der Körpertemperatur noch eine Leukozytose feststellbar – die axillär-rektale Temperaturdifferenz von angeblich 1 °C gehört sowieso ins Reich der Märchen. Die moderne Apparatemedizin versagt, im Gegensatz zu so gut wie allen anderen intraabdominellen Krankheitsprozessen – mit Ausnahme des Ultraschalls – bei der Appendizitis ganz. Es bleibt nur der klinische „Instinkt" des erfahrenen Chirurgen. Daher sind Fehldiagnoseraten von maximal 20 % – wie schon gesagt – als krankheitsimmanent anzusehen und können nicht weiter unterschritten werden, ohne akute Fälle zu übersehen.

Die *Ätiologie* der akuten Appendizitis liegt völlig im dunkeln. Die Rolle der Obstruktion des Lumens durch Kaugummi, Kirschkerne oder Kotsteine wird weit überschätzt. Die Keimbesiedlung entspricht auch bei Entzündung der ubiquitären Darmflora. Wetter, Klima und Jahreszeit haben keinen meßbaren Einfluß auf die Inzidenz. Eher schon sind Befunde auffallend, welche die Appendizitis als Zivilisationskrankheit oder als Krankheit mit psychosomatischem Hintergrund zeigen.

Die *Appendektomie* wird als harmloser Eingriff angesehen. In Wirklichkeit aber treffen auf sie alle Risiken der Abdominalchirurgie zu, so daß man feststellen kann, daß auch nach unnötiger Appendektomie, also bei den Fehldiagnosen, eine meßbare Sterblichkeit eintritt, daß die Relaparotomiehäufigkeit wegen Darmverschluß 1:100 beträgt und sonstige schwerwiegendere Komplikationen in jedem 20. Fall auftreten! Auch die Vorstellung von einer „Anfängeroperation" ist wohl nur darauf zurückzuführen, daß überwiegend Fehldiagnosen operiert werden, während bei schweren Fällen von akuter Appendizitis Operationszeiten von über 1 Stunde vorkommen können und der chirurgischen Erfahrung bedürfen. Zusammengefaßt heißt das: Die Appendix ist keineswegs überflüssig, sondern bisher nur noch nicht verstanden. Die Appendizitis ist eine schwierig zu stellende Diagnose, mit komplizierter psychophysischer Ätiologie. Die Appendektomie ist ein ebenso riskanter Eingriff wie andere Laparotomien auch, sie kann manchmal sehr hohe operative Fertigkeiten verlangen.

Psychosomatische Aspekte

Auswertung eines Operationsjahrganges

Der kleine organmedizinische Exkurs ist ein Ausschnitt aus einer Auswertung des Operationsjahrgangs 1982, als wir an unserer Klinik auch noch nach der prophylaktischen Indikation operierten. Diese Auswertung von etwa 35000 Daten von knapp 600 Patienten mit Hilfe der elektronischen Datenverarbeitung wurde in Zusammenarbeit mit V. Sigusch, dem Leiter der Abteilung für Sexualwissenschaft an der Universitätsklinik Frankfurt, durchgeführt. Bei dieser Auswertung fanden sich einige Überraschungen. Ein erstes Beispiel für eine solche Überraschung ist die Geschlechterverteilung der Patienten (s.

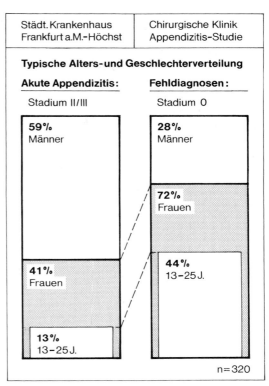

Abb. 1. Die akute Appendizitis ist eine „Männerkrankheit", die Appendektomie bei weiter Indikation ist eine „Frauenoperation" (eigene Ergebnisse, n = 320).

Abb. 1): Die echte akute Appendizitis ist mit knapp zwei Dritteln eine eindeutig männlich dominierte Krankheit. Hingegen stellten wir fest, daß bei drei Vierteln der operierten weiblichen Patienten Fehldiagnosen vorlagen. Im chirurgischen Jargon nennt man solche Wurmfortsätze „unschuldig", so wie man es bei diesem Organ übrigens häufig mit im sexuellen Sinne doppeldeutigen Ausdrücken zu tun bekommt. Exorbitante Fehldiagnoseraten von bis zu 80 % fanden sich bei Patientinnen zwischen dem 13. und dem 20. Lebensjahr, mit Nachwirkung bis zum 25. Lebensjahr. Dementsprechend ist der Anteil dieser Patientinnen an den Fehldiagnosen weit mehr als dreimal so hoch als an den akuten Entzündungen. Bei Frauen ab dem 30. Lebensjahr lag der Anteil der Fehldiagnosen erheblich niedriger. Die Fehldiagnoserate bei Männern unterschritt in allen Altersgruppen deutlich die der Frauen.

Die Kombination des eingangs vorgetragenen Fallbeispiels mit diesem simplen statistischen Ergebnis führte mit der Zeit zu der Vermutung, daß es sich gerade bei diesen Mädchen und jungen Frauen eben nicht um die krankheitsimmanente Fehldiagnoserate handelte. Vielmehr schien es sich hier um ein biographisch begründetes seelisches Problem zu handeln, dessen chirurgische Therapie selbst wiederum ein Teilstück der Psychopathologie darstellte.

Wir finden hier *drei* beteiligte Personen, was für zwischenmenschliche Beziehungen immer eine ungute Zahl darstellt: Da in diesen Fällen mit auffallender Regelmäßigkeit *Mutter* und *Tochter* zum *Chirurgen* kommen, lag die Annahme nahe, daß die Bauchschmerzen der schweigenden Tochter, das zwingende Verlangen der aggressiven Mutter und das zurückweisende Verhalten des Chirurgen eine Widerspiegelung des innerfamiliären Grundkonflikts in dieser Dreiecksbeziehung darstellte. Es schien sich um eine durch Pubertät und Adoleszenz, also durch die erwachende eigenständige Sexualität der Tochter, ausgelöste Familienkrise zu handeln, in der eine ganz bestimmte Sorte Mann als Ausweg gebraucht wird.

Das Risiko dieser Töchter, in just diesem Alter unnötig appendektomiert zu werden, lag in unserem Operationsjahrgang 1982 acht- bis zehnmal höher als das männlicher Jugendlicher gleichen Alters oder als das jüngerer oder älterer Frauen. Nebenbei bemerkt: Vielleicht hängt es nur von den innerfamiliären Machtverhältnissen ab, welche der beiden Frauen zur chirurgischen Patientin wird, denn die Zahl von Gallenblaseneingriffen und/oder gynäkologischen Operationen ist in dem Alter dieser Mütter eigenartig hoch.

Als nächstes wird ein Parameter vorgestellt, der bei einer solchen Untersuchung eher selten ausgewertet wird: es ist die Auswertung des Wochentagrhythmus der stationären Aufnahme zur Appendektomie (s. Abb. 2). Handelte es sich bei der unnötigen Appendektomie tatsächlich um den Ausdruck einer durch Pubertät und Adoleszenz ausgelösten Familienkrise, so wäre das Wochenende als der kritische Wochenabschnitt anzunehmen, an dem sich zum einen alle Familienmitglieder am häufigsten und längsten gemeinsam zu Hause aufhalten, zum anderen die eigenen – eben auch die sexuellen – Beziehungen dieser Töchter mit der Moral und den bisher gültigen Regeln dieser Familie kollidieren.

Der Wochentagrhythmus bei akuter Appendizitis weist bei Männern keinerlei

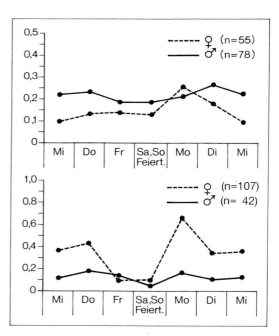

Abb. 2. Die obere Bildhälfte zeigt die akuten Appendizitiden, die untere Bildhälfte zeigt die Fehldiagnosen in ihrer jeweiligen absoluten Häufigkeit der stationären Aufnahmen zur Appendektomie, aufgeschlüsselt nach Wochentagen, getrennt nach Geschlechtern.

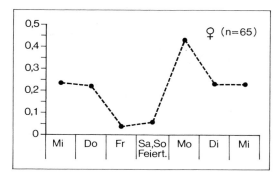

Abb. 3. Absolute Häufigkeit der stationären Aufnahmen von Mädchen und jungen Frauen zwischen 13 und 25 Jahren zu einer fehlindizierten Appendektomie, aufgeschlüsselt nach Wochentagen.

Auffälligkeiten auf. Bei Frauen findet sich montags ein kleiner Ausschlag, was mit der psychophysischen Ätiologie zu tun haben dürfte und hier nicht weiter erörtert werden kann. Die Fehldiagnosen pro Wochentag sind bei Männern erneut ganz gleichmäßig verteilt, während sie bei Frauen montags einen markanten Ausschlag gegenüber dem vorhergehenden Wochenendtief zeigen. Hinter diesem Effekt steckt ein Phänomen, das auf die Wochentagsverteilung bei Mädchen und jungen Frauen zwischen 13 und 25 Jahren zurückgeht (s. Abb. 3): Wertet man diese separat aus, so ergibt sich eine knappe Verzehnfachung der Fehldiagnosen bei diesen jungen Patientinnen vom Wochenende zum Montag hin! So wie man das Wochenende für den innerfamiliären „Hauptkampftag" halten kann, so wird der Montag zum chirurgischen Tag der fehlindizierten Appendektomie.

Die Rolle des Chirurgen

Zu der Konstellation, in der diese Fehldiagnosen produziert werden, gehören aber, wie gesagt, drei Personen. Die dritte Person war bei meiner Untersuchung eher heikel, statistisch kaum oder gar nicht in den Griff zu bekommen und sowohl im Selbstbild als auch im Fremdbild eigentlich über jeden Zweifel erhaben: Es ist der Chirurg selbst. Meine Arbeitshypothese war, daß es sich bei Chirurgen überwiegend um Männer, um junge Männer handelt, denen gemäß Geschlecht und Beruf ein Selbstbild der Größe und Macht immanent ist, was wiederum beim Umgang mit jungen Patientinnen zu invasiven Fehlentscheidungen Anlaß geben könnte. Tatsächlich ergab eine entsprechende Auswertung u.a., daß junge männliche Chirurgen in der Facharztweiterbildung (etwa bis zum 33. Lebensjahr) in dem untersuchten Operationsjahrgang 1982 einen Anteil von etwa 50 % am chirurgisch-ärztlichen Personal unserer Klinik hatten, während ihr Anteil bei der Untersuchung und Indikationsstellung zur Appendektomie bei jungen Patientinnen auf 70 % anstieg. Vorsichtig formuliert – und mit einer kritischen Selbstprüfung verbunden – zeigte sich also, daß junge männliche Chirurgen eine erhöhte Affinität zu jungen Patientinnen mit Unterbauchschmerzen aufwiesen. Um dieser These etwas die Schärfe zu nehmen, d.h. um es nüchtern und in seiner allgemeinen Bedeutung für das ärztliche, somit auch das chirurgische Handeln zu verstehen, sei an dieser Stelle Kern, der em. Ordinarius für Chirurgie der Universitätsklinik in Würzburg zitiert, der 1986 den 103. Kongreß der Deutschen Gesellschaft für Chirurgie in München mit den Worten eröffnete:

„Je relativer die Indikation zu einem operativen Eingreifen ist, desto mehr spielt auch die Struktur des Chirurgen ... eine wichtige Rolle. Öfter als er sich selbst dessen bewußt ist, ist der Chirurg Emotionen unterworfen, eigenen wie solchen, die vom Patienten und von der Umwelt ausgehen ... , aber auch im Willen des Patienten, in Einflußnahme durch Angehörige und Außenstehende u.a.m. (liegen)."

Psychodynamische Hintergründe

Diese hier vorgestellten und eine Reihe von weiteren Untersuchungsergebnissen haben letztlich die Eingangshypothesen gestützt, teilweise auch verifiziert. Zusammenfassend möchte ich das folgendermaßen darstellen: Es handelt sich um ein stereotypes, regelmäßiges *Vorspiel* zwischen junger Frau (Patientin), jungem Mann (Chirurg) und Mutter, das entweder – „versagt" sich der Chirurg – tiefe Aggressionen hinterläßt oder – „spielt" der Chirurg mit – eine unnötige Operation nach sich zieht, also ebenfalls etwas sehr Aggressives, denn: Am Ende wird unter *sterilen* Kautelen der Unterbauch rechtsseitig eröffnet und das *unschuldige* Organ entfernt.

Gerade durch die nicht zu beseitigenden diagnostischen Schwierigkeiten lädt diese Erkrankung alle Beteiligten dazu ein, dem ständigen Schmerz im Unterbauch ihre speziellen Phantasien und Projektionen zuzuordnen. Man kann diese Töchter im Sinne Balints als vorgeschobene Patientinnen ansehen. Der Chirurg muß sich fragen, ob er hier nicht zur Familientherapie mißbraucht wird. Diese Form der unnötigen Appendektomie bei Mädchen und jungen Frauen imponiert sozusagen als *mechanische Psychotherapie mit dem Skalpell*. Der Chirurg muß sich auch fragen, wie es denn möglich ist, daß ihn ein Elternteil einer Patientin zu einer Resektion eines Darmabschnittes zwingen kann, wo er doch sonst alleine Herr über diese Entscheidungen ist. Vielleicht ist die Operation mit all ihren Schmerzen und Ängsten ja gerade eine Art situationsspezifischer Gegenübertragung.

Die Symbolik des Eingriffs in den Unterbauch, die unbewußt einer sexuellen Handlung wie Defloration oder einer sühnenden Strafe wie Kastration oder Beschneidung mit unsichtbarer Verstümmelung und sichtbarer Narbe nahekommt, dürfte das aggressive Element in

der Mutter verraten, die nach dem stattgehabten Eingriff eine Beruhigung erfährt: Diese Mütter befinden sich ja genau in der Lebensphase, in der ihnen das Erfüllen des allgemein angestrebten Frauenbildideals (jung, schlank, sexuell ansprechend usw.) – personifiziert in der Tochter – immer weniger möglich ist. Die immer schweigenden Töchter wiederum sind an einer Art Absolution für die mit ihrem sexuellen Erwachen ausgelöste Familienkrise „interessiert" und nehmen die Operation als gerechte Strafe in Kauf. Vielleicht ist es auch eine Art von Vergegenständlichung des Begriffs „Einschnitt", welcher an jedem Übergang von einer Lebensphase in eine andere zu verzeichnen ist. Noch weitertreiben könnte man diese Vermutung, wenn man eine solche Operation, massenhaft ausgeführt, als zivilisierte Sonderform eines Initiationsritus betrachten würde.

Auswirkungen auf die klinisch-chirurgische Tätigkeit

Über diese Mischung aus Kasuistik, Statistik und Spekulation ist an unserer Chirurgischen Klinik etwa 2 Jahre lang viel gestritten worden. Ich habe meinem damaligen Chef, W.-J. Stelter, zu danken, daß er sich bald für meine Thesen interessiert hat und sich hinter ein neues klinisches Indikationskonzept stellte, so daß wir es in die Tat umsetzen konnten, das *restriktive* Indikationskonzept: Wir haben aus diesen Erkenntnissen den Schluß gezogen, die *Appendektomie nur noch als Notfalleingriff* durchzuführen. Auf unserem täglichen Operationsprogramm gibt es den Wahleingriff der geplanten Appendektomie (Intervall-Appendektomie) nicht mehr. Innerhalb weniger Jahre hat sich dadurch die Zahl der pro Jahr durchgeführten Appendektomien von über 600 auf etwa 150 im Jahr reduziert, also etwa auf ein Viertel (s. Abb. 4).

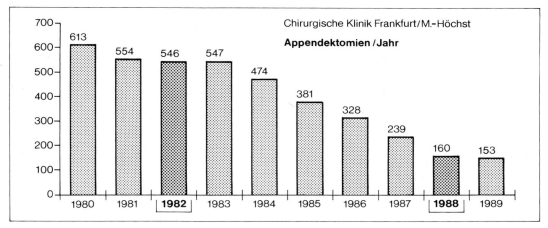

Abb. 4. Appendektomien pro Jahr (eigene Ergebnisse, n = 3995): Rückgang der Appendektomiehäufigkeit innerhalb von 10 Jahren um ca. 75 %.

Bei einem Vergleich des Operationsjahrgangs 1982, stellvertretend für das alte weite Indikationskonzept, mit dem Jahrgang 1988, stellvertretend für das neue restriktive Indikationskonzept, zeigte sich folgendes:

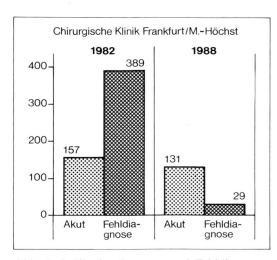

Abb. 5. Indikationskonzept und Fehldiagnoserate im Vergleich: Rückgang der fehldiagnostizierten Fälle um fast 400 pro Jahr, damit Rückgang der Fehldiagnoserate von über 70 % auf unter 20 %.

Die Fehldiagnoserate sank von über 70 % auf jetzt knapp unter 15 % (s. Abb. 5). Damit hatten auch wir den internationalen Standard außerhalb des ehemaligen Deutschen Reiches erreicht. Wir haben dabei genau wie vorher, entsprechend unserem unveränderten Einzugsgebiet als einziges Krankenhaus der Maximalversorgung im westlichen Frankfurt, etwa 130 bis 150 akute Appendizitiden mit etwa 20 bis 30 Perforationen im Jahr zu verzeichnen. Die Zahl der Fehldiagnosen ist aber von knapp 400 auf jetzt etwa 25 bis 30 Fälle im Jahr gesunken. Das entspricht der von mir erwähnten krankheitsimmanenten Fehldiagnoserate. Damit hatten wir auch erreicht, daß deutlich mehr Männer als Frauen operiert wurden (s. Abb. 6). Dies halte ich für die einfachste Qualitätskontrolle in diesem Zusammenhang: Solange man mehr Frauen als Männer appendektomiert, wie an unserem Operationsjahrgang 1982 zu sehen ist, ist die Indikation zu weit gestellt. Bei dem restriktiven Konzept ist der Anteil der männlichen Patienten von vorher etwa 40 % áuf jetzt 60 % angestiegen, wie es der Epidemiologie der akuten Appendizitis entspricht. Man könnte es fast wagen, anhand der Geschlechterrelation die Fehldiagnosera-

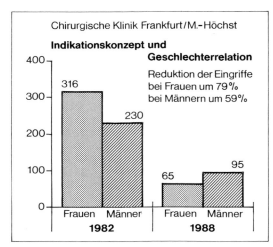

Chirurgische Klinik Frankfurt/M.-Höchst

Indikationskonzept und Geschlechterrelation

Reduktion der Eingriffe
bei Frauen um 79%
bei Männern um 59%

316 230 65 95

Frauen Männer | Frauen Männer
1982 | **1988**

Abb. 6. Indikationskonzept und Geschlechter-relation im Vergleich: Bei der weiten Indikation (1982) überwiegt das weibliche Geschlecht, obwohl die akute Appendizitis mehr eine Erkrankung des männlichen Geschlechts ist. Dem trägt die restriktive Indikation (1988) Rechnung, indem das männliche Geschlecht nunmehr 60 % der Appendektomierten stellt, entsprechend der Epidemiologie dieser Krankheit.

te einer chirurgischen Klinik vorauszusagen.

August Bier, einer der großen Chirurgen in der ersten Hälfte unseres Jahrhunderts, hat einmal gesagt, ein guter Chirurg sei daran zu erkennen, welche Operationen er nicht durchführt.

Um den Weg zu dieser Maxime finden zu können, wäre mein ganz persönlicher Vorschlag zur Verbesserung der Professionalität in der Chirurgie: Man sollte in der Facharztausbildung zum Chirurgen den Pflichtbesuch einer Balint-Gruppe über mindestens 30 Stunden zwingend vorschreiben[1].

---

[1] Bei meiner Untersuchung war meine Teilnahme an einer Balint-Gruppe für mich mindestens ebenso wertvoll wie viele Ideen und Anregungen von Freunden und Kollegen, besonders aber von meiner Frau, die unter meiner wissenschaftlichen Arbeit manchmal mehr gelitten hat, als ich heute wahrhaben möchte.

Bemerkungen zur Integration Psychosomatischer Medizin in das Allgemeine Krankenhaus

Walter Pontzen

Die vorherrschende Idee der wissenschaftlichen Medizin war und ist es, den Sitz der Krankheiten in den Organen zu suchen. Dazu beigetragen und dies verstärkt haben die enormen naturwissenschaftlichen Erfolge der Medizin im neunzehnten und zwanzigsten Jahrhundert. Das Ergebnis ist ein Paradigma, das die biotechnische Theorie in Form eines Dogmas als Realität ausgibt. Der bis zum Beginn des neunzehnten Jahrhunderts bestehende Konflikt zwischen der ganzheitlichen Praxis der handanlegenden Ärzte und der aufkommenden naturwissenschaftlichen, iatromechanischen Theorie wurde verdrängt und die Bekehrung der Ärzte zu einer naturwissenschaftlichen Medizin gefeiert (10). Der naturwissenschaftliche Aufschwung war in der Tat großartig. Nie ist mit Patienten so viel mit so hohen Kosten gemacht worden. Aber dieses Machen bearbeitet ganz vornehmlich die dingliche Seite der Krankheit (8). Der kranke Mensch als Person tritt hinter den organpathologischen Prozeß zurück. Je ausführlicher und differenzierter man sich aber mit dem materiellen Vordergrund des Leidens befaßt, um so eher wird ausgeblendet, daß dahinter überhaupt noch etwas anderes ist (8). Dieses andere aber, dem kranken Menschen als Subjekt mit seinem Erleben, seiner Krankheitsdeutung und seiner sozialen Situation in der Medizin wieder eine Bedeutung zu geben, ist die Aufgabe der Psychosomatischen Medizin. Diese stößt damit nicht gerade auf Begeisterung, vor allem nicht in

der naturwissenschaftlich orientierten Medizin. Wenn aber Psychosomatik die somatische Medizin ergänzen will, muß sie an deren Körperbegriff, d.h. an der zum Dogma erstarrten biotechnischen Theorie ansetzen (10). Integration psychosomatischen Denkens und Handelns in die somatische Medizin setzt daher Kritik an jenem Krankheitsbegriff voraus, der für den naturwissenschaftlich orientierten Arzt in der Regel die Grundlage seiner Arbeit und der Zusammenarbeit mit seinen Kollegen ist. Zwar hat in den letzten Jahren die Psychosomatische Medizin die wissenschaftlichen Voraussetzungen für eine breitere Akzeptanz im Medizinbetrieb geschaffen, eine entsprechende Wertschätzung durch die anderen medizinischen Fachgebiete ging damit aber nicht einher. Vielmehr versucht die Institution Medizin durch Ausgrenzung der Psychosomatik in gemeindefernen Kliniken sowie durch Inanspruchnahme psychobiologischer und epidemiologischer Forschung die Spaltung in somatische und psychosomatische Medizin aufrechtzuerhalten. Somit wird der Konflikt, den ein integrativer psychosomatischer Versuch als Kritik am naturwissenschaftlichen Krankheitsbegriff mit sich bringt, vermieden. Der integrative Ansatz der Kooperation und die aufklärerischen Vorstellungen von der Ganzheitlichkeit des Menschen und der Bedeutung auch seines subjektiven Erlebens für sein Kranksein scheinen daher zu versiegen, sowohl in der alltäglichen Praxis universitärer Wissenschaftlichkeit als auch in gemeindeferner psychotherapeutischer Versorgung (6). Das Dilemma der Psychosomatischen Medizin besteht einerseits darin, daß an den Universitäten im Bereich der Forschung eine naturwissenschaftliche Ausrichtung gefordert und gefördert wird und das Fach und sicherlich ein beträchtlicher Teil der in der Psychosomatik wissenschaftlich Arbeitenden ihre Identität und finanzielle Förderung über einen naturwissenschaftlichen Ansatz beziehen; andererseits wird dieser naturwissenschaftliche Ansatz und der damit verbundene Krankheitsbegriff den somatischen Kollegen gerne kritisch vorgehalten und in der Krankenversorgung, an der die psychosomatischen Universitätskollegen selbst selten beteiligt sind, abgelehnt. Es wird also eine psychosomatische Versorgung und Integration idealisiert, die im Grunde fast nirgendwo stattfindet. *Überspitzt ausgedrückt heißt das, daß wir im wissenschaftlichen Bereich vom naturwissenschaftlichen Krankheitsbegriff, dessen Überwindung wir im Alltag der Krankenversorgung stets fordern, gut leben.* Es gelingt uns so, einen Aspekt des zweigeteilten Krankheitsbegriffs, nämlich den körperlichen, an die somatischen Kollegen zu delegieren und ihn dort in seiner von uns nun erlebten Einseitigkeit als eingeengt, überholt und feindselig zu entwerten und abzulehnen. Gleichzeitig jedoch wird der psychosomatische Krankheitsbegriff idealisiert, ohne zu bemerken, wie sehr zumindest ein Teil der ärztlichen Kollegen unter den Psychosomatikern mit dem naturwissenschaftlichen Krankheitsbegriff noch identifiziert ist und davon auch profitiert. Ein nicht als gering einzuschätzender Anteil an der Spaltung des Krankheitsbegriffes und der Schwierigkeiten der Integration Psychosomatischer Medizin in die Allgemeinmedizin wird nach meiner Ansicht durch diesen Vorgang von unserer Seite unterhalten. Dies kommt auch darin zum Ausdruck, daß in der Psychosomati-

schen Medizin Karrieren in aller Regel in Anlehnung an die biotechnische Medizin nicht am Krankenbett, der eigentlichen Domäne Psychosomatischer Medizin, sondern im Labor bzw. bei Versuchsreihen mit naturwissenschaftlicher Methodik entschieden werden. Mit den Erfordernissen einer integrativen Psychosomatischen Medizin ist in der Regel kein Preis zu gewinnen: Die Vermittlung von psychosomatischer Basiskompetenz an die somatischen Kollegen ist mühsam. Sie besteht darin, im Bewußtsein der Kollegen nach und nach neben der Organpathologie die Bedeutung der Beziehungspathologie der Psychosomatischen Medizin zu etablieren (3). Es wundert daher nicht, daß eine integrative Psychosomatische Medizin an den Stätten der Wissenschaftlichkeit, den Universitäten, so schwer durchsetzbar ist. Am ehesten scheint dies möglich in der Zusammenarbeit mit niedergelassenen Ärzten und an den wenigen psychosomatischen Abteilungen der Allgemeinkrankenhäuser.

Aufbau der psychosomatischen Abteilung am Städtischen Klinikum Nürnberg

Am Städtischen Klinikum in Nürnberg, einem Allgemeinkrankenhaus mit 2600 Betten und mit Ausnahme der Orthopädie allen klinischen Abteilungen, wurde 1980 eine psychosomatische Abteilung eingerichtet. Dies geschah nicht auf Wunsch ärztlicher Kollegen, sondern war eine politische Entscheidung. Ich habe auch in der Folgezeit des öfteren die Erfahrung gemacht, daß Politiker der Psychosomatik zugeneigter waren als ärztliche Kollegen, die in der Anfangszeit die psychosomatische Abteilung wie ein angenommenes Kind betrachteten, von dem man spricht, wenn es gilt, die moralische Reputation zu erhöhen. In der Auseinandersetzung um Stellen und Räume waren mir die somatischen Kollegen allemal überlegen, zumal ich damals noch davon ausging, daß die Arbeitsgrundlage der Abteilung durch eine freundlich-abwartende Haltung und durch Argumente verbreitert werden könne. Ich mußte lernen, mich durchzusetzen, was Psychosomatikern und Psychotherapeuten nicht leichtfällt, die es gewohnt sind, sich eher passiv zu verhalten, kluge Bemerkungen und Deutungen zu machen und bei Abstimmungen zu unterliegen (6). Es war schwierig für mich zu lernen, meine Vorstellungen auf einer machtpolitischen Ebene zu präsentieren und durchzusetzen, um damit die strukturellen Bedingungen zu schaffen, die der psychosomatischen Abteilung im Krankenhaus den Platz ermöglicht haben, den sie heute hat. Es ist mir wichtig, auf die Notwendigkeit hinzuweisen, mit dem jeweiligen Träger des Krankenhauses und dessen Repräsentanten einen guten Kontakt zu halten, da dort die Entscheidungen über Stellen und Räume fallen. Eine psychosomatische Abteilung an einem Allgemeinkrankenhaus kann nur dann mehr sein als ein Feigenblatt vor einer ausufernden biotechnischen Medizin, wenn die politischen Mandatsträger vom Nutzen einer solchen Abteilung überzeugt werden können und bereit sind, dafür zusätzliche Mittel zur Verfügung zu stellen. Dieser notwendige Kontakt zu den politischen Mandatsträgern wird verständlicherweise von den ärztlichen Kollegen eher mißtrauisch betrachtet. Sie fühlen sich ihrerseits zum Auf- und Ausbau der von ihnen geleiteten Abteilungen auf Kontakte mit der Krankenhausverwaltung und den Mitgliedern der Entscheidungsebene angewiesen, wenn es nicht gelingt, im Gremium der leitenden Ärzte eine Einigung über die Verteilung der immer als zu knapp erlebten Mittel zu erreichen. Dies ist bekanntlich nicht oft möglich. In dem so im Gremium der leitenden Ärzte entstehenden ambivalenten Klima von freundlicher Kooperation, mißtrauischer Beobachtung und offener oder versteckter Rivalität darf der Psychosomatiker sich nicht hinter distanzierten Deutungen, amüsanten Bemerkungen und einem charmanten oder auch gekränkten Rückzug verstecken, sondern er muß sich in die zu bewältigenden Probleme des Krankenhauses einmischen, um auch im Kollegium der leitenden Ärzte mit seinem spezifischen Wissen die Nützlichkeit seiner Präsenz zu dokumentieren.

Ich habe zu Beginn meiner Tätigkeit die Widerstände meiner Kollegen, von denen sich durchaus einige freuten, mit mir eine Zusammenarbeit zu beginnen, unterschätzt. Ebenso habe ich nicht in ausreichendem Maße die Bedenken gegen eine institutionelle Veränderung – und als eine solche ist die Einrichtung einer psychosomatischen Abteilung an einem Allgemeinkrankenhaus zu sehen – wahrgenommen. Die Abwehrmechanismen, die in Institutionen bei Neuerungen, so der Etablierung einer psychosomatischen Abteilung, auftreten, sind im wesentlichen sogenannte primitive Abwehrmechanismen: Zum einen Idealisierung und häufig Entwertung des psychosomatischen Ansatzes sowie die Verleugnung der Notwendigkeit einer psychosomatischen Abteilung und einer psychosomatischen Mitbehandlung der Patienten. Dies dient dazu, den naturwissenschaftlichen Krankheitsbegriff und das monokausale Denken aufrechtzuerhalten. Zum anderen eignet sich eine psychosomatische Abteilung in besonderem Maße für die projektive Identifikation: Vom Somatiker abgespaltene negative Selbstanteile – unbewußte Schuld- und Minderwertigkeitsgefühle bei bewußt erlebter Überhöhung der eigenen somatischen Möglichkeiten – wie auch feindselige Impulse gegenüber Patienten, aber auch gegenüber der Verwaltung, werden auf den Psychosomatiker projiziert und dieser damit entwertet. Dies geschieht z.B. durch unerfüllbare konsiliarische

Aufträge bei der Überweisung von chronisch Kranken oder durch überhöhte Erwartungen und damit verbundene Enttäuschungen, was der Psychosomatiker nun alles bewegen könne und welche Konflikte innerhalb der Institution Krankenhaus er zu lösen in der Lage sei. Trotz der Entwertungen bleibt er durch seine Anwesenheit, da ja nun einmal eine psychosomatische Abteilung eingerichtet wurde, stets als Projektionsfigur erreichbar und gelegentlich auch ein ständiges Ärgernis, wenn er auch noch als Besserwisser und mahnendes Über-Ich wahrgenommen und dafür angefeindet wird. Rotmann und Karstens (9) haben die Folgen dieser Interaktion für die Zusammenarbeit zwischen somatischen und psychosomatischen Kollegen beschrieben. Wenn die Psychosomatische Medizin aber als integrative Psychosomatik in der Institution Krankenhaus etwas ausrichten will, was ich als wesentliches erstrebenswertes Ziel betrachte, muß sie diesen langen, häufig sehr steinigen Marsch durch die Strukturen des Krankenhauses über die Zusammenarbeit mit einzelnen Abteilungen gehen.

Die Liaisontätigkeit

Beziehungsstrukturen im stationären Bereich

Voraussetzung für eine integrative psychosomatische Arbeit mit anderen Abteilungen ist eine eigenständige psychosomatische Abteilung. Ich halte dies für unabdingbar. Kooperation, Durchdringung der Abteilungsstrukturen ist nur möglich, wenn der Leiter der Abteilung, mit der eine Zusammenarbeit geplant ist, sich damit auch einverstanden zeigt. Eine Zusammenarbeit mit einer medizinischen Abteilung, deren Leiter der Psychosomatik nicht aufgeschlossen

oder zumindest ambivalent gegenübersteht, wird scheitern. Beginnt eine kooperative Zusammenarbeit, so ist der große äußere und innere Druck, sind die physischen und psychischen Belastungen von Ärzten, Schwestern und Pflegern der somatischen Abteilung zu beachten, die durch den psychosomatischen Mitarbeiter erst einmal eine Entlastung von den für sie häufig unüberschaubaren und bedrängenden emotionalen Anforderungen suchen.

Zudem besteht häufig ein gespanntes Verhältnis zwischen dem Pflegepersonal auf der einen und Ärzten auf der anderen Seite, seitdem Schwestern und Pfleger – aus ihrer Sicht verständlicherweise – versuchen, in der Arbeit am Patienten einen autonomen Part zu übernehmen und nicht mehr länger ausschließlich Assistenzberuf sein wollen. In den Augen vieler Ärzte entbehrt die Krankenpflege jedoch der beruflichen Eigenständigkeit, die sie nach Funktion und Kompetenz als der Medizin ebenbürtig ausweisen könnte. (11). Das Verhältnis der beiden Berufsgruppen ist häufig gestört und die Beziehungen auf den Stationen sind relativ schlecht. Diese Spannung wird verstärkt durch die unterschiedliche Beschäftigungssituation: den Überhang an Ärzten und den sogenannten Pflegenotstand. Der Überhang an Ärzten ist verbunden mit einer weitergehenden Verunsicherung vor allem der jungen Kollegen, die häufig noch mit hohen Erwartungen in bezug auf soziale und individuelle Anerkennung, Einkommen und narzißtische Gratifikation von den Universitäten in die harte Realität des Klinikalltags kommen. Diese Enttäuschung bearbeiten sie häufig über eine kontraphobische Kompensation, die sich nicht selten in einer arroganten Einstellung gegenüber dem Pflegepersonal ausdrückt. Eine andere Bearbeitungsmöglichkeit bietet die Konfliktvermeidung. Sie äußert sich in einer Anpassung, nicht selten verbunden mit einer Überschreitung der notwendigen Distanz zum Pflegepersonal und zu den Patienten, die der Zusammenarbeit ebenfalls nicht zuträglich ist. Auf seiten des Pflegepersonals spielt sicherlich ein wachsendes Selbstbewußtsein eine Rolle, welches sich im Zusammenhang mit einer verbesserten Ausbildung und auf dem Hintergrund einer gegenüber den Ärzten besseren beruflichen Organisation gebildet hat. Unterstützt wird die günstige berufspolitische Situation durch freie Stellen im Pflegebereich. Daneben dürften für die Spannungen zwischen Ärzten und Pflegepersonal auch Neidreaktionen den Ärzten gegenüber eine Rolle spielen, da diese jahrzehntelang das Pflegepersonal sicherlich nicht durchgehend freundlich behandelt haben. Neidreaktionen äußern sich in der Regel in der Entwertung der Ärzte bzw. der vorherrschenden Medizin, im Rückzug aus der Beziehung zu den Ärzten, in einer zunehmenden Kontrolle der Stationsvorgänge und auch der Ärzte, die vom Pflegepersonal in Anspruch genommen wird. Auch hier liegt im Rahmen einer integrativen psychosomatischen Arbeit ein wichtiger Aufgabenbereich für den psychosomatischen Mitarbeiter: *Er muß die im Stationsalltag der Gastabteilung gelegentlich paranoid anmutenden Ängste und gegenseitigen Feindbilder der unterschiedlichen Berufsgruppen wahrnehmen, ansprechen und versuchen, diese abzubauen, um über eine Verbesserung der Beziehungsstrukturen und des Arbeitsklimas wieder mehr eine ganzheitliche ärztlich-pflegerische Behandlung zu ermöglichen.* Er sollte zumindest nicht vermitteln, daß Ärzte, Schwestern und Pfleger bei all den Belastungen, denen sie sich ausgesetzt sehen, sich nun noch mehr um die psychischen und sozialen Belange der Patienten kümmern sollten. Dies kann zu Beginn schnell zum Scheitern der Zusammenarbeit führen. Der psychosomatische Mitarbeiter gerät dabei in die Gefahr, Projektionsfigur für die Binnenkonflikte

der Berufsgruppen und der Abteilung sowie der innerpsychischen Konflikte einzelner Ärzte, Schwestern und Pfleger zu sein und dann abgelehnt und ausgegrenzt zu werden.

Diese Erfahrung machte ich zu Beginn meiner Tätigkeit, als ich an Visiten und Stationsbesprechungen einer Abteilung teilnahm und dabei weniger die zu bewältigenden emotionalen Probleme der Patienten, die realen Nöte und interaktionellen Fragestellungen, sondern mehr die innerpsychische Problematik der Mitarbeiter im Auge hatte. Ich ließ mich zu Deutungen verleiten, die vielleicht auch richtig waren, jedoch aufgrund des falsch gewählten Zeitpunkts zu meiner Ablehnung führten. Hinzu kam, daß ich die Liaisontätigkeit auf Wunsch und mit ausdrücklicher Unterstützung des Leiters der somatischen Abteilung aufnahm. Ich übersah, daß ich dadurch von den Mitarbeitern der Station auf der Seite des leitenden Arztes, als dessen Vertreter in einer eher kontrollierenden Funktion erlebt wurde, was verständlicherweise für die Aufarbeitung interaktioneller und innerpsychischer Probleme auf der Station nicht förderlich war. Auch eine Balint-Gruppe, die ich für die Assistenten der Abteilung anbot, wurde nach kurzer Zeit nicht mehr akzeptiert wegen der mir dann auch verständlichen Skepsis der Assistenzärzte, daß bei der Bearbeitung hierarchischer Konflikte und der damit verbundenen Phantasien die Nachbesprechung der Balint-Gruppe zwischen dem leitenden Arzt der Abteilung und mir stattfinden könnte (5). Ich lernte daraus, daß ich als leitender Arzt der psychosomatischen Abteilung für die Ausarbeitung von Konzepten integrativer Psychosomatischer Medizin zuständig bin, auch konsiliarische Anforderungen übernehmen kann, ich mich jedoch aus der konkreten Arbeit im Liaisonbereich herauszuhalten hatte. So wichtig eine Kooperation zwischen den leitenden Ärzten ist, so hinderlich ist die aktive Mitarbeit des Leiters der psychosomatischen Abteilung im Liaisonbereich.

Beispiel für das Scheitern einer Liaisontätigkeit

Eine weitere Erfahrung lehrte uns, daß es nicht sinnvoll ist, einen Mitarbeiter der psychosomatischen Abteilung in einem Liaisonbereich alleine arbeiten zu lassen.
1981 nahm eine psychotherapeutisch ausgebildete Sozialpädagogin unserer Abteilung die Arbeit auf einer internistisch-onkologischen Abteilung auf. Sie war durch mehrere Hospitationen gut vorbereitet und arbeitete drei Monate als Hilfsschwester in dieser Abteilung. Eine Unterstützung hatte sie durch die Anbindung und Supervision in der psychosomatischen Abteilung, wobei von unserer Seite das von ihr eingebrachte Thema Sterben und Tod, mit dem sie sich ständig konfrontiert sah, nach und nach gemieden wurde. Innerhalb unserer Abteilung kam sie so in eine Außenseiterposition. In eine ähnliche Situation der Isolierung kam sie auf der internistisch-onkologischen Abteilung, auf der sie mit so viel Engagement angetreten war. Die Ärzte der Station waren froh, daß nun jemand da war, der sich um die besonders schwierigen und schwerkranken Patienten kümmerte, was bei diesen eher zu einer Trennung von somatischen und psychischen Anteilen an der Krankheitswahrnehmung führte – das Gegenteil von dem, was wir beabsichtigten. Eine Integration gelang nicht. Mit der Delegation der schwerkranken Patienten an die Mitarbeiterin unserer Abteilung wurden auch die Ängste des Pflegepersonals und der Ärzte delegiert. Eine Identifikation mit der psychosomatischen Mitarbeiterin fand nicht statt. Die Aufspaltung zwischen somatischen und psychischen Anteilen der Erkrankung vermittelte zudem manchem Patienten das Gefühl, von seinem Arzt abgewiesen zu werden, schwierig und unangenehm zu sein. Dies führte zu einer Störung der Kommunikation zwischen Arzt und Patient mit den sich daraus ergebenden Konsequenzen, etwa für die notwendige somatische Behandlung und die Compliance, oder es kam zu einer vermehrten Zuwendung zu paramedizinischen Methoden. Die psychosomatische Mitarbeiterin entwickelte eine resignative Haltung, zeitweise einen depressiven Rückzug und wechselte nach zwei Jahren innerhalb der psychosomatischen Abteilung den Arbeitsplatz (2).
Hieraus folgerten wir, daß die psychische Betreuung Teil der Gesamtbetreuung durch den Arzt bleiben sollte. Der psychosomatische Mitarbeiter sollte nach einer Anfangsphase seiner Tätigkeit, in der er die psychosoziale Betreuung der Patienten übernimmt, seine Aufgaben im wesentlichen in der *fachlichen Beratung* der Mitarbeiter der Gastabteilung sehen, weniger in der direkten Betreuung der Kranken, wobei die Beratung sowohl die Vermittlung psychologischer Kenntnisse, als auch das Angebot einer Balint-Gruppe und einer Stationsgruppe für Ärzte, Schwestern und Pfleger umfassen sollte.
Die Behandlung und Betreuung der schwerkranken Patienten kann dabei nur im Stationsrahmen erfolgen, wobei allen Mitarbeitern der Station Gelegenheit geboten werden muß, die eigene emotionale Belastung, die sich im Umgang mit den Kranken ergibt, erleben, ansprechen und reflektieren zu können. Die psychosomatische Liaisontätigkeit sollte wegen der sich stets wiederholenden Patientenproblematik und der damit verbundenen möglichen Überforderung auch nicht alleine, sondern in einem Team bzw. einer Arbeitsgruppe mit einer personellen Kontinuität der Mitarbeiter über mindestens drei Jahre geleistet werden (5). Dadurch kann am ehesten einer Isolierung und

Verausgabung bzw. Erschöpfung entgegengewirkt werden. Die Mitarbeiter unserer Abteilung arbeiten daher, soweit dies
organisatorisch eben möglich ist, in
jeweils zwei Gastabteilungen, eingebunden in ein Team bzw. eine Arbeitsgruppe
und eingebunden in die Supervision der
psychosomatischen Abteilung.

Stellenanforderung für den Liaison-dienst

Dazu ist es erforderlich, das wohl schwierigste Problem zu lösen, eine ausreichende Anzahl von Stellen für die Mitarbeiter
zu bekommen, um den Liaisondienst in
erforderlichem Maße auszudehnen. Als
hilfreich hat sich dabei die Einbindung
und frühzeitige Kooperation mit dem leitenden Arzt der Abteilung, mit dem eine
Zusammenarbeit geplant ist, erwiesen,
beispielsweise in Form einer gemeinsamen
Stellenanforderung für den geplanten
Liaisondienst.

Das folgende Muster eines Stellenantrags
kann in ähnlichen Fällen möglicherweise
Argumentations- und Formulierungshil-
fen geben:

*Antrag auf eine Planstelle für das Jahr 1991 für die
Psychosomatische Abteilung und die 4. Medizinische
Klinik:*
1 Psychologin/Psychologe bzw. Ärztin/Arzt BAT
IIa/Ib
In den letzten zwei Jahrzehnten sind im Bereich der
medizinischen Versorgung der Patienten mit chronischem Nierenversagen ganz erhebliche Erfolge
erzielt worden, so daß sich die Zahl der Dialysepatienten mehr als verdoppelt hat und bundesweit bei
etwa 25000 liegt. Die Indikation zur Dialyse wird
aufgrund verbesserter Technik immer weiter gestellt,
und es gelangen daher immer problematischere und
ältere Patienten zur Nierenersatztherapie. So sehr
die medizinische Versorgung gesichert ist, so sehr ist
die psychische Betreuung der Patienten unterent-
wickelt. Sie hat das Ziel, die Effizienz der psychosomatischen Versorgung zu unterstützen, die notwendige Zusammenarbeit zwischen Patient und
Arzt bzw. Pflegeperson zu verbessern, die familiären
Probleme dieser chronisch kranken Patienten bearbeiten zu helfen und die Wiedereingliederungschan-

ce, die durch die verbesserte somatische Behandlung
– z. B. Transplantation – möglich ist, zu nutzen. So ist
bekannt, daß die Durchführung der kostengünstigen
Heimdialyse in der Regel nicht von medizinischen,
sondern von seelischen und sozialen Daten abhängig
ist. So ist auch bekannt, daß die Rehabilitationschancen und die berufliche Wiedereingliederung
ebenso vor allem von seelischen und sozialen Faktoren abhängig sind.
Die seelische Belastung eines Dialysepatienten ist
mit der eines Krebskranken vergleichbar. Für diesen
Patientenkreis gibt es zumindest in Ansätzen vor-
bildliche psychoonkologische Versorgungseinrichtungen, die für Dialysepatienten fehlen. Psychotherapeutische Unterstützung kann auch nicht vom
ärztlichen oder vom Pflegepersonal in ausreichendem Umfang geleistet werden, weil die Stellenschlüssel zu knapp bemessen sind und die entsprechende
fachliche Ausbildung in aller Regel fehlt. Durch die
Schaffung einer psychologischen bzw. ärztlichen
Planstelle muß die Möglichkeit geschaffen werden,
diesen Patienten bei der Bearbeitung ihrer chronischen Krankheit Unterstützung zukommen zu lassen und die Rehabilitationschancen zu wahren.
Dabei stellen sich im wesentlichen fünf Problembereiche dar, die bei der zwar notwendigen, aber eher
einseitig somatischen Ausrichtung nicht in adäqua-
ter Art und Weise wahrgenommen werden können:
1. Die Vorbereitung chronisch niereninsuffizienter
   Patienten auf die Dialyse
2. Die Krisenintervention bei schwerwiegenden
   Komplikationen und Verarbeitungsproblemen
   des nicht selten lebenslangen Dialysedaseins
3. Die Vorbereitung der Patienten auf eine zu
   erwartende Transplantation
4. Die Nachsorge der Patienten nach Dialysebeginn
   und nach einer Transplantation zur Wahrung der
   Rehabilitationschancen und beruflichen Wiedereingliederung
5. Die außerordentlich problematische Situation
   der Patienten, die eine Beendigung ihrer Dialyse
   und damit ihren Tod wünschen

Diese Problembereiche, die von den somatischen
Kollegen der 4. Medizinischen Klinik und vom
dortigen Pflegepersonal bei allem Bemühen nicht
neben ihren sonstigen Tätigkeiten wahrgenommen
werden können, stehen im Vordergrund der Tätigkeit, die von einem Liaison-Psychologen bzw. Liai-
son-Arzt wahrzunehmen sind in einer engen Zusammenarbeit mit Ärzten, Schwestern und Pflegern der
4. Medizinischen Klinik. Die 4. Medizinische Klinik
ist die zentrale nephrologische Klinik im Nürnberger
Raum, die die Behandlung aller Patienten zu Beginn
ihrer Dialyse (etwa 50 pro Jahr) durchführt und zum
Teil im eigenen Dialysezentrum weiterbetreut.
Außerdem ist die 4. Medizinische Klinik die Anlauf-
klinik für alle Komplikationen von Dialysepatienten

aus dem fränkischen Raum, so daß täglich mehrere Kriseninterventionen erforderlich sind. Neben der psychotherapeutischen Behandlung bzw. Beratung der Patienten ist ebenso eine Zusammenarbeit mit Ärzten, Schwestern und Pflegern erforderlich, da diese durch die zunehmende Zahl chronischer Patienten oft an der Grenze ihrer psychischen Belastbarkeit arbeiten und dringend einer Entlastung durch kompetente Hilfestellung bedürfen. Diese kann erfolgen durch Stationsbesprechungen, Supervisionen, Balint-Gruppen – neben der psychotherapeutischen Betreuung bzw. Behandlung besonders schwieriger und belastender Patienten aus dem Problemkreis, der oben dargestellt ist.

Wir beantragen daher eine Psychologinnen/Psychologen- bzw. eine Ärztin/Arztstelle, die wegen der psychotherapeutischen Anbindung und erforderlichen Supervision der Psychosomatischen Abteilung zugeordnet werden soll, deren Arbeitsbereich aber ausschließlich in der 4. Medizinischen Klinik liegt. Uns ist bewußt, daß die finanzielle Situation der Stadt außerordentlich angespannt ist. Uns ist ebenso bewußt, daß ein nahezu gleichlautender Antrag für das Jahr 1990 aus eben diesem Grunde abgelehnt wurde. Uns ist aber auch bewußt – und dies möchten wir Ihnen vermitteln –, daß durch eine weitere Vernachlässigung des psychotherapeutischen und sozialen Bereichs sowohl ein nicht zu kleiner Teil der organisch-somatischen Erfolge wieder zunichte gemacht wird, als auch die Belastung des Personals, der Ärzte, Schwestern und Pfleger dergestalt zunimmt, daß eine ganzheitliche Versorgung gerade dieser schwerkranken Patienten in eine immer weitere Ferne rückt. Wir möchten Sie daher bitten, diesem Antrag für das Jahr 1991 stattzugeben.

Da mit einer Kosteneinsparung von seiten der Kassen zu rechnen ist durch die Aufnahme der oben angegebenen Tätigkeiten, so durch eine Abnahme der in Anspruch genommenen Krankenhaustage, eine Abnahme der behandlungsbedürftigen Krisen und eine Verbesserung der Rehabilitation und beruflichen Wiedereingliederung, kann dies bei den Pflegesatzverhandlungen mit den Vertretern der Krankenkassen geltend gemacht weden.

Leiter der 4. Medizinischen Klinik
Leiter der Psychosomatischen Abteilung

Ich habe einige Male die Erfahrung gemacht, daß es durch solche gemeinsamen Stellenanforderungen eher möglich ist, die Unterstützung des Trägers für den Aufbau einer psychosomatischen Abteilung und damit für den Ausbau der Liaisontätigkeit zu erhalten, so notwendig es auch ist, sich ebenso und in gleicher Intensität um die Unterstützung der lei-

tenden Ärzte zu bemühen, mit denen eine Zusammenarbeit aus personellen oder persönlichen Gründen nicht oder noch nicht möglich ist.

Standortbestimmung der Liaison-Psychosomatik

Aufbau, Kooperation, spezielle Probleme

Ein Zustandekommen oder Scheitern von Kooperationsformen ist aber durchaus nicht nur den somatischen Kollegen anzulasten. Psychosomatiker sind ja nicht selten davon überzeugt, diejenigen zu sein, die im wesentlichen gut sind und daß es die Somatiker sind, von denen sie bedroht werden. Als unschuldig Verfolgte blicken sie auf den angeblich schlimmen Verfolger. Indem sie diesem die Aggression zuteilen, die in Wahrheit auch in ihnen selbst steckt, können sie sich beim Scheitern integrativer Ansätze von Schuldgefühlen freihalten (8). Es ist mir nicht leichtgefallen, diese Feindbilder auch in mir zu entdecken, meine aggressiven und neidischen Gedanken und Gefühle gegenüber den somatischen Kollegen aufzudecken, die es, so meine ich manchmal, mit ihrem Krankheitsbegriff einfacher haben, mehr Anerkennung bekommen, über mehr Möglichkeiten und Mittel verfügen und nicht zuletzt auch mehr Geld verdienen. Es war mir nicht leicht und es gelingt mir sicherlich nicht immer, dies zu bedenken und nicht in der Entwertung der somatischen Kollegen und im eigenen Rückzug steckenzubleiben. Integration Psychosomatischer Medizin in die Allgemeinmedizin muß, wenn es zu einer fruchtbaren Kooperation kommt, auch heißen, die Integration bzw. Re-Integration der auf die Somatiker projizierten negativen Selbstanteile zu leisten.

Auf dem Weg der Integration muß die von der Psychosomatik im Liaisondienst geleistete Arbeit ein integrierter Bestandteil im Allgemeinkrankenhaus und gleichzeitig ein unentbehrliches Korrektiv gegenüber dem medizinisch-technischen Alltag werden. Wesentlich und zugleich schwierig dabei ist, die Effektivität der Liaison-Psychosomatik im Bewußtsein der somatischen Kollegen zu verankern. Dazu bedarf es nicht nur einer eigenen psychotherapeutischen Ausbildung, einer kontinuierlichen Supervision und eines ausreichend stabilen psychosomatischen Teams, sondern es sind auch, worauf Friedrich (1) hinwies, Kenntnisse zu erwerben über die Interessen- und Machtprozesse der Klinik und über die Struktur der jeweiligen Hierarchie. Dies sei erforderlich, um die Toleranzgrenzen der klinischen Organisation in bezug auf Veränderungsmöglichkeiten auszuloten. Ohne diese Kenntnisse bleibe der Liaison-Psychosomatiker in seinem Tun häufig naiv und verharre in einer passiven Rollenzuweisung durch Ärzte, Klinikleitung, Pflegepersonal und Patienten.

Lipowski (4) warnt vor weiterem Unbill: Der Liaisondienst könne sich nur selber schaden, wenn er einen missionarischen Übereifer entwickle und unrealistische Versuche unternehme, andere Ärzte zu bekehren sowie übertriebene Ansprüche hinsichtlich seiner klinischen Wirksamkeit geltend mache. Auch genügend Zeit muß man mitbringen. Es ist nicht angebracht, beim Aufbau einer integrativen Psychosomatik und eines psychosomatischen Liaisondienstes in kurzen Zeiträumen zu denken. Nach meiner Ansicht nimmt der Aufbau eines psychosomatischen Liaisondienstes mindestens drei bis fünf Jahre bis zu seiner Stabilisierung, der Aufbau einer psychosomatischen Arbeitsgruppe sechs bis acht Jahre in Anspruch. Die Arbeit wird dabei immer wieder von Rahmenbedingungen bedroht, auf die die psychosomatischen Mitarbeiter wenig Einfluß haben, so bei personellen Wechseln in der Leitungsfunktion der Gastabteilungen, in

der Verwaltung und in der Trägerschaft, die der Entwicklung einer integrativen Psychosomatik durchaus nicht immer zuträglich sind.

Diese Entwicklung wird aber vor allem von den finanziellen Mitteln abhängig sein, die der Psychosomatik zur Verfügung gestellt werden. *Erforderlich dafür ist es, das psychosomatische Anliegen nicht nur in der medizinischen, sondern auch in der gesellschaftlichen Öffentlichkeit deutlicher darzustellen.*

Der integrative Weg bleibt so für alle Beteiligten zwischen Erfolgserlebnissen und Enttäuschungen eine schwierige Alltagsarbeit und eine ständige Anstrengung, die immer wieder mit erheblichen Frustrationen verbunden ist. Gelingen wird dieser Weg nur, wenn sich die Psychosomatiker den Mühen der klinischen Alltagsarbeit unterziehen, wenn sie im Liaisonbereich präsent sind, wenn sie bereit sind, viel an Zeit zu investieren in die kleinen Gespräche auf dem Flur, in das gemeinsame Kaffeetrinken mit Schwestern, Pflegern und Ärzten, in den Austausch auch von banal anmutenden Informationen; wenn sie sich lösen können von ihren psychotherapeutischen Begriffen und versuchen, sich verständlich mitzuteilen, ohne ihre psychotherapeutische Identität in Frage zu stellen oder in eine Theoriefeindlichkeit zu geraten. Gemessen aber wird der Psychosomatiker am Ende allemal an seinem praktischen therapeutischen Tun und wie er dies vermittelt, und nicht an seinen theoretischen Überlegungen.

Literatur

1. Friedrich H. Soziologische Bemerkungen zur Liaison-Psychotherapie. In: Bräutigam W (Hrsg.): Kooperationsformen somatischer und psychosomatischer Medizin, Berlin-Heidelberg: Springer 1988.

2. Herty H. Psychosoziale Arbeit auf einer onkologischen Station. Münch Med Wschr 1984; 126: 223.

3. Jordan J, Overbeck G, Joos W. Psychische Bewältigungsmechanismen bei offenen Herzoperationen in Abhängigkeit von der Persönlichkeitsstruktur des Patienten. Zschr psychosom Med 1983; 29: 390.

4. Lipowski ZJ, Aktuelle Probleme des psychosomatisch-psychiatrischen Konsiliar- und Liaison-Dienstes. Psychother Psychosom med Psychol 1983; 33: 3.

5. Pontzen W, Daudert G, Dietz R, Kappauf H. Probleme und Möglichkeiten der Zusammenarbeit zwischen internistischen Onkologen und Psychosomatikern. Prax Psychother Psychosom 1988; 33: 35.

6. Pontzen W. Zehn Jahre Psychosomatische Abteilung am Allgemeinkrankenhaus – Rückblick und Perspektiven. Psychother Psychosom med Psychol 1990; 40: 346.

7. Richter HE. Der Weg zum neuen Denken. Schwerpunktthema: Feindbilder Psychosozial, Heft 1989; 40: 12, 57.

8. Richter HE. Der schwierige Weg einer kritischen Psychosomatik. Psychother Psychosom med Psychol 1990; 40: 318.

9. Rotmann M, Karstens R. Interaktionsprobleme der psychosomatischen Konsultationspraxis. Psyche 1974; 28: 669.

10. Uexküll Th, v. Das Spannungsfeld Praxis/Theorie in der Medizin. Kommentar zu dem Aufsatz von Walter Bräutigam: Ursachenfragen bei neurotischen und psychosomatischen Erkrankungen. Zschr psychosom Med 1990; 36: 223.

11. Wilhelm J, Balzer E. Intensivpflege zwischen Patient und Medizin. Soziologische Untersuchungen zum Verhältnis von Pflegenden und Ärzten auf Intensivstationen. In: Deppe HU, Friedrich H, Müller R (Hrsg). Das Krankenhaus: Kosten, Technik oder humane Versorgung. Frankfurt/M: Campus 1988.

Mein Weg zur Psychosomatischen Medizin

Ein Rückblick

Wolfgang Wesiack

Als Gymnasiast dachte ich nie daran, einmal Arzt zu werden. Dieser Gedanke war mir damals völlig fremd. In den letzten Jahren vor der Matura träumte ich – wohl um vor dem Kriegs- und politischen Geschehen der damaligen Zeit zu flüchten – von einem materiell unabhängigen und zurückgezogenen Leben, das ganz der Erkenntnis gewidmet sein sollte. Der unabhängige Privatgelehrte war mein Ideal.

Zu jener Zeit stand ich vor allem unter dem Einfluß des großartigen Werkes „Ergebnisse und Probleme der Naturwissenschaften" von Bernhard Bavink, das den damaligen Stand unseres naturwissenschaftlichen und anthropologischen Wissens kritisch referierte und reflektierte. Es wurde gewissermaßen zu meiner Bibel, und wenn ich auf eine einsame Insel nur ein einziges Buch hätte mitnehmen dürfen, hätte ich mich ohne Zögern für dieses Buch entschieden.

Meinen Gymnasiallehrern, die bei uns alle mit „Herr Professor" tituliert werden mußten, gelang es nicht, mein Interesse für den von ihnen vorgetragenen und geprüften Stoff zu wecken. Meinen Wissensdurst stillte ich durch das Lesen unzähliger Sachbücher – für die Schule lernte ich nur das Allernotwendigste. Nur an meinen Griechischlehrer denke ich heute noch mit Dankbarkeit zurück: Er gab uns eine ganz ausgezeichnete Einführung in die griechische Philosophie und ließ mich in diesen Stunden die Langeweile und Mühsal vergessen, die mir die Beschäftigung mit der griechischen Grammatik und Syntax verursachte. Kein Wunder also, daß ich damals den Entschluß faßte, mich nach der Matura, sobald es die Kriegs- und politischen Ereignisse zulassen würden, einem intensiven Studium der Naturwissenschaften, der Philosophie und der Psychologie zuzuwenden. Ein konkretes Berufsziel hatte ich, wie bereits erwähnt, damals nicht.

Als Soldat im Kriegswinter 1942/43 faßte ich den Entschluß, Medizin zu studieren und konnte bereits im Frühjahr 1943 als Angehöriger der Militärärztlichen Akademie in Berlin mit dem Studium beginnen. Dieser Entschluß wurde aus drei Quellen gespeist: In der Zerstörungswut und dem Massenwahn der damaligen Zeit schien mir plötzlich der Beruf des Arztes der einzig sinnvolle zu sein; außerdem konnte man damals als Soldat nur studieren, wenn das Studium zumindest vordergründig einen „kriegswichtigen" Charakter hatte, und schließlich hatte ich die Hoffnung, daß das Medizinstudium sowohl meinen naturwissenschaftlichen als auch den anthropologischen Wissensdurst befriedigen würde. Vom ersten bis zum zehnten Semester inskribierte ich parallel zu den medizinischen Pflichtvorlesungen Vorlesungen und Seminare in Philosophie und Psychologie. Meine bevorzugten Autoren während des Studiums waren Viktor von Weizsäcker und Karl Jaspers. Die Tatsache, daß diese beiden von mir damals besonders verehrten Geistesgrößen Sigmund Freud so gegensätzlich beurteilten, war für mich der Anlaß, mich eingehender mit der Psychoanalyse und psychoanalytischer Literatur zu beschäftigen.

Erstmals wurde mir schmerzlich bewußt, daß sowohl die „universitas scientiarum" als auch die Idee einer „Heilkunde des ganzen Menschen" nur ein frommer Wunsch, eigentlich eine Fiktion waren. In Wirklichkeit gab es, wie C.P. Snow das später formulierte, die „zwei Kulturen", nämlich die naturwissenschaftlich-technische und die geisteswissenschaftlich-literarische, die in Lehre, Foschung und gesellschaftlicher Realität mehr oder weniger unverbunden nebeneinander existierten. Durch die Konzeption meines Studiums, parallel (biologische) Medizin und Philosophie und Psychologie zu studieren, trug ich dem Rechnung, obwohl mir schon damals als Fernziel eine ganzheitliche, also Psychosomatische Medizin vorschwebte. Trotz intensiven Nachdenkens war ich jedoch unfähig, eine tragfähige Kommunikation oder gar Synthese dieser beiden „Kulturen" herzustellen.

Aus diesem Dilemma einen Ausweg suchend, wandte ich mich unter dem Einfluß des Medizinhistorikers Werner Leibbrand der Problemgeschichte der Medizin zu. Könnte es nicht möglich sein, als Medizinhistoriker das „missing link" der beiden „Kulturen" zu finden und für die Zukunft den Leib-Seele-Dualismus in der Medizin zu überwinden? Diese Idee war für mich faszinierend, zumal sie sich mit meinem ursprünglichen Wunsch, das kontemplative Leben eines Privatgelehrten zu führen, deckte. Sie war jedoch damals völlig unrealisierbar. Als mittelloser Heimatvertriebener, der ich inzwischen geworden war, konnte ich ja schließlich nicht auf Dauer die ökonomische Absicherung unserer jungen Familie ausschließlich meiner Frau überlassen. Ich mußte also nolens volens die Idealia mit den Realia irgendwie in Einklang bringen und nach einem Brotberuf Ausschau halten.

Nach Staatsexamen und Promotion stand ich vor der Frage, ob ich Psychiater oder Internist werden sollte. Ich entschied mich für die letztere Alternative, weil mir so die Realisierung einer ganzheitlichen Medizin eher möglich erschien. Parallel zur internistischen Assistenten- und Oberarzttätigkeit unterzog ich mich im 80 Kilometer entfernten Stuttgart einer psychoanalytischen Ausbildung. Dies war alles andere als einfach, weil ich nun über Jahre mehrmals wöchentlich am späten Nachmittag nach Stuttgart fahren, in der Nacht zurückkommen und am folgenden Morgen wieder meinen Klinikdienst antreten mußte. Wiederum mußte ich, wie schon früher als Gymnasiast und als Student, gewissermaßen ein Doppelleben führen. Jetzt sogar in zweifacher Hinsicht: Einerseits als klinisch tätiger Arzt und als psychoanalytischer Ausbildungskandidat, dann aber vor allem am Krankenbett, wo ich Internist und Psychotherapeut zu sein versuchte, was jedoch im klinischen Alltag kaum zu realisieren war.

Durch die neurosenpsychologische und psychodynamische Betrachtungsweise hat sich zweifellos mein Umgang mit den Patienten verändert, ich interessierte mich für ihre Biographien und versuchte, mich möglichst intensiv mit ihnen zu beschäftigen. Da und dort gelangen mir auch durch psychotherapeutische Gespräche und durch hypnotische Interventionen mehr oder weniger spektakuläre Symptomverbesserungen. Im ganzen gesehen blieb jedoch die Situation für mich (und wohl auch für die meisten Patienten) recht unbefriedigend. Ich sah zwar psychodynamische Zusammenhänge, sprach die Patienten darauf an und konnte ihnen, von Kurzinteraktionen abgesehen, dann doch nicht weiterhelfen, weil der klinische Alltag eine intensivere Beschäftigung mit den Patienten nicht zuließ. Unsere internistische Abteilung hatte damals 120 Betten mit vielen Schwer- und Schwerstkranken. Außer der Chefarzt- und Oberarztstelle, hatten wir über viele Jahre aber nur zwei und später drei Assistenzarztstellen. Besonders quälend war für mich die Tatsache, daß ich permanent bei den Patienten Möglichkeiten, ja dringende Notwendigkeiten einer psychotherapeutischen Intervention sah, die ich aber weder selbst durchführen noch deren Durchführung veranlassen konnte. Da unter diesen Umständen auch eine wissenschaftliche Betätigung so gut wie ausgeschlossen war, faßte ich den Entschluß, mich in eigener Praxis niederzulassen.

Nach den Erfahrungen, die ich in der Klinik gemacht hatte, war ich zunächst schwankend, ob ich mir eine internistische oder aber eine rein psychotherapeutisch-psychoanalytische Praxis aufbauen sollte, zumal es damals in der Stadt mehrere Internisten, aber auch im weiten Umkreis keinen Psychotherapeuten gab. Die Versuchung war groß, es so zu machen wie die meisten Ärzte, die eine psychoanalytische Ausbildung genossen hatten, nur noch ausschließlich als Psychotherapeuten tätig zu werden. Ich habe dies nicht getan, weil ich meine Praxis von Anfang an als Forschungsfeld konzipiert hatte. Dazu muß man heute wissen, daß es 1960, als ich meine Praxis eröffnete, nur vereinzelte klinische Versuche einer psychosomatischen Forschung und Therapie gab und der Versuch, dies in der Praxis zu realisieren, durchaus ein Wagnis und Experiment war, zumal es keine Vorbilder gab.

Ich konzipierte meine Arztpraxis zunächst streng dualistisch. Am Vormittag arbeitete ich als Internist mit EKG, Labor und Röntgen, am Nachmittag hatte ich meine Psychotherapiestunden. Diese Zweiteilung wurde noch dadurch verstärkt, daß ich auch in zwei getrennten Sprechzimmern, in einem üblichen ärztlichen mit weißem Mantel und einem persönlichen psychotherapeutischen ohne weißen Mantel arbeitete. Streng genommen übte ich damals zwei getrennte Tätig-

keiten aus, eine internistische und eine psychotherapeutische mit jeweils unterschiedlicher Klientel. Wie bereits früher in der Klinik war auch meine internistische Praxis durch eine stärkere Berücksichtigung psychosomatischer und psychosozialer Gesichtspunkte und eine zentrale Stellung des diagnostisch-therapeutischen Gespräches charakterisiert und unterschied sich dadurch von den meisten anderen internistischen und allgemein-medizinischen Praxen. Dies änderte jedoch wenig an der prinzipiellen Doppelgleisigkeit meiner Tätigkeit, die letztlich durch Sachzwänge erforderlich wurde. Eine internistische Tätigkeit, die mit technischen Hilfsmitteln arbeiten muß, erfordert natürlich ganz andere Rahmenbedingungen als etwa die Durchführung einer Psychoanalyse. Ich erkannte bald, daß es alles andere als zufällig war, wenn die meisten psychoanalytisch ausgebildeten Ärzte auf die Fortsetzung ihrer rein ärztlichen Tätigkeit ganz verzichteten. Die Psychoanalyse ist eben eine sehr spezielle therapeutische Methode, die besondere Rahmenbedingungen erfordert. Ich bin auch heute der Meinung, daß für den Zweck psychoanalytischer und auch gruppentherapeutischer Behandlungen eine strikte Trennung vom üblichen Praxisbetrieb erforderlich ist. Damals zog ich allerdings den Trennungsstrich anders: nämlich zwischen Organmedizin und Psychotherapie. Zu dieser Trennung kann ich heute nicht mehr stehen und halte sie für falsch. Nachfolgend will ich nun meine Entwicklung vom dualistischen zum integrativ arbeitenden Psychosomatiker schildern. Heute weiß ich – was ich damals nicht wußte – daß die Spaltungen in mir, an meinem Menschenbild, an meinen Modellvorstellungen vom gesunden und kranken Menschen und nicht bei meinen Patienten lag. Die Trennung meiner Patienten in (vorwiegend) organisch bzw. (vorwiegend) psychisch Kranke war viel weniger naturgegeben als durch meine

Modellvorstellungen induziert. Ich war offenbar – und das wurde durch meinen Ausbildungsgang, den ich deshalb relativ ausführlich geschildert habe, ein Produkt der „zwei Kulturen", der naturwissenschaftlich-technischen einerseits und der geisteswissenschaftlich-psychologischen andererseits. Ich fühlte mich relativ sicher, wenn ich die Symptome meiner Patienten entweder mit dem naturwissenschaftlichen Modell der biologischen oder, genauer gesagt, der biotechnischen Medizin oder aber andererseits mit dem psychodynamischen Neurosenmodell der Psychoanalyse erklären konnte. Am sichersten fühlte ich mich, wenn es mir gelang – was allerdings relativ selten der Fall war – den Patienten ganz der einen oder anderen Gruppe zuzuordnen. Große Schwierigkeiten bereitete mir aber der Wechsel von einem zum anderen Bezugssystem bei ein und demselben Patienten. Da mir die Klammer eines Gesamtkonzeptes damals noch fehlte, war ich immer wieder versucht, die Organveränderungen als „Folge" psychosozialer Konstellationen oder aber umgekehrt psychische Symptome als „Reaktionen" auf organische Prozesse zu interpretieren. Die jeweilige Interpretation hatte natürlich unterschiedliche therapeutische Indikationsstellungen zur Folge. Diesem Dilemma konnte ich mich auch nicht ganz entziehen, indem ich parallel psychotherapeutisch und pharmakologisch behandelte, denn unwillkürlich hielt ich eine der beiden Interpretationen für die wichtigere, was dann unwillkürlich den Interaktionsprozeß mit den Patienten keineswegs immer im günstigen Sinne beeinflußte. Dieses im Grunde genommen uralte Leib-Seele-Problem war viele Jahre mein zentrales ungelöstes Problem, mit dem ich mich immer wieder beschäftigte und vergeblich abmühte. Schon bald wurde mir klar, daß sich der Arzt mit drei massiven Widerständen auseinandersetzen muß, wenn er psychosomatisch, d.h. ganzheitlich tätig werden will. Es sind dies die Widerstände in ihm selbst, die Widerstände der Patienten und die Widerstände, die sich aus den Situationen, gesellschaftlichen und gesetzlich-politischen Bedingungen ergeben.

Als psychoanalytisch ausgebildeter Arzt war mir von Anfang an klar, daß es viel leichter ist, den Patienten gewissermaßen als naturwissenschaftliches Objekt distanziert zu untersuchen und zu behandeln, statt sich mit ihm als teilnehmender Beobachter in einen Interaktionsprozeß einzulassen, der zwangsläufig auch die persönliche Problematik des Arztes mit einbezieht. Die dadurch bedingten Probleme lassen sich durch einen Selbsterfahrungsprozeß des Arztes zwar nicht völlig ausschalten, aber doch wesentlich verringern. Die Skotome und Verzerrungen, die durch unsere wissenschaftlichen „Vor-Urteile" hervorgerufen werden, habe ich allerdings erst sehr viel später nach intensiver Beschäftigung mit wissenschaftstheoretischen Fragen erkannt.

Die Widerstände, die von den Patienten ausgehen, sind ja aus der Neurosenpsychologie sattsam bekannt. Der Umgang mit diesen Widerständen und Abwehrmechanismen erfordert große Kenntnisse und viel Erfahrung. Ich hatte einen relativ langen Lernprozeß zu durchlaufen, ehe ich erkannt habe, daß der Patient diese Widerstände zur Stabilisierung seines Selbst benötigt, und daß ein verfrühtes oder gar plumpes Ansprechen der Konflikte keine Besserung, sondern meist eine Verschlechterung des Zustandes des Patienten zur Folge hat. Erst im Laufe der Jahre habe ich gelernt, daß die Führung eines guten diagnostisch-therapeutischen Gesprächs der zentrale Punkt jeder Arzt-Patient-Interaktion und im wahrsten Sinne eine (allerdings erlernbare) „Kunst" ist.

Die Widerstände und Behinderungen, die von den gesellschaftlichen und ökonomischen Rahmenbedingungen ausgehen, erlebte ich als besonders gravierend und so bedrückend, daß ich mir in Phasen der Niedergeschlagenheit oft überlegte, ob es nicht das Vernünftigste wäre, den Beruf zu wechseln. Lediglich das Interesse am Forschungsfeld „psychosomatische ärztliche Praxis" und die Überzeugung, hier eine notwendige Pionierleistung zu vollbringen, ließen mich ausharren und weitermachen. Meine Erfahrungen über zwei Jahrzehnte psychosomatischer ärztlicher Praxis habe ich in meinem Buch „Psychosomatische Medizin in der ärztlichen Praxis" zusammengefaßt.

Während man nämlich die Widerstände, die im Arzt selbst liegen, durch eine Änderung und Erweiterung der Aus-, Weiter- und Fortbildung sowie durch einen täglich sich weiter vollziehenden Selbstklärungsprozeß überwinden und die von den Patienten ausgehenden Widerstände als berufsspezifische Aufgabe ansehen kann, steht man hier einer von Menschen selbst geschaffenen, meist recht wenig sachkundigen Bürokratie gegenüber, deren Borniertheit oft nur noch durch ihre Arroganz – gestützt auf die Macht des Staates, der Parteien und mancher Verbände – überboten wird. Überall sieht sich der praktizierende Arzt diesen Bürokraten gegenüber: bei den Behörden, bei den Vertretern der gesetzlichen und bei den Repräsentanten der privaten Krankenversicherungen. Sie geben vor, „nur ihr Pflicht zu tun" und dafür zu sorgen, daß kostensparend gearbeitet wird. In Wirklichkeit verursachen sie meist nur Ärger, Ineffizienz und zusätzliche Kosten. Die Kostenexplosion, die sie angeblich eindämmen wollen, geht – zumindest teilweise – auf ihr Konto. Mein Urteil über „die Bürokraten" mag einseitig und damit ungerecht sein. Es ist jedoch durch eigene leidvolle Erfahrungen entstanden. Wer als Arzt einem Patienten nicht helfen kann, weil eine im Ansatz verfehlte, an den Vorstellungen des neunzehnten Jahrhunderts orientierte und von allen Parteien im Grunde getragene Sozialpolitik und „soziale" Krankenversicherung den sekundären Krankheitsgewinn prämiert und zementiert und die Eigeninitiative und die Selbstheilungskräfte lähmt, wer sich bewußt ist, wie wenig Einfluß er als einzelner auf den Gesetzgebungs- und Verordnungsapparat hat, wer gar ein- oder mehrmals einem sachlich völlig unzureichenden und persönlich entwürdigenden Prüfungsverfahren ausgesetzt war, der weiß, wovon ich spreche!

Ich schreibe dies nicht, um zu lamentieren, zumal ich mir bewußt bin, daß auch soziale Organismen Systeme sind und grundsätzlich beeinflußt und verbessert werden können, deren Therapie aber ebenso mühselig ist wie die von chronifizierten Neurotikern und Psychotikern. Es geht mir vielmehr darum, dem Leser einen Eindruck davon zu vermitteln, wie schwierig es ist, Psychosomatische Medizin in der ärztlichen Praxis auszuüben.

Um nicht ungerecht zu sein, möchte ich darauf hinweisen, daß sich in den letzten 25 Jahren, die ich als niedergelassener Arzt überblicke, schon einiges in der richtigen Richtung bewegt hat. Während noch vor 30 Jahren jede psychotherapeutische oder gar psychosomatische Tätigkeit auf völlige Verständnislosigkeit und mehr oder weniger offene Ablehnung gestoßen ist, hat sich inzwischen die Stimmungslage so geändert, daß man in den letzten Jahren sowohl bei ärztlichen Kollegen wie auch bei den Vertretern der gesellschaftlichen Gruppierungen, den Krankenversicherungen und bei Politikern mit zunehmendem Interesse und teilweise sogar echtem Engagement und Förderungsbereitschaft rechnen kann.

Nachdem sich unter dem Einfluß von Persönlichkeit und Werk Michael Balints mein Interaktionsstil und meine „Technik" des diagnostisch-therapeutischen ärztlichen Gesprächs verändert und wesentlich verbessert hatten, wurde meine internistische immer mehr zu einer internistisch-psychosomatischen Praxis. Wahrscheinlich habe ich in dieser Entwicklungsphase – als Produkt des Dualismus – den psychosozialen Aspekt über- und den biologischen unterbewertet. Dies zeigte sich vor allem in der Änderung der Zusammensetzung meiner Klientel. Immer mehr Patienten suchten mich zur Behandlung ihrer neurotischen Beschwerden auf. Patienten mit Organerkrankungen suchten – soweit sie nicht selbst an die Möglichkeiten einer psychischen Mitverursachung ihres Leidens dachten – „richtige" Internisten auf. Meine Praxis geriet in eine ökonomische Krise, denn der internistisch-technische Aufwand, aus dem ich vor allem mein Einkommen bezog, wurde immer seltener benötigt. Der psychophysische Dualismus hatte inzwischen offenbar nicht nur von der Vorstellungswelt der Ärzte, sondern auch von der unserer Patienten Besitz ergriffen.

Meine Praxis hatte sich also inzwischen nicht unwesentlich verändert. Sie wurde allmählich zu einer Praxis mit einerseits einem psychosomatisch-internistischen und andererseits einem psychotherapeutisch-psychoanalytischen Schwerpunkt. Die Übergänge wurden fließend, was symbolisch dadurch zum Ausdruck kam, daß ich mir lächerlich vorkam, meinen weißen Arztkittel einmal an- und dann wieder auszuziehen. Da ich immer noch in den dualistischen Modellvorstellungen gefangen war und das psychologische Interpretationsmodell bevorzugte, zog ich meinen weißen Arztkittel ganz aus und verrichtete auch meine rein internistischen Aktivitäten wie körperliche Untersuchungen, Blutabnahmen, Spritzen usw. in „zivil". Einige Patienten nahmen mir das übel, einige wenige blieben sogar weg. Ich hatte offenbar symbolisch zu viel von meiner Arztqualifikation aufgegeben und mich zu stark zum psychotherapeutischen Pol hin bewegt. Wiederum war die Versuchung groß, die internistische Praxis ganz aufzugeben und mich nur noch der Psychotherapie zu widmen. Daß ich diesen naheliegenden Schritt nicht vollzogen habe, verdanke ich der Begegnung mit Thure von Uexküll. Als ich erstmals sein Buch „Grundfragen der psychosomatischen Medizin" las, fiel es mir wie Schuppen von den Augen. Hier hatte ein erfahrener (und genialer) Kliniker und Theoretiker der Medizin, ein „hiatros philosophos", auf die Frage nach der Beziehung zwischen „psyche" und „soma" sowie nach den Möglichkeiten und Grenzen unserer Erkenntnis – auf Probleme also, die mich seit meiner Studentenzeit beschäftigten, ja ungelöst quälten – eine neue, mir sofort einleuchtende Antwort gefunden. Bezogen auf das Modell der Handlung erschien mir gesundes und krankes Leben plötzlich in einem anderen Licht. Somatische und psychische Phänomene waren nun für mich nicht mehr kategorial verschiedene „Wesenheiten", sondern integrative Bestandteile eines Ganzen.

Einige Jahre nach diesen für mich wesentlichen Erkenntnissen, die meiner Praxis wiederum neue Akzente gaben, wurde die Universität Ulm gegründet. Thure von Uexküll war eines ihrer Gründungsmitglieder und konnte hier einige seiner Ideen verwirklichen und eine Reihe sehr engagierter Mitarbeiter um sich scharen. Da mein Praxisort nicht allzuweit von Ulm entfernt war, entwickelte sich bald ein reger Gedankenaustausch und schließlich eine intensive Zusammenarbeit mit Uexküll und seinem Arbeitskreis, die bis zum heutigen Tag andauern. Ich konnte mich in Ulm habilitieren.

Es mag eine Ironie des Schicksals sein, daß ich etwa zu der Zeit, in der ich die Reife, das Wissen und die Erfahrung hatte, eine psychosomatische ärztliche Praxis einigermaßen funktionsfähig zu organisieren, einen Ruf auf einen Lehrstuhl für Medizinische Psychologie und Psychotherapie erhalten und angenommen habe. Jetzt bin ich durch mein Amt wiederum in die Fänge des Dualismus geraten und vorwiegend einseitig psychotherapeutisch tätig. Ein Trost ist mir die Tatsache, daß sich mein Wirkungsbereich erweitert hat und ich nun Medizinstudenten und junge Ärzte motivieren und lehren kann, psychosomatisch tätige Ärzte zu werden.

Rückblickend erscheint mir mein Leben wie ein endloser Suchprozeß im Sinne der Gesetze von Versuch und Irrtum. So gesehen waren auch die Um- und Irrwege notwendig. Noch ist mein Suchprozeß nicht am Ziel angekommen.

Spezieller Teil

1 Ambulante Versorgung

Der Hausarzt als Psychosomatiker

Peter Helmich

Biographisches

Als ich vor 30 Jahren die väterliche Landarztpraxis übernahm, gab es ebenso wie heute keinen etablierten Weg zur integrierten Psychosomatik. Interesse an Philosophie und Psychologie bestimmten meine „Wahllektüre". Studium und Assistenzarzttätigkeit im Krankenhaus verliefen „normal", d.h. ausschließlich somatisch krankheitsorientiert.

Der Aufbau einer integrierten psychosomatischen Kompetenz als kassenärztlich tätiger Hausarzt vollzog sich weitgehend unbewußt, ohne spektakuläre Begegnungen, Einsichten und Prägungen. Mindestens 10 Jahre nach der Niederlassung mußte ich immer wieder dazulernen, um die Erwartungen meiner Patienten und die Aufgaben als Primärarzt besser erfüllen zu können. Es dauerte weitere 10 Jahre, bis meine Urteilsfähigkeit und Handlungskompetenz so weit ausgereift waren, daß ich immer häufiger Patienten ohne fremde Hilfe betreute. Kurse für Wahrnehmungstraining, 3 Jahre Selbsterfahrungsgruppe, 3 Jahre Balint-Arbeit, jahrelange Teilnahme an Psychotherapiefortbildungen und viel Literatur waren notwendige Hilfen auf meinem Weg zur integrierten Psychosomatik. Ebenso wichtig war die Reflexion über mißglückte und geglückte Erfahrungen und Erlebnisse mit meinen Patienten.

Unterscheide ich eine somatische von einer psychologischen Kompetenz, muß ich sagen, daß ich zum Erwerb meiner psychologischen Kompetenz wenig nutzbare Vorgaben und Angebote – vom Studium bis zu den Fortbildungen als niedergelassener Arzt – fand. Der somatische Bereich ist nicht leichter faßbar als der seelisch-geistige Anteil des ärztlichen Handelns, nur existiert im sogenannten psychotherapeutischen Bereich bis jetzt noch keine entsprechende Methode des Lehrens und Lernens. Dies soll nicht durch eine Defizitanalyse von Aus-, Weiter- und Fortbildung dargestellt werden, sondern im Angebot einer Strategie des eigenen Handelns.

Praxis- und Mitarbeiterstruktur

Zehn Jahre nach der Praxisübernahme gründete mein Schwager mit mir eine Gemeinschaftspraxis, in der pro Quartal etwa 2 500 Patienten betreut werden, davon sind 90 % Kassenpatienten. Unser Vertrag ist ganz einfach: alle Ein- und Ausgaben aus ärztlicher Tätigkeit werden halbiert, als Einnahmen gelten auch Honorare für ärztliche Tätigkeiten außerhalb der Praxis, z.B. für betriebsärztliches oder universitäres Arbeiten.

Der Kollege hat eine Zulassung als Unfallarzt und ist als Chirurg qualifiziert. Ich führe den Zusatztitel Psychotherapie.

Die bis vor wenigen Jahren ausgeübte hausärztliche Betreuung von Säuglingen und Kleinkindern ist durch Niederlassung von Pädiatern im Umfeld der Praxis nur noch im Not- und Sonntagsdienst möglich.

Für alle anderen Patienten sind wir typisch primärmedizinisch tätig: Jeder Patient bleibt bis zur Kompetenzgrenze in unserer Betreuung; Aufgaben und Maßnahmen außerhalb unseres Kompetenzbereichs werden durch kooperierende Spezialisten durchgeführt. Der zentrale Ansatz unserer Arbeitsweise ist die grundsätzliche *Aufhebung einer Trennung von „Beratung" und „Psychotherapie".* Wir sind zumindest bemüht, bei jedem Arzt-Patienten-Kontakt dem Selbstverständnis eines „Therapeuten" wie eines „Arztes" zu genügen (im krassen Gegensatz zur „öffentlichen Meinung"). Die aktuellen Bedürfnisse des Patienten und seine von mir wahrgenommene und erfragte Befindlichkeit bestimmen Inhalt und Umfang des jeweiligen Kontaktes, von der fünfminütigen Verordnung einer Dauermedikation, einer Blickdiagnose „Fußpilz" bis zum halbstündigen Gespräch bei aktuellen Problemen oder seelischem Leid.

Wir beschäftigen sechs Arzthelferinnen: zwei Voll-, drei Halbtagskräfte und eine Auszubildende; eine Helferin ist 32 Jahre, eine andere 23 Jahre in der Praxis tätig.

Patienten

Widerstände beim Patienten, ein biopsychosoziales Arbeitsbündnis zu gestalten, beobachten wir meist dann, wenn der Patient seinen Lebensstil, seine Kompensationsstrategien verändern sollte, da die bisherige Lebensweise sich nicht bewährt hat. Für ein somatopsychisches Angebot des Arztes sind fast alle Patienten dankbar. Somatische Fixierung ist weniger Patientenwiderstand als Folge einer ärztlichen Fehlbetreuung.

Aus meiner Praxis sollen einige Beispiele verdeutlichen, daß „integrierte Psychosomatik" nichts anderes meint als kompetente hausärztliche Tätigkeit.

Kasuistik 1: Ein 47jähriger LKW-Fahrer kommt zwei- bis dreimal jährlich zur Besprechung seiner Hypertonie, die seit 5 Jahren bekannt ist. Der Patient hatte seine Laborwerte kontrollieren lassen, möchte die Ergebnisse erfahren. Alle Parameter liegen im Normbereich, die RR-Werte nach Selbstmessung sowie der in der Praxis gemessene Wert liegen im Normbereich. Ein leichtes Übergewicht wird angesprochen, von Patient und Arzt wegen der beruflichen Situation seit Jahren akzeptiert.

Bei der Verabschiedung, schon im Gehen, meint der Patient: „Daß es im Bett nicht mehr so klappt wie früher, liegt wohl am Alter, Herr Doktor!"

Arzt: „Da reden wir über Ihre guten Laborwerte und Sie schweigen über Ihre „schlechte Sexualität". Jetzt setzen wir uns nochmal hin und Sie erzählen, was im Bett anders geworden ist." Wie ein Verdacht einer Herzinsuffizienz mit wenigen Fragen bestätigt oder widerlegt werden kann, so wurde hier gezielt gefragt: Wie hatte sich die Sexualität verändert? Libido, Potenz, Erektionsstörung, Frequenz und Dauer des Liebesspiels, wem macht es weniger Spaß, außereheliches Verhältnis, berufliche Überforderung. Keine der Antworten des Patienten deutete auf eine psychogene Ursache der Sexualstörung hin. Eine nachdenkliche Gesprächspause nutzte der Patient zu der Frage: „Herr Doktor, in der Gebrauchsanweisung meines Hochdruckmedikaments steht ja alles Mögliche – auch was von Sexualitätsstörungen – ich hab schon mal gedacht, vielleicht macht dich die ewige Tabletteneinnahme so schlapp." Ein Auslaßversuch über 4 Wochen harmonisierte die sexuelle Welt des Ehepaares und der Blutdruck blieb, bei wöchentlicher Selbstkontrolle, normoton.

Kommentar: Trotz langjähriger hausärztlicher Beziehung zögerte der Patient, sein sexuelles Problem vorzutragen. Das Problem konnte bei einem Sprechstundentermin gelöst werden, weil der Arzt diagnostisch-therapeutisch das sexuelle Symptom nicht anders als z.B. einen ersten „Herzschmerz" des Patienten aufgegriffen hatte: das Symptom wurde ernst und wichtig genommen, es wurde regelhaft differentialdiagnostisch eingegrenzt. Die gemeinsame unbefangene Suche nach Erklärungen der erektilen Dysfunktion ließ den Patienten seinen begründeten Verdacht einbringen, eine zwar seltene, aber mögliche Nebenwirkung des Antihypertensivums (Betarezeptorenblocker) anzunehmen. Der Arzt verzichtete auf sein Vorurteil einer Psychogenese und prüfte zuerst die Patientenmeinung. Die Möglichkeit, Meinungen ihrer Bedeutung entsprechend zu gewichten, mußte der Arzt erst mühsam einüben.

Kasuistik 2: Katja, 18jährig, Gymnasiastin, seit ihrer Geburt mit ihrer Familie in hausärztlicher Betreuung.
Patientin: „Herr Doktor, ich weiß nicht, ob ich überhaupt krank bin – aber ich bin immer müde, schlapp, habe selten Appetit und kann mich schlecht aufs Lernen konzentrieren."
Arzt: „Da weiß ich auch noch nicht, ob du krank bist – auf jeden Fall fühlst du dich schlecht. Wie lange ist dir denn schon so?"
Patientin: „Weiß ich gar nicht so genau, aber mindestens seit einem Monat!"
Arzt denkt: das ist sicher ihr Kummer – Vater 50jährig vor 2 Jahren an Lungenkrebs gestorben, Mutter vor einem Jahr an Darmkrebs mit regionärem Lymphknotenbefall operiert und bestrahlt.
Arzt: „Katja, du hast ja schreckliches erlebt in den letzten 2 Jahren, du mußtest dich immer tapfer zeigen bei der Mutter und bei Timm (13jähriger Bruder), hast den beiden auch viel geholfen! Und jetzt bist du müde von deinem Helfen und deinem großen Kummer."
Die Patientin beginnt, heftig zu weinen.
Arzt ist sehr betroffen von Katjas Leid, sieht mehr ein einsames, hilfloses Kind als eine Patientin in ihr.
Arzt: „Das ist gut, daß du zeigst, wie sehr dir zum Weinen ist!"

Patientin: „Können das nicht auch erste Zeichen von Krebs bei mir sein? Bei Mutter hat der Internist auch nach Vaters Tod ein halbes Jahr lang immer nur gesagt, das sei alles seelisch!" (ein leider berechtigter Vorwurf!)
Arzt denkt: Es gibt richtige Krebsfamilien – das wäre schrecklich – sei vorsichtig – du mußt Katja und dich vom Gegenteil überzeugen! – Leukämie? –
Arzt: „Katja, du hast recht, wir wollen deine Beschwerden und Symptome alle ernst nehmen. Und als erstes werden wir feststellen, daß du keinen Krebs hast!"
Arzt untersucht die Patientin und berichtet bei jedem Organsystem, daß er dessen Gesundheit erkenne.
Arzt: „Hast du abgenommen in den letzten Monaten? Du siehst eigentlich noch ganz schön mollig aus!"
Patientin, lachend: „Da haben Sie recht – wenn ich wenigstens vor Kummer abgenommen hätte – vom „Kummerspeck" hab' ich kein Pfund weniger!"
Arzt zeigt seine Erleichterung: „Gott sei Dank, jetzt bin ich schon zu 99 % sicher, daß du keinen Krebs hast!"
Arzt beobachtet überrascht eine erneute traurige Spannung bei Katja.
Arzt: „Woran denkst du jetzt gerade? Ich spüre, daß dich noch was anderes bedrückt! Ich würd' mich freuen, wenn du offen mit mir darüber reden könntest."

Patientin: „Ja eigentlich, ich schäm' mich so – aber Sie wissen doch, daß Mami einen neuen Freund hat – das ist ja für Mami auch schön, und eigentlich sollte ich mich darüber freuen. Aber ich mag den überhaupt nicht!" –
Arzt: „Und du vergleichst den immer mit Papa und meinst, Mama verrät Papa, wenn sie mit dem ins Bett geht."
Die Patientin beginnt wieder heftig zu weinen: „Ich find' das eine Schweinerei und das hat Papi nicht verdient!"
Arzthelferin kommt ins Sprechzimmer, mit vorwurfsvoll schlechtgelaunter Miene und legt einen Zettel vor den Arzt mit der eindeutigen Botschaft: „Sie sind eine Stunde über die Zeit, es warten fünf Patienten!!" Solche Nachrichten sind abgesprochen und erlaubt, wenn wie hier mehrere „850/851er Patienten" hintereinander die vorgesehenen je 15 Minuten im Terminplan überschreiten und der Unmut der wartenden Patienten wächst und die unschuldig beschimpften Helferinnen zunehmend ihre sonst beispielhafte Freundlichkeit verlieren. In diesem Fall ignoriert der Arzt die Aufforderung, „schneller" zu arbeiten; häufig beendet er jedoch dann ein ausuferndes Gespräch, obgleich es für Arzt und Patient lohnend ist.
Arzt: „Ich kann deine Wut gut verstehen, das ist eine recht schwierige Situation für dich. Der Vater ist für dich unersetzbar – aber darf und soll deine 45jährige Mutter nicht einen zweiten Mann finden? Und wenn du nach dem Abitur zum Studium fortgehst, fällt dir der Abschied nicht leichter, wenn du weißt, die Tochter geht, der Freund bleibt? Und noch was ganz Wichtiges: So wie ich deinen Vater gekannt habe, stell' ich mir vor, der schaut wohlwollend von oben 'runter und freut sich, daß seine Frau nicht mehr so unglücklich ist und mit ihrer unsicheren Gesundheit nicht mehr so alleine ist."

Patientin: „Ja, Vati hat sich immer sehr gefreut, wenn es Mami gutging. Wenn man das so sieht, ist das alles ja gar nicht so schlimm!"
Es wird ein Labortermin abgesprochen, um Katja zusätzliche Sicherheit und dem Arzt ein zusätzliches Honorar zu geben. Es könnte „sicherheitshalber" in der Praxis noch ein EKG und eine Lungenaufnahme gemacht werden, aber dies „erlaubt" sich der Arzt nicht; er fühlt sich zufrieden mit dem geglückten Gespräch.

Kasuistik 3: 62jährige Frau, wirkt vorzeitig gealtert, unfroh, klagsam. Seit wenigen Monaten als neue Patientin nach Umzug in der Praxis bekannt. Aus mitgebrachten Artzbriefen folgende Diagnosen übernommen:
Thorakalsyndrom bei BWS-Skoliose, leichte Osteoporose der BWS/LWS, Spondylosis deformans der LWS, HWS-Syndrom. Die übliche Therapie hatte keinen Erfolg, die Patientin klagte über „ihre ewigen Rückenschmerzen". Bisher hatte sich der Arzt „orthopädisch" verhalten, Veränderungen der Wirbelsäule besprochen, erklärt und Tabletten verordnet.
Die fünfte Konsultation wurde zu einem Gespräch. Zum ersten Mal nach 44 Jahren hatte die Patientin die Chance, ihre „wahre Geschichte" zu erzählen: 18jährig hatte ein russischer Soldat sie mit einem Gewehrkolben durch einen Schlag auf den Rücken niedergeschlagen und vergewaltigt. Weder der Ehemann noch die vielen Ärzte haben davon erfahren. Warum?
Patientin: „Sie sind der erste, der mich so richtig nach dem Anfang meiner Rückenschmerzen gefragt hat. Zuerst hatte ich ja Angst, aber dann merkte ich, daß ich richtig froh war, endlich mal davon erzählen zu dürfen. Und jetzt ist mir, als ob ein Stopfen aus einer Flasche gezogen wär!"

Ihr „Kreuz" wurde bei den nächsten zwei Praxisbesuchen „besprochen" und zur Überraschung von Patientin und Arzt sind nun seit mehr als 2 Jahren die alten Rückenschmerzen nur noch nach besonderen körperlichen Belastungen störend und sprechen gut auf Diclofenac an. Jahrzehntelange Arztbesuche, hunderte von Spritzen, jahrzehntelange Medikamentenverordnungen waren für die Patientin nutzlos und von Nutzen nur für die „sprachlosen" Ärzte gewesen.

Kasuistik 4: In der Urlaubsvertretung für einen Kollegen kommt eine 41jährige, bisher dem Arzt unbekannte Patientin in die Sprechstunde. Die Büroangestellte macht einen angenehmen, gesunden Eindruck.
Patientin: „Herr Doktor, ich hab's am Magen. Mein Arzt hat mir schon was verschrieben, aber das hilft nicht. Könnten Sie mir bitte etwas Stärkeres aufschreiben?"
Arzt: „Welches Medikament haben Sie denn eingenommen?"
Patientin: „XY – 3 x 1 Tablette zu den Mahlzeiten."
Arzt: „Das ist ein gutes Medikament, das verschreibe ich auch öfter. Seit wann haben Sie denn diese Beschwerden?"
Patientin: „Seit ich wieder arbeite – ich war 6 Monate krank."
Arzt: „Weshalb konnten Sie so lange nicht arbeiten?"
Patientin: „Ich hatte Brustkrebs, eine Brust fehlt, und ich bin bestrahlt worden."
Arzt: „Da hat es Sie aber hart getroffen – solche Krankheit gibt Ihnen viele Probleme zum Lösen auf – welches ist eigentlich heute Ihr größtes Problem?"
Patientin: „Daß ich mit niemand so richtig über alles reden kann. Mein Freund soll auch nicht nur mein Thema Nr. 1 mitkriegen, meine Mutter fängt gleich an zu heulen, dann muß ich die

trösten. Meine jüngere Schwester – mit der kann ich am besten über alles reden, aber die hat jetzt selber Probleme – der Freund hat eine andere Frau und will meine Schwester verlassen."
Arzt: „Wie war das denn, als Sie wieder ins Büro kamen?"
Patientin: „Die waren nett und haben sich gefreut, daß ich wieder da war."
Arzt: „Wissen die von Ihrer Krebserkrankung?"
Patientin: „Nein, das hab' ich niemand erzählt!"
Im folgenden Gespräch überlegt die Patientin mit dem Arzt, warum wir über einen Armbruch oder Herzinfarkt leichter mit Arbeitskollegen oder Bekannten reden können als über eine Brustkrebserkrankung. Die Patientin ist nachher überzeugt, ohne „Geheimnis" leichter ins Büro zu gehen und übt mit dem Arzt, wie und was sie den Kollegen über ihren Krebs sagen will. Sie beginnt, ihre Krankengeschichte als ihre Lebenserfahrung zu begreifen, über die sie mit Gewinn für sich und ihre Gesprächspartner reden möchte und kann. Anschließend fragt der Arzt, ob er ihren Leib untersuchen soll und ob ein Medikament nötig sei.
Patientin: „Herr Doktor, jetzt hab' ich mir den Magendruck weggeredet, jetzt brauch' ich keine Tabletten mehr, glaube ich. Vielen Dank, Herr Doktor!" (Dauer des Gesprächs: 20 Minuten)

Kasuistik 5: 51jähriger Werksbus- und LKW-Fahrer; seit Jahren in der Praxis betreut mit Bluthochdruck, 190 cm, 112 kg. In der Freizeit hilft er bei einem Landwirt aus der Nachbarschaft, lebt als Junggeselle in einer Ein-Zimmer-Werkswohnung mit Bad. Patient kommt acht- bis 10mal jährlich in die Praxis, klagt seit Jahren über diffuse Beschwerden in Armen, Beinen, Kopf. Auf Wunsch des Patienten mehrfach veranlaßte, fachärztliche Untersuchungen ergaben keine zusätzlichen Diagnosen. Typischer Dialog mit dem Patienten:

Patient: „Da muß doch was sein, sonst hätte ich doch keine Beschwerden!"

Arzt: „Ihr Hausarzt, der Sie seit Jahren kennt, findet keine neuen Krankheiten, die Spezialisten auch nicht – da brauchen Sie sich keine Sorgen zu machen!"

Patient: „Sorgen mach' ich mir keine, aber von nix hat man auch keine Beschwerden im Arm, im Bein und den Druck im Kopf! Ihr Ärzte sagt immer nur: nehmen Sie 30 Kilogramm ab – dabei hab' ich schon 12 Kilogramm 'runtergeholt – und der Blutdruck sei schuld, dabei ist der seit einem Jahr normal!"

Arzt denkt: „Seit Jahren sitzt du so fett bei mir im Zimmer – alles hab' ich überlegt, Arbeitsplatzwechsel, Freundin, Kegelklub, Skatklub, Selbsthilfegruppe, Psychotherapie – alles hast du abgelehnt – eine anständige Krankheit soll ich endlich finden! Vielleicht autogenes Training ..."

Arzt: „Wissen Sie, da fällt mir 'was Gutes und sehr geeignetes für Sie ein – autogenes Training! Bei Mißempfindungen und gesunden Organen..."

Patient: „Darf ich Sie mal unterbrechen, Herr Doktor! Über die Sache haben Sie mir schon mal ein Blatt mitgegeben, was das ist und wofür das gut sein soll – wissen Sie, ruhig bin ich genug, eigentlich zu ruhig! Nein, das ist überhaupt nix für mich. Überhaupt – Sie meinen immer, das seien nur die Nerven bei mir – dann schicken Sie mich doch gleich zum Psychiater und dann in die Klapsmühle, wenn Sie meinen. Dann bilde ich mir das eben alles nur ein, was ich da jeden Tag erlebe. Dann verschreiben Sie mir wenigstens die Tabletten für den Blutdruck, dann sind Sie mich wieder los!"

Arzt denkt: „Du ärgerst dich über mich, ich ärgere mich über dich. Du kannst dir nicht helfen, ich kann dir nicht helfen, wer oder was kann dir helfen – ich habe keine Lust mehr, darüber nachzudenken. Vielleicht finde ich dein Leben schlimmer als du selber. Ich will mich bemühen, dich so zu ertragen, wie du bist."

Arzt: „Ich merk', Sie sind ganz schön wütend auf uns Ärzte! Ich muß ja auch zugeben, was Gescheites ist uns nicht eingefallen, sonst wären Sie ja Ihre Beschwerden los, Ihren Blutdruck haben Sie ja gut im Griff, diese 12 Kilogramm weniger halten Sie schon seit 4 Monaten – da sieht man doch, daß Sie sich bemühen."

Patient: „Und seit 3 Jahren keine Zigaretten mehr!"

Arzt: „Da sehen Sie mal! Sie beobachten die Beschwerden mal, wenn was Besonderes auftritt, dann aber melden! Auf Wiedersehen!"

Kommentar: Der Arzt soll dem Patienten Berater, Begleiter und auch Helfer sein; er soll ihn nicht nach seinen eigenen Vorstellungen verändern! Trotz meiner Erfolg- und Hilflosigkeit bleibe ich der „richtige Arzt" für diesen Patienten. Meine wesentliche Betreuungsaufgabe sehe ich darin, seine Inaktivität, sein Übergewicht, seine Lust- und Freudlosigkeit zu ertragen, dem Patienten zu lassen und dabei wachsam zu bleiben, ob „richtige Krankheiten" auftreten, um diese dann angemessen zu behandeln.

Unsere Patienten möchten alle reden, wir müssen sie nur zu Wort kommen lassen! Schweigen ist oft Verschweigen und dann nicht Gold, sondern macht Leib und Seele krank. Das Mitteilen bedrängender Gefühle und Gedanken ist eine Eröffnung wie der Schnitt mit dem Skalpell in einen Abszeß – das Krankmachende fließt ab,

Heilung wird möglich. Der Patient möchte sich anvertrauen, sich sein Leid „von der Seele reden", er möchte „endlich mal etwas los werden", aber der Arzt muß für diese Begegnung kompetent vorbereitet sein, in jeder Sprechstunde, bei jedem Patienten.

Es wäre reizvoll, mit weiteren Beispielen das Spektrum hausärztlicher Tätigkeiten darzustellen, um das unverzichtbare Konzept einer integrierten Psychosomatik sichtbar zu machen. Der abgesprochenen Kürze wegen möchte ich meine Erfahrungen und Vorstellungen zusammenfassend vermitteln: Für die somatische Medizin ist nachgewiesen, daß von ungefähr 40 000 beschriebenen und definierten Krankheiten und Syndromen die häufigsten 50 mehr als 80 % der Krankheiten in der hausärztlichen Praxis ausmachen. Wer sich also bei 50 Krankheiten gut auskennt, kann 80 % seiner Patienten gut betreuen – soweit es den somatischen Krankheitsbereich betrifft.

Meine Beobachtung und These lautet: wenige Problembereiche machen ebenso 80 % aller durch Psychotherapie/Psychosomatik therapierbaren Patientenanliegen in der Primärversorgung aus. Wer den diagnostisch-therapeutischen Umgang mit diesen Problembereichen erlernt hat, kann bei den meisten seiner Patienten den psychischen Aspekt ihres Seins und Krankseins als Hausarzt angemessen aufgreifen und in die ärztliche Intervention integrieren. Tausende von Psychotherapiebüchern und Hunderte von therapeutischen Schulen, Theorien und Methoden schrecken die Nichttherapeuten ab; wenige definierte Problembereiche erscheinen überschaubar, lernbar.

Weil sie keine Krankheitsdiagnosen, sondern menschliche Lebensprobleme darstellen, sind wir Ärzte wie unsere Patienten – in verschiedenem Ausmaß – von diesen Problemen selbst betroffen. Deshalb sind Selbsterfahrung und Balint-Gruppe die obligaten wie optimalen Lernmethoden einer integrierten Psychosomatik.

Widerstände und Schwierigkeiten

Warum wird so wenig integrierte Psychosomatik in der allgemeinärztlichen Praxis realisiert?

Die zentrale Erklärung ist banal: weil in der ärztlichen Aus-, Weiter- und Fortbildung dieses Handlungskonzept nicht oder nur marginal vermittelt wird. Das große Dilemma besteht darin, daß die psychotherapeutischen/psychosomatischen Experten an den Universitäten, in den Spezialabteilungen der Kliniken und selbst die kassenärztlich niedergelassenen Therapeuten eben keine integrierte, sondern eine **isolierte** Psychotherapie betreiben. Meines Erachtens werden die zukünftigen Lehrer einer integrierten Psychosomatik klinische Gebietsärzte sein, welche zusätzlich eine vertiefte psychotherapeutische Kompetenz erworben haben. Prädestiniert für eine solche Aufgabe sind Allgemeinärzte, allgemeine Internisten, Gynäkologen und Pädiater.

Weitere Hemmnisse, integriert psychosomatisch zu arbeiten, sind:

■ Zeitaufwand: es ist zeitaufwendiger, als nur somatisch zu arbeiten.

■ Finanzen: es ist pekuniär ergiebiger, somatisch-apparativ zu arbeiten; auch der geltende EBM hat hier wenig geändert.

■ Kompetenz: der biopsychosoziale Betreuungsansatz verlangt eine hohe somatisch-medizinische Kompetenz, weil mit weniger technischem Einsatz für Arzt und Patient die gleiche diagnostische Sicherheit vermittelt werden soll.

■ Restrisiko: Arzt und Patient leben bewußt in einem unvermeidbaren Restrisiko, in einer Restunsicherheit, wenn integriert-psychosomatisch gearbeitet wird. In einem identischen, aber verdrängten Restrisiko der somatischen Medizin, glauben Ärzte und Patienten besser zu leben.

■ Denkstrukturen: funktionelle Beschwerden, psychogene Beschwerden sind „Rest-Diagnosen", d.h. wenn Arzt und Patient keine „richtigen" Krankheiten, keine „harten" Befunde, trotz oft jahrelangen Suchens, finden konnten, nennt man das Unauffindbare „funktionelle/psychogene Beschwerden". Die immer subtiler werdende somatische Diagnostik läßt bei jedem Patienten einen pathologischen bzw. von der Norm abweichenden organischen Befund zum Festhalten finden; die jungen Ärzte werden folglich noch stärker zur Einäugigkeit verführt.

■ Gesellschaftliche Aspekte: die somatische Krankheit ist vorzeigbar, „unverschuldet", psychisches Leid hat einen gesellschaftlichen Unwert, wird verheimlicht, ist „selbstverschuldet", ist verwandt mit Geisteskrankheit und Simulation. Diese Wertkategorien gelten sowohl für Ärzte wie für Patienten.

■ Widerstände: psychische Problematik spricht im Arzt häufig Eigenes an, was nicht angesprochen werden möchte. Greifen wir es nicht beim Patienten auf, gelingt die eigene Verdrängung besser.

Ökonomische Aspekte

Widerstände beim Arzt, die somatische Ebene zu verlassen, sind falsche ökonomische Anreize und Notwendigkeiten in unserem Gesundheitssystem sowie vor allem Defizite in der ärztlichen Aus-, Weiter- und Fortbildung.

Bei einem 12-Stunden-Tag mit 20 bis 40 Patientenkontakten spielt zusätzlich die aktuelle Befindlichkeit des Arztes eine bestimmende Rolle für den Grad der Verwirklichung eines biopsychosozialen Arbeitsansatzes. Ein volles Wartezimmer, in Grippezeiten Wartezeiten trotz Bestellsystem im 15-Minuten-Takt, setzen mich unter Zeitdruck. Das Reduzieren der Patientenanliegen auf eine somatisch-technische Medizin bedeutet Zeitgewinn. Das muß vom Patienten nicht immer defizitär erlebt werden, bedeutet nicht zwangsläufig Einbuße an Versorgungsqualität. Das Kassenarztrecht verlangt, jede ärztliche Intervention auf das „medizinisch Notwendige" zu begrenzen. Die solidarische Finanzierung der Leistungen der gesetzlichen Krankenkassen soll sich auf das beschränken, was nach den Regeln der ärztlichen Kunst als wissenschaftlich gesicherte Heilmethode anerkannt und ausreichend ist. Wie soll je geprüft werden, welches Maß meiner Zuwendung, Aufmerksamkeit und psychologischen Intervention bei einem aktuellen Patientenkontakt „notwendig und ausreichend" ist? Wann beginnt eine „Luxus-Zuwendung"? Wie rechne ich meine integrierte Psychosomatische Medizin ab?

Die letzte große EBM-Reform unter S. Häußler (1987) wollte die „sprechende Medizin" mit definierten Leistungslegenden in der primärärztlichen Versorgung fördern. Die Reform hat sich dabei an das in Einzelleistungen aufgesplittete somatisch-technische Leistungsangebot angepaßt. So muß der Arzt unterscheiden, ob er eine „einfache Beratung" (1)[1], eine „symptombezogene Beratung" (4) oder eine „Therapieabsprache" (10) durchgeführt hat. Eine Sexualberatung muß er von anderen Beratungsinhalten abgrenzen (13). Eine „lebenssituations-verändernde Erörterung" bei bedrohlicher Erkrankung bringt einige Mark mehr (11). Wann ist eine „syndrombezogene verbale Intervention" notwendig oder ausreichend? Der Arzt soll wissen und unterschiedlich abrechnen, ob er ein „psychopathologisch definiertes Krankheitsbild" behandelt (825), eine psychosomatische Krankheit diagnostiziert (850) oder behandelt (851).

Dieser absurde und undurchdringliche Abrechnungsdschungel wird durch eine willkürlich festgesetzte Kombinationsmöglichkeit mit anderen Ziffern bzw. deren Ausschluß trotz notwendiger Leistungserbringung für den redlichen, um Patienten bemühten Arzt nicht nutzbar. Eine simultane somato-psychische Patientenbehandlung verlangt nach einem integrierenden Honorierungssystem. Die zentrale, plausible Richtgröße für ärztliches Honorar ist die vom Arzt eingebrachte Zeit. Mit wenigen Ziffern wären Hunderte der heutigen EBM-Leistungen gerecht, ehrlich und prüfbar abzurechnen: Kontakte bis 10 Minuten, bis 20 Minuten, bis 30 Minuten, jeweils mit oder ohne körperliche Untersuchung. So würde die ärztliche Aufmerksamkeit wieder auf den Patienten und seine Anliegen gerichtet, die EBM-orientierte Kontaktgestaltung wäre überwunden bzw. „machte sich nicht mehr bezahlt".

Notwendige weitere Schritte, Wünsche, Utopien

Integrierte Psychosomatik wird in der Kassenpraxis heute kaum mehr betrieben als vor 10 Jahren. Die wenigen Allgemeinärzte, Pädiater, Gynäkologen, die sich eine gleichwertige Kompetenz im psychotherapeutischen wie im somatischen Bereich aufgebaut haben, werden von Kollegen und vor allem von Patienten zunehmend als Psychotherapeuten „mißbraucht", müssen immer mehr isolierte Psychotherapie betreiben, werden hierin engagierter und kompetenter und gehen somit der integrierten Psycho-Somatik in ihrer gebietsärztlichen Praxis Stunde um Stunde verloren. Nur mit täglichem Bemühen gelingt es mir, nicht mehr als zwei Sitzungen pro Tag zu vereinbaren.

Es sollten Methoden diesseits der üblichen Diagnoseschemen entwickelt werden, um Problembeschreibung, -erkennung und -lösung für den Praxisalltag in Klinik und Praxis zu erarbeiten.

In Aus-, Weiter- und Fortbildung muß eine spezifische Psychotherapie/Psychosomatik für jeden Patienten in Klinik und Praxis entwickelt werden, die integrierter Bestandteil des biopsychosozialen Betreuungskonzeptes ist. Die isolierte Psychotherapie ist nicht „die große", sondern eine andere als die des biopsychosozialen Arbeitens; ebensowenig ist die Herzchirurgie „die große" Kardiologie und meine Digitalistherapie „die kleine".

Die psychotherapeutischen Spezialisten konnten und können hier keine Konzepte erarbeiten, weil ihnen der Patient auf der biopsychosozialen Versorgungsebene unbekannt ist. Nur eine interdisziplinäre Expertengruppe aus Psychotherapeuten und psychosomatisch erfahrenen Ärzten der Primärversorgung sowie der stationären Fachabteilungen vermag Lehre und Lehrinhalte für Aus-, Weiter- und Fortbildung zu formulieren.

Es bleibt zu hoffen, daß die zunehmende

---

[1] Die Ziffern in Klammern entsprechen den abzurechnenden Ziffern im Leistungskatalog.

Erwartungshaltung der Bevölkerung mit einer Forderung nach einem biopsychosozial kompetenten Arzt Fakultäten, ärztliche Standesorganisationen und Politiker endlich zum Handeln zwingen wird.

„Wie geht es Ihnen?" – wenn ich es wirklich wissen will, realisiere ich integrierte Psychosomatik.

Die Hausarztpraxis als Zentrum des sozialen Netzes – „Das Brinkumer Modell"

Eberhard Hesse

Biographisches

Es war am Weihnachtsabend 1969. Ich hatte Dienst in der schwiegerelterlichen Landpraxis, als ein junger Mann aus unserem Dorf, dem es offensichtlich schlecht ging, vor der Tür stand. Es handelte sich um einen Opiatabhängigen, der zum soundsovielten Male versucht hatte aufzuhören. Ich bat ihn herein: Ein deutlich untergewichtiger Junge, leicht vornübergebeugt, die Arme etwas krampfhaft vor der Brust verschränkt, die Flanken stützend – fröstelnd, zitternd, mit unsicherem unruhigen Blick, getrieben; er konnte sich gar nicht hinsetzen. Es war mein erster Patient mit einem Drogenentzugssyndrom und entsprechend hilflos war meine Einstellung zu diesem jungen Mann, der mich mit einer nicht endenwollenden Eloquenz zu überreden versuchte, ihm irgendeine Erleichterung für seine Situation zu verschaffen. Nach einer Weile der Abwehr gab ich ihm dann, ohne mit ihm groß darüber zu verhandeln, eine Ampulle Dolantin Spezial®, worauf mein Patient mit einer beängstigenden Reaktion antwortete: Er fing aufs Heftigste an zu schütteln; mein Versuch, ihn mit einer Decke zu schützen, war völlig vergebens, er war kollaptisch und rannte schließlich zur Toilette, um sich mehrfach zu übergeben. Diese Konsultation am Heiligabend endete damit, daß ich ihm eine Packung Valium 10® aufschrieb.

Diese erlebte Hilflosigkeit war für mich ein Schlüsselerlebnis für meinen berufli-chen Werdegang und so auch für die Entstehung des „Brinkumer Modells". Sollte doch die Verordnung eines Tranquilizers in den folgenden Jahren – ich habe mich Ende 1971 dann als Allgemeinarzt in der Gemeinschaftspraxis niedergelassen – immer wieder meine Zuflucht in ähnlichen Situationen werden. Immer wieder erlebte ich dieses Unbehagen im Praxisalltag, was ich dann mit der Verordnung von Psychopharmaka beantwortete: Ich hatte in den Jahren von 1959 bis 1965 studiert, in einer Zeit, in der die Ausbildung noch ausschließlich biomechanisch theoretisch ausgerichtet und weitgehend spezialisiert war. Die Integration dessen, was ich in den Spezialfächern gelernt hatte und der Erwerb praktischer Fertigkeiten war Privatsache.

Meine Weiterbildung hatte ich in Innerer Medizin, Kinderheilkunde, Radiologie, Chirurgie und im Gesundheitsamt erfahren; die finanzielle Kraft der Gemeinschaftspraxis ließ mir die Möglichkeit, die Praxis apparativ weit auszubauen, denn ich hatte mich ja in den verschiedenen Kliniken sehr gezielt für die Praxis weitergebildet – wie ich meinte – und sicher war dies alles bei oberflächlicher Betrachtung auch sehr erfolgreich verlaufen. Wir versorgten als Gemeinschaftspraxis einen Ort, in dem heute 11 Praxen angesiedelt sind. Ich hatte gut gelernt, organische Probleme zu erkennen und einer Lösung zuzuführen. Psychosoziale Probleme und Konflikte hatte ich nicht kennengelernt. Ich konnte sie jetzt aber spüren, wenn ich allein oder zusammen mit einer Helferin meinem Patienten im Sprechzimmer gegenüber saß.

Mein Zugang zum Patienten wurde durch die zweijährige Teilnahme an einer Selbsterfahrungsgruppe besser. Ich lernte, seine Signale gezielter wahrzunehmen, ohne allerdings nennenswerte Hilfen anbieten zu können. Dies geschah erst durch die Einstellung eines Sozialarbeiters in die Praxis im Jahre 1976. Die konfrontative Art des Sozialarbeiters ergänzte meine eher beschützende ärztliche Haltung, so daß es mit diesem kooperativen Ansatz in der hausärztlichen Tätigkeit möglich wurde, Präsentiersymptome unserer Patienten zu dechiffrieren. – Herzschmerzen waren eben nicht mehr nur eine koronare Herzkrankheit oder nicht, sondern auch das Herzeleid bekam einen diagnostischen Stellenwert, und die soziale Krise z. B. konnte als eine krankmachende Ursache richtig eingeordnet werden. Mehr noch, auch abweichendes Verhalten, psychische Devianz, Suchterkrankungen, Partnerprobleme, Überforderungssyndrome und Schwangerschaftskonflikte wurden von uns als krankmachende Ursachen erlebt. Wir, das waren nicht nur mehr der Sozialarbeiter und ich, sondern auch die Mitarbeiterinnen, veränderten sich nach und nach. Einmal war es in meiner Praxis von Anfang an üblich, meistens eine Arzthelferin mit im Sprechzimmer zu haben, zum anderen gründeten die Älteren von ihnen ebenfalls eine Selbsterfahrungsgruppe – diese hält bis heute – in der sie sich deutlich veränderten. Inzwischen hatte ich autogenes Training gelernt, zweimal eine Woche an einem Wahrnehmungstraining teilgenommen und durch gelegentliche Teilnahme an Balint-Gruppen Einblicke in die Patienten-Arzt-Beziehung genommen. Ich hatte verstanden, daß das verstehende ärztliche Gespräch oft ausreicht, um den Konflikt unseres Patienten einer Lösung näherzubringen. Sollte sich aber dabei

herausstellen, daß ein Eingehen auf das soziale Umfeld des Patienten notwendig ist, und sollte nur eine Verhaltensänderung des Patienten oder der ganzen Familie die Lösung des Konfliktes herbeiführen können, so wurde der Sozialarbeiter mit in das Gespräch einbezogen, natürlich mit Einverständnis des Patienten. Von diesen Gesprächen fertigte er ausreichend lange Notizen in den Karteikarten an, so daß ich über diese schriftlichen Aufzeichnungen den diagnostischen und therapeutischen Prozeß mitverfolgen konnte.

Eine ganz entscheidende Hilfe auf dem Wege, zielstrebiger auf unsere Patienten eingehen zu können, war die Initiierung von Gruppen. Begonnen haben wir damit, daß wir 20 Patienten aus unserer Klientel auswählten, um mit ihnen eine Gruppe zu bilden. Es kamen am ersten Tag 12; durchschnittlich waren im ersten Jahr zehn Patienten in der Gruppe. Sie versuchten im kontinuierlichen gemeinsamen Gespräch, zunächst unter Anleitung des Sozialarbeiters – ich selbst war so oft ich konnte mit dabei – und später in Selbsthilfe, ihre persönlichen Probleme und sozialen Konflikte zu bearbeiten. Es gelang ihnen sehr bald, wirksam eigenes falsches Verhalten, falsche Eß- und Trinkgewohnheiten, falsches Verhalten gegenüber dem Partner und den Angehörigen zu verändern; die Gruppe wurde zu einem Übungsfeld für richtiges Verhalten. Eine wesentliche Stärkung erfuhr diese erste Gruppe – aus ihr entstanden dann nach und nach immer neue gleichartige Gruppen – durch das Hinzukommen von Patienten, die durch uns in eine psychosomatische Klinik vermittelt worden waren, und die dort Einsichten und Fertigkeiten erlernt hatten, die der Gruppe wiederum zugute kamen. Die Motivation zum Gruppenbesuch war damals relativ einfach, handelt es sich doch um einen Teil der Praxis, der zunächst ähnlich leicht akzeptiert wurde wie die Rezeptur eines Medikamentes. Damals hatten wir in einer katamnestischen Untersuchung an 352 Patienten nach 3 Jahren gefunden, daß bei 72 % dieser Patienten eine positive Entwicklung zu messen war.

Nachdem ich also den Paradigmawechsel in der Medizin assimiliert hatte, gelang auf die beschriebene Weise die Diffusion dieses Gedankengutes über die Mitarbeiter und die Gruppen in die Patientenschaft. Die praxisintegrierte Sozialarbeit hatte die Struktur einer hausärztlichen Praxis gründlich verändert: Weg von der kurativen Medizin, hin zu der Aufgabe *anstekkende Gesundheit* zu vermitteln, indem wir in unseren Menschen den Wunsch weckten, sich selbst zu helfen, um Motivationen aufzubauen, die genügend Schwung besitzen, sich gegen die krankmachenden Einflüsse unserer Zeit zu wehren.

Nicht zuletzt weil praxisintegrierte Sozialarbeit auf Dauer in unserem System nicht zu finanzieren ist, aber auch, weil die Gruppe sich aus der Praxis ablösen, eigene Räume suchen und eine eigene praxisunabhängige Identität erreichen wollte, haben wir dann einen von mir 6 Jahre vorher mitgegründeten Verein zur Hilfe für Drogenabhängige in unserem Landkreis reaktiviert. Es gelang, in unmittelbarer Nachbarschaft der Praxis eine Teestube zu etablieren und mit ihr entstand in diesen Jahren eine regelrechte Aufbruchstimmung. Es fand sich ein Team von Mitarbeitern, Praktikanten, Ehemaligen zusammen. Eine Patientin, ehemalige Modedesignerin, gründete nach eigener Therapie und kunsttherapeutischer Ausbildung mit Zusatzqualifikation in unmittelbarer Nachbarschaft der Praxis eine Werkstatt für psychisch Kranke. Eine kleine Wohngemeinschaft im gleichen Gebäude wurde zu einer Keimzelle betreuten Wohnens als Übergangshilfe nach stationärer Therapie.

Eine Fülle von Angeboten, wie autogenes Training, Mal- und Töpferkurse für psychisch Kranke, Bewegungstherapie und eine zunehmende Zahl von zum Teil homogenen, zum Teil heterogenen indikationsunspezifischen Gruppen entstanden nach und nach und breiteten sich dann auch in den Nachbargemeinden aus, so daß ein „gemeindenahes Netz" psychosozialer Hilfen im Nordkreis Diepholz entstand.

Auf diese Phase der Etablierung eines solchen Netzwerkes folgt die Phase der Vernetzung mit anderen Einrichtungen und Initiativen in unserer Region. In Anlehnung an unser Vorbild entstanden nach und nach immer mehr Initiativen mit dem Ziel, Gesundheit bei einzelnen oder bestimmten Zielgruppen zu fördern. So gibt es inzwischen um meine Praxis herum ganz neue Kompetenzen und für mich neue Aufgaben. Dies erfordert eine neue Form der Kooperation. War z. B. vorher die praxisinterne Gruppenarbeit eben ein Teil der Praxis, so ist die Motivation zum Gruppenbesuch außerhalb der Praxis völlig anders und mit erheblichen Widerstandsphänomenen belegt. Dies wiederum erforderte eine neue Dimension im ärztlichen Gespräch.

Struktur der Einrichtung

Wie beschrieben, wurde aus der praxisintegrierten Sozialarbeit mit einer Selbsthilfegruppe, die bei uns im Wartezimmer begann, in den vergangenen 15 Jahren ein Netzwerk von 32 Gruppen, sechs Beratungsstellen in den fünf Großgemeinden des Nordkreises Diepholz, dazu vier Teestuben, eine therapeutische Werkstatt, eine betreute Nachsorge-Wohngemeinschaft und ein flächendeckendes Suchtpräventionsprogramm in den Schulen der Region. Träger der Einrichtung ist ein eingetragener Verein mit etwa 250 Einzelmitgliedern, in dem auch die politischen Gemeinden unserer Region Mitglieder sind und pro Einwohner 1 DM zahlen. Die übrigen Einnahmen des Vereins rekrutieren sich aus anderen Mitgliedsbeiträgen und Spenden, Einnahmen aus den Teestuben und Bußgeldern. An Zuschüssen erhält er einen festen Kreiszuschuß und eine Fehlbedarfssicherung durch das Land. So entsteht ein Jahresetat von etwa 400000 DM, mit dem pro Jahr etwa 800 Einzelpatienten und zum Teil deren Familien aus einer Zahl von 80000 Einwohnern betreut werden. Nur der kleinere Teil davon sind Langzeitpatienten.

Der Verein hat eine Jahreshauptversammlung als oberstes Organ, einen Vorstand, der sich aus Ärzten, Verwaltungsangestellten, einem Apotheker, einem Journalisten, einem Mitarbeiter der Krankenkasse und Repräsentanten der Betroffenen zusammensetzt. Dieser tagt monatlich und regelt die Geschäfte sowie die Vertretung nach außen. Kassenprüfer aus dem Bereich der Wirtschaft dieser Region und ein Beirat, der sich aus dem Kreisdirektor, dem Krankenkassendirektor und einem Gemeindedirektor der fünf Großgemeinden zusammensetzt, gewährleisten eine Anbindung an die Öffentlichkeit und können so unsere Arbeit in ihren Gremien transparent machen. Dieser Beirat hat insgesamt eine beratende Funktion. Der wichtigste Teil der ganzen Struktur ist das *Team*. Leiter ist ein Sozialpädagoge mit Zusatzausbildung Familientherapie. Auch die Beratungsstellen sind überwiegend mit Sozialpädagogen besetzt. In einer Beratungsstelle arbeitet eine ehemalige Suchtkrankenhelferin mit der ganzen Kraft ihrer Persönlichkeit. So wie *Release* – so heißt dieser Verein – nach außen vernetzt ist, haben wir Sorge getragen für eine deutliche Vernetzung im Inneren. Vorstand, Beirat und Team tagen jeweils zweimal pro Jahr gemeinsam, der leitende Sozialarbeiter ist Mitglied des Vorstandes. Eine ordentliche Teambesprechung findet alle 14 Tage statt – immerhin ist der Durchmesser unseres Teilkreises mehr als

20 Kilometer. Der Teestubenbeirat tagt einmal monatlich; ein regionales Großgruppentreffen unserer Selbsthilfegruppen findet etwa zweimal pro Jahr statt. Zusätzlich zu der Jahreshauptversammlung im Frühjahr wird im Spätsommer seit 10 Jahren ein „Begegnungsflohmarkt" veranstaltet, wo sich ebenfalls alle Kräfte dieser Vereinigung für eine gewisse Zeit konzentrieren. In einem Arbeitskreis „Sucht" und in einer sozialpsychiatrischen Arbeitsgemeinschaft treffen sich die Professionellen dieser Region einmal im Quartal, so daß auch auf diesem Wege eine Vernetzung nach außen gewährleistet ist.

Im einzelnen sehen die Teile der Einrichtung folgendermaßen aus: In den meisten *Beratungsstellen* haben wir einen Bereich, den wir Kontaktbereich nennen, meist Teestuben. Hier braucht der Patient sich nicht gleich für einen festen Beratungstermin zu entscheiden, sondern er kann erst einmal so kommen, sich die Räume anschauen, sehen wer dort arbeitet, sich mit Broschüren beschäftigen, einen Tee trinken und einfach mit denen sprechen, die da gerade sind. Möchte er dann ein längeres Gespräch führen, kann er telefonisch mit einem Berater einen festen Termin vereinbaren – Anonymität und Schweigepflicht sind ganz sicher. Die Beratungsinhalte sind natürlich recht unterschiedlich. Sie hängen von den Fragen ab, die die Patienten an die Berater stellen. Manchmal sind es Fragen, die einfach durch ein paar Tips oder Hinweise zu beantworten sind. Grundsätzliche Fragen, wie „Wer bin ich, welches sind meine Stärken und Schwächen, wie kann ich diese positiv nutzen, wie kann ich ein zufriedenes Leben z. B. ohne Drogen führen?", sind oft Gegenstand einer intensiven und häufigeren Beratung. Hierbei legt sich das Team nicht auf ein bestimmtes Beratungsmuster fest, sondern versucht, zu jedem einzelnen Patienten bzw. Klienten Kontakt aufzunehmen, um mit dem

Patienten gemeinsam einen Weg aus seinem Konflikt zu finden. Das Einbeziehen der vor Ort vorhandenen Ressourcen in diese Hilfestellung – Ärzte, andere Sozialarbeiter, Gruppen, Wochenendtherapie, Psychologen und Psychotherapeuten der Region, auswärtige Facheinrichtungen, maßgeschneiderte Therapie mit unterschiedlicher Behandlungsdauer in Fachkliniken und sozialarbeiterische Hilfestellung in Zusammenarbeit mit den Behörden dieser Region – sind das Angebot dieser Beratungsstellen.

Unsere *Selbsthilfegruppen* sind offen, d.h. sie nehmen zu jeder Zeit neue Gruppenmitglieder auf, und in ihnen sitzen verschiedene Menschen mit verschiedenen Störungen. Sie versuchen gemeinsam im kontinuierlichen Gespräch, meist ohne Mitwirkung eines therapeutischen Experten, ihre persönlichen Probleme und psychosozialen Konflikte zu lösen. Dabei kommt ihnen das offene Gespräch, in dem Spontanität, freie Assoziation und die Aktualisierung der eigenen Situation verlangt werden, zugute. Gruppenmitglieder werden auf der Basis wechselseitiger Selbsthilfe aktiv, seelische Vorgänge neu zu gestalten, ohne kluge Ratschläge annehmen zu müssen. Die Gruppen sind sehr sensibel dafür, wann jemand aufhört, von sich und seinen Gefühlen zu reden. Kontinuität, d.h. eine Mindestdauer des Besuches dieser Gruppen ist Voraussetzung, denn nur im Laufe der Zeit können Widerstände abgebaut werden. Da die Störungen meist auf verschiedenen Ursachen beruhen, bedarf es eben längerer Zeit, um Einsichten und Erfahrungen, die in den Gruppen erworben wurden, in den Alltag zu übertragen. Das Konzept der Gruppenselbsthilfe zeichnet sich aus durch Selbstbestimmung des einzelnen in der Gruppe, durch Wahrhaftigkeit und Solidarisierung als wirksame Hilfe beim Abbau von Widerstand gegen sich selbst und durch das Prinzip Hoffnung, der

Resignation und Verzweiflung weichen müssen. Praktisch sieht die Gruppenarbeit so aus, daß am Abend jeder der Teilnehmer von sich selbst berichtet, sei es von aktuellen Erlebnissen, sei es von länger zurückliegenden Ereignissen, die ihm für die jetzige Situation von Bedeutung zu sein scheinen. Die Gruppe unterstützt den jeweilig Sprechenden durch Zuhören, durch Berichte anderer, die ähnliche Erfahrungen gemacht haben, durch Anbringung gegebenenfalls notwendiger Kritik. Ein Gesamttreffen dieser Gruppen etwa zweimal pro Jahr, gibt allen Gelegenheit, die Entwicklung der einzelnen Gruppen zu beobachten.

Knisterndes Kaminfeuer, ein runder Tisch mit Stühlen drumherum, zahlreiche Bilder und Fotos an den Wänden, Radiomusik und Kaffeeduft... – so präsentieren sich Ratsuchenden die *Teestuben* des Vereins. Sie sind Anlaufpunkt für jeden, der die Gemeinschaft mit anderen sucht, um mit seinen Schwierigkeiten nicht allein dazustehen. Für den Ablauf der jeweiligen Teestube ist ein Helfer verantwortlich, der sich in einem Teestubenplan eingetragen hat. Dieser Plan wird vom Teestubenrat, der sich einmal im Monat trifft, aufgestellt. Alle Helfer sind ehrenamtlich tätig. Für Gemütlichkeit und Sauberkeit ist jeder einzelne verantwortlich. Selbstverständlich sind Teestuben alkoholfrei. Teestuben sind für viele Besucher ein Zuhause. Oft treffen sich in ihnen Menschen aus vier Generationen. Feiertage, wie z.B. der Heiligabend, werden gemeinsam verbracht.

In der beschäftigungstherapeutischen *Werkstatt* für psychisch Kranke werden einzeln und in Gruppen psychisch und psychosomatisch Kranke, Kinder und Jugendliche mit Verhaltensstörungen, Suchtkranke und deren Angehörige betreut. Um im Gespräch über die Probleme über ein begrenztes Verstehen hinaus auch die Gefühle zu erreichen, werden hier u.a. Elemente aus der Kunsttherapie, der Bioenergetik, der Gestalttherapie, der Traumanalyse eingesetzt. Durch das Arbeiten mit den Händen, z.B. mit Ton und Fingerfarben und durch das Erleben der eigenen Kreativität, werden hier Zusammenhänge sichtbar und fühlbar, begreifbar gemacht, vergessene Gefühle neu entdeckt, aktuelle Schwierigkeiten durch bildhaftes Gestalten analysiert. So lernt der Klient allein oder in der Gruppe, Lösungsmöglichkeiten zu erarbeiten. Auf der Basis des Vertrauens, die meistens erst geschaffen werden muß, können Schwierigkeiten, wie Abgrenzung, Auseinandersetzung oder Kontaktaufnahme geübt werden (Malen, Körperarbeit). Dabei geht es in der Hauptsache darum, den Patienten bei der Suche nach dem Selbstwert und dem Selbstvertrauen sowie einer neuen selbstverantwortlichen Lebenseinstellung zu unterstützen.

Seit mehr als 2 Jahren haben wir im Dachgeschoß des Brinkumer Bahnhofs, der, wie auch die übrigen Einrichtungen dieser Gemeinde, in unmittelbarer Nachbarschaft zu meiner Praxis liegt, eine *Übergangseinrichtung*, in der wir Patienten nach stationären Therapien bzw. unmittelbar vorher aufnehmen können. Die Patienten sind größtenteils sozial entwurzelt, haben oft keine Familie oder wollen nicht in ihre Familie zurück. Sie haben keine Wohnung, keine abgeschlossene Berufsausbildung, Schulden usw. Über Arbeitsplatzsuche, sinnvolle Freizeitgestaltung, Anknüpfung an neue soziale Beziehungen, Beschäftigungstherapie, Einzel- und Gruppenbetreuung wird in der Nachsorge an der Schaffung günstiger Voraussetzungen für die Stabilisierung der Persönlichkeit und für die Festigung des Erlernten gesorgt.

Der Verein bietet seit 10 Jahren in allen Schulen des Nordkreises Diepholz Unterrichtshilfen zum Thema Suchtgefahren an. Wir sind dabei bemüht, keine starren Konzepte zu verfolgen, sondern im regionalen Bezug, unsere ganz konkreten All-

tagserfahrungen einzubringen. Zusammen mit den Lehrern werden Unterrichtseinheiten geplant und durchgeführt. Dazu hat der Verein einen speziell weitergebildeten Lehrer eingestellt, der auch an den Konferenzen der Schulen, an Elternabenden und am Konfirmandenunterricht teilnehmen kann, der aber auch Praktika und Unterrichtseinheiten in der Beratungsstelle durchführt. Ein wichtiger Zugang zu den Schülern unserer Region sind auch die Hilfestellungen bei den Hausaufgaben, die von hier aus gegeben werden. Ziel dieser *Suchtprävention* ist die Verhinderung und frühzeitige Erkennung des süchtigen Verhaltens. Bei dieser ursachenorientierten Arbeit, die problematisieren, informieren und Verhaltenshilfen geben soll, gehen wir möglichst von der konkreten Lebenssituation der Kinder und Jugendlichen aus. Dabei werden natürlich nicht nur drogenspezifische Fragen behandelt, sondern gerade das Gespräch über den Umgang z.B. mit den Gefühlen und Konflikten ist wichtiger Bestandteil unserer Bemühungen. Gehen wir doch von der Einstellung aus, daß die beste Suchtprävention eine Erziehung zu Toleranz und Frustrationsfähigkeit, die Aktivierung der Bereitschaft zu kritischem, solidarischem Handeln sowie die kontinuierliche Forderung von Selbständigkeit und Selbstbewußtsein ist. Aus dieser Sicht darf Suchtprävention nicht als einmalige Aktion verstanden werden, sondern muß den Schulalltag begleiten und der Identitätsfindung des einzelnen Schülers dienen.

Mitarbeiterstruktur

Die Zusammensetzung eines Teams in jeder der fünf Großgemeinden unserer Region ist unterschiedlich. Zu den festangestellten Mitarbeitern zählen vier diplomierte Sozialpädagogen, eine Psychologin, ein Lehrer mit Zusatzausbildung, eine Sekretärin und drei festangestellte Suchtkrankenhelfer. Die große Palette der beschriebenen Arbeit, zu der noch immer eine sehr große Zahl von Hausbesuchen gerechnet werden muß, könnte nicht erledigt werden, ohne die wechselnd große Zahl von Praktikanten in diesen Einrichtungen. Eine weitere wirksame Hilfe erfährt das Team durch etwa 40 nicht angestellte freiwillige Suchtkrankenhelfer, die im Laufe der letzten Jahre in zwei Lehrgängen von 200 Unterrichtsstunden sowie einem vierwöchigen Praktikum ausgebildet und staatlich geprüft wurden. Sie können zeitweise als Honorarkräfte an das Team angebunden werden, sie sind aber auch als Ansprechpartner in den Dörfern dieser Region gegenwärtig. Auch andere professionelle Psychotherapeuten, Ernährungsberater, Musiktherapeuten oder Sportlehrer sind zeitweise als Honorarkräfte mit eingebunden.

Wie beschrieben, trifft sich das Team 14tägig unter der Leitung des Sozialarbeiters. Seit mehreren Jahren hat sich einmal eine monatliche halbtägige Supervisions-Veranstaltung mit einem externen Psychologen als wirksam herausgestellt. Die Kosten tragen die Teammitglieder und der Verein je zur Hälfte.

Patienten

Die Patienten sind zur Hälfte „vereinseigen", d.h. sie suchen den direkten Kontakt zu den Beratungsstellen. Die andere Hälfte wird von der Ärzteschaft dieser Region motiviert, sich in dieses Netzwerk einzubringen. Im Gegensatz zu der Anfangsphase des Vereins sind es nicht nur Suchtkranke, sondern jetzt Menschen mit den verschiedensten Problemen: Überforderungssyndrome, abweichendes Verhalten, psychisch Kranke, aber auch Menschen mit Symptomen wie Hochdruck, verschiedenen Ulkuskrankheiten, Haarausfall. Die Aufgabe der Ärzte besteht im Erkennen einer Störung in unseren Patienten und in der Motivation zur Veränderung. Etwa die Hälfte der Patienten wird dann über dieses Netzwerk in stationäre Therapien der verschiedensten psychosomatischen Fachkliniken im Lande geleitet. Wir können sehr schön zeigen, daß es gut gelingt, bei unseren Patienten auch die Partner und die Familien einzubeziehen.

Die Patientin hatte uns in 13 Jahren hausärztlicher Zusammenarbeit eine Fülle von Präsentiersymptomen geliefert,

Kasuistik: Die heute 46jährige Patientin Frau E. kam 1967 zur Behandlung in unsere Praxis, damals mit einer Mundhöhlenentzündung, sehr bald danach mit Magenschmerzen bei deutlichem Übergewicht. Mein Praxisvorgänger notierte sich damals: „4 Berufe!"

Bis 1981 war sie eine scheinbar „normale" Patientin in einer hausärztlichen Praxis mit Beratungsanlässen wie Mittelohrentzündung, Überempfindlichkeitsreaktion, verschiedenen Infekten der oberen Luftwege, einer Schwangerschaft, aber auch Symptomen wie Kloßgefühl und mehrfach Halswirbelsäulenbeschwer-

den. 1981 sprach sie zum ersten Mal von dem Alkoholmißbrauch ihres Mannes und dem Kummer und den Ängsten, die dieser bei ihr und den drei Kindern auslöste. Der Ehemann war bei mir mit einer rheumatoiden Arthritis in Behandlung, ohne daß er sich auf sein Problem hin ansprechen ließ. Die Lebenssituation der Patientin konnte ich in den folgenden Jahren insgesamt 16mal ausführlich besprechen; gelegentlich gemeinsam mit ihren Kindern. Dabei wurde sie motiviert, die Gruppenselbsthilfe in Anspruch zu nehmen. Mit deren Hilfe hatte sie 20 Jahre nach ihrem Erstkontakt in der Praxis die Chance, in stationärer Behandlung einer psychosomatischen Klinik ihre neurotische Depression und ihren Mißbrauch von Appetitzüglern zu bearbeiten und so ihr problemlösendes Vermögen und ihre Autonomie zu stärken. Sie trennte sich zusammen mit ihren Kindern von dem Ehemann. Dieser hat leider seine Lebenssituation nie so recht bearbeiten können, obwohl er mit einem schweren Delirium mehrere Wochen auf einer Intensivstation lag. Frau E. dagegen hat sich äußerlich stark zu ihrem Vorteil verändert, ihren Realschulabschluß nachgeholt und eine sechssemestrige Ausbildung zur Altenpflegerin erfolgreich abgeschlossen. Sie ist eine harmonische, offene Persönlichkeit geworden, die Konflikten nicht mehr aus dem Weg gehen muß. Sie arbeitet in ihrem Beruf, zwei der drei Kinder haben sich selbständig gemacht – der älteste Sohn ebenfalls mit Hilfe der gleichen psychosomatischen Klinik, und sie ist eine neue, offenbar stabile Partnerschaft eingegangen. Nach mehreren Jahren der getrennten Mietwohnungen hat sie jetzt zusammen mit dem neuen Partner dessen Elternhaus umgebaut und hell und bequem eingerichtet. Nach so viel getaner Arbeit kommt sie jetzt mit den darunterliegenden Konflikten aus der frühen Kindheit in Kontakt, die sie nun in aller Ruhe in einer ambulanten Psychotherapie bearbeiten kann.

und wie oben beschrieben, hatte ich erst nach und nach gelernt, diese zu dechiffrieren. Unter Einsatz der Instrumente Beratungsstelle und Gruppenselbsthilfe konnte sie sich weg vom Symptom hin zu sich selbst und ihren Bedürfnissen entwickeln. Dabei waren, wie von *Möller* (13) so eindrucksvoll beschrieben, Ehrlichkeit, Solidarität und Selbstbestimmung in den Gruppen in der Lage, Hoffnung bei der Patientin aufkommen zu lassen, so daß sie sich verändern konnte, kontaktfreudiger wurde, und was ganz besonders wichtig ist, auch in diesem Kreis der Gruppen eine neue soziale Integration fand.

Widerstände und Schwierigkeiten

Anfängliche Widerstände in der Kollegenschaft – es sind etwa 150 Ärzte in diesem Raum angesiedelt – sind weitgehend abgebaut. Immer gibt es den einen, der mehr und den anderen, der weniger mittut. Die Widerstände von seiten des Gesundheitsamtes, dessen Mitarbeiter in dem freien Träger eine unfaire Konkurrenz gesehen haben, sind weitgehend reduziert – die Amtsleiterin ist Mitglied im Beirat des Vereins und hat so intensiven Einblick in die Arbeit. Die Mitarbeiter beider Einrichtungen haben ihre Aufgaben klar abgegrenzt und begegnen sich in den verschiedenen Arbeitsgruppen.

Schwierig war der Aufbau der Mischfinanzierung. Sehr früh hatte sich der Verein der Schwangerschaftskonfliktberatung angenommen, unter der Vorstellung, daß sowohl der sozialen wie der medizinischen Indikation zum Schwangerschaftsabbruch im Klientel der Suchtkranken ein besonderer Stellenwert zukomme. Dies hatte uns über Jahre hinweg in der Einschätzung bei den führenden Politikern einen ganz bestimmten Standort eingetragen, was sich im Widerstand gegen eine stabile Bezuschussung niederschlug. Hier bedurfte es einer langjährigen Überzeugungsarbeit bei der Verwaltung, aber auch in den politischen Ausschüssen der Gemeinden und des Kreises, um – mit nachhaltiger Unterstützung der Presse – Kontinuität zu erreichen. Die Bevölkerung, die die Einrichtung zunächst stigmatisierte, hat gelernt, mit ihr zu leben und sie als hilfreich zu betrachten. Auch hier hat eine langjährige umsichtige Pressearbeit eine Entwicklung gefördert. Dennoch ist immer wieder im ärztlichen Gespräch Widerstand gegen die Gruppen zu bearbeiten.

Notwendige weitere Schritte, Wünsche, Utopien

Ein Wunsch mit sehr hoher Priorität, den wir uns im Augenblick erfüllen, ist ein Modellversuch, in dem beschrieben werden soll, wie die Ärzte dieser Region auf Dauer mit diesem Netzwerk besser kooperieren können. Ein notwendiger weiterer Schritt ist die Vernetzung der Einrichtung mit den Betrieben unserer Region. Das Arbeitsklima in unseren Betrieben ist, wie sicher in den meisten Betrieben der Bundesrepublik, oberflächlich und überfordernd. Hier müßte über den Einzelfall eine Einstellungsänderung erreicht werden, so daß Arbeit nicht notwendigerweise krank macht, sondern in der Salutogenese eines einzelnen Arbeitnehmers eine wesentliche Rolle spielen kann. Daß mit Hilfe dieses Netzwerkes weniger Kranksein in unseren Dörfern entsteht, mag eine Utopie sein, unser Wunsch ist es jedenfalls!

Literatur

1. Bschor F (Hrsg). Aufgaben des Hausarztes bei der Behandlung Süchtiger in Landbezirken. Diskussionsberichte-Drogen Heft 1980; 4: 20–30.
2. Enkerts V, Schweiger J (Hrsg). Modelle stellen sich vor – Release, Stuhr-Brinkum In: Gesundheit ist mehr! Soziale Netzwerke für eine lebenswerte Zukunft. Hamburg: ergebnisse-Verlag 1988; 117–9.
3. Hesse E. Motivierung Suchtkranker zum Entzug. Der praktische Arzt 1976; 5: 1010–23.
4. Hesse E. Der Hausarzt braucht engste Helfer (unveröffentlichtes Manuskript).
5. Hesse E. Hilfe zur Selbsthilfe durch den Hausarzt. Therapiewoche 1980; 30: 3951–63.
6. Hesse E, Peruzzo A. Hausärztliche Hilfe zur Selbsthilfe für den Alkoholkranken. Allgemeinmedizin International 1981; 2: 91–6. Dortmund: Krüger.
7. Hesse E. Hilfe beim Partnerkonflikt. Kongreßbericht. Allgemeinmedizin International 1984; 2: 59–63.
8. Hesse E, Anthon D. Können Alkoholkranke in der Allgemeinpraxis behandelt werden? Allgemeinmedizin 1986; 15: 152–7 Heidelberg: Springer.
9. Hesse E. Kranksein und Gesundsein im gemeindenahen Verbund. Allgemeinmedizin 1987; 16: 52–56 Heidelberg: Springer.
10. Hesse E. Die Bedeutung der Selbsthilfegruppen für die Allgemeinpraxis. Münchener Medizinische Wochenschrift 1987; 5: 129. Jahrgang.
11. Hesse E. Hausarzt und Selbsthilfegruppen, Teil 1. Fortschritte der Medizin 1987; 23: 105. Jahrgang.
12. Hesse E. Hausarzt und Selbsthilfegruppen, Teil 2. Fortschritte der Medizin 1987; 24: 105. Jahrgang.
13. Möller L. Anders helfen. Stuttgart: Klett-Cotta, 1981.

Psychosomatische Medizin in einer Großstadtpraxis mit hohem Ausländeranteil

Rita Kielhorn

Biographisches

Stelle ich mir heute die Frage, wo wohl die Wurzel für mein Interesse an der Psychosomatik und der Psychotherapie liegen könnte, so fallen mir gleich drei Erlebnisse ein. In jungen Jahren selbst entwurzelt, beendete ich mein in Breslau begonnenes Studium 1961 in Berlin. Früh zog es mich zu den am Rande der Gesellschaft lebenden Menschen, zu den sogenannten Randgruppen hin. So arbeitete ich in Berlin u.a. als junge Assistenzärztin im Krankenhaus der Berliner Vollzugsanstalten auf der Inneren Abteilung. Ein- bis zweimal wöchentlich kam der psychiatrische Konsultationsdienst in die Abteilung, um die aus diagnostischen und gutachterlichen Gründen oft verzweifelten, am Rande der menschlichen Existenz stehenden Gefangenen zu untersuchen und zu explorieren. Die Zusammenhänge zwischen Kranksein, Verbrechen und Biographie waren nicht immer zu entschlüsseln. Rätselhaft und unerklärlich für mich war eine Begegnung mit einem langjährig inhaftierten Elternmörder, der eines Tages voller Anteilnahme bei der Visite sagte: „Es scheint Ihnen heute nicht so gut zu gehen, Frau Doktor." Das tat mir gut, denn ich fühlte mich nach einer schlaflosen Nacht an diesem Tag tatsächlich elend. Niemand von den Kolleginnen, Kollegen, mit denen mich eine freundschaftliche Beziehung verband, hatte es bemerkt und verbalisiert. Aber vielleicht reicht meine Liebe noch viel weiter. Seit ich mich erinnere, liebe ich Biographien und die damit verbundenen feingesponnenen Fäden der Verstrickungen, Loslösungen, schmerzlichen Trennungen, Abschiede und Wiedersehen, Nähe und Distanz in den Beziehungen. Ursprünglich strebte ich eine psychiatrische Weiterbildung an. Die Nachtdienste in der Klinik und die damit verbundenen Trennungen von meinem damals fünfjährigen Sohn veranlaßten mich jedoch, eine Praxis in Berlin Kreuzberg, einer Arbeitergegend, zu eröffnen.

Als dann Anfang der 70er Jahre die ersten türkischen Patienten meine Praxis aufsuchten, fühlte ich mich wie von einer Lawine überrollt. Türkische Patienten kamen nie allein, sie kamen in Scharen, in Begleitung ihrer Familienangehörigen und Freunde. Dolmetscher gab es in den ersten Jahren der Immigration nicht. Die einzige verbale Äußerung dieser Patienten waren die Worte: „Doktor, alles kaputt". Ich versuchte damals, die Patienten averbal zu verstehen, achtete auf Mimik, Gesten und darauf, wie sie miteinander umgingen, um eine Arbeitshypothese zu schaffen und zu einer Diagnose zu kommen. Das war der Anfang meiner *Beziehungsdiagnostik*.

Bald merkte ich, daß eine aufwendige organmedizinische Diagnostik mir nicht immer half, eine „vernünftige" Diagnose zu stellen, denn die Symptome meiner Patienten ließen sich nur selten in eine organmedizinische Diagnose einordnen. Viele dieser Patienten hatten Angst, die sich auf mich übertrug und es kam sogar einige Male zu unnötigen stationären Einweisungen über den Notruf der Feuerwehr[1].

Zu den häufigen Krankheitsbildern gehörten Heimwehreaktionen, Entwurzelungsdepressionen, aber auch hysterisch agitierte Krankheitsbilder und psychosomatische Beschwerden. Ich machte die Erfahrung, daß es bei vielen Patienten trotz aufwendiger Untersuchungsmethoden weder zu einer befriedigenden Diagnose kam noch zu einer Linderung der Beschwerden, sondern zu dem frustrierenden Ergebnis meiner Bemühungen: „Ihnen fehlt nichts" oder „ich kann nichts finden" oder „es ist nichts Schlimmes". Das beruhigte diese Patienten allenfalls kurzfristig. Spätestens beim nächsten Arztbesuch wurden die gleichen Beschwerden wieder geäußert, es kam zur Fixierung der Beschwerden, Verstärkung oder Symptomverschiebung. Ich hatte den Eindruck, auf der Stelle zu treten und mußte gelegentlich die Erfahrung machen, daß gerade die Patienten, für die ich mich besonders eingesetzt hatte, die mir sehr nahe waren und für die ich das „Beste" tun wollte, sich einen anderen Arzt suchten. Aus diesem Gefühl der Enttäuschung und Kränkung, aber auch aus dem Gefühl der Neugier fand ich den Weg in eine Balint-Gruppe. Was macht der Patient mit mir, was mache ich mit dem Patienten? Wie macht er das, wie mache ich das, an was erinnert es mich, wie nah ist mir mein Patient? Ist er mir sympathisch oder läßt er mich gleichgültig und bin ich distanziert?

Die Balint-Arbeit ermöglichte mir, Gegenübertragung und Übertragung zu verstehen und verminderte meinen Drang in einen Aktionismus zu verfallen, der sich darin ausdrückte, sich zu schnellem Handeln aufgefordert zu fühlen, um dem Patienten zu helfen oder – bei kritischer Betrachtung – auch manchmal loszuwerden. Inzwischen leite ich, nachdem ich eine psychotherapeutische Weiterbildung absolviert habe, seit vielen Jahren Balint-Gruppen und es fällt mir immer wieder zu Beginn der Balint-Gruppenarbeit auf, daß dieser Aktionismus ubiquitär ist. Geraten wir Ärzte doch leicht in die Versuchung, den Patienten mit eigenen Wertvorstellungen zu beurteilen und ihm das, was scheinbar nützlich und richtig für ihn ist, überzustülpen. In den seltensten Fällen kann z.B. die Frage „Wie geht es Ihnen nach dem Bericht, welche Gefühle entstehen bei Ihnen?" von den Gruppenteilnehmern in einer frühen Phase der Balint-Arbeit mit einem Gefühl beantwortet werden, sondern es wird ein Handlungsvorschlag gemacht, der sich häufig darin ausdrückt, den Patienten wegzuschicken: zur Sexualberatung, Familientherapie oder zum Psychologen. Es gehört Mut dazu, sich über die Interaktion zwischen Arzt und Patient klarzuwerden und über die Gefühle, die durch die Interaktion entstehen. Es gehören auch Mut, Selbstreflexion und Selbsterfahrung dazu, sich als Droge Arzt benutzen zu lassen.

Praxis- und Mitarbeiterstruktur

In meiner Praxis werden pro Quartal ca. 1100 Patienten betreut. Neben mir sind dort zwei Arzthelferinnen und zwei Auszubildende tätig. Eine Weiterbildungsassistentin oder eine Vorbereitungsassistentin für die kassenärztliche Zulassung und ein Arzt im Praktikum (AiP) vervollständigen das Praxisteam. Die beiden Arzthelferinnen und ich sind konstante Bezugspersonen für unsere Patienten, die Assistenten und Auszubildenden sind nur eine begrenzte Zeit in der Praxis tätig.

---

[1] Keine Einweisung im Sinne des PsychKG, sondern in den 70er Jahren der schnellste Transport in ein Krankenhaus.

Patienten

Meine Praxis lag bis vor kurzem in aller-
nächster Nähe der „Mauer". In diesem
Stadtteil, der in den letzten 100 Jahren
einen Wandel von einem ehemals vornehmen Beamten- und Offiziersviertel in eine
eher abgewirtschaftete Arbeitergegend
durchmachte, leben heute vorwiegend
Türken, einige Italiener, Jugoslawen und
Polen und nur wenige Alteingesessene,
die den Kiez[2] während der Sanierungsar-
beiten in den 70er Jahren nicht verlassen
konnten oder wollten. Fast alle, die dort
wohnen, sind entwurzelt. Inzwischen
beginnt eine langsame soziale Umstrukturierung der Bewohner. Einige junge Familien mit mittlerer Schulbildung ziehen
nach Kreuzberg (SO 36)[3], selten ein Aka-
demiker. Von den türkischen Patienten,
die etwa 80 % der Praxisklientel ausmachen, sind etwa ein Drittel Analphabeten.
Sie sind weder von „untadeliger Intelligenz" noch durch „Erbschaft von Vater
und Onkel sehr reich geworden", wie
Freuds berühmtester Fall, der Wolfs-
mann.
Noch heute kommt es vor, daß Patienten
auf die Frage, bei welchem Arzt sie vorher
in Behandlung gewesen sind, weder den
Namen noch die Straße angeben können,
sondern antworten: „Nr. 3" oder „Nr. 5".
Vom Arzt werden fast magische Fähigkeiten erwartet. So antworten z.B. Patienten
auf die Frage nach den Beschwerden:
„Doktor – du mußt wissen" oder „Doktor
– du mich verstehen", auch wenn sie das
erste Mal in der Sprechstunde sind. Sie

[2] Kiez: ursprünglich Bezeichnung für Ansammlung von
Fischerhäusern. Im mittel- und norddeutschen Sprachge-
brauch Bezeichnung für ein Wohngebiet mit bestimmten
gesellschaftlichen Strukturen einer eher sozial schwachen
Bevölkerungsschicht, deren Leben sich zum Teil auf der
Straße abspielt.
[3] Der Bezirk Kreuzberg besteht aus einer feineren Wohn-
gegend – Berlin 61 – und einem Proletarierviertel – Berlin
36, bekannt als SO 36 (Süd/Ost 36), das seit Jahrzehnten
immer wieder Schlagzeilen lieferte (Krawalle, Skin-
heads).

suchen zwar den Arzt bei Beschwerden
auf, dennoch schlummern in ihnen
magisch religiöse Vorstellungen über die
Krankheit: böser Blick von anderen, Strafe beim Durchbrechen von Tabus und bei
schlechten Handlungen. So kam vor
kurzem ein junger Patient wegen heftiger
Herzschmerzen in die Sprechstunde. Es
stellte sich heraus, daß er vor 3 Tagen zum
ersten Mal Whisky getrunken hatte und
die Schmerzen als Bestrafung für das
Durchbrechen der islamischen Abstinenz-
vorschrift erlebte. Es konnte mit ihm
erarbeitet werden, daß er Angst vor Strafe
hatte und das Symptom verschwand.
„Warum Gott mir schicken so viel Strafe"?
fragte mich ein 45jähriger Patient, Vater
von drei Söhnen. Innerhalb von 2 Monaten erlitt ein Sohn eine komplizierte Arm-
fraktur, der zweite Sohn mußte wegen
einer perforierten Appendizitis ins Krankenhaus, der jüngste Sohn fing an zu
stottern und seine Frau erlitt eine Fehlge-
burt. Der vom Islam geprägte Kismetge-
danke (Vorherbestimmung des Schicksals, auf die der Mensch keinen Einfluß
hat) drückte ein Patient folgendermaßen
aus: „Gott geben mir Krankheit, Gott
geben mir Gesundheit wenn will, Arzt nur
mir helfen, aber Gott geben, Gott
machen."
Fest verankert ist der Gedanke, daß der
einzelne nicht viel an seinem Kranksein
ändern kann. Andere türkische Patienten
wiederum glauben fest an die Segnungen
der westlichen Medizin, die sie mit Com-
putertomographie, Röntgenapparaten
und Operationen verbinden, und die sie
wie höhere Mächte von der eigenen Verantwortung entbindet. Viele dieser Patienten, die es nicht gelernt haben, sich in
Wort und Schrift mitzuteilen, drücken
ihre Leiden in Gesten, Mimik und Körpersymptomen aus. Körperliches und
Seelisches wird nicht getrennt erlebt. Die
körperliche Untersuchung hat bei diesen
Patienten immer eine große Rolle gespielt. Das Anfassen und Berühren ist

wichtiger als das abstrakte Erklären mit Worten. „Andere Doktor, reden und reden und nichts verstehen von mir." Voller Enttäuschung berichtet ein Patient: „Andere Doktor nicht anfassen, nicht richtig machen." Eltern, deren Kinder an einer Enuresis nocturna litten, wollten ihre Kinder mit Medikamenten und nicht mit Worten behandelt wissen. Deutsche Patienten aus diesem Bezirk kommen oft erst in letzter Sekunde und dann mit erhöhten Erwartungen an eine Psychotherapie.

Ein Beispiel:
Patientin: Ick broch dringend eine Psychotherapie.
Arzt: Warum?
Patientin: Weil ick meene Miete nich bezahlen kann, keenen Bock habe uffzuräumen, meen Kind nich mehr leiden mag, seit einem Jahr keenen Mann mehr habe und 10000 Mark Schulden uff'n Sozialamt.

Dieser eher schnodderig vorgetragene Wunsch drückt das ganze Elend dieser Frau aus. Sie ist arbeitslos, antriebslos, beziehungslos und nicht mehr fähig, ihr Kind zu lieben. Sie ist aber auch unfähig, außerhalb von Krisensituationen Hilfe anzunehmen. In ihrer Kindheit hatte sie nur instabile Beziehungen erlebt: wechselnde Väter, eine berufstätige Mutter, mehrjährige Heimaufenthalte. Die Herstellung der Bindungsfähigkeit und Vorbeugung von psychischer Dekompensation waren hier primäre Therapieziele. Für den Therapeuten ist es wichtig, sein Ehrgeizniveau herabzusetzen und viel Geduld aufzubringen. *Die Vertrauensbildung bei diesen Patienten erfolgt zunächst über das Handeln.* Eine schmerzlindernde Injektion, Hilfe bei akuter Erkrankung und psychischer Dekompensation bieten erst den Boden, auf dem sich psychotherapeutische Intervention ausbreiten kann. In all den Jahren habe ich versucht, Indikationskriterien für eine Psychotherapie bei Patienten der unteren sozialen Schicht herauszufinden. Mir ist nichts besseres eingefallen, als das, was Freud schon feststellte: *„Der höchste Motor der Therapie ist das Leiden des Patienten und sein daraus resultierender Heilungswunsch."* Der Heilungswunsch stellt sich jedoch oft sehr spät ein, denn Krankheit scheint der einzige Ausweg aus hoffnungsloser Situation und der Lösungsversuch eines chronischen Konfliktes zu sein.

Ein Beispiel aus einer türkischen Familie: Die Kinder wollen in Deutschland bleiben. Der Ehemann will in die Türkei zurückkehren. Die Mutter (meine Patientin) kann nicht mehr laufen. Es handelt sich um eine hysterische Ganglähmung.

Das „Echtsein" des Therapeuten ist hier von besonderer Wichtigkeit, weil diese Patienten sehr genau die averbalen Signale des Arztes wahrnehmen. Sie schätzen ihn um so höher ein, je größer seine Fähigkeit ist, die vom Patienten nonverbal signalisierten Gefühle zu erkennen. Aus der einfachen Diagnose und Beratung bei einer sogenannten Organerkrankung kann dann adaptiv eine Gesamtdiagnose gestellt, eine Psychotherapie eingeleitet oder durch die blitzartige Erhellung – dem flash – erst gar nicht notwendig werden. Dazu ein Beispiel aus meiner Praxis:

Kasuistik 1: Ein 28jähriger türkischer Patient kommt mit einem akuten Tortikollis in die Sprechstunde. Sein Gesicht ist starr, die Haare sind kurzgeschoren. Die neurologische Untersuchung ergibt keine Besonderheiten. Ich weiß aus der Familiengeschichte – seine Eltern sind auch in meiner Behandlung –, daß er seine Frau, die er auf Wunsch seiner Eltern heiratete[4], verlassen hat und mit einer anderen Frau, die auch Türkin ist, lebt. Die Eltern haben ihn deshalb verstoßen, sie kümmern sich jedoch um seine erste Frau und sein dreijähriges Kind. Was ist passiert? Warum ist er so erstarrt? Fragen, die ich nicht dem Patienten, sondern mir stelle, denn „wer fragt, bekommt Antworten, sonst gar nichts" (so ein Zitat bei Balint).

Aus dem Bericht des Patienten geht folgendes hervor: er hatte in der Türkei auf einer Reise mit seiner Geliebten einen 59jährigen Mann tödlich überfahren. Als er im Krankenhaus aufwachte, standen zwei Polizisten neben ihm; er saß 2 Wochen in einem türkischen Gefängnis; – seine Eltern stellten eine Kaution. Er sagt, daß er nun vorübergehend frei sei. Seit seiner Rückkehr nach Deutschland könne er jedoch seinen Kopf nicht mehr richtig bewegen.

Er berichtet das alles völlig unbeteiligt, so, als ob er nicht über sich selbst spräche.

Mir geht es an diesem Beispiel nicht darum, die Psychodynamik der Familiengeschichte aufzuzeigen. Ich möchte lediglich auf den Spielraum hinweisen, der sich aus der hausärztlichen Betreuung der gesamten Familie ergibt sowie auf die daraus resultierenden Chancen für die Therapie: nicht nur Schanzsche Halskrawatte, Quaddeln und intramuskuläre Injektionen, sondern konfliktorientiertes Gespräch auf dem Boden einer vertrauensvollen, oft langjährigen Beziehung. Mir geht es jedoch vor allem darum, zu zeigen, wie wichtig es ist, nicht nur hinzuhören, sondern hinzusehen und wahrzunehmen!

Aufgrund schichtspezifischer Hintergründe wird deutlich, daß es außerordentlich schwierig ist, diese Patienten zu einer methodenbezogenen Psychotherapie zu motivieren: Patienten dieses Millieus stellen sich nur sehr schwer von der Tat auf das Wort um. Selbst übende Verfahren werden von den Patienten mißverstanden. Trotz intensiver Erklärung, Vorbereitung und Betonung der Autosuggestion wollten später Freunde der Teilnehmer einer Gruppe für autogenes Training (AT-Gruppe) „zu mir in die Kirche" kommen. Mit heterosuggestiven Maßnahmen bin ich erfolgreicher gewesen. Bei einigen Jugendlichen konnten z.B. ein Blinzeltick, eine Enuresis nocturna und eine hysterische Ganglähmung behandelt werden. Andererseits machte ich die Erfahrung, daß gerade durch übende Verfahren bei Patienten dieser sozialen Schicht die Introspektionsfähigkeit und die Bereitschaft, sich mit sich selbst auseinanderzusetzen, verstärkt werden konnten. Dazu ein Beispiel aus der Sprechstunde:

---

[4] Ehen werden auch heute noch bei Türken gestiftet. Kinder erfüllen weitgehend die Konzepte, Ideale und Erwartungen der Eltern.

Kasuistik 2: Herr K. kommt wegen heftiger Beschwerden in der Herzgegend, die mit massiven Angstzuständen, Schweißausbrüchen und Unruhezuständen einhergehen, in die Praxis. Er war bereits bei verschiedenen Ärzten in Behandlung, zuletzt bei einer Internistin. Wegen des Quartalwechsels versucht er sein Glück bei mir. Er muß wegen seiner Beschwerden zwei- bis dreimal wöchentlich die Rettungsstelle aufsuchen. Sämtliche Untersuchungen verliefen ohne Ergebnis. Betarezeptorenblocker helfen nicht mehr. Man hatte ihm schon ein paarmal empfohlen, sich in psychotherapeutische Behandlung zu begeben, was er jedoch ablehnte. Ich beschränke mich auf eine körperliche Untersuchung und ein Telefonat mit der mir gut bekannten Internistin, die mir die Befunde mitteilt, lasse mir jedoch die Beschwerden sehr ausführlich beschreiben, auch den Zeitpunkt des Beschwerdebeginns. Probleme und Konflikte werden von ihm negiert. Eine psychotherapeutische Behandlung lehnt er auch bei mir ab. Ich biete ihm die Teilnahme an einer AT-Gruppe an, deren erste Sitzung am Abend desselben Tages stattfindet. Herr K. kommt in die Gruppe, macht gut mit und bittet nach der dritten Sitzung um ein Gespräch. Herr K. blieb in der AT-Gruppe und kam in eher unregelmäßigen Abständen, die er selbst bestimmte, zu Gesprächen im Sinne der verbalen Intervention. Herr K. war glücklich, wenn er die Abstände zwischen den Therapien vergrößern konnte und in der Zwischenzeit keine Rettungsstelle mehr aufsuchen mußte. Nach einem Vierteljahr brauchte Herr K. weder Betarezeptorenblocker noch die Rettungsstelle. Zunächst beharrte er auf einer organischen Ursache seiner Beschwerden. Mit der Zeit gelang es jedoch, die Introspektionsfähigkeit des Patienten in zunehmendem Maße zu fördern. Schließlich konnte er die Beteiligung von Psychischem an seinem Beschwerdekomplex annehmen. Er konnte einsehen, daß seine Angst mit widersprüchlichen Wünschen zusammenhing: auf der einen Seite das Streben nach Autonomie und auf der anderen Seite der Wunsch nach Symbiose, Geborgenheit und Regression.

Dieses Beispiel soll zeigen, daß es in der allgemeinärztlichen Praxis durchaus gelingen kann, im Rahmen der psychosomatischen Grundversorgung den Circulus vitiosus der unendlichen Organdiagnostik zu durchbrechen. Dieses Beispiel zeigt aber auch, daß die Psychotherapierichtlinien in bezug auf die psychosomatische Grundversorgung überholungsbedürftig sind, denn dort heißt es: „die verbalen Interventionen können nicht mit suggestiven oder übenden Techniken kombiniert werden." Dieser Passus hat nichts mit der allgemeinärztlichen Wirklichkeit zu tun, denn übende Verfahren bereiten oft erst den Boden für die Durchführung einer Psychotherapie oder verbalen Intervention im Sinne der psychosomatischen Grundversorgung.

Aus meinen eigenen Erfahrungen habe ich die Erkenntnis gewonnen, daß Unterschichtpatienten nicht aus eigenem Antrieb zur Psychotherapie kommen und der Anteil der Patienten mit ausgeprägten psychischen Präsentiersymptomen eher gering ist. Zur Illustration folgende Tabelle:

Tab. 1. Verteilung von organischen und psychischen Präsentiersymptomen an zwei verschiedenen Wochentagen.

	Tag 1	Tag 2
Organische Symptome ohne psychische Auffälligkeiten	49 %	66 %
Psychische Präsentiersymptome	6 %	9 %
Organische und psychische Präsentiersymptome	6 %	6 %
Organische Präsentiersymptome bei bekannten psychischen Problemen	38 %	19 %

Sicher ist diese Verteilung nicht repräsentativ. Sie bestätigt jedoch Untersuchungsergebnisse, wonach der Anteil der Patienten mit psychogenen Störungen in der Allgemeinpraxis nicht unter 16 und nicht über 60 % liegt. Auch die von den Allgemeinärzten genannten Schätzwerte liegen zwischen 30 und 50 %.

Widerstände und Schwierigkeiten

Integrative Psychotherapie – methodenspezifische Psychotherapie

Integrative Psychotherapie in der Praxis findet eher unauffällig statt. Setting und Zeiteinheiten haben im Vergleich mit analytischen Verfahren eine eher geringe Bedeutung. Sympathie und Empathie, das einfühlende Verstehen, das Wahrnehmen von Veränderungen des Patienten und die Wahrnehmung der Interaktion sind wichtige Voraussetzungen für den therapeutischen Prozeß. Durch *psychotherapeutische Verfahren* erreichen wir nur einen geringen Anteil der Patienten der allgemeinärztlichen Praxis. Wenn ich z. B. in der Woche bei fünf Patienten tiefenpsychologisch fundierte Psychotherapie, bei

zehn Patienten verbale Interventionen im Sinne der psychosomatischen Grundversorgung durchführe und eine AT-Gruppe mit zehn Patienten leite, dann habe ich nur 25 Patienten von 1 000, also 2,5 % in 11 Wochenstunden erreicht[5]. Bei Verdopplung der Arbeitszeit hätte ich nur 50 Patienten versorgt. Erreichen müßte ich jedoch 30 bis 50 %. Für spezielle psychotherapeutische Verfahren können immer nur wenige Patienten ausgewählt werden. Dadurch entsteht die Gefahr, daß die Patienten in zwei Gruppen aufgeteilt werden: einerseits die Kranken, die nach streng organmedizinischen Gesichtspunkten behandelt werden, und andererseits die Privilegierten, für die der Arzt sich mehr Zeit nimmt, jedoch dadurch für sich selbst immer weniger Zeit hat.

Ähnliche Erfahrungen haben offenbar auch Balint und die Ärzte gemacht, die sich Ende der 60er Jahre einmal wöchentlich am University College Hospital in London in seinen Seminaren trafen. Norell verglich die Allgemeinpraxis mit einer Scheune, in der aus einem Haufen Spreu gelegentlich Weizenkörner abfallen, eine Anschauung, die viele Ärzte veranlaßte, Befriedigung im Beruf dadurch zu finden, daß sie aus dem tauben Material einige „wertvolle" Fälle herauspickten. Noch 1957 hatte Balint angenommen, der Arzt könne auch in seiner Allgemeinpraxis 30, 40 oder sogar 50 Minuten Zeit für die Erhebung von Interviews finden. Erst später gewannen Balint und seine Mitarbeiter die Einsicht, daß psychotherapeutische Sitzungen dieser Dauer (Long-term-Interviews) für die Allgemeinpraxis inkompatible Fremdkörper sind. Sie betonten, daß nicht etwa ein als zu knapp eingeschätztes Interviewmaterial den Arzt behindert, sondern daß vielmehr eine gewisse Taubheit des Arztes oder sein Mangel an Gespür die Kommunikation mit dem Patienten beeinträch-

---

[5] Die Zahl 1000 dient zur einfacheren Berechnung.

tigt. Manche, bis einstündige, Interviews hatten gezeigt, daß der Arzt am Ende zwar viel vom Patienten erfahren, aber wenig von ihm und gerade auch von der Arzt-Patienten-Beziehung verstanden hatte. *„Man weiß am Ende viel und doch versteht man wenig"* (Muschg). *Nicht die Menge des Materials, sondern die Intensität der Beobachtung und der Kommunikation, die vorübergehende Identifizierung mit dem Patienten, in die Schuhe des anderen zu schlüpfen und doch sich selbst zu bleiben, das Sicheinstellen auf die Wellenlänge des Patienten und das Deutlichwerden der Interaktion sind ausschlaggebend für den therapeutischen Erfolg.* Es kann dabei zum „flash", zur blitzartigen Erhellung einer Situation kommen. Überschießender Aktivismus wird nun nicht mehr notwendig sein.

Ökonomische Aspekte

Als niedergelassene Ärztin gerate ich in den Interessenkonflikt, entweder das eigene Verhalten an betriebswirtschaftlichen Interessen (mehrfache überflüssige Einbestellung des Patienten) zu orientieren oder aber an den Interessen meiner Patienten, – dann aber mit finanziellen Verlusten.
Die 50minütige methodenspezifische analytische Psychotherapie läßt sich aus eigener Erfahrung nur schwer in den Praxisalltag integrieren, ganz besonders dann, wenn man hohe Betriebs- und Personalkosten bei einer mittelgroßen bis großen Praxis hat. Die Zeit, die dem Psychotherapiepatienten zusätzlich nach einem langen Arbeitstag zur Verfügung gestellt wird, fehlt dann an anderer Stelle. Bei der Bewertung psychotherapeutischer und psychosomatischer Leistungen ist der integrative Ansatz im EBM nicht berücksichtigt worden. Die Bewertung dieser Leistungen ist allenfalls dann angemessen, wenn die Praxiskosten (Betriebsko-

sten, d.h. Gehälter, Mieten, Versicherungen, Investitionen usw.) äußerst gering sind und nicht, wie z.B. in der allgemeinmedizinischen Praxis, zwischen 50 und 60% des Umsatzes liegen. So verhindert bereits die unter der Wirtschaftlichkeitsgrenze liegende niedrige Vergütung eine integrative Psychotherapie. Hier ist dringend Abhilfe erforderlich. Weiß man doch, daß auch über die Vergütung ärztlicher Leistungen eine Steuerungsfunktion des ärztlichen Verhaltens möglich ist.
Insbesondere aus den ökonomischen Zwängen ist die Versuchung groß, entweder nur psychotherapeutisch tätig zu sein, d.h. bei niedrigsten Betriebskosten ohne Sprechstundenhilfe eine psychotherapeutische Bestellpraxis zu führen, oder auf die integrierte Psychotherapie in der Allgemeinpraxis zu verzichten. Bei Betriebskosten von etwa 50% ist ein Praxisumsatz von mindestens 300 DM pro Stunde erforderlich. Eine integrative Psychotherapie ermöglicht aber nur einen Praxisumsatz von 50 bis 90 DM pro Stunde. Dadurch entsteht ein betriebswirtschaftliches Defizit, das gegenwärtig durch andere Leistungen, wie medizinische Diagnostik (EKG, Sonographie, Labor etc.), nicht mehr auszugleichen ist. Der integrative Ansatz wird nur dann zu verwirklichen sein, wenn letztendlich keine finanziellen Verluste für den Praxisbetrieb entstehen.
Warum ich und auch viele andere Kollegen und Kolleginnen dieser Versuchung bislang nicht erlegen sind, ist wohl darauf zurückzuführen, daß wir überzeugt sind vor Ort, d.h. dort, wo Menschen mit schwersten chronischen Konflikten und entsprechenden psychischen Störungen leben, die den Weg zum Psychiater oder Psychotherapeuten scheuen, aber noch mehr als andere dringender Hilfe bedürfen, ein Arzt mit psychotherapeutischer/psychosomatischer Kompetenz hingehört. Dieser Arzt wird keine Trennung in organisch Kranke und psychisch Kranke, keine Reparatur des Körpers oder der

Seele vornehmen, sondern die Psychotherapie als Prinzip ständig und immer in die allgemeinärztliche Versorgung integrieren.

Notwendige weitere Schritte, Wünsche, Utopien

Die Psychotherapie im Sprechzimmer des Arztes sollte sich nach den Bedürfnissen und Möglichkeiten der Patienten richten und nicht der Befriedigung des psychotherapeutischen Ehrgeizes im Sinne einer Idealvorstellung dienen. In der hausärztlichen Praxis kommt es nicht so sehr auf die formale Durchführung von psychotherapeutischen Methoden und Techniken an, sondern vielmehr auf die *psychotherapeutische Einstellung* und *Haltung* des Arztes. Festgefahrene Einstellungen des Arztes beeinflussen das Konsultationsgeschehen mehr als die jeweils vom Patienten vorgebrachten Probleme. Die Änderung der Haltung des Arztes mit der Sensibilisierung für die Interaktion mit dem Patienten kann am besten über Balint-Gruppenarbeit erreicht werden.

Ich wünsche mir, daß jeder Arzt in der Primärversorgung eine psychotherapeutisch psychosomatische Kompetenz erwirbt, die nicht dazu dienen sollte, die Struktur der hausärztlichen Praxis im Sinne einer Psychotherapiepraxis zu modifizieren, sondern den Arzt befähigen sollte, den Patienten in seiner biopsychosozialen Wirklichkeit zu erfassen. Dann wird der Arzt nach Viktor von Weizsäcker *„weder Führer noch Deuter, noch Weiser sein, sondern Arzt, das heißt kein Bewirker, sondern ein Ermöglicher; er steht nicht über der Entscheidung, sondern mit dem Kranken in der Entscheidung."*

Literatur

1. Balint E, Norell JS, Fünf Minuten pro Patient. Frankfurt/M: Suhrkamp, 1975: 20.

Eine internistische Praxis

Klaus Bühlmann

Biographisches

Kriterien der Berufswahl

Wenn ich mich heute an die Zeit vor der Maturitätsprüfung erinnere, in der sich in mir der Wunsch regte, Arzt zu werden, geprägt von der Kopflastigkeit des Gymnasiums und begierig nach Verstehen von Zusammenhängen, dann fällt mir ein, daß dahinter das Verlangen stand, mehr über den Menschen, seine Funktionen und sein Funktionieren zu erfahren, aber auch das Bedürfnis, dem Kranken zu helfen, ihn zu verstehen und zu betreuen. Erst später lernte ich, daß beim Entschluß, Medizin zu studieren, noch andere, damals noch nicht bewußte Momente mitspielten. Über die Ethik, die für die meisten von uns Ärzten bei der Berufswahl eine wichtige Rolle spielt, erfuhr ich während der ersten Semester nichts, gar nichts. Das schlug mir damals auch nicht auf den Magen, weil ich nichts anderes erwartet hatte. Als aber auch in den propädeutischen und klinischen Semestern davon nichts gelehrt wurde, empfand ich das als arge (Ent-) Täuschung. Ich mußte erfahren, daß bei der Ausbildung nicht der Mensch im Mittelpunkt des Interesses stand, sondern lediglich seine Krankheit. Der Mensch war bestenfalls ein interessanter Fall. Es fehlten Vorlesungen über das zentrale Thema der Arzt-Patienten-Beziehung, Überlegungen oder Instruktionen über das Umgehen mit eigenen Gefühlen oder denen der Patienten. Diese Gebiete schienen in der Medizin, wie sie gelehrt wurde, inexistent zu sein. Wäre ich nicht, bedingt durch meine studentische Unzufriedenheit, die damals ohnehin der 68er-Bewegung zugeordnet wurde, mehr zufällig auf Bücher von Balint und Meerwein gestoßen, ich hätte die Universität als kompetent ausgebildeter „Medizyner" verlassen. Der Verdacht, daß auch heute noch etliches im argen ist, kommt mir, wenn ich eine kürzlich publizierte Arbeit lese: Die Frage nach dem Wunsch für einen Unterricht in medizinischer Ethik wurde von 95 % der Studienanfängern befürwortet, nach 3 Jahren Studium lediglich noch von 65 %.

Ausbildung

Nach diesen leicht karikierten Erfahrungen als Student verließ ich die Universität nach dem Examen mit dem Status eines Assistenzarztes. Der weitere Weg führte mich in eine Abteilung für Innere Medizin in einem kleineren Krankenhaus. Hier entdeckte ich im Umgang mit den „eigenen" Patienten deren Dankbarkeit für eine Aufmunterung, für ein Zeichen eines menschlichen Da-Seins in ihrer schweren Zeit des Spitalaufenthaltes. Mehr und mehr aber spürte ich in dieser Zeit auch meine eigene Unsicherheit, meine Überforderung in Fragen der Beziehung zwischen den Patienten und mir. Daher beschloß ich, mich auf meinem Weg zum

Internisten oder Generalisten schwerpunktmäßig auf die Ausbildung des „Menschenverständnisses" zu konzentrieren. Nebst vielen Gesprächen mit Kollegen in- und außerhalb des Spitals hatte ich auch erstmals mit Prof. Rolf Adler Kontakt, der damals als Oberarzt in einer Universitätsklinik tätig war und von dem ich gehört hatte, daß er sich mit psychosomatischen Patienten beschäftigt.

Nach dieser internistischen Feuertaufe mit einem enormen Arbeitspensum, das jedem Gewerkschafter die Haare hätte sträuben lassen, begab ich mich ins Experiment Psychiatrie, wo ich für 2 Jahre in einer klinischen Tätigkeit vorerst Einblick in die medikamentöse Seite dieses Faches erhielt. Später konnte ich in einem kleinen Team auch eine Gruppe für Gestalttherapie[1] aufbauen, was uns allen viel Freude machte; – uns auch sehen und spüren ließ, wie gerade Patienten mit chronischen Verläufen nach und nach auftauten und mit der Zeit an unserer Freude teilhaben konnten. Hier lernte ich, daß nicht nur Medikamente oder Worte, sondern auch Stimmungen, Aktivierungen und Be-Handlungen die Gesundheit fördern können.

In diese Zeit fiel auch der Beginn einer Psychoanalyse, die sich über 4 Jahre erstreckte. So kam ich mit Schriften und Gedankengut von Freud und Szondi, vor allem aber mit vielem Unbekanntem in mir selbst in Berührung. Trotz Erkenntnissen über mich, aber auch durch den Zuwachs an fachlicher Kompetenz, spürte ich andauernd die enorme emotionale Belastung, die durch die Arbeit mit dem Menschen entsteht. Seit dieser Zeit suchte ich dann auch in einer bis heute andauernden Supervision, Entlastung und Stützung zu finden.

Es folgte wieder eine Weiterbildungsstelle in einer internistischen Abteilung einer Universitätsklinik, wo ich hautnah die „moderne" Medizin mit all den eingangs beschriebenen Vor- und Nachteilen miterleben konnte. Darauf packte ich die mir gebotene Chance, als Oberarzt in einer Medizinischen Klinik bei Chefarzt Rolf Adler tätig zu sein, dem ich viel Wissen und Erfahrung verdanke. Dort konnte ich die Umstrukturierung einer überwiegend somatisch orientierten, in eine umfassende, also auch psychische Rehabilitation miteinbeziehende Klinik verfolgen und bei der Gestaltung mitwirken. Außer der Vertiefung somatischer und psychiatrischer Kenntnisse erlebte ich in diesem Spital sehr stark die Achtung vor dem Patienten, das dauernde Bemühen um Empathie. In dieser Institution wurden, wie erwähnt, auch Schmerzpatienten, Patienten mit Konversionsneurosen, hypochondrische Kranke und dergleichen mehr behandelt, die dann teilweise ambulant weiterbetreut wurden. Dadurch gewann ich auch Einblick in den ambulanten Sektor.

In diese Zeit fällt auch der Beginn einer Ausbildung in der Psychotherapietechnik des katathymen Bilderlebens nach Leuner. Dabei handelt es sich um eine Technik, die sich mit Imaginationen von Bildern und Symbolen im Tagtraum beschäftigt, die der Patient unter Anleitung und Führung des Therapeuten durchlebt. Zur Unterstützung der analytischen Gesprächsbehandlungen empfand ich diese Technik der Psychotherapie, mit der Möglichkeit einer forcierten Regression oder bildlichen Konfrontation mit Widerständen und Verhaltensweisen des Patienten, als Bereicherung.

Meiner Meinung nach hatte ich nun eine ausreichende Basis geschaffen, um die Praxistätigkeit, die ich vor knapp 10 Jahren begann, aufzunehmen.

---

[1] Arbeit in einer Gruppe mit dem Ziel, Gefühle und Stimmungen durch Malen, Modellieren, Bewegung und Musik auszudrücken.

Struktur der Einrichtung

Praxisorganisation

Bei der Planung meiner internistisch-psychotherapeutischen Praxis wurde mir bald klar, daß ich die Praxisinvestitionen und -kosten möglichst niedrig halten mußte, wußte ich doch im voraus, daß diese Art, Menschen zu behandeln, zeitaufwendig sein würde und diese Leistungen gemäß Kassenverträgen schlecht honoriert sind. Ich fand Praxisräumlichkeiten in einem Außenquartier Berns, das in sich recht abgeschlossen ist und so ein wenig Dorfcharakter erhalten hat. Nach meinem Plan, etwa den halben Tag psychotherapeutisch zu arbeiten, stellte ich dann auch lediglich eine zu 50 % beschäftigte Arzthelferin an.

So kommt es, daß ich morgens mehr Erstkonsultationen, Betreuungen und Kontrolluntersuchungen vornehme und nachmittags dann drei bis vier Psychotherapiepatienten betreue, die regelmäßig, meistens einmal pro Woche, für 50 Minuten zur Therapie kommen.

Die internistische Tätigkeit habe ich als „Generalist"[2] ausgerichtet: d.h. bei komplexeren Krankheitsbildern und für Abklärungen außerhalb der Routinelaboruntersuchungen, des Ruhe-EKGs und der eigenen eingehenden klinischen Untersuchung bin ich bald auf die Zusammenarbeit mit Subspezialisten angewiesen. Dadurch ergibt sich eine intensive Beziehung zu diesen Sparten und Kollegen, mit der Möglichkeit der eigenen Fortbildung. In jedem Fall aber versuche ich, die Fäden in den Händen zu behalten, indem ich Abklärungsgänge, Resultate und Konsequenzen mit dem Patienten bespreche und dabei versuche, mit ihm zusammen seinen Weg festzulegen oder zu beeinflussen. Darunter verstehe ich die Förderung des Patienten, Ursachen der Symptome oder

Krankheiten zu verstehen, als sinnvoll zu akzeptieren und darauf auch entsprechend reagieren zu können. Meine Möglichkeiten hier sind einerseits die Bereitschaft, mit dem Patienten zusammen dessen Krankheit oder Symptom besser zu verstehen, also ihm bei einem Bewußtseinsprozeß beizustehen; andererseits mit den allopathischen Medikamenten, die ich kenne, dauernd oder vorübergehend zu intervenieren. Allfällige Wünsche des Patienten nach Alternativmedizin kann ich nicht erfüllen, da ich keine Kenntnisse besitze. Ich stelle mich aber keineswegs quer und versuche gelegentlich, entsprechende Adressen zu vermitteln. Dabei möchte ich vor allem vermeiden, daß die Patienten in die Hände von Scharlatanen geraten.

Durchschnittlich kann ich für einen Patienten etwa 20 Minuten Zeit aufwenden. Die Patienten kommen vorbestellt auf einen bestimmten Termin, Wartezeiten sind selten, mehr als 30 Minuten kommen kaum vor. Notfallsituationen können, wenn sie nicht durch Verkürzung der Kaffeepause oder Absage anderer Patienten aufgefangen werden können, den Ablauf stören. Die Wartenden zeigen nach Information über diesen Sachverhalt in der Regel für solche Verspätungen ein großes Verständnis.

Bei den Psychotherapien führe ich analytisch gerichtete Gespräche, oft unter Einbeziehung des katathymen Bilderlebens. Selten instruiere ich die Patienten auch in der Technik des autogenen Trainings nach Schultz, wobei ich aber versuche, gruppenfähige Patienten für die Instruktion in entsprechende Gruppen zu verweisen. Die verwendeten Techniken der Psychotherapie erachte ich als zufällig, glaube ich doch, *daß nicht die Technik, sondern die Beziehung die wichtigste Rolle spielt* und für eine Entwicklungsmöglichkeit des Patienten entscheidend ist.

Ein weiterer Pfeiler meiner Arbeit ist die Tätigkeit als Belegarzt in einem Privatspi-

---

[2] entspricht einem Arzt für Allgemeinmedizin

tal. Das Bedürfnis nach einer solchen zusätzlichen Tätigkeit entstand aus einer gewissen Isolation: In meiner Praxisarbeit hatte ich telefonischen oder schriftlichen Kontakt mit Kollegen, der sich jedoch auf medizinisch-technische Belange beschränkte. Informationen „zwischen den Zeilen", aber auch persönliche Kontakte, konnten so kaum entstehen. Außerdem hatten sowohl einige meiner Patienten als auch ich das Bedürfnis nach Konstanz der Beziehung während Hospitalisationen. Dies gilt insbesondere für Patienten, die weder in medizinischen Institutionen noch in psychiatrischen Kliniken am rechten Platz wären: Hier, weil sie erfahrungsgemäß ihrer Symptome wegen unnötigerweise abgeklärt werden und punkto psychischer Betreuung nicht auf ihre Rechnung kommen. Dort, weil häufig das somatische Symptom im Vordergrund steht und weder der Psychiater noch der Patient diese Kommunikationsebene des Patienten begreifen können, was zu gegenseitiger Nicht-Akzeptanz führt. Zudem hat der Patient normalerweise auch Vorurteile und Angst vor einer Stigmatisierung durch einen Aufenthalt in einer psychiatrischen Klinik. Die Indikation zur Hospitalisation kann durch folgende Ursachen gegeben sein: Medizinische Abklärungen und stationäre Behandlungen bei Patienten, die keiner intensivmedizinischen Überwachung bedürfen, sie wäre in diesem Privatspital nicht gegeben. Kriseninterventionen im Zusammenhang mit psycho-somatischen Dekompensationen. Nebst Veränderung der äußeren Situation und der damit verbundenen Entlastung ist hier auch die Möglichkeit der Regression gegeben, die teils mit der Technik des katathymen Bilderlebens und/oder medikamentös mit antidepressiven Infusionstherapien vertieft werden kann.

Eine konsiliarische Tätigkeit für meine Kollegen sei hier noch am Rande erwähnt. Die Beobachtungen hierbei bestätigen mir immer wieder, wie viele hauptsächlich psychische Probleme hinter den Patienten stecken, die „ganz normal" hospitalisiert sind. Ob gemäß meiner Beobachtung Patienten aus dem Formenkreis der Rheumatologie darunter am häufigsten vertreten sind, oder ob ich lediglich viele solche Patienten zu sehen bekomme, weil die Beziehung zum Rheumatologen besonders intensiv ist, kann ich nicht schlüssig sagen.

Mitarbeiterstruktur

Meine halbtags angestellte Arzthelferin ist sowohl in administrativer als auch in psychischer Hinsicht eine eminent wichtige Stütze für mich, obwohl ihre Bedeutung nach außen hin eher gering erscheint. Sie entlastet mich durch die kompetente und selbständige Führung des kleinen Labors, der Buchhaltung und das Ausfüllen der Rechnungen anhand eines von mir geführten Leistungsblattes. Daneben erledigt sie die Schreibarbeiten gemäß Diktat, fertigt EKGs an und führt das Praxisbuch. Da diese vielfältige Arbeit auch attraktiv ist, hatte ich bisher nicht allzuviel Schwierigkeiten, Mitarbeiterinnen mit entsprechender Qualifikation zu finden. Bei der Auswahl ist für mich auch eine gegenseitige Sympathie bedeutsam, – eine Grundlage für ein *Sich-wohl-fühlen* in der täglichen Zusammenarbeit.

Die Betreuung der Patienten durch Schwestern und Pflegerinnen im Spital ist demgegenüber ein recht großes Problem. Erfahrungsgemäß ist das Pflegepersonal zum großen Teil überfordert, wenn es gilt, schwierige Patienten, wie z.B. Patienten mit Konversionssymptomen, zu betreuen, auch wenn das Interesse vorhanden ist. Ich meine, daß die intensive Betreuung des Pflegepersonals, aber auch die Vermittlung von theoretischen und vor allem auch praktischen Kenntnissen während der Ausbildung unbedingt vonnöten ist, damit Phänomene wie Übertragung und Gegenübertragung erkannt werden und in die Beziehung einfließen können.

Patienten

In meiner Praxis unterscheide ich zwei verschiedene Patientengruppen: Patienten aus dem Stadtviertel, bei denen ich die Funktion des Hausarztes übernehme und Patienten, die mir von Kollegen entweder zur Abklärung oder weiterer Betreuung zugewiesen werden, – meistens Patienten mit komplexeren Störungen. In diese Gruppe fallen auch die Patienten, die mich direkt mit dem Wunsch nach einer Psychotherapie aufsuchen. Dabei spielt die Mundpropaganda eine ganz wichtige Rolle.

Für ein Kalenderjahr stellte ich meine Patienten statistisch zusammen. Ich unterschied dabei, ob das Hauptsymptom, das zur Konsultation geführt hatte, vorwiegend psychogen oder somatogen war. Dabei erhielt ich folgende Zahlen: 197 Patientinnen standen 125 Patienten gegenüber. Das Durchschnittsalter betrug bei den Frauen 40,3, bei den Männern 48,5 Jahre. Bei den Frauen diagnostizierte ich in 73 % eine hauptsächliche Psychogenie des Leidens, bei den Männern in 66 %.

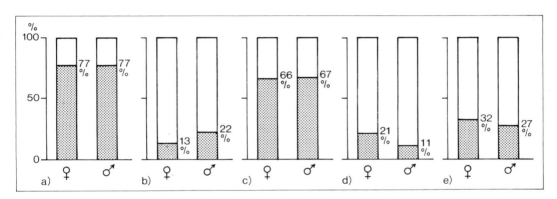

Abb. 1. Patienten mit der Hauptdiagnose „psychogenes Leiden".
a: mit zusätzlicher somatisch relevanter Störung.
b: Behandlung erfolgt ausschließlich mit Psychopharmaka.
c: Behandlung erfolgt ausschließlich durch Psychotherapie.
d: Kombination von Psychotherapie und Psychopharmaka.
e: Psychotherapiedauer mehr als 20 Konsultationen.

Die in Abbildung 1 dargestellten Diagramme berücksichtigen nur die Patienten mit der Hauptdiagnose „psychogenes Leiden". Diese werden als 100 % dargestellt.

Anhand von vier Falldarstellungen möchte ich diese Zahlen veranschaulichen:

Kasuistik 1: Frau H.O., 24jährig. Die Patientin suchte mich auf wegen einer Migräne, die seit dem sechsten Lebensjahr besteht. Sie ist mit Übelkeit, Erbrechen, Licht- und Lärmscheu verbunden. Im übrigen keine weiteren neurologischen Ausfälle. Auslösesituationen waren außer einigen Nahrungsmitteln, wie Schokolade, Obstsäfte aus Büchsen und Tomaten, vor allem Aufregungen, Streß und Angst. Durchschnittlich traten zwei Anfälle pro Woche auf, die etwa einen Tag dauerten und zu einem fast regelmäßigen Gebrauch eines barbiturathaltigen Medikamentes führten. Die persönliche Anamnese war unauffällig. In der Familienanamnese kamen konstitutionelles Ekzem und Asthma mütterlicherseits vor. Aus der psychosozialen Entwicklung erfahre ich, daß die Patientin, das fünfte von acht Kindern, in ländlicher Gegend aufgewachsen ist. Im selben Haushalt lebten bis zu deren Tode noch die Großeltern väterlicherseits. Vor allem der Großvater scheint eine wichtige Figur im Leben der Patientin gewesen zu sein, der ihr das emotionale Defizit ersetzte, das durch die Mutter erzeugt wurde. Diese wurde als strenge Frau erlebt, die auf Ordnung und den guten Ruf der Familie bedacht war. Der Vater war der Arbeit wegen kaum zu Hause; in der Erinnerung an die Kindheit für die Patientin nicht existent. Die Mutter trug durch Heimarbeit zum Familienunterhalt bei. Die Kinder durften die mit den Haus-, Heim- und Gartenarbeiten beschäftigte ordnungsliebende Frau nicht stören und zusätzlich belasten. Einflüsse von außen wurden kaum zugelassen. So durften schon aus Platzgründen keine Klassenkameraden mit nach Hause genommen werden, aber auch Besuche bei ihnen waren untersagt. Aus finanziellen Gründen durfte sie keine Coiffeurlehre[3)]

[3)]Friseurlehre

machen. Sie wurde als Hilfskraft in einen industriellen Kleinbetrieb geschickt, wo sie halb im Betrieb als Mädchen für alles, halb im Haushalt der Besitzerfamilie mithalf, unter anderem auch in der Betreuung der Kinder. Wieder hatte sie Glück, indem sie im Chefehepaar Vertraute in ihrem kärglichen Dasein fand. Sie mußte weiterhin zu Hause wohnen, durfte abends nicht ausgehen. Eine erste Freundschaft mit einem gleichaltrigen Mann wurde, als sie 18jährig war, von der Mutter hintertrieben. Schließlich konnte sie sich mit Hilfe der „Ersatzeltern" mit 20 Jahren entschließen, von zu Hause auszuziehen. Sie mietete zusammen mit einem despotischen neuen Freund eine Wohnung, die nur 1 Minute vom elterlichen Haus entfernt lag. Täglich machte sie dort ihre Aufwartung, zusätzlich kontrollierte die Mutter täglich die Wohnung der Patientin, für die sie selbstredend einen Schlüssel besaß. Die Patientin betrachtete diese Situation als völlig normal. Auch der von ihr verwöhnte und vergötterte Freund, hatte gegen diese Kontrollen nichts einzuwenden, zumal er sein Leben weiterführte wie bisher und sich vor allem mit seinem Hobby, dem Frisieren von und Handeln mit Autos beschäftigte.

In den ersten Gesprächen wurde mir bald bewußt, wie normal und selbstverständlich die Patientin ihre Lebenssituation hinnahm, wie wenig sie ihr eigenes Leben zu gestalten wußte und wie stark sie bemüht war, allen Anforderungen ihrer Bezugspersonen zu genügen.

Mit dem formulierten Ziel, die Migräne zu mildern, aber auch mit der Absicht der Entfaltung und Reifung, vereinbarten wir eine psychotherapeutische Arbeit mit einer einstündigen Sitzung pro Woche. Mit analytischen Gesprächen und mit gelegentlichen Tagträumen gelang es recht schnell, der Patientin die pathologische Situation bewußt zu machen. Nach einer für sie schmerzlichen Zeit der Niedergeschlagenheit und Trauer, die mit dem Ausbleiben der Migräne verbunden war, aber auch dem Wiederaufleben der Liebe zu dem in der Zwischenzeit verstorbenen Großvater, fing die Patientin an, ihre Beziehung zu Mutter und Freund neu zu gestalten. Mit der Mutter wurden wöchentliche Besuche vereinbart, den Schlüssel entzog ihr die Patientin. Gemeinsam mit dem Freund begann sie, Tennisstunden zu nehmen, daneben besuchte sie Sprachunterricht und nahm Schreibmaschinenkurse. Nach etwa einem Jahr konnten wir die Therapie abschließen. Drei Jahre später, die Patientin hatte mittlerweile auch ihre Stelle als Mädchen für alles gekündigt und war als Büroangestellte in einer Computerfirma tätig, kam sie erneut in Behandlung wegen Wiederauftreten der Migräne. Eine unerfreuliche personelle Situation am Arbeitsplatz und ihr anfängliches Unvermögen, eine Lösung zu finden, belastete sie übermäßig. Einen Monat später hatte sie die innere Freiheit, zu kündigen und eine neue Stelle zu suchen, die Migräne war wiederum weg. Bei dieser Patientin, bei der der biopsychosoziale Zusammenhang sehr deutlich zum Vorschein kam, vollzog sich in recht kurzer Zeit eine Nachreifung, die es ihr ermöglichte, ihre Abhängigkeiten und Gebundenheiten aufzugeben. Eine solch tiefgreifende und rasche „Heilung" erlebe ich jedoch recht selten. Viel häufiger sind psychotherapeutische Behandlungen über 2 Jahre und länger, wobei die Resultate oft weniger eklatant sind. Um so wichtiger sind solche „Rosinen" für die tägliche Kleinarbeit.

Kasuistik 2: Herr F.M., 37jährig. Der südländische Gastarbeiter, der stets gesund gewesen war, stürzte vor 11 Jahren von einer Leiter. Er erholte sich rasch und völlig von dieser lumbalen Kontusion. Fünf Jahre später, ohne erneutes Trauma, Auftreten von Rückenschmerzen lumbal und in der Tiefe der Gesäßbacke rechts. Völlige Arbeitsunfähigkeit seit Herbst desselben Jahres wegen Zunahme der Beschwerden trotz intensiver Physiotherapie. Im Dezember erste Hospitalisation in der Neurologischen Universitätsklinik Bern, weil neurologische Ausfallerscheinungen aufgetreten waren. Im Myelogramm fand sich eine Kompression der rechten Wurzel L_5 bei einer wahrscheinlichen lateralen Diskushernie $L_{4/5}$. Sofortige Operation mit mikrochirurgischer Diskushernienentfernung. Postoperativ waren die neurologischen Ausfälle verschwunden, das Schmerzbild jedoch unverändert. Sechs Monate später nach andauernder intensiver Physiotherapie, wiederholten lokalen Steroid- und Lokalanästhetikainfiltrationen, entschloß man sich zu einem Arbeitsversuch, trotz der nicht gebesserten, deutlich bewegungs- und belastungsabhängigen lumbosakralen Schmerzen rechts. Nach einem Tag Abbruch wegen Exazerbation dieser Schmerzen. Wieder kurzzeitige Hospitalisation und erneute Abklärung ohne schlüssige Erklärung der massiven Schmerzen, Entlassung mit der Diagnose: Reizsyndrom des Iliosakralgelenkes rechts ohne radiologische Entzündungszeichen. Es folgte ein viermonatiger Rehabilitationsversuch in einer psychosomatischen Klinik. Hier versuchte man, durch schrittweise Mobilisation in Kombination mit einer antidepressiven medikamentösen Therapie, die Schmerzen zu beeinflussen. Was sich dabei veränderte waren aber lediglich die Zeichen einer reaktiven Depression, die im Verlaufe der Krankheit in zunehmendem Maße aufgetreten waren. Schließlich wurde der Patient mit ungefähr denselben Beschwerden entlassen. Eine Arbeitsabklärung durch die Invalidenversicherung mußte auch abgebrochen werden. Es folgten nach und nach weitere Therapien und wegen der Versicherungsfrage noch viele Abklärungen und Gutachten.

Die psychosoziale Entwicklung sei hier nur kurz erwähnt, glaube ich doch, daß diese zur Problematik des Patienten zwar sehr wohl, zur Schilderung dieser Patientengruppe nicht allzuviel beiträgt. In ärmsten Verhältnissen im Armenhaus Spaniens, der Provinz La Coruña, mit vielen Geschwistern aufgewachsen, mußte er nach 4 Jahren Primarschule als Landarbeiter helfen, den Unterhalt der Familie mitzuverdienen. Patient heiratete 23jährig. Nach der Geburt des einzigen Sohnes, der den Eltern des Patienten zur Erziehung überlassen wurde, gingen die Eheleute vorerst für 6 Jahre nach England, wo sie beide arbeiteten und bald ein kleines Vermögen zusammengespart hatten, das ausreichte, um in der Heimat ein Häuschen kaufen zu können. Nach einigen Jahren Arbeitslosigkeit in Spanien entschloß man sich, in der Schweiz wieder Arbeit anzunehmen. Die Trennung vom Sohn war hart für beide Eheleute, wurde aber in Kauf genommen und durch die Tatsache erleichtert, daß hier bereits drei andere Brüder des Patienten wohnten und arbeiteten. Nach 8 Jahren begann die Krankheit des Patienten.

So ist der kleine, pflichtbewußte, etwas servile und unterwürfige Patient auch heute noch arbeitsunfähig und leidet einerseits unter den Schmerzen, andererseits unter seiner Wertlosigkeit und Leistungsunfähigkeit sowie der finanziellen Abhängigkeit von seiner Familie und den Brüdern.

Dieser Patient scheint mir in verschiedener Hinsicht exemplarisch: Erstens muß ich häufig miterleben, wie ich und die Schulmedizin, die ich kenne, einem Patienten nicht helfen und seine Beschwerden nicht verändern können. Die eigenen Gefühle der Macht- und Hilflosigkeit drücken schwer, auch die Gedanken, vielleicht doch etwas nicht abgeklärt oder unternommen zu haben, um den Patienten (und mich selbst) zu entlasten.

Zweitens muß ich mich mit der Rolle des Begleiters abfinden, der den Patienten über Jahre hinweg „aushält", der mit ihm jede neue Hoffnung und Niederlage durchzustehen hat, ohne Aussicht auf Erfolg. Drittens kann ich keine Diagnose stellen, die dem Patienten, mir oder auch den Institutionen, die bis heute jegliche Rentenzahlung verweigern, eine glaubwürdige Erklärung für die Invalidität dieses Mannes geben.

Kasuistik 3: Die dritte exemplarische Krankengeschichte ist schneller geschildert, nicht minder tragisch, aber doch leichter zu ertragen als die Vorangegangene. Es handelt sich um die 50jährige Frau A.R. Seit gut 20 Jahren spürt sie sehr starke, stechende Schmerzen zwischen der großen und kleinen Schamlippe links mit Ausstrahlung in den linken Oberschenkel, in den Dammbereich bis zum After. Die Schmerzen sind wetterabhängig, sonst kaum beeinflußbar, exazerbieren täglich mehrere Male, sind aber dauernd leicht vorhanden. Anamnestisch erfahre ich, daß etwa 5 Jahre vor Beginn der geschilderten Schmerzen häufig rezidivierende Harnwegsinfekte mit Dys- und Pollakisurie vorgekommen sind, welche die Patientin als unheimlich und eingreifend erlebte und auch entsprechend dramatisch schildert. Von der psychosozialen Entwicklung erfahre ich in den ersten fünf Konsultationen nicht sehr viel, immer wieder berichtet die Patientin in dieser Zeit in farbigen Worten schillernd von ihren Beschwerden. Immerhin erfuhr ich folgendes: Als Kind wurde sie von ihrem Vater, den sie als böse und tyrannisch erlebte, häufig geschlagen. Er verhielt sich auch der Mutter gegenüber brutal, weshalb sie sich früh mit dieser solidarisierte. Bei ihrer Heirat war sie 20 Jahre alt und ihrem Mann intellektuell überlegen; er habe sie deshalb sexuell geplagt. Aufgrund der Schmerzen war der Geschlechtsverkehr ein notwendiges Übel für sie, dem sie sich schließlich auf ärztlichen Rat hin entziehen konnte. Später ließ sie sich scheiden und widmete sich ganz ihrer an einer chronisch hämatologischen Krankheit leidenden Tochter – in einer völlig aufopfernden und in Anbetracht der Schwere dieser Krankheit kaum adäquaten Intensität.

Die Patientin hat, das versteht sich aus dieser Anamnese wie von selbst, Dutzende von Ärzten, Spezialisten und Professoren „verbraucht". Zu mir kam sie durch eine Bekannte, die damals bei mir in Behandlung war. Da ich aufgrund der Anamnese und der Art, wie die Patientin ihr Leiden schilderte, bald die Diagnose einer Konversionsneurose gestellt hatte und nach Einholen einiger Berichte darin bestätigt wurde, versuchte ich eine tragfähige Beziehung aufzubauen, indem ich nebst einem ausführlichen internistischen Status, ohne gynäkologische Untersuchung, vorerst einmal zuhörte. Schon nach fünf Konsultationen erhielt ich einen Brief, in dem die Patientin sich über mein passives Verhalten beschwerte. Bei der nächsten Konsultation, bei der ich auf ihr Drängen mitteile, daß ich ihr Leiden noch zu wenig verstehe, um schon aktiv sein zu können, schimpft sie mich einen verkappten Psychiater, der sie nicht ernst nehme und sie bricht schließlich die Behandlung ab. Zwei Jahre später bekomme ich von der Patientin einen Anruf, bei dem sie sich nochmals über mich beklagt und mir triumphierend mitteilt, daß zwar die Beschwerden immer noch gleich seien, sie in der Zwischenzeit jedoch von einer Ärztin wisse, daß es sich um schmerzhafte Krampfadern im kleinen Becken handle, gegen die man nichts unternehmen könne.

Diese Art von Patienten treffe ich in der täglichen Praxis häufiger. Gemäß meinen Erfahrungen handelt es sich meistens um Patienten mit Konversionssymptomen oder hypochondrischen Störungen. Die Angst vor der drohenden Nähe durch eine intensive Arzt-Patienten-Beziehung zwingt sie zum Abbruch der Therapie. Gewohnt, mit dem körperlichen Symptom zu hausieren und so auf einer für sie ungefährlichen Ebene eine Pseudokommunikation aufzubauen, ertragen sie die echte Kommunikation nicht, die durch eine Psychotherapie zustande kommen könnte. Das Ereignis, daß ein solch langjährig leidender Patient gelegentlich eine therapeutische Beziehung eingehen kann, mutet dann jeweils wie ein Wunder an, erstaunt und erfreut mich ungemein. Leider kann ich bis heute nicht ergründen, welche Kriterien für das eine oder andere Verhalten verantwortlich sind. Es würde manche beidseitige Enttäuschung ersparen.

Kasuistik 4: Die vierte und letzte exemplarische Krankengeschichte ist die von Herrn H.K., 55jährig. Vor 20 Jahren akute Rückenschmerzen mit Paresen und Parästhesien im linken Bein. Ein Jahr später Diskushernienoperation L_5/S_1 rechts mit konsekutiver Beschwerdefreiheit des rechten Beines, jedoch Persistenz der Parästhesien in den drei lateralen Zehen und im lateralen Unterschenkel links. Ein Jahr vor der ersten Konsultation bei mir, allmähliches Ausbreiten des Kribbelgefühles auf das ganze linke Bein, Übergreifen auf das rechte Bein von distal her, dann auf beide Arme ebenfalls von distal, dann auf die rechte, später auch auf die linke Gesichtshälfte. Zwei Monate vor dem Beginn der Behandlung dann noch Befall des Rükkens. In der Anamnese kommen außer dem jetzigen Leiden viele Krankheiten wie Scharlach, Nierenbeckenentzündungen, rezidivierende Lumbalgien, aber auch unklare Zustände wie Herzkrisen und Synkopen vor. Eine Schwester des Patienten leidet unter einer Trigeminusneuralgie bei langsam progredienter Multipler Sklerose. Der gelernte Autoschlosser arbeitet seit 22 Jahren in einem Büro in der Bundesverwaltung. Er leidet unter seinem Chef, der seine Arbeit abwertet und ihn somit bloßstellt. Ein Wechsel kommt aus finanziellen Gründen nicht in Frage, wäre für ihn aber sehr wünschenswert. Der Patient ist kinderlos verheiratet. Er bewohnt eine einfache Beamtenwohnung. Jegliche Freizeit verbringt er in einem Ferienhäuschen auf dem Lande.

Zur ersten Konsultation erscheint er mit einem Blatt Papier, auf dem er fein säuberlich die Leidensgeschichte notiert hat. Er ist pedantisch korrekt gekleidet, zwanghaft auch im Gespräch und sichtlich bemüht, alles gut und richtig darzustellen, damit ich ja ein rechtes Bild von ihm erhalte.

Bei der körperlichen Untersuchung sind außer einem fehlenden Achillessehnenreflex rechts keine pathologischen Befunde zu erheben. Neurologischer und Laborstatus sind umfassend abgeklärt. Er selbst ist überzeugt, daß sein Leiden „vom Rücken" kommt. Fantasien, die über eine organische Ursache seiner an Intensität zunehmenden Beschwerden hinausgehen, hat er nicht. In 14täglichen Konsultationen versuchen wir, mehr über die Hintergründe zu erfahren, scheitern aber am Widerstand des Patienten, sobald ich versuche das Gespräch auf seine Gefühle zu bringen, die im Zusammenhang mit den detailliert geschilderten Erlebnissen stehen. Ich hoffte, durch Tagträume seine Fantasien anregen zu können. Herr H. schildert jedoch während etlichen Konsultationen Landschaften und Gebäude in allen Einzelheiten, fast technisch, aber losgelöst von jeglicher Emotion. Seine Protokolle über diese Sitzungen trägt er jeweils bei der nächsten Sitzung in Versform vor, wobei das metrische Maß jedesmal haargenau stimmt, der Inhalt mit dem entsprechenden Tagtraum jedoch kaum mehr identisch ist. Schließlich sind wir der nun so intensiven Beschwerden wegen, die in der Zwischenzeit zur Arbeitsunfähigkeit geführt hatten, gezwungen, eine medikamentöse Therapie einzuleiten, und weil der Patient Tabletten nicht verträgt, entschließen wir uns für eine antidepressive Infusionstherapie (nach Kielholz). Bereits nach 5 Tagen läßt die Intensität der Beschwerden nach, nach 10 Tagen sind die Parästhesien am Rücken, im Gesicht und an den Armen verschwunden und nach 14 Tagen persistierten nur noch die seit Jahren bekannten Parästhesien im linken Unterschenkel und Fuß. Nach 3 Wochen Umstellung auf eine orale Therapie, nach 4 Monaten allmähliches Ausschleichen, wobei die „Heilung" anhält.

Abschluß der Therapie. Drei Jahre später kommt Herr H. wegen einer akuten Diarrhö nochmals in Behandlung, berichtet im übrigen, daß er außer den diskreten und kaum mehr störenden Parästhesien beschwerdefrei sei.

Was schließlich die Heilung der invalidisierenden Symptomatik bei Herrn H., der meines Erachtens an einer somatischen Depression mit völliger Abspaltung der Gefühle litt, gebracht hatte, kann ich nicht sagen. Spekulativ meine ich, daß die somatische Abklärung und die anfänglich analytisch gerichteten Gespräche eher dazu beitrugen, den Patienten zu bedrohen und mit einer gewissen Insuffizienz zu konfrontieren, hingegen die nicht fordernden Medikamente ihm eine Regression gestattet haben könnten, die es ihm erlaubte, aus der Dekompensation herauszukommen. Ich lernte hier vor allem, daß auch Medikamente durchaus erfolgreich eingesetzt werden können, wenn Widerstände unüberwindbar sind und die Angst der Patienten, Masken ablegen zu müssen, zu bedrohlich ist.

Widerstände und Schwierigkeiten

Probleme im Zusammenhang mit meiner Praxisführung

Wenn ich nun nach fast 10jähriger Praxistätigkeit versuche, die Probleme, die positiven und negativen Seiten meiner Tätigkeit zusammenzufassen, stelle ich die gute Beziehung zwischen meinen Patienten und mir in den Vordergrund. Dies zeigt sich vor allem darin, daß ich mich bei der Arbeit wohl fühle und die Atmosphäre am Arbeitsplatz nach meinem Empfinden locker und entspannt ist. Das ist nicht zuletzt auch ein Verdienst meiner Arzthelferin. Aus dieser Grundstimmung heraus, die sich auch auf etliche Patienten überträgt, wie ich gelegentlich höre, können die Patienten offenbar gut äußern was sie gerade plagt, auch wenn es nichts „medizinisches" ist. Ich werde zu ihrem Vertrauten, dem eben recht gut Einblick in inneres Erleben und in soziale Strukturen gewährt wird. Dies registrieren und verbuchen sie positiv, zumal das Maß der Informationen von ihnen festgesetzt werden kann.

Gute Erfahrungen konnte ich in diesen 10 Jahren auch mit Kolleginnen und Kollegen sammeln, mit denen ich zusammenarbeite. Ihre gelegentliche Hoffnung, daß ich bei ihren schwierigen Patienten Wunder vollbringen könnte, verflachten meistens recht schnell und immer wieder mußten auch sie erleben, wie hart für gewisse Patienten der Weg der Psychotherapie sein kann, oder aber wie schwer es ist, solche Patienten über Jahre hinweg auszuhalten. Dabei konnte manch ein Tip oder Ratschlag von meiner Seite mithelfen, die Beziehung des betreffenden Arztes zu einem schwierigen Patienten, neu zu beleuchten und entspannter werden zu lassen. Häufig handelt es sich um eigene Überforderungen der Ärzte in bezug auf ihr Handeln oder ihre Therapiemöglichkeiten.

Dankbar sind meistens auch die im Spital arbeitenden Schwestern, die sich an mich wenden können, wenn sie mit einem Patienten Schwierigkeiten haben. Vielfach genügt schon das Bewußtwerden einer Übertragungssituation, um die Beziehung zu entspannen. In dieser Hinsicht bin ich immer wieder erstaunt, wie wenig das Pflegepersonal während der Ausbildung auf Beziehungsprobleme vorbereitet wurde, wie sie häufig vorkommen. Bei meiner Tätigkeit als Dozent an einer Schule für Allgemeine Krankenpflege für das Fach

Psychosomatik stelle ich fest, daß der Theorie großes Interesse entgegengebracht wird. Die Empathie jedoch, die jeder von uns, und insbesondere der Patient im Spital, gerne spüren würde, und der Umgang mit den entsprechenden Gefühlen in der Praxis sind außerordentlich schwer erlern- und umsetzbar.

Meine Unsicherheit, nicht doch eine somatische Krankheit zu verpassen, stellt ein weiteres Problem dar. Dies gilt vor allem dann, wenn ich ein Symptom einer Psychogenie zuordne und keine weiteren Abklärungen veranlasse, auch wenn diese von etlichen Patienten vehement und mit Druck gefordert werden. Diesem Druck zu widerstehen und zu versuchen, mit dem Patienten zusammen solche Krisen durchzuhalten, erfordert viel Kraft. Immer wieder kann es in solchen Situationen vorkommen, daß ich diese und die Geduld nicht aufbringe, wohlwissend, daß die verordnete Abklärung oder Intervention in der Beziehung lediglich zu einer Druckpause führt.

Die dauernde Unsicherheit, die mich bei meiner Arbeit begleitet, hat auch etwas mit dem Alleinsein zu tun: Trotz gelegentlichen Gesprächen mit Kollegen bin ich in meiner Arbeit stets allein und habe nicht die Möglichkeit, in gemeinsamen Besprechungen oder Konferenzen, Patientenprobleme eingehend zu diskutieren. Dabei spielt auch eine große Rolle, daß in der täglichen Arbeit normalerweise ein Patient dem anderen folgt. Außer der Zeit zwischen zwei Patienten, die ich für Eintragungen in die Krankengeschichte nutze, bleibt keine Zeit für Reflexionen.

Wie ich bei einer Kasuistik bereits erwähnte, ist ein Therapieabbruch der meist nur in der Phase der Beziehungsaufnahme vorkommt, eine Belastung im Sinne einer Kränkung. Intellektualisieren und Rationalisieren über die möglichen Hintergründe hilft nur wenig, um über die Verletzung der eigenen Gefühle hinwegzukommen.

Erfreulicherweise hatte ich bisher mit den Kassen keinerlei Probleme. Da ich die psychotherapeutischen Leistungen wie meine Kollegen mit der Facharztausbildung in Psychiatrie abrechne, war ich als Internist auf gelegentliche Rückfragen gefaßt, die jedoch bis auf eine einzige Ausnahme ausblieben. Zwar muß ich bei länger dauernden Therapien gelegentlich dem Vertrauensarzt der jeweiligen Kasse Bericht über Diagnose und Therapieverlauf erstatten, diese Anfragen sind jedoch gleich häufig wie bei den Psychiatern.

Noch ein Wort zur finanziellen Situation. Meine Praxisführung nimmt doch wesentlich mehr Zeit in Anspruch, als diejenige der anderen Kollegen. Bekanntlich wird aber die Zeit, wenn überhaupt, im Vergleich zu technischen Leistungen wie Labor, EKG, Röntgen etc., schlecht vergütet. Entsprechend sind auch die Einkünfte geringer. Ich meine, daß ich unter meinen Kollegen als Kleinverdiener eingestuft werden könnte. Das Bruttoeinkommen ist vergleichbar mit dem der Kollegen der psychiatrischen Fachrichtung, aber die Aufwendungen punkto Praxis und Administration liegen doch um etliches höher. Auch wenn ich absolut gesehen zufrieden bin mit meinem Verdienst, tut gelegentliches Vergleichen mit Kollegeneinkommen weh.

Unterricht und Supervision

Die Frage nach der Fortbildung stellt sich immer wieder neu und ich kann sie für mich nur unbefriedigend beantworten. Zeit und Elan fehlen mir in von mir gewünschtem Ausmaß für meine Weiterbildung. Dies ist um so bedauerlicher, als es bei der umfassenden Medizin, wie ich sie betreibe, nötig wäre, sowohl die somatische als auch die psychotherapeutische Seite abzudecken. Was die somatische Weiterbildung anbelangt, versuche ich,

regelmäßig an klinischen Demonstratio-
nen, die durch die Universitätsklinik angeboten werden, teilzunehmen. Zudem lese
ich eine internistische medizinische Wo-
chenzeitschrift und ein pharma-unabhän-
giges Informationsblatt über medikamentöse Therapien. Zeit für das Lesen von
eingehenden, grundlegenden Fachbüchern nehme ich mir nicht. Auf der
psychologischen Seite erachte ich die
regelmäßige Supervision als äußerst wichtig. Wie ich bereits darlegte, besuche ich
seit Jahren etwa einmal pro Monat einen
versierten Psychiater. Hier nehme ich mir
die Zeit, einige meiner Therapiepatienten
zu besprechen und auf die Erfahrung des
Kollegen zurückzugreifen. Nebst den
Impulsen, die ich für die Therapie erhalte,
erachte ich die Stützung als große Entlastung.

Obwohl ich durch die somatische Untersuchung und durch die Möglichkeit des
katathymen Bilderlebens, Körperteile zu
imaginieren, die Verbindung zwischen
Soma und Psyche dem Patienten gelegentlich gut näherbringen kann, stelle ich
immer wieder fest, daß vieles in dieser
Arbeit über das Wort und wenig über die
Hand respektive den Körper läuft. Um
mehr über die Möglichkeiten einer solchen Be-Handlung zu erfahren, habe ich
in der Zwischenzeit eine Ausbildung in
körperzentrierter Psychotherapie angefangen. Obwohl ich weiß, daß bei jeder
Technik der Psychotherapie Widerstände
auftreten und ich erfahren habe, daß das
Einführen einer neuen Technik Widerstände nicht einfach beseitigt, hoffe ich,
wenigstens einigen Patienten mit dieser
Form der nonverbalen Therapie den
Umgang mit eben diesen Widerständen zu
erleichtern. Es ist doch meistens auch ein
körperliches Symptom, worunter meine
Patienten leiden und das sie schließlich
auch in meine Praxis führt.

**Notwendige weitere Schritte, Wünsche,
Utopien**

Jetzt stehe ich an der Schwelle zum zweiten Praxisdezennium, und mache mir einige Gedanken über Veränderungswün-
sche. Ich beziehe allerdings mit ein, daß es
auch Illusionen und Utopien sein dürfen:
Einmal wünsche ich mir mehr Zeit. Zeit
für meine Familie, für meine Fortbildung,
für mich selbst; Zeit auch, um mehr über
einzelne Patienten nachdenken zu können. Der alte Spruch, daß man im Prinzip
so viel Zeit hat wie man sich nimmt,
stimmt an sich schon, nur ist die Umsetzung immer wieder so schwer, vor allem
wenn, was die Annahme neuer Patienten
anbelangt, mir das Neinsagen so schwer
fällt. Darin hoffe ich, mehr Kraft zu
finden. Eine weitere Illusion, die teils
auch mit der ersten verknüpft ist, wäre
eine bessere Verteilung der Kassenleistun-
gen, im Sinne einer angemessenen Honorierung der *emotionalen* Leistung des Arztes.

Die Beziehung zu den Ärzten der öffentlichen Spitäler, wo meine Patienten auch
oft hospitalisiert sind, ist meines Erachtens zu wenig intensiv. Ich glaube fest, daß
eine nicht auf Goodwill beruhende, sondern eine institutionalisierte Form der
Kontaktaufnahme zwischen dem Spital-
und dem Hausarzt, über Verlauf und vor
allem Planung der Entlassung, Pannen
beheben könnte, die in den ersten Tagen
nach der Entlassung gelegentlich passieren. Die Spitalärzte sollten ihre Scheu vor
dem Hausarzt überwinden und regelmäßig vor der Entlassung telefonischen Kontakt suchen, – zur Information und allenfalls Absprache. Dabei könnten Doppel-
spurigkeiten oder Lücken besser gefunden und vermieden werden, zumal der
Hausarzt die soziale Situation besser
kennt und realistischer einschätzen kann,
ob die geplanten Maßnahmen auch durchführbar sind.

Zuletzt noch ein Wort zur Utopie eines besseren Verständnisses für psychosoziale Aspekte unserer Patienten durch die Kollegen. Es ist sicher nicht nötig, daß jeder Arzt ein Spezialist ist, der nach den Grundzügen der integrierten Psychosomatischen Medizin arbeitet. Hingegen ist es immer noch üblich, die Diagnose „psychogene Störung" nicht aufgrund positiver psychologischer Kriterien zu stellen, sondern nach dem Ausschlußverfahren. So werden unnötige, zum Teil gefährliche, hohe Kosten erzeugende Untersuchungen durchgeführt. Hier könnten im Interesse der Patienten doch etliche Weichen früher richtig gestellt und somit manche unglückliche Krankheitskarriere vermieden werden.

Mit all diesen Hoffnungen für die Zukunft bin ich überzeugt, auch weiterhin viel Freude und Befriedigung in meiner jetzigen Tätigkeit finden zu können. Dabei weiß ich sehr wohl, daß das Streben nach Verständnis für den Mitmenschen auch Streben nach dem Sinn der eigenen Existenz und eine Frage des Selbstverständnisses ist.

Ambulante Betreuung Tumorkranker und Sterbender

Helmut Feyen

Biographisches

Als ich mein Medizinstudium aufnahm, hatte ich nur wenig Vorstellungen über meinen späteren Beruf und die auf mich zukommenden Aufgaben. Meine Ausbildung war geprägt durch eine streng krankheitsorientierte Ausrichtung, jede Entscheidung entstand auf dem Boden harter Fakten. Das Wort „Psychosomatik" war mir nicht bekannt. Nach Gründung der Universität Ulm arbeitete ich als Assistent in der Abteilung Hämatologie/Onkologie.

Dem Fachgebiet der Onkologie wurde damals bedingt durch die Verbesserung der strahlen- und chemotherapeutischen Möglichkeiten verstärkte Aufmerksamkeit gewidmet. Während die Onkologie anfänglich noch innerhalb der Hämatologie angesiedelt war, wurden in den folgenden Jahren zunehmend Tumorzentren an den Universitäten bzw. onkologische Schwerpunktabteilungen an regionalen Krankenhäusern eingerichtet. Neben Forschung und Lehre oblag den Tumorzentren die Standardisierung der Diagnostik und Therapie sowie die Ausbildung qualifizierter onkologisch tätiger Ärzte. Durch die rasante Entwicklung der Diagnostik und Therapie von Tumorleiden entwickelte sich eine Euphorie, die zum Einsatz immer aggressiverer Therapieschemen führte. Hierbei wurde die Beziehung zwischen Lebensqualität, Verbesserung der Lebenserwartung oder gar Heilung völlig vernachlässigt. Im Vordergrund des Tuns stand nicht mehr der kranke Mensch, sondern das Spiel mit Remissionsraten und aggressivster Therapie ohne Definition des Therapiezieles. Verdienst der Mitarbeiter der psychosomatischen Abteilung in Ulm unter Leitung von Thure von Uexküll – integriert in das Zentrum für Innere Medizin – war es, frühzeitig auf diese Problematik hinzuweisen.

Eine meiner ersten und vielleicht wichtigsten Erfahrungen als onkologisch tätiger Arzt in Ulm ohne psychosomatische Ausbildung war das Erlernen des Umgangs mit der Wahrheit am Krankenbett. Das heute gebräuchliche und zur Enttabuisierung des Krankheitsbildes entscheidende Gespräch stieß bei renommierten Onkologen europäischer Universitäten auf vehementen Widerstand. Hier wurde gegen uns der Vorwurf der Rücksichtslosigkeit, Verantwortungslosigkeit und der fehlenden ethischen Voraussetzung zum Arztberuf erhoben. Noch 1975, anläßlich der Gründung einer onkologischen Schwerpunktpraxis in Friedrichshafen, wurde in dieser Region bald nur noch vom „Seelentöter von Friedrichshafen" gesprochen.

Ein weiteres wesentliches Verdienst der psychosomatischen Abteilung in Ulm war die Definition des Empfindens und Leidens tumorkranker Patienten, die häufig hilflos unserer aggressiven Diagnostik und Therapie gegenüberstanden. Wir waren gezwungen, verstärkt das Gespräch mit dem Patienten zu suchen und wurden dazu erzogen, den Begriff der Lebensqualität in unsere diagnostischen und therapeutischen Entscheidungen einzubeziehen. Mit zunehmender Erfahrung auf dem Gebiet der Onkologie, Standardisierung der Therapierichtlinien und Verbesserung der ambulanten Pflegemöglichkeiten (Einrichtung von Sozialstationen) schien es uns erforderlich, die bisher vorwiegend, zum Teil unter intensivmedizinischen Bedingungen durchgeführte, stationäre Therapie in den ambulanten Bereich zu verlagern. Es erschien uns nicht mehr sinnvoll, lebenslimitierend erkrankte Patienten bis zum Tod unter Isolation aus Familie und Bekanntenkreis zu hospitalisieren. Es mußten Wege gefunden werden, im Rahmen einer kompetenten ambulanten Onkologie diese Patienten im häuslichen Umfeld betreuen zu können. Hieraus entwickelte sich der Gedanke der *onkologischen Schwerpunktpraxis*. Die onkologische Schwerpunktpraxis sollte neben Tumorzentren und onkologischen Schwerpunktabteilungen die hochqualifizierte, nach standardisierten Richtlinien ausgerichtete, flächendeckende Versorgung tumorkranker Patienten unter Integration einer Psychosomatischen Medizin sicherstellen. Dahinter stand der Gedanke, den Patienten eine kontinuierliche Betreuung durch einen kompetent ausgebildeten Arzt zu ermöglichen, der die Probleme des Patienten und seiner Familie kennt. Der Vorteil liegt darin, daß auch ausbehandelte Patienten innerhalb ihrer Familie eine palliative Betreuung bis zum Tod erfahren können. Die Einweisung sterbender Patienten ist in diesem Konzept die Ausnahme, da insbesondere durch die bessere Koordination von psychologischer Führung und Sozialhilfe wirksame Hilfestellungen geleistet werden können. Durch den geringeren Arbeitsausfall, eventuell sogar unter Erhaltung des Arbeitsplatzes, wird einer sozialen Isolation entgegengewirkt. Eine

stationäre Versorgung ist nur noch zur Durchführung invasiver Diagnostik und operativer Therapie sowie zur Intensivbetreuung lebensbedrohlicher Komplikationen erforderlich. Bessere Pflegemöglichkeiten bei bettlägrigen Patienten bzw. Gewährleistung von Forschung und Lehre können nicht als Argument zur stationären Behandlung angesehen werden.

Struktur der Einrichtung

Ich betreue als verantwortlicher Onkologe im Rahmen einer internistischen Gemeinschaftspraxis ca. 100 tumorkranke Patienten pro Quartal. Schwerpunkt der Tätigkeit ist die Betreuung von Patienten mit metastasierenden Tumorleiden und die palliative Therapie bei sterbenden Patienten. Da es sich um eine ländliche Region handelt, hat das Einzugsgebiet einen Umkreis von 30 Kilometern. In unserer Nähe befindet sich eine onkologische Schwerpunktabteilung eines regionalen Krankenhauses, mit der wir gut kooperieren.

Ich selbst bin stolz darauf, daß wir Krankenhauseinweisungen allenfalls zu palliativ chirurgischen Maßnahmen veranlassen müssen und unsere sterbenden Patienten in den meisten Fällen bis zum Tode zu Hause betreuen können. Die Tätigkeit beschränkt sich auf die Durchführung einer modernen, aber streng standardisierten Therapie. Eine experimentelle Therapie kann nur im Rahmen von Studienprotokollen des Tumorzentrums durchgeführt werden. Patienten mit seltenen Erkrankungen oder Therapieformen, in denen wir keine persönliche Erfahrung aufweisen, werden in Kooperation mit dem Tumorzentrum betreut. Eine Erweiterung unseres Patientenstammes ist nicht mehr möglich. Mit der genannten Zahl bin ich an der Grenze meiner Kapazität angelangt.

Voraussetzungen zur Durchführung einer onkologischen Schwerpunktpraxis

Eine wichtige Basis bildet die Gemeinschaftspraxis oder Praxisgemeinschaft mit mindestens einem, onkologisch kompetent ausgebildeten Internisten, die eine kontinuierliche Bereitschaft während der Dienstzeit in der Praxis gewährleistet und auch einen speziellen Bereitschaftsdienst während der Nacht und an den Wochenenden durchführt. Bei Auftreten von Komplikationen muß stets ein kompetenter Arzt zur Verfügung stehen. Der örtliche Bereitschaftsdienst ist sicherlich überfordert. Keinesfalls darf das Krankenhaus zur Auffangstation für Problempatienten an den Wochenenden werden.

Die zweite tragende Säule ist ein im Umgang mit tumorkranken Patienten ausgebildetes Pflegepersonal, das Kenntnisse über den biologischen Verlauf von Tumorleiden besitzt und die Grundlagen der Zytostatikatherapie kennt sowie Nebenwirkungen beherrscht. Weiterhin müssen Kenntnisse über palliative Möglichkeiten wie Schmerztherapie, Flüssigkeits- und Elektrolytbilanzierung, Ersatz von Blutbestandteilen sowie Versorgung arterieller und venöser Zugänge vorhanden sein. Das onkologische Pflegepersonal gewährleistet die Mitbetreuung der Patienten sowohl in der Praxis als auch im familiären Kreis. Es ist Mittler zwischen onkologisch tätigem Arzt und Sozialstation. Die pflegerischen Aufgaben werden von der Sozialstation übernommen, spezielle Fragestellungen mit dem onkologischen Pflegepersonal bzw. dem Arzt besprochen.

Ein weiterer Aspekt ist die Bereitschaft zur kollegialen Zusammenarbeit mit dem regionalen Tumorzentrum, onkologischen Schwerpunktabteilungen der regionalen Krankenhäuser und onkologisch interessierten Chirurgen, Radiologen und Strahlentherapeuten. Die Kooperation mit einer Blutbank, die notfalls auch nachts und an Wochenenden Blutbestandteile zur Verfügung stellt, muß reibungslos funktionieren. Eine regelmäßige Weiterbildung zur Konsolidierung der Kompetenz und eine klar erkennbare, jederzeit einsehbare Dokumentation vervollständigen das Konzept.

Somatischer Aufgabenbereich

Die somatischen Schwerpunkte liegen in erster Linie in der Durchführung und Koordination von
■ prästationärer Diagnostik
■ Langzeitbetreuung und Rezidivbehandlung und
■ Nachsorge.
Die Nachsorge umfaßt die Kontrolle der Therapie und die Behandlung therapiebedingter Nebenwirkungen und Erkrankungen. Auch das Auftreten von Sekundärerkrankungen muß beherrscht werden. Maßnahmen zur Rehabilitation und eine kompetente psychische Führung des Patienten sind ein wesentlicher Bestandteil der Betreuung.
Selbstverständlich ist bei metastasierenden Tumorleiden und sterbenden Patienten eine palliative Therapie erforderlich. Diese muß die Möglichkeiten der Schmerztherapie, künstlichen Ernährung, Flüssigkeits- und Elektrolytbilanzierung bis hin zur Substitution von Blutbestandteilen ausschöpfen.

Eine onkologische Schwerpunktpraxis hat dann versagt, wenn es ihr nicht gelingt mit Hilfe der im ambulanten Bereich zur Verfügung stehenden pflegerischen Möglichkeiten wie der Sozialstation, einen sterbenden Patienten zu Hause zu betreuen. Keinesfalls darf in diesen Situationen das Krankenhaus zur Auffangstation werden. Der Wunsch des Patienten oder der Familie nach stationärer Betreuung entsteht nur, wenn er sich von dem niedergelassenen Onkologen nicht in ausreichendem Umfang betreut sieht oder die Familienangehörigen ihre Probleme und Ängste in der Versorgung des Kranken nicht besprechen können.

Mitarbeiterstruktur

Zur Unterstützung steht mir eine Onkologieschwester zur Verfügung, die Problempatienten fast täglich zu Hause besucht. In unserer Gemeinschaftspraxis arbeiten außer mir vier weitere Kollegen, die zwar andere Fachgebiete vertreten, aber in einem wöchentlichen Bereitschaftsdienst Patienten in Notfallsituationen außerhalb der Dienstzeiten und während des Urlaubs mitbetreuen. Weiterhin können wir auf einen für unsere Dialyseeinheit eingerichteten Bereitschaftsdienst onkologisch nicht ausgebildeter Krankenschwestern zurückgreifen.

Die Kooperation mit dem Hausarzt

In unserem Modell muß die Kooperation mit dem Hausarzt, also dem nicht onkologisch ausgebildeten Arzt, gewährleistet sein. Der Leidensweg der Patienten hängt im wesentlichen von der Betreuung durch den Hausarzt ab. Entscheidend ist die rechtzeitige Erkennung der Erkrankung bzw. das Stellen der Verdachtsdiagnose. Nach Diagnosestellung wird üblicherweise die weitere prätherapeutische Diagnostik von niedergelassenen Fachärzten oder Krankenhäusern durchgeführt. Die daraufhin folgende Primärtherapie muß, falls es sich um eine chirurgische Therapie handelt, stationär durchgeführt werden, während Strahlen- und Chemotherapie meist auch ambulant möglich sind. Die Durchführung einer risikoreicheren Zytostatikatherapie wird üblicherweise den kompetent ausgebildeten Onkologen überlassen bleiben.

Der Hausarzt sichert die Nachsorge nach kurativer Behandlung. Hierunter verstehen wir den Zeitraum zwischen einer unter kurativen Aspekten durchgeführten Primärtherapie bis zu einem möglichen Auftreten eines erneuten Tumors oder bis zur endgültigen Heilung. Eine enge Kooperation zwischen onkologischer Schwerpunktpraxis und Hausarzt verbessert sicher die Patientenversorgung in diesem Bereich. Weiterhin obliegt dem Hausarzt – in Zusammenarbeit mit dem niedergelassenen Onkologen – die psychische Führung des Patienten. Der Arzt, in dessen Händen die Betreuung der Krebskranken gelegt ist, erlebt die Ängste seiner Patienten und die ihrer Familien mit. Sie erwarten von ihm keine Lösung ihrer Konflikte, doch eine vertrauensvolle und sichere Führung durch ihre Nöte. Hier stellt sich für den niedergelassenen Arzt ein Aufgabenbereich, der vor Jahren noch nicht denkbar war. Während vor Jahren das aufklärende Gespräch eher die Seltenheit war, wird es jetzt auch im ambulanten Bereich generell durchgeführt. Wir Ärzte sind mit dieser Aufgabe dann überfordert, wenn sie uns Angst bereitet. Wir müssen lernen, unsere Ängste zu bewältigen und die Ängste der Erkrankten zu ertragen. Patienten zu führen heißt für den niedergelassenen Arzt nicht, ein unbefragtes Hinnehmen der ärztlichen Anordnung und blindes Vertrauen zu fordern, sondern den *Patienten als Persönlichkeit zu würdigen und bei allen Entscheidungen als gleichwertigen Partner des Arztes mitwirken und bestimmen zu lassen*. Gleichgültig wie die Lebenschancen im Einzelfall auch sein mögen, die Angst vor der Zukunft ist allen Krebskranken gemeinsam. Hierauf muß individuell eingegangen werden. Dies wird nur möglich sein bei enger Kooperation von Onkologen und Hausarzt, die nur im ambulanten Bereich möglich ist. Der Krankenhausarzt wird Kontakt zu dem Patienten, jedoch nie diesen Zugang zur Familie finden.

Patienten

Beispielgebend für die geglückte Arbeit einer onkologischen Praxis ist der Krankheitsverlauf einer alleinstehenden Patientin, wohnhaft in einem Mehrfamilienhaus, dargestellt.

Die Patientin, voll aufgeklärt über ihre Krankheit, wünschte nach intensivem Gespräch eindringlich, in ihrer Wohnung sterben zu dürfen. Als Partner stand ihr lediglich ein mehrere Kilometer entfernt wohnender älterer Bekannter zur Verfügung, der sich bedingt zur Mitbetreuung zur Verfügung stellte. Wir organisierten die pflegerische Hilfe der Sozialstation und eine Haushaltshilfe, die allerdings nur stundenweise während des Tages zur Verfügung stand. Innerhalb der Hausgemeinschaft entwickelten sich rasch Aggressivitäten mit dem Vorwurf an uns, verantwortungslos zu sein, da wir alleinstehende sterbende Patienten in der Wohnung belassen würden. Der Patientin selbst wurde vorgeworfen, sie könne sich keinen Krankenhausaufenthalt leisten. Nach Rücksprache mit der Patientin besuchte ich zusammen mit unserer Onkologieschwester die Hausnachbarn, bat sie um Verständnis für den Wunsch der Patientin zu Hause zu sterben, gab den Nachbarn den Wohnungsschlüssel der Patientin mit der Bitte, kurz vor dem Schlafengehen und nochmals am Morgen nach der Patientin zu sehen. Wir versicherten den Nachbarn, jederzeit über die Praxis erreichbar zu sein, Verantwortung komme ihnen nicht zu. Selten haben wir eine so herzliche und gewissenhafte Betreuung sterbender Patienten erlebt. Voraussetzung war allerdings die Entbindung der Hausbewohner von jeglicher Eigenverantwortung.

Ein weiteres Beispiel soll die Möglichkeiten der ambulanten Therapie veranschaulichen:

Kasuistik: Die heute 41jährige Patientin wurde uns vor Jahren wegen eines malignen Lymphoms, aufgetreten in der Schwangerschaft, überwiesen. Bereits zu Beginn des Gesprächs drückte die Patientin ihren klaren Kinderwunsch aus. Der Kinderwunsch bestand bereits seit Jahren. Das erste Kind verstarb nach der Entbindung wegen eines Herzfehlers, das zweite Kind verunglückte tödlich im Alter von zweieinhalb Jahren. Jetzt saß die Patientin vor uns und meinte, daß sie einer Schwangerschaftsunterbrechung nicht zustimmen könne, ihr Mann sei in der Lage, das Kind nach ihrem Tode alleine großzuziehen, sie wolle das Kind auf jeden Fall. Während der Schwangerschaft kam es zu einer raschen Progredienz des malignen Lymphoms, zum frühestmöglichen Termin wurde das Kind durch Kaiserschnitt entbunden und unverzüglich eine Chemotherapie eingeleitet. Hierunter verschlechterte sich der Allgemeinzustand. Es entwickelte sich ein chyllöser Pleuraerguß auf dem Boden des malignen Lymphoms, der in den folgenden Tagen täglich, manchmal zweimal täglich, auch an Wochenenden und bei Nacht punktiert werden mußte. Wir sprachen daraufhin mit der Patientin über die bessere Versorgungsmöglichkeit bei stationärem Aufenthalt. Sie weigerte sich jedoch entschieden, sich stationär einweisen zu lassen und äußerte den Wunsch, bei dem Kind zu Hause sterben zu dürfen. Daraufhin wurde eine Chemotherapie aggressivster Art eingeleitet, die zu unserer Überraschung zu einer Vollremission der Erkrankung führte, die über insgesamt 5 Jahre anhielt. In dieser Zeit ging die Patientin voll in der Betreuung ihrer Familie auf, war trotz der Erkenntnis um die weiterbestehende lebenslimitierende Erkrankung stets ausgeglichen und zufrieden. Ein erstes Rezidiv wurde bestrahlt. Spätere, im Abstand von ein bis zwei Jahren auftretende Rezidive machten weitere aggressive Chemotherapien erforderlich, die wieder zu einer etwa ein- bis eineinhalbjährigen Remission führten. Zwischenzeitlich ist das Kind 12 Jahre alt, die Mutter dankbar, daß sie die gesamte Zeit in der Familie verbringen durfte und niemals stationär betreut werden mußte. Obwohl der Patientin bekannt ist, daß ihre Überlebenszeit bereits jetzt länger als erwartet ist und sie in absehbarer Zeit mit einem Therapieversagen rechnen muß, ist sie für jeden Monat, der ihr bleibt, dankbar.

Auch in dem Gespräch mit Familienangehörigen sterbender Patienten taucht stets die Problematik der Verantwortung auf. Angehörige stellen sich die Frage: „Wie erkenne ich den Tod, was muß ich tun, wie erlebt der Patient die unmittelbare Phase vor dem Sterben, und was muß er dann noch erleiden?“ Nach so einem Gespräch erleben wir fast regelmäßig, daß wir von verunsicherten Angehörigen nachts angerufen werden. Sind wir dann sofort erreichbar, sind Angehörige und Patienten beruhigt. Wir werden nur noch für schwere Notfälle gerufen. Sind wir dagegen nicht erreichbar, erzwingen die Angehörigen in den nächsten Tagen die stationäre Einweisung – auch gegen den Willen des Patienten.

Onkologen zur Weiterbildung und damit zur Erhaltung der Fachkompetenz ursächlich beiträgt. – Auch ökonomische Aspekte werfen Probleme auf, da eine onkologische Praxis kostenintensiv ist. Allerdings wurden die Vorteile einer ambulanten Betreuung onkologischer Patienten zwischenzeitlich erkannt, so daß die Entwicklung onkologischer Praxen unterstützt wird, und die Kosten nicht mehr im Vordergrund stehen. Aufgrund fehlender Richtlinien zur Ausbildung onkologisch geschulten Pflegepersonals besteht ein Mangel an fachlich qualifizierten Pflegekräften, was eine ambulante Betreuung zusätzlich erschwert.

Schwierigkeiten und Widerstände

Eine fruchtbare Zusammenarbeit zwischen Hausarzt, kassenärztlich tätigen Onkologen und Tumorzentren ist bis jetzt noch nicht gelungen, da die gegenseitige Akzeptanz der Partner fehlt bzw. deren Kompetenz oft angezweifelt wird. Die unterschiedlichen Auffassungen über moderne Diagnostik und Therapie sind für Spannungen verantwortlich, zu denen die fehlende Bereitschaft niedergelassener

Weiterbildung und Supervision

Wünschenswert für Arzt und Schwester wäre ein psychosomatisches Fortbildungsprogramm mit folgenden Schwerpunkten:
■ Schaffung von Balint-Gruppen, die in patientenzentrierter Form die Arzt-Patienten-Beziehung klarlegen.
■ Angebot einer externen Supervision der psychosomatischen Arbeit mit dem Patienten.

■ Fortbildungsprogramm in Form von körperbezogenen und verbalen Selbsterfahrungsgruppen.

In der Zusammenarbeit mit Selbsthilfegruppen sind wir offen. Allerdings spielen in unserer Region Selbsthilfegruppen noch eine untergeordnete Rolle. Neuerkrankte Patienten suchen den Kontakt mit anderen Betroffenen, ziehen sich jedoch häufig nach kurzer Zeit aus den Selbsthilfegruppen zurück. Dies mag vielleicht auf den guten Kontakt mit der betreuenden Onkologieschwester zurückzuführen sein, die quälende Fragen aus ihrer Erfahrung beantwortet und Probleme der Lebensführung bespricht.

Forschung

Eine Forschungstätigkeit führen wir nicht durch. Wir beteiligen uns allenfalls an Studien der Tumorzentren und bringen hier unsere Patienten ein, ohne auf die Auswertung Einfluß zu nehmen.

Die Entwicklung onkologischer Schwerpunktpraxen in Deutschland

Uns sind inzwischen in Deutschland 56 Praxen bekannt, die von onkologisch kompetenten Ärzten mit dem Schwerpunkt *Onkologie* geführt werden. Ziel dieser Ärzte muß sein, unter Einsatz modernster onkologischer Diagnostik und Therapie, diese Patienten ambulant im Kreise der Familie zu betreuen. Allerdings bestehen Unterschiede in der Auffassung über den Aufgabenbereich einer onkologischen Schwerpunktpraxis. Die von uns geschilderten Aufgaben, insbesondere die häusliche Betreuung der Patienten, werden nicht von allen Praxen getragen. Wir selbst glauben, daß eine Praxis, die lediglich den Aufgabenbereich einer Ambulanz übernimmt und den wich-

tigen Bereich der häuslichen Betreuung, vor allem sterbender Patienten ausklammert, auch nicht zur Verbesserung der Versorgung beiträgt. Der entscheidende Vorteil einer onkologischen Schwerpunktpraxis liegt darin, daß ein kompetent ausgebildeter Onkologe den Patienten *von Krankheitsbeginn bis zum Tode mitbetreut* und eine Hospitalisierung des Patienten nach Möglichkeit vermieden wird. Im Rahmen einer Arbeitsgemeinschaft sind die niedergelassenen Onkologen in Deutschland bemüht, einheitliche Auffassungen zur ambulanten Betreuung tumorkranker Patienten zu erstellen.

Notwendige weitere Schritte, Wünsche, Utopien

Im Vordergrund steht für uns der Wunsch, daß weitere onkologisch kompetente Ärzte mit psychosomatischer Grundausbildung sich vor allem in ländlichen Regionen niederlassen und von Krankenkassen und kassenärztlichen Vereinigungen finanziell unterstützt werden. Den Krankenkassen ist die Problematik bekannt. Sie kennen zwischenzeitlich die Vorteile der ambulanten Therapie sowohl was die Kompetenz aber auch die Kontinuität der Betreuung betrifft. Die Verbesserung der Lebensqualität der Patienten bei verminderten Kosten veranlaßt die Krankenkassen, onkologische Schwerpunktpraxen zu unterstützen. Es ist außerdem wünschenswert und erforderlich, daß sich Leiter von stationären Einrichtungen, wie Tumorzentren oder onkologischen Schwerpunktabteilungen, mehr mit den Möglichkeiten der ambulanten Betreuung auseinandersetzen. Der Blickwinkel des Krankenhauses bedingt eine andere Beurteilung der Möglichkeiten als sie sich aus dem Sichtweise der Praxis ergeben. Leiter von Tumorzentren fürchten um ihre Führungsrolle, ein Interessenkonflikt zwischen stationärer und ambulanter Therapie verhindert eine sinnvolle Kooperation. An Tumorzentren in Deutschland herrscht eine völlige Unkenntnis über Aufgabenbereich und Möglichkeiten der ambulanten Onkologie.

Letztlich wird immer wieder argumentiert, daß Forschung, Lehre und Ausbildungsaufgaben die Aufrechterhaltung der bisherigen stationären Betreuung erzwingen. Es stellt sich für uns die Frage, warum nicht auch in Deutschland wie in der Schweiz niedergelassene Ärzte zur Weiterbildung in Krankenhäuser gehen können.

Wir hoffen, daß im Interesse unserer Patienten der Konflikt zwischen stationärer und ambulanter Betreuung bald gelöst wird, und sowohl der Aufgabenbereich der stationären als auch der ambulanten Betreuung eine neue Definition erfährt. Dies halten wir allerdings für eine Illusion und ein Wunschdenken, das in den kommenden Jahren noch nicht realisierbar sein wird.

Eine urologische Praxis

Ernst-Albrecht Günthert

Die besondere Anfälligkeit des Urogenitaltrakts für psychosomatisches Geschehen ist auf die Komplexität dieses Körperbereichs zurückzuführen. Seine drei ineinandergreifenden und voneinander abhängigen Funktionsaspekte als Produktions-, Reproduktions- und Lustorgan führen dazu, daß gerade der Urologe in seiner täglichen Sprechstunde nicht nur einer großen Zahl, sondern auch einer großen Vielfalt von psychosomatischen Erkrankungen begegnet (10, 14, 25). Trotz dieser offenkundigen Gegebenheiten stehen viele Urologen in Klinik und Praxis psychosomatischer Denkweise nicht nur skeptisch, sondern ablehnend gegenüber. Vielmehr neigen sie dazu, sich als Vertreter einer manuell, apparativ-instrumentell ausgerichteten Fachdisziplin zunächst einmal am erkrankten Organ zu orientieren, was bei Tumorerkrankungen oder bei Steingeschehen berechtigt erscheint. Die Fixierung auf eine Organveränderung läßt jedoch den organorientierten Arzt immer wieder nur nach materiell greifbaren Ursachen suchen und dabei materiell nicht greifbare, z.B. psychische Ursachen einer Krankheit übersehen oder vernachlässigen (11). Daher wundert es nicht, daß viele urologische Patienten eine lange, und oft schmerzhafte Odyssee auf sich nehmen müssen, bis endlich eine psychosomatische Erklärung ihrer Krankheit gefunden wird.

Biographisches

Obwohl mir bei der eigenen Wahl des Faches Urologie vor nahezu 40 Jahren die psychosomatische Denkweise zunächst noch nicht eigen war, sind schon in den frühen Jahren meines Berufsweges immer wieder Zweifel an der rein organorientierten Einstellung aufgekommen. Besonders die Lehr- und Assistentenjahre in den USA während der 50er Jahre haben mich durch oft belanglos erscheinende Begebenheiten zum Nachdenken veranlaßt. Damals wurde in Amerika die zweistündige Anamneseerhebung propagiert. In einer der täglichen interdisziplinären Konferenzen am Universitätskrankenhaus in Philadelphia meinte der Gastroenterologe: „I have to baby my patients." Das heißt: Es geht nicht nur um die manifesten Organerkrankungen des Magen-Darm-Trakts, sondern ebenso um den Patienten selbst. In der urologischen Poliklinik galt für das häufigste Krankheitsbild des Mannes in der täglichen Sprechstunde, die sogenannte Prostatopathie („Prostatitis"), bei der typischerweise ein erklärender Organbefund fehlt, „councelling" als Therapie der Wahl. Auch hier geht es nicht nur um Beraten, sondern ebenso um Annehmen, Ernstnehmen, Zuhören und Einfühlen. Da in den meisten amerikanischen Ausbildungskrankenhäusern alle Verrichtungen am Patienten (Verbandswechsel, Einlegen eines Katheters, die tägliche Kontrolle der Herz-, Lungen- und Darmfunktion nach

Operationen) ausschließlich vom Arzt selbst durchgeführt werden, kommt es nicht nur zu einer körperlichen, sondern über das Gespräch auch zu einer menschlichen Zuwendung. Die Nähe zum Patienten führt häufig auch zum Kennenlernen seiner Angehörigen und Freunde. Auf diese Weise kann das Arzt-Patienten-Verhältnis eine sehr persönliche, oft sogar eine herzliche Note erfahren. Im Vergleich zu Amerika war dann das distanzierte, anonyme Arzt-Patienten-Verhältnis in den deutschen Universitätskliniken nicht zu übersehen.

Später in der eigenen Praxis fiel mir bald die große Zahl von Patienten auf, die sich mit breitgefächerten Beschwerdebildern vorstellten, bei denen aber der korrelierende und erklärende Organbefund fehlte. Gerade im Hinblick auf die funktionellen Syndrome, als typische Beispiele für psychosomatisches Geschehen, fehlt sicherlich nicht nur für den niedergelassenen Urologen ein Weiterbildungsangebot, das auf den Erfahrungen aus der Praxis basiert (10). Deshalb praktizieren viele Ärzte die Medizin weiter, die sie in der Klinik gelernt haben, die sich aber von der Medizin des Praxisalltags deutlich unterscheidet und insbesondere psychosomatische Zusammenhänge kaum berücksichtigt.

Während der berufsbegleitenden Weiterbildung, die ich mit dem Zusatztitel „Psychotherapie" abschloß, wurden fachliche Kenntnisse und wichtiges Rüstzeug vermittelt. Allerdings verdeutlicht der tägliche Umgang mit psychosomatisch Kranken immer wieder, daß dieser Lernprozeß nie als abgeschlossen gelten kann, da jeder Patient mit seiner ihm eigenen, individuellen Krankheit nicht nur Herausforderung bedeutet, sondern auch neue Einsichten bietet.

Struktur der Praxis

Mit der berufsbegleitenden Weiterbildung vor 12 Jahren begann die Integration psychosomatischen Denkens und Handelns, die Struktur meiner Praxis zu beeinflussen. Dementsprechend sind mit einer immer enger gestellten Indikation die apparativen und instrumentellen, organorientierten diagnostischen und therapeutischen Maßnahmen zurückgegangen. Schließlich habe ich Ende 1989 nach 30 Jahren die apparativ-instrumentelle Einrichtung meiner Praxis abgegeben. Damit wurde der psychosomatischen Urologie noch mehr Raum gegeben. Nach wie vor verzichte ich nicht auf Untersuchungen im eigenen Labor (Urinsediment, Ausstrichfärbungen, große Bakteriologie). Blutuntersuchungen gehen an die Laborgemeinschaft. Lediglich die apparativ-instrumentellen Untersuchungen, die bei strenger Indikation nur bei 10 bis 20 % meiner Patienten angezeigt sind, delegiere ich an Fachkollegen (18). Alle anderen Körperuntersuchungen werden in der bisher geübten Weise durchgeführt. Viele Patienten äußern spontan, daß die viel zu oft vernachläßigte ausführliche körperliche Untersuchung für sie nicht nur einen versichernden, beruhigenden Effekt hat, sondern auch als Zuwendung empfunden wird. Seit der schwerpunktmäßigen Ausrichtung meiner Praxis auf psychosomatische Urologie überweisen sowohl Fachkollegen als auch die beiden urologischen Polikliniken in der Stadt Patienten, bei denen sie wegen ergebnisloser organorientierter Untersuchungen psychische Ursachen des Krankheitsbildes vermuten. Manche Patienten kommen zu mir aufgrund des Telefonbucheintrags „Urologie und Psychotherapie", weil sie selbst psychosomatische Zusammenhänge annehmen. Nach wie vor suchen mich aber auch Patienten auf, die ihre Beschwerden allein auf eine urologische Organerkrankung zurückführen.

Während viele der in diesem Buch vorgestellten Institutionen Klinikcharakter haben, d.h. die Patienten von einem *Team von Ärzten, Psychologen und Sozialarbeitern* betreut werden, soll mit meinen Ausführungen auf die psychosomatisch ausgerichtete Einzelpraxis hingewiesen werden (10). Der niedergelassene psychosomatisch orientierte Arzt muß *alleinverantwortlich* entscheiden. Auf die wichtige und unterstützende Diskussion mit dem Team muß er verzichten. Um so mehr sollte er deshalb immer wieder seine psychosomatische Einstellung *kritisch hinterfragen*, damit er nicht somatische Erkrankungen übersieht. Nach jüngeren Veröffentlichungen in der Fachliteratur sind bei 30 bis 50 % aller urologischen Patienten psychosomatische Krankheitsbilder zu finden (6, 10). Diese Zahlen machen deutlich, daß psychosomatisches Geschehen – zumindest in der urologischen Sprechstunde – nicht zu den Ausnahmen gehört. Um so mehr muß der Arzt bemüht sein, *psychosomatische Zusammenhänge schon bei der Erstbegegnung mit dem Patienten zu erkennen.*

Mitarbeiterstruktur

Mit der Intensivierung psychosomatisch orientierter Urologie vor 12 Jahren kam es auch zu Veränderungen im Arbeitsbereich meiner Arzthelferinnen. Obwohl meine Praxis schon immer als Bestellpraxis ausgerichtet war, ergaben sich nun Probleme durch den schwer vorhersehbaren Zeitaufwand für einzelne Patienten. In der Anfangsphase habe ich deshalb Patienten, die bei der Erstbegegnung aufgrund der Anamnese ein psychosomatisches Geschehen erkennen ließen, zunächst urologisch untersucht und dann für das ausführliche psychosomatische Gespräch einen 50-Minuten-Termin vereinbart. Seit dem Erhalt des Zusatztitels „Psychotherapie" und der damit verbundenen Eintragung im Telephonbuch fragen meine Arzthelferinnen bei der Vereinbarung von Terminen, ob die Anrufer mich als Urologe oder als Psychotherapeuten aufsuchen wollen. Vor dem ersten 50-Minuten-Gesprächstermin wird den Patienten ein Merkblatt über das Setting (Pünktlicher Beginn, pünktliche Beendigung, rechtzeitige Absage) zugeschickt. Die meisten meiner Arztfelferinnen spüren ohne besonderen Hinweis die Bedeutung psychosomatischen Geschehens im Sprechstunden-Alltag und bemühen sich, dies umzusetzen. Seit Bestehen meiner Praxis gibt es nach amerikanischem Vorbild eine schriftlich festgelegte „Praxisordnung" („standard operating procedures"), in der alle vorkommenden Verrichtungen, die technische Einrichtung und deren Betreuung etc. genau beschrieben sind. In der Einleitung heißt es u.a.: „Die Arzthelferin sollte daran denken, daß für viele Patienten der Arztbesuch mit Ängsten verbunden ist. Deshalb muß die Arzthelferin immer bemüht sein, durch ihr freundliches, einfühlendes, vertrauenerweckendes und beruhigendes Verhalten die Ängste des Patienten abzubauen. Gerade psychosomatisch Kranke sind dafür besonders dankbar."

In der psychosomatisch orientierten Praxis bekommen Mitarbeiter aus den Aufzeichnungen des Arztes Einblick in sehr sensible Bereiche von Patienten-Biographien. In persönlichen Gesprächen erinnere ich meine Arzthelferinnen immer wieder an die strikte Einhaltung des Berufsgeheimnisses, die zwar für alle Bereiche der Arzt-Tätigkeit gilt, aber bei psychosomatisch erkrankten Patienten aufgrund der biographischen Zusammenhänge in besonderem Maße zutrifft. Deshalb weise ich bei Vorstellungsgesprächen auf die besondere Struktur meiner Praxis und die damit verbundene und erwartete Sensibilität der Arzthelferin hin.

Durch meine publizistische Tätigkeit (Beiträge für Zeitschriften und Fachbücher, Referate bei Fort- und Weiterbildungsveranstaltungen) lernen die Arzthelferinnen mit dem Schreiben der Manuskripte auch Inhalte der psychosomatischen Urologie kennen. Die Anteilnahme am Wohlergehen der Patienten ebenso wie an der Resonanz auf meine Publikationen spiegelt das rege Interesse meiner Mitarbeiterinnen für alle Belange der psychosomatischen Urologie wider.

Patienten

Typische psychosomatische urologische Erkrankungen

Das patientenzentrierte Vorgehen, bei dem ich dem Ernstnehmen, Annehmen, Zuhören und Einfühlen besondere Beachtung schenke (1, 3, 10, 14), läßt mich täglich Patienten begegnen, bei denen die mechanistische, apparativ-instrumentelle urologische Einstellung versagen muß, wie das kurz skizzierte Fallbeispiel aus einer Nachmittagssprechstunde zur Einführung in die Thematik verdeutlicht.

Kasuistik 1: Eine 29jährige Angestellte wird zur Abklärung eines vermehrten Harndrangs sowie diffuser Unterbauchbeschwerden von ihrem Gynäkologen überwiesen. Bevor eine geplante Laparoskopie durchgeführt wird, sollen urologische Ursachen ausgeschlossen werden. Zuvor hatte die große inernistische Durchuntersuchung keinen erklärenden Organbefund erbracht, und auch der Gynäkologe konnte bisher in seinem Fachgebiet keine Ursache für die Beschwerden finden. Da auch die urologische Anamnese, bei deren Erhebung die klagsam aufdringliche Selbstdarstellung der Patientin auffällt (5, 9, 13), keine Hinweise auf eine Organerkrankung erkennen läßt (der Harndrang verschwindet bei Ablenkung), wird die Anamneseerhebung zu einem patientenzentrierten, vertieften ärztlichen Gespräch erweitert (17). Dabei erzählt die Patientin, daß sie unter anderem wegen einer hartnäckigen Migräne eine zweiwöchige stationäre neurologische Durchuntersuchung hinter sich hat. Mehrere Behandlungen, auch eine Serie von Einspritzungen in die Schulter-Nakken-Muskulatur, brachten bisher keine Besserung. Auf die Frage, seit wann sie unter Migräne leide, antwortet die Patientin: „seit dem 1. Februar 1985". Sie hat sich an diesem Tag auf einer Party, trotz ausgelassener Stimmung, sehr allein gefühlt, weil sich niemand um sie gekümmert hat. Seither bekommt sie fast jeden Samstag, und nur samstags, einen Migräneanfall, der gewöhnlich bis Sonntagabend dauert. „Ich habe sehr viele Freunde und gelte allgemein als Betriebsnudel. Aber in Wirklichkeit bin ich sehr einsam, ich kann keinen Partner finden. Früher habe ich am Wochenende mein Appartement aufgeräumt und sauber gemacht. Seit einem Jahr lasse ich alles schleifen. Die Unordnung stört mich kaum noch. Am liebsten ziehe ich mir die Decke über den Kopf und verbringe das Wochenende – schon wegen meiner Migräne – im Bett."
Ohne Mühe können die psychosomatischen Zusammenhänge gemeinsam herausgearbeitet werden, wobei die Patientin den sich entwickelnden Gedankengängen sichtlich interessiert und gerne folgt. Schließlich wird ihr unter Hinweis auf den normalen Befund der routinemäßig erfolgten Urinuntersuchung empfohlen, das autogene Training als Einstieg in eine weiterführende Therapie zu

erlernen. Außerdem gebe ich der Patientin die Adresse einer Psychotherapeutin mit.

Einige Monate später erfahre ich von der Therapeutin, daß sich die Patientin bei ihr gemeldet hat und nun nach Erlernen des autogenen Trainings an einer Selbsterfahrungsgruppe teilnimmt. Es gehe ihr viel besser. Alle ihre Körpersymptome, auch die Migräne, seien verschwunden und nicht wieder aufgetreten.

Diese Patientin kann stellvertretend für viele Patienten aus meiner täglichen Sprechstunde gelten. Sie haben wesentliche Merkmale gemeinsam. Aufgrund vieler fachübergreifender Faktoren dürften diese auch für andere medizinische Disziplinen zutreffen. Wie eingangs erwähnt, handelt es sich bei dieser Patientin um ein Erscheinungsbild der funktionellen Syndrome (10, 23). Sie hat, wie viele ihrer Leidensgenossen, vorher schon andere Ärzte aufgesucht und teils eingreifende und schmerzhafte diagnostische und therapeutische Maßnahmen über sich ergehen lassen, ohne jedoch eine Besserung ihrer Symptome zu erreichen (11, 14). Im psychosomatisch inspirierten, ausführlichen und teilnehmenden Anamnesegespräch konnte dann der Hintergrundkonflikt ihrer Symptome bei ihrem Erstbesuch in der Sprechstunde aufgedeckt werden. Dies unterstreicht die Forderung, *psychosomatisches Geschehen schon bei der Erstbegegnung mit dem Patienten zu erwägen* (14). Das durch die Offenlegung ihres Konflikts gewonnene Verständnis der psychosomatischen Zusammenhänge, d.h. der Zusammenhänge zwischen ihrem Kranksein und ihrem Konflikt, führte zu Lösungen oder zumindest zur Einleitung eines Verarbeitungsprozesses bisher unbewußter und unbewältigter psychosozialer Konflikte (21). Mit der Aufdeckung ihres Konflikts und den damit gewonnenen Einsichten traten die Symptome, unter denen sie lange gelitten hatte, in den Hintergrund und verschwanden schließlich völlig (5, 10, 14).

Die Patientin kam ebenso wie die Architektin, über die weiter unten berichtet wird, zu mir als Urologen. Meine psychosomatische Einstellung war beiden nicht bekannt. Der Theologiestudent im nächsten Fallbeispiel, hatte mich gewählt, weil ich auch Psychotherapeut bin.

Als typische pschosomatische urologische Erkrankungen in der täglichen urologischen Sprechstunde gelten beim Mann, in der Reihenfolge ihrer Häufigkeit, die Symptome der sogenannten Prostatopathie ("Prostatitis") (11), die Sexualstörungen, an erster Stelle die erektile Dysfunktion (Erektionsstörungen), die Ejaculatio praecox und retarda sowie die Anorgasmie (14). Bei der sogenannten Prostatopathie, die immer noch viel zu oft und unreflektiert als "Prostatitis" diagnostiziert wird, kann das Beschwerdebild bei vielen Patienten auf eine Beckenbodenmyalgie zurückgeführt werden. Diese kann neben statischen auch psychosomatische Ursachen – muskuläre Verspannungen im Beckenbereich z.B. bei analzwangsneurotischer Persönlichkeitsstruktur – haben (14, 20). Bei der rezidivierenden Urethrozystitis der Frau handelt es sich zwar um ein akutes organisches und ebenso akut behandlungsbedürftiges Krankheitsgeschehen, das pathophysiologisch durch den kurzen, direkten Infektionsweg: Darmausgang – Damm – Scheide – Harnröhre (Bakterienadhärenz!) erklärt werden kann. Die oft signifikante *Rezidivneigung* bei vielen Frauen allerdings legt auch psychosomatische Zusammenhänge nahe. Beziehungsstörung, Abwehr (Nähe-Distanz) oder schuldhaft erlebte Sexualität werden als mögliche psychische Auslöser dieses häufigsten urologischen Krankheitsbildes der Frau in der täglichen Sprechstunde diskutiert (7, 8, 14). Ein Beispiel für ein urologisches funktionelles Syndrom bei der Frau sind die Symptome der sogenannten Reizblase. Hier fehlt typischerweise ein korrelierender Organbefund. Als Ursachen werden neben anderen das „nicht zum Stillstand kommen" der Lustphysiologie bei Anorgasmie erwogen (7, 12, 14, 16). Die Reizblasensymptomatik kann auch als Korrelat einer verdeckten Sexual- bzw. Hingabestörung verstanden werden. Sie kann weiterhin Ersatzsymptom für phobische Ängste und schließlich körpersprachlicher Ausdruck narzißtischer Kränkung im Beziehungsbereich sein. Die Enttäuschungswut wird dabei körpersprachlich mit den Symptomen der Reizblase abgewehrt (7, 14). Schließlich gehört die Enuresis zu den wenigen psychosomatischen urologischen Krankheitsbildern, die bisher eingehender untersucht wurden (7).

Während psychosomatische Erkrankungen, bei denen manifeste Organveränderungen im Vordergrund stehen, somatische und begleitende psychotherapeutische Behandlungsweisen erfordern, sollte man sich, wie das einleitend kurz skizzierte Fallbeispiel zeigt, bei den psychosomatischen Krankheitserscheinungen der funktionellen Syndrome vorrangig um die Offenlegung einer Konfliktsituation bemühen (2, 3, 5, 11, 21). Diese Zielsetzung und die Möglichkeiten ihrer Umsetzung in der täglichen Sprechstunde sollen Schwerpunkt dieser Ausführungen sein und anhand von zwei Fallbeispielen eingehender beleuchtet werden.

Kasuistik 2: Ein 28jähriger Theologiestudent, Priesteramtskandidat, kommt wegen „krallender Hodenschmerzen" in die Sprechstunde. Die Beschwerden bestehen seit mehreren Jahren. Vor zweieinhalb Jahren hatte der Patient deswegen einen Urologen aufgesucht, der, obwohl der Patient keine Veränderung an seinen Hoden tasten konnte, mittels Sonografie beidseitige Hydrozelen feststellte, die sofort operiert werden müßten. Nach der Operation wird dem Patienten mitgeteilt, daß gleichzeitig eine Varikozele links operativ beseitigt wurde. Sie war vom Patienten vor der Operation weder bemerkt worden, noch wurde er vom behandelnden Urologen darauf aufmerksam gemacht. Die Beschwerden wurden durch die Operation weder gebessert noch beeinflußt. Sie bestanden unverändert weiter. Vor zwei Wochen suchte der Patient deshalb erneut seinen Urologen auf. Dort wurde ihm eröffnet, daß er noch einmal „geschnitten werden müsse", um an der Stelle der Operationsnarbe ein Stück Plastik einzusetzen. Im Hinblick auf die nicht eingetretene Besserung nach der ersten Operation ist der Patient verunsichert. Im Branchenverzeichnis des Telefonbuchs findet er hinter meinem Namen: Arzt für „Urologie und Psychotherapie" und meldet sich für die Sprechstunde an. Es erscheint ein sehr sportlicher, braungebrannter junger Mann. Er trägt einen goldenen Ring im linken Ohr und macht einen eher fröhlichen als durch Krankheit belasteten Eindruck. Er vermittelt ein deutliches Bedürfnis, sich mitzuteilen. Die „krallenden Hodenschmerzen" (er versäumt nie die Beschreibung „krallend") bestehen seit mehreren Jahren, „als ob eine Schnur um den Hoden gelegt ist". Die Intensität der Beschwerden wechselt. Manchmal sind sie für Wochen verschwunden. Jetzt seien sie wieder besonders stark und belastend. Die urologische Untersuchung zeigt keine Veränderungen im Bereich des äußeren Genitales. Lediglich im linken Samenstrang läßt sich eine nicht schmerzhafte narbige Verdichtung, die natürliche Folge der Operation, tasten. Eine organbedingte Schmerzursache wird dem Patienten als unwahrscheinlich dargestellt. Es findet ein patientenzentriertes ärztliches Gespräch statt, in dem der Patient mitteilt, daß er als Priesteramtskandidat vor einer schweren Entscheidung steht. In seinem Theologiestudium hat er einen Punkt erreicht, an dem er seinen Vorgesetzten mitteilen muß, ob er endgültig Priester werden will oder nicht. Er beschreibt seine Sexualität als „geprägt" und im Hinblick auf das Priesteramt als eher belastend. Er masturbiert regelmäßig, jedoch mit Schuldgefühlen, allerdings nicht so häufig, wie es ihn danach verlangt.

Besonders im Hinblick auf seine ausgeprägte Sexualität bedeute ich dem Patienten, daß seine krallenden Hodenschmerzen durchaus Folge seiner Zurückhaltung und unerfüllten Sexualität sein können. Ich erkläre ihm, daß pathophysiologisch Hodenschmerzen nach sexueller Erregung ohne erfolgten Orgasmus durch Kongestion auftreten können. Im weiteren Gespräch berichtet der Patient von seiner „krallenden Mutter" (er verwendet tatsächlich denselben Ausdruck, mit dem er seine Hodensymptome beschreibt), die ihn wie eine „Klammer" festhält und sich zwischen ihn und seinen Vater stellt. „Sie ist sehr eifersüchtig", meint er. Gemeinsam wird hinterfragt, ob die Hodenschmerzen, die bisher besonders bei Belastungen auftreten, jetzt als körpersprachlicher Ausdruck seines Entscheidungskonflikts

verstanden werden können. Wir überlegen, wo der Patient mit der Entscheidung für das Priesteramt in Wirklichkeit steht, ob er nicht noch weit entfernt von einer Entscheidung ist und ob er das Priesteramt wirklich ernsthaft anstrebt. Allen diesen Erörterungen kann der Patient sehr gut folgen. Er verabschiedet sich schließlich mit der Bemerkung: „Sie haben recht, ich weiß nicht, wie ich mich entscheiden soll, ich bin völlig unentschieden, ich muß eine Entscheidung so oder so finden". Nach einem Jahr kommt er erneut in die Sprechstunde. Er käme nicht wegen Beschwerden, er wolle mir nur über den weiteren Verlauf berichten. Nach dem ersten Gespräch beantragte er bei seinen kirchlichen Vorgesetzten eine Beurlaubung für ein Semester an einer anderen Universität. Dort sei er sich sehr bald über seine wahre Situation klar geworden und zu einer Entscheidung gekommen. Er ist als Priesteramtskandidat ausgeschieden und wenig später in die Homosexuellenszene eingestiegen. Sehr frei berichtet er über seine homosexuellen Neigungen, Beziehungen und Erlebnisse. Er wirkt geradezu gelöst. Die Frage, ob er sich seinen Eltern, bei denen er als Einzelkind bis zu seinem Weggang an die andere Universität wohnte, anvertraut habe, bejaht er. Die Mutter habe mit einem „hysterischen Anfall" reagiert. Der Vater habe sich dagegen verständnisvoll gezeigt. „Ich konnte zum ersten Mal mit ihm reden". Die Hodenbeschwerden sind nach seiner Entscheidung, als Priesteramtskandidat auszuscheiden und homosexuelle Beziehungen aufzunehmen, völlig verschwunden und nicht wieder aufgetreten.

Kommentar: Der sehr aufgeschlossene, intelligente Patient, dessen szenische Informationen (Ohrring, nahtlose Bräune) ich nicht einordnen konnte (9, 13), war wohl aus mehreren Gründen nicht in der Lage, sich gegen das Priesteramt zu entscheiden. Einmal war es der Wunsch der „krallenden Mutter", dem er entsprechen wollte, zum anderen bestanden Existenzfragen für die Zukunft, da er im Hinblick auf das Priesteramt Theologie ohne Nebenfach studiert hatte, also eine Tätigkeit als Lehrer nicht in Frage kam. Er hätte mit Aufgabe des Priesteramts nur im Dienst der Kirche, z. B. als Pastoraldiakon, eine Chance auf eine Lebensstellung gehabt. Diese Chance wäre jedoch bei realistischer Betrachtung gering gewesen. In dieser Entscheidungsphase entwickelte er ein Symptom im Genitalbereich. Trotz seiner berechtigten Zweifel an der Diagnose und der Indikation ließ er eine Operation über sich ergehen. Die Symptome blieben unvermindert bestehen. Erst durch den Vorschlag einer erneuten Operation, löste sich der Patient aus seiner Passivität. Unter 64 Urologen wählte er den Urologen und Psychotherapeuten. Ein Bekenntnis und eine Vorentscheidung waren damit gefallen.

Kasuistik 3: Eine 44jährige, verheiratete, kinderlose Architektin kommt im Juli in die Sprechstunde. Als erstes weist sie auf ein Buch hin, das sie in der Hand hält. Es ist das Buch „Blasenentzündung" von der englischen Autorin Angela Kilmartin, für dessen deutsche Ausgabe ich ein Vorwort geschrieben habe (15). „Ich bin zu Ihnen gekommen, um mit Ihnen die Weiterbehandlung meiner Blasenentzündung zu besprechen." Die Beschwerden haben in der Nacht zum ersten Mai begonnen. Sie hatte eine schlaflose Nacht mit Angstzuständen und Schweißausbrüchen. „Ich habe kaum Luft gekriegt." Dazu kamen ein Druckgefühl in der Blasengegend und ein Kribbeln am ganzen Körper, besonders in den Extremitäten. Am folgenden Tag, einem Feiertag, läßt sich die Patientin von ihrem Mann in die urologische Abteilung eines 60 Kilometer entfernt liegenden großen Krankenhauses bringen. Der Klinikchef ist persönlich anwesend und geht ohne Bedenken auf die Beschwerden der Patientin „Druck auf die Blase, häufiger Harndrang" ein, indem er trotz Fehlens der typischen Symptome für ein Infektgeschehen die große urologische Diagnostik einleitet. Neben Urin- und bakteriologischen Untersuchungen werden eingehende Röntgenuntersuchungen mit Katheterdarstellungen beider Harnleiter durchgeführt. Bei der Zystoskopie in Narkose werden Biopsien aus der Blasenwand sowie Urinproben zur Spülzytologie entnommen. Diagnose der Klinik: „Hämorrhagische Zystitis, kein wesentlicher Harnwegsinfekt". Gegenüber der Patientin wird immer wieder Tumorverdacht geäußert und ein Computertomogramm angeordnet, das keinen pathologischen Befund ergibt. Schließlich wird, trotz Fehlens eines Bakteriennachweises, eine 24tägige antibakterielle Behandlung durchgeführt, die – im Hinblick auf die Symptome und Befunde – erwartungsgemäß keine Besserung bringt. Bei mehreren Besuchen in der Klinik wird weiterhin von Tumorverdacht gesprochen. Durch eine Freundin bekommt die Patientin das oben erwähnte Buch und sucht mich aufgrund des Vorwortes auf.

Aus der urologischen Anamnese ist erwähnenswert, daß die Beschwerden besonders nachts auftreten, und daß es sich letztlich nur um einen „Druck auf die Blase" handelt, nicht um eine entzündungstypische Dysurie. Die Miktion ist dementsprechend schmerzlos. Um dem Druck nachzugeben, entleert die Patientin ihre Blase drei- bis 20mal während der Nacht. „Das hängt davon ab, wie ich schlafe. In der letzten Zeit sehr schlecht". Jetzt erinnert sich die Patientin, daß sie oft nachts in der Küche sitzt und liest, weil sie nicht schlafen kann. Dabei verspürt sie „diese Unruhe im

Becken und Druck auf die Blase." Beim weiteren Nachdenken fällt ihr ein, daß sie vor vier Jahren ähnliche Symptome hatte, die aber von selbst wieder verschwanden. Damals ist das Ehepaar in ein Haus in neuer Umgebung gezogen, das noch umgebaut werden mußte und beim Einzug erst halb fertig war. Weiterhin berichtet die Patientin, daß sie zur Zeit allgemein lustlos und antriebslos sei und keine Energie habe, ihren beruflichen Arbeiten nachzugehen.

Auf die Nacht zum ersten Mai angesprochen, erzählt die Patientin, daß sie am nächsten Tag zu einem großen Fest auf einem Bauernhof eingeladen waren, bei dem viele Kinder sein sollten. Alle befreundeten Ehepaare haben viele Kinder. In diesem Zusammenhang berichtet sie, daß sie keine Kinder bekommen kann und darunter sehr leidet. Besonders bei Anlässen, bei denen viele Kinder anwesend sind, kommt sie sich sehr unvollkommen vor. Sie betreibt seit einigen Monaten die Adoption eines Kindes. Das macht die Erledigung vieler Formalitäten notwendig, die von der Patientin allerdings nur halbherzig angegangen wird.

Nach den ausführlichen Fremduntersuchungen wurde in meiner Praxis lediglich eine mikroskopische und bakterielle Urinuntersuchung vorgenommen, die keinen Nachweis eines Harnwegsinfekts erbrachte. Im patientenzentrierten Gespräch werden zunächst die Schlaflosigkeit, die Angstzustände, die Schweißausbrüche und die Antriebslosigkeit angesprochen. Alle diese Symptome sind früher schon einzeln oder gemeinsam aufgetreten und auch wieder ohne Behandlung verschwunden. Die Symptome der Unruhe im Becken mit Druckgefühl in der Blasengegend werden vor dem Hintergrund der Kinderlosigkeit besprochen. Es wird überlegt, wie ernst die Adoptionsbemühungen ge-

meint sind. „Mein Mann verhält sich völlig neutral, er überläßt die Entscheidung allein mir." Schließlich wird die Frage aufgeworfen, ob die vielgestaltigen Symptome nicht Ausdruck eines Entscheidungskonflikts sein könnten. Die Patientin, die ja wegen der Weiterbehandlung ihrer Blasenentzündung gekommen war, ist zunächst über diese Wende erstaunt und überrascht. „Aber alle diese Dinge haben mich die anderen Ärzte nicht gefragt. Es wurde immer wieder nur von Blasenentzündung und Tumorverdacht gesprochen, und nun soll das alles nicht wahr sein." Dennoch verschließt sie sich nicht den gemeinsam erarbeiteten Gedankengängen, fragt aber zu Recht „wie soll ich meine Beschwerden loskriegen?" Es werden noch einmal gemeinsam alle Befunde besprochen. Die Patientin kann überzeugt werden, daß sie zumindest in den letzten Monaten keine Blasenentzündung hatte. Tatsächlich hatte sie früher schon einige Male eine akute Zystitis und kennt deren Symptome recht gut. Es gelingt, die Patientin von den iatrogenen Ängsten einigermaßen zu befreien und ihr klarzumachen, daß sie zunächst einmal wieder richtig schlafen muß. Die Verordnung eines Schlafmittels nimmt sie nach großem Zögern an. Für später wird das autogene Training ins Auge gefaßt, das der Patientin möglicherweise zu innerer Ruhe verhelfen und den Einstieg in eine weiterführende Therapie einleiten soll.

Tatsächlich schläft die Patientin nach der Einnahme eines Schlafmittels nach mehreren Wochen zum ersten Mal wieder eine ganze Nacht durch. Sie muß während der Nacht die Blase nicht entleeren. Am nächsten Tag fühlt sie sich „wie neu geboren". Das Druckgefühl in der Blasengegend ist verschwunden. Sie empfindet Auftrieb, räumt ihr Atelier auf und macht Vorbereitungen für Architekturentwürfe. Sehr bald beginnt sie, die Schlafmitteldosis drastisch zu reduzieren und bekommt wieder Schlafstörungen und während der Nacht das Unruhegefühl im Becken und den Druck auf die Blase. Erst die entsprechende Dosierung des Schlafmittels bringt wieder normalen Schlaf und allgemeine Entspannung. Schließlich beginnt die Patientin einen Kurs für autogenes Training. Interessanterweise gibt sie dort in der Gruppe als Grund für ihr Dasein eine Blasenentzündung an. Darauf angesprochen meint sie zu mir: „ja das ist doch, warum Sie mich zum autogenen Training geschickt haben". In den folgenden vier Monaten kommt sie zu fünf Gesprächsstunden, in denen sie über wechselnde Zustände ihres Befindens berichtet. Das autogene Training scheint ihr etwas zu bringen. Von Blasenentzündung spricht die Patientin nicht mehr.

Kommentar: Die Krankheitssymptome, die auch depressive Züge haben, trugen dazu bei, neben einem mehrschichtigen Konfliktgeschehen vor allem den aktuellen Entscheidungskonflikt offenzulegen. Das autogene Training ist als Einstieg in eine weiterführende Therapie gedacht. Die akuten Symptome sind nach kurzer Zeit in den Hintergrund getreten (5, 10). Durch die Rückmeldung von der behandelnden Therapeutin wurde mir bekannt, daß die Patientin den Grundkurs für das autogene Training besucht hat und nun an einer Selbsterfahrungsgruppe teilnimmt. Die endgültige Absetzung des Schlafmittels gelang nur mit Mühe. Der Entscheidungskonflikt wegen der Adoption stellte weiterhin das Zentralproblem dar. Schließlich gab die Patientin ihre Adoptionsabsichten auf.

Psychosomatisches Vorgehen

Die beiden Fallbeispiele stehen neben der eingangs kurz skizzierten Krankengeschichte für viele Patienten, denen wir täglich in der Sprechstunde begegnen. Sie machen deutlich, daß besonders bei den Krankheitsbildern der funktionellen Syndrome, im Gegensatz zur analytischen Arbeit, ein durchaus *aktives* Vorgehen des Arztes dem Patienten ermöglicht, sein Krankwerden, sein Kranksein und sein bisheriges Krankbleiben aus einer neuen Sicht zu verstehen und mit dieser Erkenntnis einen wichtigen und entscheidenden Schritt in Richtung Gesundwerden zu vollziehen. *Darüber hinaus muß es das Anliegen des psychosomatisch orientierten Arztes sein, den Kreis immer neuer organorientierter Untersuchungen zu durchbrechen, um seine Patienten auf diese Weise vor einer Organfixierung zu bewahren* (2, 14). Nicht immer ist die psychosomatische Problematik so durchsichtig wie bei den dargestellten Fällen. Die Aufdeckung des Hintergrundkonflikts kann auch längere Zeit in Anspruch nehmen.

Naturgemäß kann man bei der Betreuung von Patienten mit psychosomatischen Erkrankungen nicht von Technik oder Routine sprechen. Dennoch hat sich in meiner Erfahrung ein bestimmtes Vorgehen als geeignet und hilfreich erwiesen (3, 5, 10). Dabei gilt es zunächst in einem engagierten patientenzentrierten Anamnesegespräch, *die Symptome, die stumme Körperklage in Sprache zu übersetzen* (17). Tatsächlich beginnt die Therapie schon mit der Anamnese (21). Patienten mit psychosomatischem Krankheitsgeschehen hegen aufgrund ihres oft langen Leidensweges ein verständliches Mißtrauen gegenüber Ärzten. Um dieses abzubauen, kann die Erklärung von pathophysiologischen und anatomischen Gegebenheiten beim Zustandekommen von Symptomen und letztlich von Krankheit bei vielen Patienten bewirken, daß sie sich, oft zum ersten Mal, als ernstgenommene Gesprächspartner erleben und dieses Ernstnehmen als vertrauenserweckende Zuwendung empfinden (13).

Weitere Erläuterungen von organphysiologischen und psychosomatischen Zusammenhängen helfen, die Vertrauensbasis zu erweitern. Mit der Erklärung des Unterschiedes von willkürlichem Nervensystem (Einfluß auf die quergestreifte Muskulatur) und unwillkürlichem (vegetativem) Nervensystem (Einfluß auf die glatte Muskulatur) kann auf psychosomatische (hier eigentlich: psychophysiologische) Zusammenhänge übergeleitet werden (19). So lernt der Patient verstehen, daß er zwar willkürlich eine Faust machen kann, daß er aber willentlich nicht in der Lage ist, seinen Magen oder seine Blase ruhigzustellen. Nun werden für ihn als Laien Durchfall, Verstopfung, Harndrang und Harnflut etc. als Folge einer möglichen psychischen Ursache verständlicher (22). Ich erkläre meinen Patienten ihre Beschwerden als körpersprachliches Symptom für einen möglichen unbewußten Konflikt, das sich an einer personenspezifischen Schwachstelle, die häufig entwicklungspsychologisch vorgegeben ist (Determinante), manifestiert. Am geläufigen Beispiel Magenschleimhautentzündung (Traumatisierung während der oralen Phase – depressive Persönlichkeitsstruktur – Erkrankungen des oberen Darmabschnitts im späteren Leben) kann er dann psychosomatische Reaktionen des Körpers als etwas ganz natürliches verstehen und so Widerstände gegen eine psychosomatische Betrachtung seines Krankheitsgeschehens in sich selbst abbauen. Dieses Erklärungsmodell macht vielen meiner Patienten ein mögliches Wiederauftreten ihrer Beschwerden verständlich und einsehbar, die sie dann nicht mehr so angstmachend erleben wie zuvor.

Auf die Frage nach Ereignissen im Leben des Patienten (Familie, Beruf, Partnerschaft) zum Zeitpunkt des Krankwerdens wurde vielfach hingewiesen (13, 14). Mit einer neutralen Formulierung sollte man zunächst versuchen, den Patienten nicht direkt mit der Unterstellung eines psychosomatischen Geschehens zu konfrontieren. Mit der Frage: „Wie ist Ihr allgemeines Befinden?", „Erleben Sie sich zur Zeit oder besonders zur Zeit des Beginns Ihrer Krankheit in einer eher stabilen oder instabilen Lebensphase?" überläßt man dem Patienten die Möglichkeit der uneingeschränkten freien Äußerung (1). Naturgemäß können gezielte Fragen im Verlauf des Gesprächs notwendig werden. Der frei gestaltete Gesprächsbeginn jedoch ist im Hinblick auf eine fruchtbare Weiterentwicklung erstrebenswert (1, 13).

Natürlich drängt sich bei Patienten mit einem ausgeprägten Odysseus-Syndrom – wie das erste Fallbeispiel zeigt –, bei denen darüber hinaus die Beschwerden den psychosomatischen Krankheitsbildern funktioneller Syndrome zugeordnet werden können (Fehlen eines erklärenden Organbefundes), die aktive Suche nach einem Hintergrundkonflikt geradezu auf. Immer wieder kann man in diesem Zusammenhang die entrüstete Äußerung hören: „Sie glauben doch nicht etwa, daß ich mir das alles nur einbilde?" Dies kann nicht ernst genug genommen werden. Man muß hier dem Patienten mit allem Nachdruck zu verstehen geben, daß man seine Symptome nicht anzweifelt, daß man vielmehr davon ausgeht, daß er sie erlebt wie er sie schildert und dementsprechend darunter leidet. Diese Versicherung kann für den Patienten ebenfalls ein Stück Zuwendung bedeuten, das Arzt-Patienten-Verhältnis positiv beeinflussen und letztlich zum Durchbruch führen (5, 11, 14).

Obwohl man bei den drei vorgestellten Patienten noch nicht von „Heilung" sprechen kann, konnte schon bei der *Erstbegegnung ein psychosomatisches Geschehen offengelegt* und die entscheidende

Wende und der spätere Durchbruch erreicht werden. Weiterführende Therapien, über deren Form im Einzelfall zu entscheiden ist, werden sich anschließen müssen. Die Fallbeispiele machen auch deutlich, daß allein mit den eingangs erwähnten Grundelementen psychosomatischer Handlungsweise – *Ernstnehmen, Annehmen, Zuhören und Einfühlen* –, die jedem Arzt offenstehen, die jedoch bei den vorgestellten Patienten von den vorbehandelnden Ärzten nicht wahrgenommen wurden, der Zugang zu dem Hintergrundkonflikt möglich und letztlich damit die zutreffende Diagnose erreicht wurde. In diesem Zusammenhang muß immer wieder an den Grundsatz aus dem „Credo" des amerikanischen Medizinstudenten erinnert werden: „Listen to the patient, he is telling you the diagnosis" (Hör' dem Patienten gut zu, er sagt Dir die Diagnose). Viel zu oft wird durch Vernachlässigung dieser grundlegenden, einfachen und an sich selbstverständlichen Verfahrensweise die richtige Diagnose verfehlt und psychosomatische Zusammenhänge werden übersehen (11, 13).

Bemerkenswert ist, daß die vorgestellten Patienten auf ihrer langen Odyssee viele schmerzhafte Untersuchungen und Eingriffe ohne Einwand über sich haben ergehen lassen (11, 14). Dies kann als notwendiger Entwicklungsprozeß verstanden werden. Trotz beträchtlicher iatrogener Schädigung konnten sie sich jedoch mit der gewonnenen Einsicht in die psychosomatischen Zusammenhänge ihres Krankseins aus einer Organfixierung lösen. Ebenso bemerkenswert ist, daß die Symptome und Krankheitserscheinungen, die bis dahin allein das Krankheitsbild geprägt haben, mit dem Bewußtwerden der psychosomatischen Zusammenhänge nun in den Hintergrund traten und sogar völlig verschwanden (10, 11, 14). Wenn darüber hinaus mit einer weiterführenden Therapie die Aufarbeitung der krankheitsauslösenden Konflikte gelingt,

dann haben auch eine schmerzhafte Krankheit und ein langes Leiden ihren positiven Sinn bekommen und mit dem Gesundwerden des Patienten den Wert psychosomatischer Handlungsweise bestätigt (5).

Widerstände und Schwierigkeiten

Ökonomische Aspekte

Mit der Integration psychosomatischen Denkens und Handelns hat sich die Wirtschaftlichkeit meiner Praxis in den letzten 10 bis 12 Jahren *negativ* entwickelt. Als Ursache hierfür sehe ich nicht nur die immer enger gestellte Indikation bei allen apparativen und instrumentellen Maßnahmen (18), sondern vor allem den größeren Zeitaufwand pro Patient, z.B. für therapeutische Gespräche, die im Vergleich zu den technischen Leistungen nur unzureichend honoriert werden. Die Abgabe der apparativen und instrumentellen Einrichtung vor einem Jahr hat dann, bei gleicher Patientenzahl, den Jahresumsatz noch einmal drastisch verringert. Trotzdem stehe ich sogenannten „Ausgleichsleistungen" nach wie vor zurückhaltend gegenüber, da sie zu Fixierungen führen können. Die problematischen wirtschaftlichen Aspekte, welche die Integration Psychosomatischer Medizin mit sich bringt, wurden anhand der drei Fallbeispiele, die stellvertretend für viele meiner Patienten stehen, verdeutlicht.

Supervision

Auch nach Erhalt des Zusatztitels „Psychotherapie" habe ich problematische Fälle von einem Lehranalytiker der DPV supervidieren lassen. Dabei kam es zu einer Vertiefung und Erweiterung meines Wissens und meiner Kenntnisse. Obwohl mein psychosomatisch-therapeutisches Vorgehen mit zunehmender Erfahrung feste Strukturen angenommen hat, hole ich mir auch heute noch gelegentlich Rat bei befreundeten Analytikern.

Ausblick, Wünsche, Utopien

Entsprechend dem Titel dieses Buches bemühe ich mich, psychosomatisches Denken und Handeln bei *jeder* ärztlichen Tätigkeit in den Mittelpunkt zu stellen. Tatsächlich jedoch macht das deutsche Krankenkassen-System dem niedergelassenen Arzt eine vollintegrierte psychosomatische Denk- und Handlungsweise unmöglich, da es aufgrund der minimalen Honorierung, besonders der zeitaufwendigen Leistungen (Anamnese, therapeutisches Gespräch) nicht einmal das Existenzminimum gewährleistet. Deshalb erlebe ich immer wieder psychosomatisch orientierte Kollegen, die zwischen psychosomatischer und sogenannter Organ-Medizin unterscheiden und trennen. Sie betreiben zum Beispiel halbtags organorientierte Medizin mit allen Problemen einer vertretbaren Indikation und, getrennt davon, entweder Psychotherapie oder Psychosomatische Medizin. *Der einzige Weg, integrierte psychosomatische Medizin für jeden Arzt attraktiv und realisierbar zu machen, wäre eine Honorierung psychosomatischer Leistungen (therapeutisches Gespräch – ausführliche Anamnese – biographische Anamnese), die der Honorierung apparativ-instrumenteller Leistungen entspricht.* Dabei geht es in erster Linie um die Berücksichtigung und Würdigung des Zeitaufwands. Interessant war in diesem Zusammenhang vor einigen Jahren der Versuch der AOK, durch die Einführung einer besonderen Gebührenziffer (BMÄ 851) den Zeitaufwand zu würdigen, um so zu erreichen, daß den Patienten mehr Zuwendung zuteil wird (Zuwendungsmedizin). Diese Leistungen sollten nur von qualifizierten Ärzten abgerechnet werden dürfen. Durch die Verwässerung des Anerkennungsmodus dieser Gebührenziffer durch die verschiedenen kassenärztlichen Vereinigungen, beeinflußt auch durch die sogenannte „Kopfpauschale", ist es gebietsweise dazu gekommen, daß die betreffende Ziffer von allen Ärzten abgerechnet wird, wodurch die besondere Honorierung einer patientenzentrierten Leistung wieder aufgehoben wird.

Entsprechend dem schon erwähnten Grundsatz aus dem Credo des amerikanischen Medizinstudenten: „Hör' dem Patienten gut zu, er sagt Dir die Diagnose", könnte bei der Diagnosefindung auf einen Großteil der apparativ-instrumentellen Untersuchungen verzichtet werden. Auch Richter (18) kommt zu dem Ergebnis, daß 70% der Diagnose über die Anamnese erreicht werden können. Bei den generell minimalen Honorar-Gebühren für ärztliche Leistungen kann jedoch die Wirtschaftlichkeit einer Praxis nur durch Masse, Wiederholung und eben mit technischen Leistungen erreicht werden. Aus materiellen Gründen dürfte dementsprechend ein Arzt in Deutschland seine Patienten nie gesund werden lassen. So ist auch zu verstehen, daß dem Patienten immer wieder nahegelegt wird, Befunde in Abständen von drei Monaten (Kassenquartal) wiederholen zu lassen, wodurch ihm allerdings der Eindruck vermittelt wird, weiterhin krank oder zumindest kontrollbedürftig zu sein. Die damit verbundenen Fixierungen liegen auf der Hand. Solange das Krankenkassensystem nicht geändert wird und die daraus resultierende Einstellung der Ärzte fortbesteht, bleibt es eine Utopie, daß der Arzt sich wieder am Patienten selbst und nicht an isolierten Körperorganen orientiert. Auf diese Weise könnten zumindest die psychosomatisch Kranken – nach einer früheren Angabe im Deutschen Ärzteblatt 40% der Krankheitsfälle in der täglichen Sprechstunde des Allgemeinarztes – aufgedeckt, von kostspieligen, wiederholten Organuntersuchungen verschont und damit der richtigen Behandlung zugeführt werden. Ein ebenso wichtiger Aspekt wären die damit verbundenen erheblichen Kosteneinsparungen und auf diesem Wege die Möglichkeit, die Krankenversorgung der Bevölkerung auch in Zukunft finanzierbar zu machen.

Literatur

1. Adler R. Interviewtechnik und – schema. In: Uexküll Th v (Hrsg). Psychosomatische Medizin München, Wien, Baltimore: Urban & Schwarzenberg 1990: 212.
2. Alexander F. Psychosomatische Medizin. Berlin: de Gruyter, 1971.
3. Balint E, Norell JS. Fünf Minuten pro Patient. Frankfurt, Suhrkamp: 1977.
4. Beck D. Die Kurzpsychotherapie. Bern, Stuttgart, Wien: Huber, 1974.
5. Beck D. Krankheit als Selbstheilung. Frankfurt: Insel, 1981.
6. Breitwieser P, Sareyka O. Häufigkeit psychosomatischer Fälle in der urologischen Praxis. Urologe 1981; B 21: 14.
7. Diederichs P, Kinsky-Krüger R. Urologische Psychosomatik. In: Studt HH. Psychosomatik in Forschung und Praxis München, Wien, Baltimore: Urban & Schwarzenberg, 1983: 359.
8. Diederichs P. Psychosomatische Aspekte der Zystitis der Frau. Verhandlungsbericht der Dtsch Ges Urol 1985; 36: 284.
9. Filter PM, Wesemann HG, Kahley M, Bayerl P et al. Patientenorientierte Medizin an einer internistischen Fachklinik. In: Uexküll Th v (Hrsg). Integrierte psychosomatische Medizin. Stuttgart, New York: Schattauer, 1981.
10. Günthert EA. Psychosomatische Probleme in der täglichen Sprechstunde. Erfahrungen aus der Tätigkeit des niedergelassenen Urologen. Urologe 1980; A 19: 232.
11. Günthert EA. Die Prostatitis aus psychosomatischer Sicht. In: Brunner H, Krause W,

Rothauge CF, Weidner W. (Hrsg). Chronische Prostatitis. Stuttgart, New York: Schattauer, 1983: 255.
12. Günthert EA. Der Problemfall in der urologischen Sprechstunde: „Symptome der sogenannten Reizblase der Frau". Urologe 1986; A 25: 82.
13. Günthert EA. Die urologische Anamnese aus psychosomatischer Sicht. Vortrag Seminarveranstaltung: Psychosomatische Aspekte in der Urologie, Würzburg 1986.
14. Günthert EA, Diederichs P. Psychosomatische Aspekte in der Urologie In: Uexküll Th v (Hrsg). Psychosomatische Medizin. München, Wien, Baltimore: Urban & Schwarzenberg. 1990: 1052.
15. Kilmartin A. Blasenentzündung München: Ehrenwirth Verlag, 1982.
16. Molinski H. Sexualstörungen der Frau. Sexualmedizin 1983; 12 (4): 135; 12 (5): 182; 12 (6): 238.
17. Rad M v. Zur Theorie und Therapie psychosomatisch Kranker. Z f Psychosomatische Medizin 1981; 27: 1.
18. Richter HE. Die Rolle und das Selbstverständnis des Arztes. FAZ 1981; 145/81.
19. Schonecke OW, Herrmann JM. Psychophysiologie. In: Uexküll Th v (Hrsg). Psychosomatische Medizin München, Wien, Baltimore: Urban & Schwarzenberg, 1990; 131.
20. Sinaki M, Merrit JL, Stillwell KG. Tension Myalgia of the Pelvic Floor. Mayo Clin Proc 1977; 52: 717.
21. Uexküll Th v. Grundfragen der psychosomatischen Medizin Reinbeck: Rowohlt, 1963.
22. Uexküll Th v, Wesiack W. Das Modell des Situationskreises. In: Uexküll Th v (Hrsg). Psychosomatische Medizin. München, Wien, Baltimore: Urban & Schwarzenberg, 1990: 24.
23. Uexküll Th v, Köhle K. Funktionelle Syndrome in der inneren Medizin. In: Uexküll Th v (Hrsg). Psychosomatische Medizin. München, Wien, Baltimore: Urban & Schwarzenberg, 1990: 475.
24. Weidner W, Schiefer HG. Die Behandlung der chronisch-bakteriellen Prostatitis mit Ciprofloxacin. FAC 1987; 6–10: 2223.
25. Wesiack W. Psychosomatische Medizin in der Ärztlichen Praxis. München, Wien, Baltimore: Urban & Schwarzenberg, 1984.
26. Wilhelm E. Die Beckenbodenmyalgie, keine Prostatitis. Verhandlungsbericht der Dtsch Ges Urol 1985; 36: 494.

Eine psychosomatische Sprechstunde in der Medizinischen Poliklinik

Antje Haag

Die Arbeit in einer Medizinischen Poliklinik wird von Cremerius (4) mit einer „Grenzsituation" verglichen: Eine Situation, in der der Kranke entweder mit dem Vermerk, es handle sich um eine leichte Störung, ins Leben zurückgelassen oder in der er mit der Diagnose einer ernsthaften Krankheit in eine veränderte Lebenslage versetzt wird. Ihren Standort siedelt er zwischen der Klinik und der Sprechstunde des praktischen Arztes an. Gerade in einer solchen Grenzsituation, in der die diagnostische Entscheidung für den Patienten von weitreichender Bedeutung für den weiteren Krankheitsverlauf ist, muß der Psychosomatik eine besondere Rolle zugeschrieben werden.

Die psychosomatische Sprechstunde, über die ich hier berichte, ist seit acht Jahren integraler Bestandteil der Medizinischen Poliklinik in Hamburg-Eppendorf. Dieser festen Etablierung der Psychosomatik war eine Studie vorausgegangen, die hier noch einmal umrissen werden soll. Eine ausführliche Darstellung ist bereits publiziert (5).

Patienten

Erfahrungen mit einer unselektierten Patientenstichprobe

Ziel der Untersuchung war, durch eine psychosomatische „Simultandiagnostik", die gleichrangig und ebenso selbstverständlich wie z.B. Röntgen, EKG und Labor angeboten werden sollte, herauszufinden

1. bei wie vielen Patienten ein psychosomatischer Zusammenhang für wahrscheinlich gehalten werden könnte;
2. wie viele Patienten bereit wären, einen solchen zu akzeptieren;
3. bei wie vielen Patienten eine Indikation für eine über die reine Körpermedizin hinausgehende Behandlung gestellt werden könnte und
4. wie viele Patienten bereit wären, sich einer Behandlung, die psychosoziale Aspekte einschließen würde, zu unterziehen.

Die *Stichprobe* umfaßte sämtliche an einem Dienstag zu einer internistischen Untersuchung überwiesenen Patienten. Sie wurden am selben Tag, an dem sie die Medizinische Poliklinik erstmalig betraten, psychosomatisch untersucht. Den Patienten wurde im Aufnahmegespräch von den Internisten mitgeteilt, daß die Untersuchung ein psychosomatisches Gespräch einschließe, damit mögliche seelische Faktoren bei der Erkrankung mitberücksichtigt werden könnten.

Ergebnisse

Von insgesamt 115 Patienten lehnten nur vier die psychosomatische Untersuchung ab, 12 wurden wegen Sprachschwierigkeiten, Gebrechlichkeit oder Debilität nicht erfaßt. Mit den Patienten wurde ein etwa halbstündiges „Sprechstundeninterview", das Argelander (1) als „das Produkt einer notleidenden Praxis" bezeichnet, durchgeführt. In einem solchen Interview werden psychoanalytische und psychiatrisch-pragmatische Gesichtspunkte gleichermaßen berücksichtigt. Es verbindet stärker strukturierende, explorative mit szenischen Elementen. Unmittelbar nach dem Interview wurden die Patientinnen und Patienten daraufhin bewertet, ob für ihr Beschwerdebild ein psychosomatischer Zusammenhang angenommen werden könnte und ob sie oder er auch bereit wäre, einen solchen in Erwägung zu ziehen. Schließlich wurde dann eingeschätzt, ob eine Psychotherapie indiziert sein könnte und ob sie/er zu einem im weitesten Sinne psychotherapeutischen Vorgehen auch motiviert sein würde. Die folgenden Daten beziehen sich also auf insgesamt 103 Patienten, die gemeinsam internistisch und psychosomatisch untersucht wurden.

Tab. 1. Geschlecht und Alter der internistisch und psychosomatisch diagnostizierten Patienten.

	N	Alter M	range
Frauen	68	36,9	(15–72)
Männer	35	37,2	(15–64)
Gesamt	103	36,9	(15–72)

Es handelte sich also um Patienten mit einem niedrigen Durchschnittsalter. Mehr als die Hälfte (N = 56) waren unter 40 Jahre alt, befanden sich also in der produktivsten Phase ihres Lebens. Die häufigsten Einweisungsdiagnosen betrafen den gastrointestinalen Bereich, Gewichtsprobleme, die Schilddrüse und anderes Endokrinium sowie Kreislaufbeschwerden.
Die erste Frage während und nach dem Interview war natürlich die, ob die

Erkrankung des Patienten in einen psychosomatischen Zusammenhang gestellt werden konnte oder nicht. Dabei war von besonderer Bedeutung, ob es gelang, aus dem angebotenen Material ein psychodynamisch relevantes Zentralproblem bzw. einen reaktivierten infantilen Konflikt zu definieren.
Tabelle 2 zeigt die Einschätzung des psychosomatischen Zusammenhangs, die sich daran orientierte, ob der zur Diskussion gestellten Symptomatik eine Bedeutung in einem biographischen Bedingungsgefüge beigemessen werden konnte oder nicht. In diesem Zusammenhang wurden der Erkrankung vorausgegangene Lebensereignisse bzw. traumatisierende Konstellationen natürlich eine besondere Bedeutung beigemessen.

Tab. 2. Einschätzung des psychosomatischen Zusammenhanges.

1. sehr wahrscheinlich	69 Patienten
2. fraglich vorhanden	13 Patienten
3. nein	21 Patienten
Gesamt	103 Patienten

21 Patienten blieben psychosomatisch „unverdächtig". Tabelle 3 zeigt jedoch, daß mehr als die Hälfte von ihnen in der Folge der Erkrankung oder auch unabhängig davon seelische Probleme vortrug.

Tab. 3. Patienten ohne Verdacht auf psychosomatischen Zusammenhang.

1. Probleme unabhängig vom somatischen Symptom	1 Patient
2. psychische Probleme, die sich sekundär durch die Erkrankung ergeben („somatopsychisch")	8 Patienten
3. rein psychisches Angebot (kein somatisches Symptom)	4 Patienten
4. übrige	8 Patienten
Gesamt	21 Patienten

Gerade in Anbetracht der Tatsache, daß die Patienten mit dem psychosomatischen Interview „überrumpelt" wurden, war ihre Einstellung zu diesem von besonderem Interesse. Die Einschätzung der Motivation, eine Verbindung zwischen den geklagten Beschwerden und einem möglichen psychischen Hintergrund selbst zu sehen, ist für die 82 Patienten, für die ein psychosomatischer Zusammenhang als „sehr wahrscheinlich" oder für „fraglich vorhanden" angenommen wurde, folgendermaßen:

Tab. 4. Motivation/Kooperation der Patienten mit wahrscheinlich psychosomatischem Zusammenhang.

1. Patienten mit aktiver Kooperation (eigenmotiviert)	19
2. zunächst rein außen-, aber zunehmend eigenmotivierte, „motivierbare" Patienten	22
3. durchgängig passiv, rein außenmotivierte Patienten	16
4. unmotivierte Patienten mit hohem Krankheitsgewinn	9
5. unmotivierte Patienten: organfixiert und/oder hypochondrisch	16
Gesamt	82 Pat.

Die Einschätzung des psychosomatischen Zusammenhanges erfolgte offenbar unabhängig sowohl von der Beurteilung der Motivation der Patienten, einen solchen zu sehen als auch der Einschätzung der Kooperationsbereitschaft im Interview (Rangkorrelationen nicht signifikant).

Die hohe Quote (N = 41) der motivierten bzw. motivierbaren Patienten war überraschend. Auch wenn hier keine systematischen Vergleiche mit den auf dem üblichen Wege, nämlich *nach* ausgiebiger körperlicher Durchuntersuchung, überwiesenen Patienten durchgeführt wurden, so war der Dialog im Sprechstundeninterview nach meinem Eindruck deutlich lebendiger und fruchtbarer, „natürlicher", als bei den Patienten, die eine längere organmedizinische Diagnostik hinter sich haben.

U.a. haben Sifneos (7) und Horwitz (6) gezeigt, daß die *initiale* Motivation der Patienten, psychologische Zusammenhänge zu akzeptieren und zu verstehen, einen positiven Einfluß auf den Verlauf und das Ergebnis von Psychotherapien haben.

Als Beispiel für eine „motivierbare" Patientin soll hier über eine 21jährige Adoleszente berichtet werden, die nach dem Abitur aus einer entfernteren Stadt nach Hamburg gekommen war, um hier mit ihrer Berufsausbildung zu beginnen.
Die Eltern hatten das auf mich noch sehr kindlich und leicht verstockt wirkende Mädchen ungern gehen lassen. Die Patientin selbst kompensierte ihre Schuldgefühle, indem sie sich außerhalb ihrer Berufsausbildung ehrenamtlich in einem Altersheim betätigte. Sie war so überbeansprucht, daß sie keinerlei Kontakte in Hamburg bekam und sich einsam und verlassen fühlte, voller Heimweh, gegen das sie ständig ankämpfte, sich aber nicht einzugestehen wagte. Sie entwickelte eine Kopfschmerzsymptomatik etwa vier Wochen nach ihrer Übersiedlung nach Hamburg und war der festen Überzeugung, einen Hirntumor zu haben. Während des Gespräches, in dem sie auch mir gegenüber tapfer ihre jetzige Unabhängigkeit und Selbständigkeit beweisen mußte, verwandelte sie sich in ein trauriges und verlassenes Kind und mußte heftig weinen. Während sie dem Gespräch zunächst, auf ihre sie sehr beunruhigenden und belastenden Kopfschmerzen verweisend, ablehnend gegenüber gestanden hatte, verschwand die Symptomatik in der Interviewsituation. Während der folgenden Wochen wurden noch drei weitere konfliktzentrierte, entlastende Gespräche durchgeführt, ohne daß es zu einem Rückfall gekommen war.

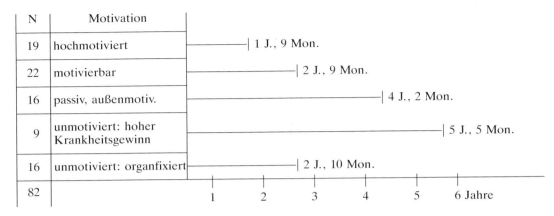

N	Motivation	
19	hochmotiviert	1 J., 9 Mon.
22	motivierbar	2 J., 9 Mon.
16	passiv, außenmotiv.	4 J., 2 Mon.
9	unmotiviert: hoher Krankheitsgewinn	5 J., 5 Mon.
16	unmotiviert: organfixiert	2 J., 10 Mon.
82		1 2 3 4 5 6 Jahre

Abb. 1. Motivation und Krankheitsdauer.

Die durchschnittliche Krankheitsdauer der 82 Patienten, bei denen ein psychosomatischer Zusammenhang als wahrscheinlich oder fraglich angenommen wurde, betrug 2,9 Jahre. Bei der Untersuchung der Krankheitsdauer im Verhältnis zur Motivation der Patienten, psychosomatische Zusammenhänge zu reflektieren, ergab sich folgendes Bild für die 82 Patienten, die in dieser Hinsicht als „wahrscheinlich" und „fraglich" eingeschätzt worden waren (Abb. 1).

Mit Ausnahme der Untergruppe der unmotivierten organfixierten Patienten zeigt sich statistisch signifikant, *daß die Motivation, psychosomatische Zusammenhänge zu sehen, mit zunehmender Krankheitsdauer abnimmt.* Die Somatisierungen der herausfallenden Untergruppe, die möglicherweise anderen Zeitabhängigkeiten unterliegt, haben wir als reversible Organfixierungen interpretiert. Es handelt sich um Patienten, die ihre Symptomatik im Sinne von Beck (2) als Stabilisator brauchen für eine „Reparationstendenz" in der körperlichen Sphäre, die zu diesem Zeitpunkt auf seelischem Gebiet nicht geleistet werden kann.

Auch Patienten ohne Verdacht auf einen psychosomatischen Zusammenhang standen dem Gespräch positiv gegenüber (Tab. 5).
Diese Patienten waren dankbar für eine Aussprache wegen der Konsequenzen ihrer Körpererkrankung. Zum Beispiel war es bei einem Patienten nach Hypophysenexstirpation wegen seiner Impotenz zu einem schweren Ehekonflikt gekommen. Andere berichteten über allgemeine Schwierigkeiten, Konflikte oder Verstimmungen, die unabhängig von der Körpersymptomatik gesehen werden konnten. So hatte ein Patient mit einem Zufallsbefund, einer mittelgradigen BSG-Erhöhung, schon immer wegen seiner phasischen depressiven Verstimmungen psychotherapeutische Hilfe aufsuchen wollen, konnte jedoch vorher seine Hemmschwelle, einen Spezialisten aufzusuchen, nie überwinden. Zwei Patienten hatten Probleme mit ihrer nur unter großen Skrupeln heimlich ausgelebten Homosexualität.

Tab. 5. Kooperationsbereitschaft von Patienten (N = 21) ohne Verdacht auf psychosomatischen Zusammenhang.

1. Patienten mit Interesse am Gespräch wegen der Folgen der Erkrankung	6
2. Patienten mit Interesse an einem Gespräch oder einer Beratung unabhängig von der Erkrankung	7
3. übrige	8
Gesamt	21 Pat.

Unabhängig von ihrer Symptomatik wurden die Patienten dann daraufhin eingeschätzt, ob ein weiteres psychotherapeutisches Vorgehen indiziert wäre und ob ein solches auch gewünscht würde (Tab. 6).

Tab. 6. Einschätzung von Indikation und Motivation zur Psychotherapie.

	Indikation	Motivation
ja	59	33
fraglich	25	31
nein	19	39
Gesamt	103	103

Die Indikationseinschätzung wurde von der Frage geleitet, ob ein Vernachlässigen psychologischer Faktoren für den Patienten von Nachteil sein würde oder nicht. An eine bestimmte Therapiemethode oder ein bestimmtes therapeutisches Setting wurde daher zunächst nicht gedacht, sondern nur sehr grob an eine im weitesten Sinne zu verstehende psycho-bzw. soziotherapeutische Intervention. Daß die Einschätzung der Motivation deutlich vorsichtiger ausfällt als diejenige der Indikation (s. Tab. 6), wird verständlich, wenn man bedenkt, daß die Patienten einerseits ausschließlich mit der Erwartung einer rein organmedizinischen Untersuchung und Behandlung in die Poliklinik gekommen waren, und daß andererseits zum Zeitpunkt der psychosomatischen Untersuchung bei den meisten Patienten noch kein Organbefund vorlag. Nach dem Interview wurde den Patienten der gewonnene Eindruck mitgeteilt. Wenn es sich anbot, wurde versucht, ihnen ein gewisses Symptomverständnis zu vermitteln. Sie wurden auch auf die Möglichkeit psychotherapeutischer Hilfe hingewiesen. Diagnostisch unklare Patienten (N = 7) wurden ein zweites Mal einbestellt. Akut hilfsbedürftigen Patienten wurden sofort Gespräche im Sinne einer Krisenintervention angeboten. Tatsächlich kam es bei

einem knappen Drittel der Patienten (N = 29) zu über die psychodiagnostischen Interviews hinausgehenden therapeutischen Aktivitäten.

Zusammenfassend zeigen die Diagnosen der Arztbriefe folgendes Bild:

Tab. 7. Abschlußdiagnosen in den Arztbriefen.

1. Diagnosen mit manifestem Organbefund (ohne Psychosomatosen)	22 Pat.
2. „Klassische" Psychosomatosen u. Adipositas	23 Pat.
3. „Funktionelle" Diagnosen	34 Pat.
4. Übernahme einer rein psychologischen Diagnose	17 Pat. $\Big\} > 51$
5. unklare Befunde	6 Pat.
6. kein Arztbrief	1 Pat.
Gesamt	103 Pat.

Die Hälfte der Patienten (N = 51) wies kein organpathologisches Korrelat für die geklagten Beschwerden auf. Davon übernahmen in 17 Fällen die Internisten die von der Psychotherapeutin gestellte Diagnose, so z.B. „Überforderungssyndrom", „Herzneurose", „Adoleszentenkrise" oder „anorektische Reaktion".

Die Abschlußdiagnosen der internistischen Arztbriefe bestätigen in hoher Übereinstimmung die Einschätzung des psychosomatischen Zusammenhanges durch die Psychosomatikerin ($\chi^2 = 37,4$; df = 6, p < 0,01).

Die heutige Praxis

1983 habe ich die Ergebnisse meiner Untersuchung in einer gemeinsamen Konferenz den Schwestern und Ärzten der Medizinischen Poliklinik vorgestellt. Diese Konferenz wurde der Beginn einer engen Kooperation mit einer festen Etablierung einer zweimal wöchentlich stattfindenden „psychosomatischen Sprechstunde", für die mir die Oberschwester in der mit Spezialambulanzen überfrachteten Poliklinik ihren Raum zur Verfügung stellt.

Ich sehe etwa 130 Patienten pro Jahr, von denen ich einige, insbesondere für Kriseninterventionen, selbst behandle, bei vielen reichen einfache Beratungen. Meine Termine (max. vier pro Vormittag) werden von den Schwestern „verwaltet", es kommt aber auch häufig zu Ad-hoc-Konsultationen, bei denen mich die Kollegen sofort in die Diagnostik einbeziehen. In manchen Fällen erfolgt das Gespräch mit den Patienten in Gegenwart der Internisten. Die sich ergebenden Therapievorschläge werden dann gemeinsam erarbeitet. Nicht selten kommt es auch zu internistisch-psychosomatischen Beratungen in der Kaffeeküche, bei denen auch Schwestern wichtige Eindrücke vermitteln. Diese „Konferenzen" sind jedoch nicht im Sinne eines Liaisondienstes institutionalisiert. Meine sichtbare Präsenz und Zusammenarbeit mit den Schwestern und Ärzten der Poliklinik unterläuft häufig die Schwellenängste mancher Patienten, die diese vor allem, was mit „Psycho" zusammenhängt, haben.

Trotz der guten Kooperation dokumentiert sich eine solche Schwelle auch bei den Ärzten: Eine 1989/90 durchgeführte Auswertung von 50 Konsilpatienten mit fast ausschließlich funktionellen Symptomen der Medizinischen Poliklinik (3) ergab eine durchschnittliche Krankheitsdauer von 5,7 Jahren bis zur psychosomatischen Konsultation. Dieses ist doppelt so lang wie die Erkrankungsdauer der „simultan" untersuchten psychosomatischen Patienten der hier beschriebenen Studie. Dieser Befund unterstreicht einmal mehr, nicht zuletzt aus gesundheitsökonomischen Gründen, die Notwendigkeit rascher psychosomatischer Intervention, evtl. im Sinne von „screenings", wie sie von kostenbewußten amerikanischen Autoren vorgeschlagen werden. (s. auch den Beitrag von Haag und Stuhr S. 43ff).

Die Kontinuität meiner Arbeit ist in starkem Ausmaß von den persönlichen Kontakten zu den Internisten abhängig. Durch das Rotationsprinzip der Assistenten hat die Inanspruchnahme der Sprechstunde einen wellenförmigen Verlauf. Es ist ganz deutlich – auch wenn ich dieses noch nicht systematisch untersucht habe – daß sich bei einem Wechsel zunächst eine gewisse „Ebbe" einstellt, die aber meist, nach etwa 3 bis 4 Monaten, in „Flut" übergeht. Große Unterstützung erfahre ich durch die Schwestern, die an meiner Arbeit sehr interessiert sind und es geschieht nicht selten, daß sie die Initiative einer Überweisung zu mir übernehmen, indem sie die internistischen Kollegen auf meine Tätigkeit hinweisen. Gelegentlich werden Patienten, sowohl von anderen Kliniken als auch von niedergelassenen Ärzten, ausschließlich zu einer Untersuchung in die psychosomatische Sprechstunde der Medizinischen Poliklinik überwiesen anstatt in die psychosomatische Abteilung, meine „homebase", die eigentlich zuständig wäre. Dieses verstehe ich als Ausdruck dafür, daß die „Stigmatisierung" einer Überweisung in eine Institution in der vorrangig organmedizinisch gearbeitet wird, geringer ist als in einer, die als „Abteilung für Psychosomatik und Psychotherapie" firmiert, obwohl es in dieser Abteilung, die sich am entgegengesetzten Ende des Klinikums befindet, sehr viel ruhiger und gemütlicher zugeht und die Räume sehr viel gepflegter sind. In diesem Zusammenhang hat es auch für mich eine symbolische Bedeutung, daß ich in der Medizinischen Poliklinik, im Gegensatz zu meiner Arbeit in der „Heimatabteilung", einen weißen Kittel trage. Es ist mir wichtig zu betonen, daß meine Tätigkeit – ebenso wie die der internistischen – *ärztliches Handeln* ist.

Abschließend möchte ich über die internistisch-psychosomatische Behandlung einer Patientin berichten, die mir immer wieder versichert hat, daß sie sich nie in eine Therapie begeben hätte, wenn unsere erste Begegnung nicht in Gegenwart des sie behandelnden Internisten stattgefunden hätte, der mich ad hoc, ohne große Diskussion, einfach einbezogen hatte.

Kasuistik

Der Diabetes der jetzt 21jährigen Abiturientin hatte sich im Alter von 9 Jahren manifestiert, die Einstellung war zunächst problemlos. Mit Adoleszenzbeginn kam es dann zu einer dramatischen Veränderung, die Patientin machte einen Entwicklungsschub mit heftigen Auseinandersetzungen im Elternhaus, Schulwechsel, ersten sexuellen Erfahrungen. 1988 mußte sie zweimal wegen eines schweren diabetischen Komas auf der Intensivstation behandelt werden, Entlassung jeweils auf eigenen Wunsch gegen ärztlichen Rat. Der internistische Kollege fühlt sich hilflos und verzweifelt, die Sabotage der Patientin zu durchbrechen. Im Gespräch mit mir ist sie zunächst außerordentlich sperrig und abweisend, nur langsam kommt es zu einer gewissen Lockerung. Sie berichtet dann von ihrer massiven Abwehr gegen das Insulin, vor dem sie regelrecht Angst habe. Sie messe kaum noch den Blutzucker, weil sie ein Ekelgefühl gegen ihre Krankheit habe. Ihre chaotischen Werte seien ihr egal. Auch die möglichen Spätfolgen, über die sie gut informiert sei, würden sie nicht schrecken, letztlich sei ihr alles egal. Es ist ganz deutlich, daß sie die Erkrankung mit Behinderung, Stigmatisierung und Schwäche assoziiert – Aspekte, gegen die sie in ihrem Wunsch, sich erwachsen und intakt von den Eltern abzugrenzen, leidenschaftlich kämpft. Zu meiner Überraschung nimmt sie ein Therapieangebot meinerseits an, obwohl ich die Bedingung stelle, daß sie ein „Zuckertagebuch" führt. Ihre Werte sind katastrophal, z.B. Silvester 1988/89 500, 500, 800, 400mg/dl. Die Behandlung ist zunächst schwierig. Bei langsamer Stabilisierung der häufig immer noch chaotischen Blutzuckerlage entwickelt sie vorübergehend eine neue autodestruktive Symptomatik. Sie fängt an zu rauchen und drückt die Zigaretten auf ihren Unterarmen aus, es entwickeln sich schlecht heilende Ulzera, symmetrisch und sehr entstellend, an beiden Unterarmen. Vorübergehend hat sie Ohnmachtsanfälle. Die Situation zu Hause wird vorübergehend unerträglich. Im Sommer erfolgt eine stationäre Aufnahme in die Medizinische Klinik, sie wird von dem Internisten und mir gemeinsam behandelt, hat täglich psychotherapeutische Sitzungen. Die Beziehung zu mir wird dabei intensiver, sie sieht in mir zunehmend weniger die Kontrollinstanz als vielmehr eine Art „Schutzengel", der ihr im Kampf gegen die in ihr wütenden „Teufel", die sie in ihr suizidales Agieren treiben, hilft. Zwischen den Stunden schreibt sie gelegentlich Briefe, in denen sie Dinge besser ausdrücken kann als wenn sie mir gegenüber sitzt. Sie fürchtet Nähe und Abhängigkeit, die sie gleichzeitig ersehnt. Ich möchte abschließend aus einem dieser Briefe zitieren: „Hallo – es hat sich etwas verändert. Ich weiß nicht, was es ist, aber fühlen tue ich, daß was passiert. Ich lache wieder. Ich freue mich. Es ist ein total anderes Lachen. Es ist so sehr viel Positives in meiner Welt und ich frage mich, wieso ich das alles vorher nicht gesehen habe. Die Verantwortung, über die wir gesprochen haben, spukt bei mir jetzt im Kopf herum. Wo übernehme ich Verantwortung? Helfen Sie mir doch bitte, das zu klären. Seit heute mittag liegt mein Blutzucker zwischen 50 und 100. Toll! Ich will! Und er – haha, ich rede von dem Zucker jetzt wie von einer Person – muß. Ich spüre, daß ich ihn in der Hand habe. Ich kann ihn lenken. Viele liebe Grüße M."

Auch wenn diese positive Entwicklung immer wieder im Sinne ihrer pathologischen Gleichsetzung von Autonomie und Selbstzerstörung unterbrochen wird, so geht es doch langsam bergauf.

Literatur

1. Argelander H et al. Das Sprechstundeninterview. Psyche 1973; 27: 1001–66.
2. Beck D. Krankheit als Selbstheilung. Frankfurt: Insel 1981.
3. Bubenzer R, Haag A. Kosten im Vorfeld einer psychosomatischen Konsultation in der Medizinischen Poliklinik. Vortrag auf der 33. Arbeitstagung des DKPM, Hamburg, 1990.
4. Cremerius J. Medizinische Poliklinik und Psychosomatik. Zeitschrift für Psychosomatische Medizin und Psychoanalyse. 1971; 17: 42–50.
5. Haag A. Psychosomatisch internistische Kooperation in der Medizinischen Poliklinik – Erfahrungen mit einer unselektierten Patientenstichprobe. PPmP 1985; 35: 236–42.
6. Horwitz L. Clinical prediction in psychotherapy. New York 1974.
7. Sifneos PE. The motivational process: Selection for prognostic criterion for psychotherapy of short duration. Psychiatr. Q. 1968; 42: 271–80.

2 Krankenpflege

Von der Organ- zur biopsychosozialen Medizin

Karin Krämer

Acht Jahre – auf der Suche nach Möglichkeiten

Es ist schon lange her, da stand ich vor der Entscheidung, in welchem medizinischen Bereich ich meine Tätigkeit als Krankenschwester ausüben wollte. Während der Ausbildung konnte ich vielfältige Erfahrungen machen und es hatten sich meine Überlegungen bestätigt, daß ein Universitätsklinikum hochdifferenziertes Lernen ermöglicht. Somit meinte ich, für die tägliche Arbeit am Krankenbett kompetent ausgebildet zu sein. Spezialisieren wollte ich mich in der Fachrichtung Gynäkologie.

Mit idealistischem Schwung bewarb ich mich auf eine 38-Betten-Station an der Universitäts-Frauenklinik Düsseldorf, die ich als Krankenpflegeschülerin bereits kennengelernt hatte. Die leitende Schwester war eine unverheiratete, ältere, resolute, immer hilfsbereite Frau, die allen Erwartungen und Forderungen nachkam, die Patienten, Angehörige und Mitarbeiter der Klinik an sie stellten. Anfänglich hatte sie Vorbildfunktion für mich, obgleich es mich sehr nachdenklich machte, wieviel Mühe die Streßbewältigung sie kostete und daß sie ihre Bedürfnisbefriedigung in „die Zeit nach der Berentung" verlegen wollte. Praktische Fertigkeiten und ethische Normen konnte sie sehr gut vermitteln, doch ich erlebte während unserer gemeinsamen Arbeit, wie ihre emotionale Hilflosigkeit zum „burn-out" führte und sie frühzeitig erwerbsunfähig

machte. Sollte oder wollte ich als ihre Vertreterin in diese Fußstapfen treten? Ich hatte mich für die onkologische Station entschieden, auf der ich täglich mit Krebsdiagnostik, kurativen und palliativen Maßnahmen, Sterben und Tod umgehen mußte. Die Kolleginnen strahlten den berufsmäßigen freundlichen Optimismus aus, ohne jedoch an den Gefühlen teilzunehmen und darauf einzugehen. Ich hatte sehr bald erlebt, daß den Patienten nicht damit gedient war, wenn ich mich ausschließlich um deren körperliches Leid kümmerte, mit Fragen nach Befinden unter Aussparung der Psyche. Medizinisches Wissen, Behandlungstechniken und Pflege waren Bereiche, die ich gelernt hatte und beherrschte, doch Gespräche waren oft ohne konkretes Ziel und ohne Technik. Ich stieß an Grenzen, wo mein „gesunder Menschenverstand" nicht ausreichte, Ratschläge nicht mehr genügten und ich war in dem Dilemma, in sehr intensivem Kontakt mit den Patienten zu stehen, aber die „seelischen Verletzungen" nicht verbinden zu können, denn dafür war ich nicht ausgebildet worden. Hatte ich während der Ausbildung überwiegend Funktionspflege kennengelernt, so erlebte ich jetzt patientenzentrierte Pflege, d.h. eine festere und dauernde Bindung und Kontinuität der Beziehung zum Patienten war gegeben. Sie wurden sehr lange, oftmals in Intervallen über Jahre von mir gepflegt. Somit verfolgte ich Entwicklungsphasen der Familien, Kinder wurden eingeschult, Enkelkinder getauft, eine Mutter starb, ein Ehemann wurde Abteilungsleiter. Ich bemühte mich, die psychische Individualität der Kranken in der Pflege zu berücksichtigen, erlebte mich immer wieder in der Rolle eines Familienangehörigen, ohne die einzelnen Interaktionen verstehen zu können. Der Schutz vor emotionaler Bindung und Belastung durch die fraktionierten Kontakte in der Funktionspflege entfiel, die scheinbar unüberwindliche Diskrepanz zwischen dem Wünschenswerten und dem für mich real Möglichen forderte Zugeständnisse, die aber keine eigentliche Lösung und daher unbefriedigend waren.

Um meine Wünsche und Ziele aktiv zu verfolgen, kaufte ich Bücher und hörte Vorträge von E. Kübler-Ross. In der bis dahin mir bekannten Literatur fand ich zwar Anregungen, jedoch keine hinreichende Erklärung und damit Hilfestellung für einen „sinngebenden" Umgang mit dem Patienten, seinem Umfeld und nicht zuletzt der Institution Klinik. Theoretische Wissensvermittlung brachte mich nicht weiter.

Während dieser Zeit erinnerte ich mich an Begegnungen mit einem Psychiater (daß er Psychoanalytiker war, wurde mir erst später bewußt), der bei seinen Konsultationen *irgendwie anders* mit den Patienten sprach und umging. Bisher wurde er nur dann zu Rate gezogen, wenn wir mit den Patienten „*nicht mehr fertig wurden"*, dann aber seinen Überlegungen folgen und gemeinsam weiteres Handeln entscheiden konnten.

An diesen aktuellen Situationen orientiert, lernte ich als organmedizinisch ausgebildete Krankenschwester in den gemeinsamen Besprechungen, wie Patienten ihr Probleme in den Beziehungen zu den einzelnen Mitarbeitern darstellen und daß z.B. ein Erregungszustand oder Desorientiertheit Ausdruck von Angst sein können und nicht gleich „Hirnmetastasen" bedeu-

ten. Diese Gespräche führten zur Entlastung, ich verstand den Patienten besser und konnte seinen Bedürfnissen folgen, die Wünsche ernst nehmen und *mit* ihm in *seiner* Wirklichkeit nach Lösungen suchen. Im Finden neuer Lebensqualität oder aber in der Begleitung in der letzten Lebensphase erfuhr ich andere, neue Möglichkeiten im Umgang mit den Patienten, in hilfreicher Pflege, aus der ich lernen und mich weiterentwickeln konnte.

Fünf Jahre – erste Schritte zur biopsychosozialen Krankheitslehre

Als 1975 in der „*Psychiatrie-Enquete"* das Einrichten von psychosomatischen Abteilungen gefordert wurde, stellte sich in der Frauenklinik auch die Frage, ob und wo diese installiert werden könnte. Professor Dr. H. Molinski hatte bereits seit mehreren Jahren ein kleines Domizil in dieser Klinik, war mir aus den Kontakten zu ihm als der bereits erwähnte Psychiater bekannt und sehr wertvoll gewesen. Somit willigte ich, inzwischen als Stationsleitung, sehr gerne ein, als die Bitte an mich herangetragen wurde, beim Aufbau einer 6-Betten-Abteilung mitzuwirken und diese in die onkologische Station zu integrieren.

Ich versuchte, die übrigen Schwestern für diese Veränderung zu gewinnen, die sich meiner Begeisterung aber nicht anschließen konnten. Autoritäts- und Generationskonflikte flackerten bald wieder auf, Angst vor Veränderung und zusätzlicher Belastung wurde spürbar. Die älteren Kolleginnen erlebten einen Kompetenzverlust. Hatten all das Wissen und die Erfahrung als Krankenschwester keine Gültigkeit mehr? Wollten sie doch „in Ruhe" das Rentenalter erreichen! Eine Krankenpflegeschülerin sagte: „Ich mache hier meinen Job, habe mit mir und meiner Umwelt genug zu tun, *Tiefgang* ist nicht gefragt, belastet nur". Mehrere junge examinierte Kolleginnen stimmten dieser Aussage zu. Ähnliche Reaktionen entstanden bei den Stations- und Abteilungsärzten, so daß die daraus resultierenden Schwierigkeiten unüberwindbar schienen. Waren wir bislang die „Helfenden - Heilenden", unterstützt durch Medizintechnik, waren wir jetzt allesamt gefordert, unser Rollenverständnis zu überdenken.

Neugierig sah ich der Aufnahme der neuen Patientinnen entgegen. Frauen mit psychogenen körperlichen Erkrankungen, funktionellen Störungen, Ängsten und Depressionen konfrontierten mich mit meinem eigenen Dasein als Frau. Ich mußte die Rolle der *Schwester* umlernen, dem tradierten Bild – in Tracht mit Haube, geschlechtsneutral, einer Schwesternschaft zugehörig – Veränderungen abverlangen und ein neues Selbstverständnis finden. Es war notwendig, aus der vertrauten pflegerischen Haltung in eine eher therapeutisch-pädagogische zu wechseln und trotzdem für die Basisversorgung bereit zu sein.

Aufmerksam verfolgte ich die Gespräche während der täglichen Visite mit einer kooperativen und einer psychoanalytisch-interpretativen Ebene, bekam Einblick in Fokaltherapie; auch übende Verfahren und Körpertherapie konnten integriert werden, als Herr Dr. W. Dmoch als weiterer Psychotherapeut zur Abteilung dazustieß. Die Einbeziehung des Krankenhausseelsorgers in unser Team erschien wenig sinnvoll. Er war nur selten bereit, Informationen über seine Gespräche mit den Patientinnen weiterzugeben, so daß wir leider nicht in ergänzender Weise kooperieren konnten. Die Sozialarbeiterin war hingegen eine sehr verständige Frau, mit der wir gemeinsam mit den Patientinnen unter Einbeziehung ihrer sozialen Umwelt und der vorhandenen Ressourcen Lösungsmöglichkeiten entwickeln und entsprechende Maßnahmen einleiten konnten.

Bald hatten wir eine gemeinsame Sprache, ich konnte das Fremde verstehen, annehmen und zum Eigenen werden lassen. Ich erlebte diese Art der Auseinandersetzung mit den Patientinnen und ihren Erkrankungen als ganzheitlich. Für meine Vorstellungen vom Umgang mit Menschen, die durch biologische, psychische und/oder soziale Faktoren bedingte Störungen zeigten, wollte ich die Schwestern, Ärzte und weiteren Mitarbeiter der Klinik gewinnen. In meiner Begeisterung machte auch ich die bekannten Anfängerfehler, alles und jedes analysieren und therapieren zu wollen und damit meinem Handeln übermäßige Bedeutung beizumessen. Leidvoll mußte ich erfahren, daß viele Mitarbeiter anders dachten und arbeiteten. Warum war ihr Widerstand so hoch? Wurde ich zum gefürchteten Objekt, weil ich hinter die Fassade, in die dunklen Ecken gucken konnte?

So formierte sich eine kleine Gruppe von interessierten Gynäkologen/Geburtshelfern, Psychoanalytikern/Psychotherapeuten und mir als Krankenschwester, skeptisch beäugt von der gesamten Klinik. Wir mußten deutlich machen, daß Fallbesprechungen mit Kaffeetrinken *innerhalb* der Dienstzeit trotzdem Arbeit war und Gespräche bei Patientinnen mit Schmerzen Therapie bedeutete.

In der nach ca. einem Jahr konstituierten Balint-Gruppe (einmal pro Woche) konnte ich Rüstzeug erwerben, das ich für den Umgang mit den Patienten brauchte. Ich lernte therapeutisches Basisverhalten, mich sprachlich und inhaltlich verständlich auszudrücken und erkannte, daß Symptome als Ausdruck mißlungener Problemlösungsversuche einen Sinn hatten. Ich mußte bereit sein, mich und mein Handeln in Frage zu stellen, Aufmerksamkeit auf das *eigene Innere* zu richten, mir emotionale Schwierigkeiten bewußt zu machen und zu bearbeiten. Leider nahmen die Kolleginnen der Station nicht an der Balint-Gruppe teil und lehnten auch theoretisches Wissen ab. Unterschwellig feindselige Gefühle, wie Haß, Neid und Eifersucht kamen *in der täglichen Begegnung miteinander* zum Tragen und beherrschten die Situation. Fünf Kolleginnen lösten den Konflikt durch Heirat, Schwangerschaft, Umzug in eine andere Stadt oder Krankheit und schieden nach teilweise langjährigen Arbeitsverhältnissen aus. Hatte meine Erwartungshaltung sie überfordert? Gehörte nicht das Wissen um Leib-Seele-Zusammenhänge mit in die Grundkonzeption der Pflege? War es nicht für *alle* Schwestern verpflichtend, daraus Veränderungen abzuleiten, um verantwortungsbewußt behandeln zu können? Ich wollte versuchen, mit neuen Kolleginnen ein Team aufzubauen, das bereit war, psychosomatisch zu arbeiten, Wissen und Erfahrungen für *alle* Patientinnen der Station nutzbar werden zu lassen.

Mit der Zeit wurden wir zum Lückenbüßer, an den problematische Patientinnen delegiert wurden. Es waren Frauen und Mädchen, die in die *wohlsortierten* Stationen der Klink nicht so richtig hineinpaßten:

- Kinder und Jugendliche mit genitalen Mißbildungen, Gerinnungsstörungen als vitale Gefährdung während Menarche und Menstruation, nach Vergewaltigungen oder Selbstbeschädigungen.
- Frauen mit Risikoschwangerschaften, nach Totgeburten, mit kranken oder mißgebildeten Kindern, Schwangerschafts- und Wochenbettpsychosen, auch Scheinschwangerschaften.
- Weibliche und männliche Transsexuelle vor und nach Geschlechtsumwandlung.
- Psychiatrisch Kranke mit Schwangerschaftsabbruch oder Sterilisation, zönästhetischer Schizophrenie.
- Intensivpflege nach Embolektomie, bei Eklampsie oder apallischem Syndrom.

Rationale Gründe für die Aufnahme dieser Patientinnen lagen zum einen am Aufgabenbereich einer Universitätsklinik und zum anderen an den baulichen Gegebenheiten. Auch kürzere Liegezeiten der Krebskranken durch Weiterentwicklung von Chemo- und Strahlentherapie sowie das Wissen um meine geburtshilflich-gynäkologische Pflegekompetenz spielten eine Rolle.

Allen Mitarbeitern aber war sehr wohl bewußt, welch umfangreiche und professionelle psychische Betreuung diese Patientinnen brauchten. Es kam zwischen den Gynäkologen und Psychosomatikern zu Verteilungskämpfen um die Betten, Demütigungen durch Besserwisserei, Neid und Rivalitätsaggressionen bis hin zur Entwertung der psychosomatischen Kollegen und Schwestern. Ich erlebte, daß Konflikte zu destruktiven Kräften wurden und die eigentlichen Ziele in den Hintergrund traten, lernte, daß Vermeidung eindeutiger Entscheidungen und Ablehnung persönlicher Verantwortung der Abwehr diente. Oftmals wurden Gespräche „von Frau zu Frau" an mich delegiert, meist dann, wenn der Bereich Sexualität nicht mehr durch technische Maßnahmen beherrscht werden konnte (z. B. Hysterektomie ohne streng medizinische Indikation bei dysfunktionellen Blutungen als Korrelat einer Depression). Die Kränkungen bei Erkennen der eigenen Grenzen des medizinischen Handelns durften nicht deutlich werden und wurden als *„Steigerung der Attraktivität"* durch zusätzliche psychologische Angebote *„verkauft"*.

Nach fünf Jahren fühlte ich mich und meine Arbeit zunehmend bedroht. Rahmenbedingungen, z. B. hohe Personalfluktuation, Abhängigkeit vom Entgegenkommen hierarchisch Höhergestellter, Aufeinanderzugehen als neue Aufgabe und Form der Kooperation waren nicht zu lösen. Eigeninitiative und Ideen erlahmten, ich entfaltete sinnlose Aktivitäten, um Ohnmachtsgefühle zu überspielen und kündigte zu einem Zeitpunkt, an dem ich sehr deutlich die ersten Signale des „burnout" wahrnahm, erhoffte mir jedoch, meine inzwischen erworbenen psychoanalytischen und -therapeutischen Erfahrungen in die Arbeit auf einer chirurgischen Intensivstation und der begleitenden Fachausbildung sinnvoll integrieren zu können (Universitätskliniken Düsseldorf).

Ein Jahr – wichtige Erfahrungen, die endgültig die Richtung bestimmten

Herz-, Gefäß-, Bauch-, und Unfallchirurgie waren nun Bereiche, die meinen Arbeitsalltag bestimmten. Die Inanspruchnahme durch technische und organisatorische Aufgaben war so groß, daß für den persönlichen Kontakt zum Patienten sehr wenig Zeit blieb, zumal ich einen Teil der Zuwendung den Angehörigen widmete, die oft mehr litten als der Patient selbst. Manchmal bezog ich sie in die Pflege ihres Angehörigen mit ein, ermöglichte ihnen, die Ängste abzubauen, die Kranksein, Sterben und der Gerätepark einer Intensivabteilung auslösen. Ich machte stets die Erfahrung, daß Empathie und richtig dosierter Optimismus positive Auswirkung auf das Vertrauensverhältnis zum Patienten und dessen Angehörige hatte, die Compliance förderte und damit dem Kranken in *seiner* Krankheitsbewältigung dienlich war, – ich ihn in *seiner* Heilung oder auch *seinem* Sterben begleitete.
Ständiger Zeitdruck und chronische Arbeitsüberlastung führten zu ansteigender Personalfluktuation, immer weniger Stellen konnten besetzt werden, Hilfskräfte bedeuteten oftmals zusätzliche Belastungen, ganzheitliche Pflege wurde für mich zur Ausnahme. Ich fühlte mich sehr unwohl in der Situation, zwar motiviert zu

sein, jedoch die begrenzenden Faktoren nicht überwinden zu können. Nach einem Jahr ging ich nun auf die Suche nach einer Möglichkeit, in einer psychotherapeutisch-psychosomatischen Klinik arbeiten zu können.

Sieben Jahre – ein gangbarer Weg

Bald fand ich eine Stelle in einer Essener Klinik (als eigenständige Klinik an der Rheinischen Landes- und Hochschulklinik), in der von Prof. Dr. H. Quint und von PD Dr. P. L. Janssen ein integratives stationäres Therapiekonzept, das „Essener Modell", entwickelt worden war und seit 1977 zur Anwendung kam. Es gab zwei Stationen mit 30 Behandlungsplätzen. Ich war auf einer 15-Betten-Station, die in eine Gruppe von acht bis zehn Patienten (Neurosen und Persönlichkeitsstörungen) und eine Kleingruppe von vier bis fünf Patienten mit Eßstörungen (vornehmlich Magersucht) aufgeteilt war. Patienten zur 14-Tage-Probebehandlung oder zur Gutachtenerstellung kamen hinzu. Die Schwesterngruppe bestand aus sechs Schwestern; ich als neuhinzugekommene wurde über ein Tutorensystem in die Arbeit eingewiesen. Sehr bald konnte ich eigenständige Gespräche führen, denn jetzt kamen mir Wissen und Erfahrungen der vergangenen sechs Jahre zugute. Ängste und Unsicherheiten wurden mir zugestanden, ich bekam Zeit und Raum zur indiudellen Integration. Das therapeutische Stationsteam setzte sich aus verschiedenen Berufsgruppen zusammen. Ärzte, Psychologen, Mal-, Musik-, Bewegungstherapeuten und wir Schwestern kamen regelmäßig in den Konferenzen zusammen, um uns über die Beziehungsmuster, die sich in Einzelkontakten, Gruppentherapie oder Stationsleben entwickelten, ein Bild zu machen und Arbeitshypothesen zu überdenken, gegebenenfalls neu festzulegen. Übertragung, Gegenübertragung, Widerstand oder andere psychoanalytische technisch-therapeutische Begriffe halfen mir, Behandlungsprozesse zu verstehen und für meine Patientenkontakte nutzbar zu machen. Klinikinterne Seminare oder externe Vorlesungen über allgemeine oder spezielle Neurosenlehre, Psychosomatik, psychoanalytische Krankheitslehre, Grundlagen der analytischen Einzel- und Gruppentherapie, Organisationsdynamik, aber auch Märcheninterpretationen und Traumdeutungen erweiterten meine Kompetenz. In der Hilfs-Ich-Funktion stellte ich mich dem Patienten zur Verfügung, immer wieder mit der eigenen Konflikthaftigkeit konfrontiert. Um einer persönlichen Labilisierung entgegenzuwirken, schloß ich mich einer Selbsterfahrungsgruppe an. Durch diese Eigenerfahrung wurde ich in Selbst- und Fremdwahrnehmung geschult und konnte mein Verhalten besser reflektieren. In der Supervision und der Balint-Gruppe lernte ich Erkennen und Umgang von Beziehungsdynamik, dies war Schwerpunkt meiner Arbeit als Krankenschwester geworden. Traditionelle pflegerische Tätigkeiten waren auf die Vergabe von Tee, Wärmflasche, Eisbeutel oder das Anlegen von Verbänden reduziert. Organisatorisch-administrative Aufgaben zur Dokumentation oder somatischen Versorgung aus anderen organmedizinischen Disziplinen waren ebenso erforderlich, hatten jedoch einen niedrigeren Stellenwert, als ich ihn bisher kannte. Im stationsübergreifenden Dienst und in Gesamtteamkonferenzen bekam ich Einblick in Krankheitsentwicklung und Verarbeitung von Colitis ulcerosa, Morbus Crohn, Asthma bronchiale, Hypertonie, Migräne. Auch sexuelle Deviationen, wie z.B. Exhibitionismus, Pädophilie oder Transsexualimus als Korrelat einer neurotischen Fehlentwicklung wurden behandelt. Nach ca. einem Jahr wurde die Kleingruppe (fünf Patienten) für Zwangs-

kranke konstituiert, die Patienten mit Eßstörungen wurden in die anderen Gruppen integriert. Die wöchentlichen Gruppensupervisionen (Beobachtungen hinter dem Einwegspiegel mit anschließender Diskussion im Therapeutenteam) ermöglichten mir, Gruppendynamik zu erleben und zu verstehen, so daß ich zeitweilig die Vertretung des Gruppentherapeuten übernehmen konnte, mit begleitender Beratung durch den Klinikleiter. Im „Essener Modell" war eine Wochenendbeurlaubung über 36 Stunden vorgesehen, die mit einer Visite (ein Arzt oder Psychologe und eine Schwester) für beide Stationen am Samstag vormittag eingeleitet wurde. In diesem Kontakt konnten wir uns ein aktuelles Bild von der Befindlichkeit eines jeden der 30 Patienten machen und Vereinbarungen für das Wochenende treffen. Ich als Schwester in der Rufbereitschaft war dann erste Anlaufstelle für Krisen, die dann entweder am Telefon oder auch in der Klinik gelöst werden konnten, welche, wenn erforderlich, jederzeit als Schutzraum dem Patienten zur Verfügung stand. Vier Jahre habe ich im stationären Bereich gearbeitet und erlebte, wie wichtig die klare Definition des Aufgabenbereiches einer Krankenschwester ist und das Rollenverständnis fördert.

Ich wechselte dann in die vorgeschaltete Klinikambulanz, um auch dieses Arbeitsfeld kennenzulernen. Hier war neben Organisation und Administration der Erstkontakt zum Patienten eine wichtige Aufgabe, der die Einweisung in die ambulante Untersuchungssituation, Erstellung einer Anamneseübersicht, Durchführung und Auswertung der Testdiagnostik beinhaltete. Die Übermittlung meines Gesamteindruckes mündlich oder schriftlich an den Therapeuten rundete das Bild über den Patienten ab. Oftmals führte ich Kriseninterventionen bei ehemaligen stationären Patienten durch, die mit mir ihre augenblicklichen Sorgen und Nöte besprachen, sich aus früherer Zeit an die aufnehmende und haltende Beziehung erinnerten, die sie vor allem durch das Pflegepersonal erfahren hatten. Mein Interesse für Literatur wurde wesentlich durch die mir übertragene Verantwortung für die Klinikbibliothek gefördert. Immer wieder mußte ich jedoch feststellen, in den Zeitschriften und Büchern nur sehr wenig über die Arbeit des Krankenpflegepersonals in der Psychotherapie und Psychosomatik zu finden. Nach drei Jahren Ambulanztätigkeit eröffnete sich mir die Möglichkeit, eine leitende Stelle in einer psychotherapeutisch-psychosomatischen Fachklinik zu übernehmen.

Ein Jahr – am Ziel

In Dr. G.H. Paar, dem ärztlichen Leiter dieser 160-Betten-Klinik, der Gelderland-Klinik, konnte ich mir sicher sein, daß er sich für die Belange des Krankenpflegepersonals engagieren würde. Ich kannte ihn aus mehrjähriger Zusammenarbeit aus der Essener Klinik, in der er sich sehr um die Integration der Schwestern bemüht hatte und mir selbst oft im Umgang mit schwierigen Patienten hilfreich zur Seite stand. Etwa ein Jahr hat es gedauert, bis wir alle Stellen im Pflegebereich besetzen konnten. Es sind Schwestern und Pfleger aus organmedizinischen und psychiatrischen Kliniken, die erstmalig in solch einem integrativen Behandlungskonzept mit psychosomatisch und -neurotisch Kranken konfrontiert sind. Das Gesamtteam besteht aus den weiteren Berufsgruppen der

- Ärzte
- Psychologen
- Kunst-, Musik-, Gestaltungstherapeuten
- Sport-, Bewegungs-, Tanztherapeuten
- Diätassistentin
- Sozialarbeiter

die selbständig und eigenverantwortlich ihr Arbeitsfeld gestalten und vertreten.

Das Konzept schreibt die Behandlung des Patienten in seiner Ganzheit vor. Es beinhaltet eine psychodynamisch geprägte Psychotherapie und orientiert sich an einem psychoanalytischen Verständnis von Lebensvorgängen. Im Mittelpunkt steht die Behandlung des einzelnen in der Gruppe, die Bearbeitung seines fokalen Lebensthemas im Rahmen einer hilfreichen Beziehung. Biopsychosoziale Entwicklungsphasen werden untersucht. Wir sehen, daß der Patient unterschiedliche Entwicklungsschritte gemacht hat und holen ihn auf der Stufe ab, auf der er steht, um ihm eine Weiterentwicklung zu ermöglichen. Um der Multikausalität der Symptomatik zu begegnen, stellen wir uns als multiprofessionelles Team zur Verfügung. Der Patient kann somit seine Probleme in multipersonalen Beziehungsfeldern reinszenieren, Gedanken und Gefühle ausdrücken, um sein Erleben und Verhalten besser zu verstehen, damit ihm Lern-, Einsichts- und Veränderungsvorgänge sichtbar werden.

Nur wenige Mitarbeiter haben in ähnlichen Konzepten gearbeitet, so daß alle einem Umdenkungsprozeß unterworfen sind. Vornehmlich das Pflegepersonal muß die größten Entwicklungsschritte machen. Identifikation mit dem Setting ist Voraussetzung für eine grenzensetzende und damit haltgebende Funktion. Zwangsläufig müssen sie ihre tradierte Rolle als „Pflegende-/Dienende" um- und neulernen. Täglich ist ihr bisheriges Tun in Frage gestellt. Die Patienten erleben eigene Unsicherheiten im Kontakt, wenn die Schwester nicht sofort ein Medikament verabreicht, sondern sich als Person anbietet, um zu versuchen, mit dem Patienten gemeinsam über seine Befindlichkeit zu sprechen und auslösende Momente für die augenblickliche Symptomatik zu finden. Sie schafft Voraussetzungen dafür, daß der Patient unabhängig wird von

Ratschlägen und Geführtwerden, zu sich selbst findet und seine eigenen Fähigkeiten und Möglichkeiten kennenlernt und sie konstruktiv im analytischen Sinn für sich umsetzen kann.

Dank engagierter Mitarbeiter aus den anderen Berufsgruppen konnten wir sofort theoretische Fortbildungsveranstaltungen anbieten (Gesprächsführung, Grundbegriffe und Einführung in die analytische Psychotherapie, Rollenverständnis der Teammitglieder, Selbsterleben der Kreativ- und Bewegungstherapiemethoden in exemplarischer Form, Aufgabenbereich der Sozialarbeiter oder Diätassistentin). In täglichen Beratungskontakten weise ich das Pflegepersonal in die Stationsarbeit ein. In der wöchentlichen Pflegevisitensupervision können die Schwestern und Pfleger ihre Beobachtungen und Erfahrungen aus den 5- bis 10-Minuten-Kontakten berichten. Meist erarbeiten wir exemplarisch an ein oder zwei Visiten Beziehungsmuster, Interventionsmöglichkeiten, Formulierungsvorschläge, Abgrenzungsmöglichkeiten, Eigen- und Selbstwahrnehmung. Ich versuche, diese Beratung ausschließlich patientenbezogen zu gestalten, und bestehende Rollenunsicherheit aufzufangen sowie überschießende Reaktionen zu relativieren. Letztere geben doch Hinweise auf die hohe Anforderung an die Belastbarkeit jedes einzelnen. Um eine stützende Basis zu bilden, bedarf es eines festen, in sich geschlossenen Teams, das die Belastungen trägt und *jedes* Teammitglied schützt. Für die notwendige Psychohygiene muß ausreichend Platz und Raum vorhanden sein. Eine Balint-Gruppe für das Pflegepersonal ist durch die leitende Psychologin (Analytikerin) gewährleistet, darüber hinaus empfehle ich allen Krankenschwestern und -pflegern, selbst in eine psychoanalytische Selbsterfahrungsgruppe einzutreten.

Das Pflegepersonal arbeitet an der Basis, muß ständig präsent, offen und gesprächs-bereit sein, Halt und Schutz der Station aufrechterhalten (Umgang mit der Hausordnung), pflegerische Betreuung gewährleisten, aber auch soziale Aufgaben (Geschirrspülen in der Teeküche, Aufräumen in den Aufenthaltsbereichen) deutlich machen und nach Bedarf kontrollieren. Diese Tätigkeiten erfordern stets die Bereitschaft zur Reflexion, kritischen Auseinandersetzungen mit sich selbst und anderen, unbedingtes Einhalten psychoanalytischer Grundhaltung und Wissen um die Grenzen des therapeutischen Handelns. In ihrer unveränderten Identität als Schwester/Pfleger treffen sie Entscheidungen und vertreten eigenverantwortlich Positionen im Team, mit dem Bewußtsein, spezifische Aufgaben im Behandlungskonzept zu übernehmen und diese, dem gemeinsamen Ziel dienend, sinnvoll zu integrieren.

Die Zusammenarbeit im Rahmen der neugestalteten gynäkologisch-psychosomatischen Krankenstation bedeutete für mich von der organtechnischen zur biopsychosozialen Diagnostik und Behandlung des Menschen eine wichtige und sinngebende Erweiterung und Umorientierung meiner Rolle als Krankenschwester. Die Patientenklientel bestand aus einer ausgewählten Gruppe neurotisch und psychosomatisch kranker Frauen, die sich im schutzbietenden Stationsmilieu einer psychotherapeutischen Behandlung zugänglich zeigten. Dieses Konzept wies sicher Mängel auf, konnten wir doch erst nur Pionierarbeit leisten, ohne auf Erfahrungen anderer Kliniken zurückgreifen zu können. Modelle aus schon bestehenden internistisch- oder neurologisch-psychosomatischen Abteilungen waren kaum transferierbar.

Jedoch erst im integrativen psychoanalytischen Konzept wurde ich als Person mit Wünschen, Bedürfnissen, Meinungen, fachspezifischem Wissen anerkannt und wichtig genommen. Während dieser Jahre

erfuhr ich einen Zugewinn in der Entwicklung meiner Persönlichkeit durch
Ausreifung und Stabilisierung. Ich habe
eine in sich ruhende Beziehung zur
Psychotherapie entwickelt, als einem Teil
von mir, der mein Handeln und meine
Haltung in allen Lebensbereichen mit
ihren biopsychosozialen Wirkfaktoren
prägt.

**Notwendige weitere Schritte, Wünsche
und Utopien**

Überlegungen zur Ausbildung

Im Rahmen von Tagungen und Fortbildungsveranstaltungen werden zunehmend
Forderungen nach spezifisch geschultem
und fachlich kompetentem Pflegepersonal laut. Jedoch Fragen wie „Wie werdet
ihr denn mit den emanzipierten Schwestern fertig?" oder „Wird es nicht Zeit, daß
auch die Ärzte hören, was sie alles falsch
machen?" deuten auf eine sich öffnende
Scherenbewegung hin, die nicht unkon-
trolliert stattfinden darf. Dies scheinen
Erfahrungswerte zu sein, die es möglich
machen, Umdenkungsprozesse in Gang
zu setzen und nicht divergierende Kräfte
zur Folge haben dürfen. Da die Krankenpflege als Heil-Hilfsberuf in medizinischer
und arbeitsrechtlicher Hinsicht Weisungs-
empfänger ist und die eigentliche spezifische Aufgabe in psychotherapeutisch-
psychosomatischen Kliniken oder integrierten Stationen und Abteilungen bisher nicht einheitlich definiert ist, bleibt sie
anfällig dafür, von anderen Berufsgruppen
auseinanderdividiert und vereinnahmt zu
werden.

Meine damalige Berufsunzufriedenheit
kann ich heute auch als Ergebnis nicht
erhaltener Wertschätzung verstehen. Ich
konnte nicht länger „als Schwester (Frau)
zur vollsten Zufriedenheit des Arztes

(Mann)" arbeiten. Emanzipation hat
sicher auch zu überschießenden Reaktionen geführt, trotzdem das Bewußtsein um
eine gemeinsame Aufgabe aufrechterhalten. In meiner derzeitigen Leitungsfunktion erlebe ich, wie sich etwas Neues,
Gemeinsames entwickeln kann, in einer
Atmosphäre von Gleichwertigkeit und
Gleichberechtigung, durch hierarchische
Strukturen, die eine Orientierung ermöglichen. Teilnahme an notwendigen fachlichen oder fachbezogenen Qualifizierungs-
maßnahmen ist für alle Berufsgruppen
unverzichtbar. Eigenverantwortliches und
selbständiges Arbeiten erfordert individuelle Leistungsbereitschaft zum Erwerb
von zusätzlichen Kenntnissen und Fähigkeiten, um den Bedürfnissen und Anforderungen im täglichen Arbeitsablauf adäquat, auch zur persönlichen Zufriedenheit, gerecht zu werden. Gemeinsame
Veranstaltungen mit einem definierten
gemeinsamen Ziel unter Ausnützung aller
Ressourcen machen eine Annäherung
möglich; die Schere schließt sich wieder
und ist funktionsfähig. Es reicht nicht aus,
nur mehr Krankenpflegepersonal einzustellen, sondern wir brauchen gut ausgebildete, kontinuierlich fortgebildete und
meiner Meinung nach fachspezifisch wei-
tergebildete Schwestern und Pfleger, mit
der Kompetenz, psychotherapeutische
und somatische Versorgung bzw. Pflege
ausüben zu können. Dieser Aufgabe ist
jedoch nur der gewachsen, der gelernt hat,
psychosomatisch zu denken und handeln.
Daß weder die Fachausbildung in der
Psychiatrie noch Spezialisierungen der
Organmedizin ausreichend sind, zeigen
einige psychotherapeutisch-psychosoma-
tische Kliniken, indem sie eigene Curricula verpflichtend vorgeben, um einem biopsychosozialen Verständnis folgend, Zusammenhänge im Entstehen und Verlauf
von Krankheiten zu sehen und ganzheitlich zu behandeln. Ich fühle mich gefordert, die derzeitige berufspolitische Situation („Pflegenotstand") zu nutzen und

nicht nur auf Mengendefizite an Personal, Vergütungsmöglichkeiten oder Arbeitszeitenregelung hinzuweisen, sondern Inhalts- und Qualitätsdefiziten in der Pflegepraxis sowie dem traditionellen Selbstverständnis entgegenzuwirken. Mein Lösungsvorschlag wäre eine hochqualifizierte Ausbildung zur spezifischen Tätigkeit durch ein zielgerichtetes, inhaltlich geplantes Curriculum verbunden mit der Möglichkeit, fundiertes Wissen über die spezifischen Krankheitsbilder, anerkannte verbale Psychotherapiemethoden und angewandte Musik-, Gestaltungs- und körperzentrierte Behandlungsverfahren zu erlangen. Teilnahme an einer Balint- sowie Selbsterfahrungsgruppe oder eine Einzeltherapie und praktische Pflichtein-

sätze sollten ebenso Lehr- bzw. Lerninhalte sein. Dieses Konzept könnte Rahmenrichtlinien für eine von der Deutschen Krankenhausgesellschaft bundesweit anerkannte „Weiterbildung zur Fachkrankenpflege Psychotherapie und Psychosomatik" vorgeben, als einem Lehrgang zur verantwortungsvollen Erweiterung einer biopsychosozialen Krankenpflege, die, den verschiedenen Therapiekonzepten angepaßt, sowohl Basisversorgung als auch Kotherapie oder Lerngruppe sein kann. Durch das neu hinzugekommene therapeutische Handeln verändern sich zwar Rollenverständnis und Berufsbild, die Identifikation mit der Berufsgruppe als Basis für das eigene Selbstverständnis, sollte jedoch erhalten bleiben.

Aufbau und Entwicklung eines psychosomatischen Krankenpflegesystems

Jutta Zenz

1963: „Du wirst bestimmt eine gute Krankenschwester"

„Du wirst bestimmt eine gute Krankenschwester", sagte meine Mutter. Ich glaubte ihr, denn ich war 17 Jahre und Verbände habe ich immer gerne angelegt. Alle Familienmitglieder wurden damit bedacht. Die Vorstellung, den ganzen Tag eine Schreibmaschine vor mir zu haben, schreckte mich ab und in meiner Klasse war ich schon immer ein bißchen der „Seelen-Mülleimer", was einer zukünftigen Krankenschwester ja gut zu Gesicht stand.

Unter diesen Vorbedingungen und mit dieser Motivation begann ich die Krankenpflegeausbildung. Was mich erwartete unterschied sich erheblich von meinen Vorstellungen: die Pflege von Patientinnen mit Platzbauch oder Mammaamputation war belastend; ebenso die Klagen und Tränen von Frauen und Männern, die oft in meinem Alter oder in dem meiner Eltern waren.

Nichts aber auch gar nichts hatte mich vorbereitet auf diese massive Auseinandersetzung mit dem Leiden kranker Menschen. Im Gegenteil: in der Ausbildung hörten wir sowohl im Arztunterricht als auch in den Pflegefächern hauptsächlich über die Fortschritte in der medizinischen Diagnostik und Therapie. Die Möglichkeiten einer Heilung und Linderung, die im Unterricht dargestellt wurden, waren in der Praxis von mir nicht erkennbar. In meinen Augen versagte die Medizin. Sie malträtierte die Kranken, machte sie oft zu verstümmelten, gequälten Opfern, von denen dann auch noch während der Visite behauptet wurde, sie würden sich jetzt, nach der Operation, viel wohler fühlen. Während der Visite sagte ein Arzt zu einer mir liebgewordenen etwa 20jährigen Patientin, die nach einer totalen Entfernung des inneren und äußeren Genitales in tiefer Verzweiflung im Bett saß und stumm war: „Na, da haben wir ja Glück gehabt – jetzt fühlen Sie sich sicher besser!" Dabei klopfte er ihr kollegial auf die Schulter. Als er weg war und ich bei ihr das Bett machte, weinte sie hemmungslos. Ich spülte sie im Genitalbereich ab und sie fragte mich „Was soll ich damit nur machen, wie soll ich das meinem Freund beibringen?" Ich hatte darauf keine Antwort. Ich fühlte mich leer und unfähig, bekam eine Erkältung und unklare Bauchbeschwerden. Von Tag zu Tag wurde ich kränker, fühlte mich zerschlagen, bekam unerträgliches Bauchweh, so daß ich kaum noch gehen konnte. Diese Krankheit war für mich die einzige Chance, äußere Einflüsse nicht mehr wahrnehmen zu müssen. Ich konnte Leid und Elend anderer Menschen nicht mehr verarbeiten. Durch die eigene Krankheit konnte ich in mich hineinhören und das, was damals für mich nur bedrohlich war, ist für mich aus heutiger Sicht die einzige Chance gewesen, mich gesund zu machen; mir durch mein Körpergeschehen zu sagen: „Paß mal auf dich selbst auf und nicht auf die anderen."

Damals allerdings litt ich furchtbar unter dieser Situation. Immer wieder dachte ich während des theoretischen Unterrichts, daß etwas Wesentliches in meiner Ausbildung fehlte: Es gab kein Angebot, das die Entwicklung von Fähigkeiten förderte, um auf diese Fragen der Kranken auch Antworten geben zu können. Durch den Unterricht war ich auf funktionales Verstehen geprägt, das nur Teilbereiche wahrnimmt. Die Verknüpfung zwischen körperlichem und seelischem Geschehen, zwischen meinen erschreckenden Erfahrungen und meiner körperlichen Reaktion darauf, war mir nicht möglich.

Meine zaghaften Versuche, Schwestern und Ärzte auf das Leid der Kranken aufmerksam zu machen, gelangen nur sehr unvollständig, da diese keine Fragen oder Probleme im Umgang mit den Kranken hatten. Die freundlichste Reaktion auf meinen Hinweis, daß es einer Patientin sehr schlecht gehe und sie weine, war: „Hier, bring der Patientin mal eine Beruhigungstablette." Die bitterste Erfahrung war die Reaktion einer Stationsschwester. Mein Bemühen, die Kontaktwünsche der Kranken ernst zu nehmen und mich einem Gespräch zu stellen, honorierte sie in meinem Beurteilungsbogen mit dem Satz: „Schwester Jutta schwätzt mit Patienten, statt zu arbeiten."

Erste Begegnung mit der Psychosomatik

Ich werde nie die Diskussionen vergessen, die entstanden, als zum ersten Mal ein Arzt aus der Psychosomatik zu uns in den Unterricht kam. Freud – Psychoanalyse, Entwicklungspsychologie, Sozialisation und die oft krankmachenden Folgen von gestörten familiären Interaktionen bis hin zu Erklärungsmustern von psychosomatischen Reaktionen auf seelischen Druck waren seine Unterrichtsthemen. Aufgrund unseres mangelnden Hintergrund-

wissens machten uns jedoch seine Unterrichtsinhalte aggressiv. „So ein Interpretieren"; „Da müßte ich ja auch Kolitis haben"; „Mein Asthma ist nicht mehr fern"; „An allem ist meine Mutter schuld, die hat sich nicht genug um uns Kinder gekümmert", waren Aussagen, wie wir sie in heftigen Diskussionen mit ihm äußerten. Wir haben uns über unseren Dozenten lustig gemacht, ihn in Frage gestellt, bis eine etwas ältere Kurskollegin, die schon eine Berufsausbildung hinter sich hatte, sagte: „Warum bezieht ihr das eigentlich alles auf euch?". In nächtelangen Diskussionsrunden untereinander entdeckten wir Sinnzusammenhänge zwischen unserem Handeln und unserer Befindlichkeit. Ich verstand plötzlich, warum es mir so schlecht gegangen war. Meine Karzinophobie hatte eine Ursache. Die Begegnung mit den schwerkranken Patientinnen war einfach eine zu große Belastung für mich gewesen. Ich machte die Erfahrung, daß es vielen aus unserer Klasse so gegangen war. Wir hatten alle gedacht die Unsicherheit sei unser persönliches Problem. Plötzlich stellte sich jedoch in den Diskussionen heraus, daß diese Unsicherheit etwas damit zu tun hatte, daß wir zwischen der naturwissenschaftlichen medizinischen Auffassung von Krankheitsgeschehen und dem seelischen Befinden der Kranken keine Verbindung herstellen konnten. Diese Verbindung war für mich bei der Pflege der Patienten jedoch deutlich spürbar. *Für mich war der psychosomatische Verständnisansatz das Bindeglied zwischen Medizin und Mensch.* Deshalb wählte ich mir als Wunschstation im dritten Ausbildungsjahr die Psychosomatische Klinik. Dort konnte ich zum ersten Mal in meiner Ausbildung die Erfahrung machen, was es bedeutete, einen kranken Menschen nicht nur von seiner Körperlichkeit und von seiner Krankheit her zu erleben. Ich lernte, daß es ebenso wichtig war, alles was der Patient lebte und ausdrückte, in die Therapie und in die Begegnung mit dem Menschen einzubeziehen. Diese Form, Medizin zu verstehen und Pflege zu praktizieren hatte ich schon immer vermißt. Daher stand für mich fest, daß ich trotz aller Schwierigkeiten, die es auf dieser Station gab, nach der Abschlußprüfung dort arbeiten wollte.

Psychosomatik im Beruf

Rollenfindung durch Penetranz und Neugier

Auf unserer 10-Betten-Station betreuten wir drei Schwestern Patienten, die an Colitis ulcerosa, Asthma bronchiale, Magersucht, Ulcus ventriculi, Zwängen und schweren Neurosen erkrankt waren. Das therapeutische Angebot für die Patienten bestand aus einer fünfmal wöchentlich stattfindenden gruppentherapeutischen Sitzung und dem Angebot einer Gestaltungstherapie.

Das Eingewöhnen auf Station dauerte für mich zweieinhalb Jahre, denn auch auf dieser Station gab es vieles, was neu, ängstigend und unverständlich war, – ähnlich wie in den anderen Bereichen. Mein gutes medizinisches Fachwissen half mir, die schwerkranken Patienten angemessen zu versorgen. Was mir jedoch immer wieder fehlte war das psychologisch-analytische Fachwissen, um unsere Kranken nicht nur medizinisch, sondern auch von ihrer seelischen Situation her angemessen zu betreuen. Ich geriet oft in Situationen, in denen mich Patienten durch die Präsentation ihrer Erkrankung, durch ihr Agieren völlig aus der Fassung brachten.

So erinnere ich mich gut an eine Magersüchtige, die durch ihre Art, sich Essen zu beschaffen, indem sie unser Essen aus dem Kühlschrank nahm, die ganze Station durcheinanderwirbelte. Sie behauptete, daß sie gesehen hätte, wie eine andere

Schwester dieses Essen aus dem Kühlschrank genommen und gegessen habe. Als ich die Kollegin zur Rede stellte war diese so empört, daß wir eine Woche lang nicht miteinander redeten. Ein Psychologe, der bei uns in der Teeküche zu Mittag aß und dem ich diesen Vorfall erzählte, erklärte mir, daß unsere Reaktion etwas mit dem Verhalten der magersüchtigen Patientin zu tun hatte. Um solche Situationen schneller zu verstehen, und um uns nötiges Fachwissen aneignen zu können, bat ich unseren Gruppentherapeuten, doch mit uns Schwestern die Anamnesen der Kranken und das Therapiegeschehen durchzusprechen. Seine Antwort: „Sie können den Patienten gern zuhören, aber dann verweisen sie sie wieder an unsere Gruppe. Sie geben auf keinen Fall eigene Interventionen oder Ratschläge, denn das stört die Behandlung!" Als ich dieses Gespräch den Schwestern mitteilte, waren sie ebenso empört wie ich. Sich die Frustrationen, die Ängste der Kranken anhören zu müssen, aber nichts dazu sagen zu dürfen, damit würden wir uns unglaubwürdig machen. Diese passive Haltung, die von uns gefordert wurde, paßte uns ganz und gar nicht. So organisierte ich in unserer Teeküche eine „handgestrickte" Fortbildung. Wir lasen Fachartikel und stellten das, was wir wichtig fanden, unseren anderen Kolleginnen vor. Diese Fortbildungen waren spannend und lebhaft. Alle diskutierten mit, brachten ihre Erfahrungen ein und zusammen zimmerten wir uns daraus eine Handlungsalternative für den Umgang mit den psychosomatisch kranken Patienten.

Eines Tages „erwischte" uns der Therapeut während unserer Fortbildung und es gab eine scharfe Auseinandersetzung darüber, wieviel Schaden wir mit unserem „Halbwissen" bei den Kranken anrichten könnten. Wir gaben nicht nach – das Arbeitsklima zwischen „oben und unten" war auf den Nullpunkt abgesunken. Der Therapeut sah sich „wegen unserer unvernünftigen Sturheit" gezwungen, mit uns Besprechungen (Supervision) abzuhalten. Jetzt hatten wir endlich die Möglichkeit, unsere Schwierigkeiten im Umgang mit den Patienten darzustellen und eine Erklärung dafür zu erhalten. Mit dem neuen Verständnis fanden wir völlig neue Zugangswege zu den Patienten. Abgesehen davon, daß wir den Therapeuten durch ständiges Nachfragen zwangen, Fachtermini zu übersetzen oder zu erläutern, waren diese ersten zweieinhalb Jahre geprägt von Fortbildungen und Supervisionen, von denen wir enorm profitierten, und die uns im Gespräch mit den Patienten Sicherheit gaben. Unsere ständig wachsenden Ansprüche, mehr wissen und mehr verstehen zu wollen, setzten wir um, indem wir Sozialanamnesen erstellten und in therapeutischen Gesprächen mit den Kranken ihre Probleme mit ihnen bearbeiteten. Ein neuer, aufgeschlossener Stationsarzt bezog unsere Gespräche in seinen therapeutischen Umgang mit den Kranken ein. Unser Neugierverhalten und unsere aktive Auseinandersetzung mit unserem Therapeuten führte letztlich zu einer neuen Konzeption der stationären Psychotherapie. So war uns Schwestern in den Gesprächen mit den Kranken aufgefallen, daß sich die Kranken mit einer schweren körperlichen Beeinträchtigung weniger in die Gruppentherapie einbringen konnten. Sie gaben uns an, daß sie dort kaum etwas sagen könnten, es gäbe immer drei, vier Mitpatienten, die schneller seien als sie und die Gespräche immer an sich reißen würden. Diese Aussagen und weitere gemeinsame Überlegungen mit den Therapeuten führten dazu, die Gruppentherapie durch einen Psychoanalytiker zugunsten einer Einzeltherapie durch die Therapeutengruppen aufzugeben. Diese Therapeutengruppe, bestehend aus einem Arzt mit analytischer Ausbildung, einem Psychologen, einer Gestaltungstherapeutin und uns Schwestern, wurde als „strukturiertes Ganzes"

verstanden. Alle Aussagen, Wahrnehmungen und Vorschläge zum therapeutischen Umgang wurden genutzt, um ein individuelles Behandlungskonzept für jeden Patienten und jede Patientin zu erarbeiten. Regelmäßige Supervisionen (Balint-Gruppen) sowie das Einbeziehen von uns Schwestern in therapeutische Entscheidungen führten zu einer Kompetenzvermehrung im Pflegebereich. Das Wissen, daß wir alle für die Therapie der Kranken „wichtig" waren und alle Entscheidungen gemeinsam getragen wurden, gab mir eine tiefe Befriedigung in meiner Arbeit. Meine Begegnung mit den Kranken war geprägt von Wertschätzung und Angstfreiheit, da nichts, was ich mit den Kranken besprach oder tat, „falsch" war, sondern in regelmäßigen Besprechungen erläutert und als Ausdruck des Krankheitsgeschehens im Patienten erklärt wurde. Aus diesem Verständnis heraus, ergab sich für uns Schwestern zwangsläufig eine hohe Identifikation mit unserer neuen Berufsrolle. Unser Vorteil war sicher, daß wir durch die große Nähe zu den Patienten auch die meisten und wichtigsten Informationen über sie in die Gruppe einbringen konnten. Diese Bestätigung unserer Kompetenz, meine Neugier und mein Spaß am Lernen motivierten mich dazu, als Dozentin am Studentenunterricht im Fach Psychosomatik teilzunehmen. Meine 2 Jahre dauernde Kotherapeutinnenrolle in einer ambulanten Psychotherapiegruppe und die Erfahrungen, die ich während dieser Zeit machte, konnte ich sehr gut für meine Arbeit auf der Station nutzen.

Eine neue Klinik – eine neue Rolle

Glücklicherweise gab es nach einem Wohnungswechsel in der neuen Klinik eine psychosomatische Abteilung, bestehend aus einer Station und einem Ambulanzbereich. Die Station umfaßte 15 Betten und die Patienten hatten ganz „normale" internistische Krankheiten. Von Colitis ulcerosa, Asthma bronchiale und Magersucht auf einer psychosomatischen Station hatte ich ja Ahnung, aber die vielen Schwerkranken auf dieser Station, das war für mich etwas Neues. Besonders der Umgang mit onkologisch Erkrankten forderte von mir immer wieder die Überprüfung meiner Verhaltensweisen und Gefühle. Die Pflegeerfahrung, die ich bei der Betreuung dieser Kranken sammeln konnte war für mich sehr hilfreich als ich die Leitung des Weiterbildungskurses „Patientenzentrierte Pflege/Psychosomatische Medizin" übernahm. Hier konnte ich all meine Erfahrungen anhand von Fallbeispielen gut in den Unterricht einbringen und den Kolleginnen und Kollegen einen Weg aufzeigen, den psychosomatischen Verständnisansatz in ganzheitliches Pflegen zu integrieren. Eine Ausbildung in non-direktiver Gesprächsführung, die ich damals begann, erleichterte mir den Umgang mit Schwerkranken. Allerdings passierte mir am Anfang meiner Weiterbildung folgendes: Während eines Gesprächs mit einer Patientin, die ich schon einige Jahre ambulant betreute, fixierte sie mich genau und meinte freundlich fragend: „Frau Zenz, geht es ihnen nicht gut? Sie sprechen heute so komisch!" Solche Beispiele meiner eigenen Unsicherheit regten die Kursteilnehmerinnen und -teilnehmer immer wieder an, eigene Erlebnisse einzubringen, die wir dann besprechen konnten. Um die ganzheitlich, psychosomatische Sicht während der Pflege der Kranken systema-

tisch vermitteln zu können, wurde ab 1975 ein Weiterbildungskurs für Pflegepersonal an dieser Abteilung angeboten.

Der Weiterbildungskurs „Patientenzentrierte Pflege/ Psychosomatische Medizin"

Im April 1975 konnte nach dreijähriger Vorbereitungszeit, an der hinsichtlich der inhaltlichen Vorarbeiten A. Grauhan und Prof. Dr. K. Köhle und hinsichtlich der organisatorischen Durchsetzung ganz wesentlich I. Schulz, unsere damalige Zentraloberin, beteiligt waren, in Ulm ein Vollzeitweiterbildungskurs „Patientenzentrierte Pflege/Psychosomatische Medizin" angeboten werden. Hier konnten Krankenschwestern und -pfleger nach mindestens 2 Jahren Berufstätigkeit an einer einjährigen Weiterqualifikation in allgemeiner Krankenpflege teilnehmen. Psychosoziale Inhalte und die Vermittlung von ganzheitlichen Aspekten wurden gezielt in die tägliche Pflegeroutine eingebaut. Im monatlichen Wechsel mit der praxisbezogenen Arbeit auf der psychosomatischen Station wurden theoretische Wissensinhalte vermittelt sowie einzelne Gruppenveranstaltungen angeboten.

Das Unterrichtsangebot

Das Unterrichtsangebot teilte sich stundenmäßig über den einjährigen Kursus folgendermaßen auf:

Tab. 1. Unterrichtsangebot des Weiterbildungskurses.

Berufsbezogene Selbsterfahrungsgruppe	84 Stunden
Interaktionsgruppe	140 Stunden
Bearbeitung der Stationserlebnisse	30 Stunden
Interviewtechnik und Gesprächsführung	30 Stunden
Umgang mit Schwerkranken	18 Stunden
Krankenhaus und Pflegestrukturen	48 Stunden
Entwicklungspsychologie	72 Stunden
Psychiatrie	8 Stunden
Sozialarbeit	6 Stunden
Theoriensysteme in Psychologie und Soziologie	18 Stunden
Neurosenlehre	36 Stunden
Allgemeine Psychosomatik	36 Stunden
Spezielle Psychosomatik	36 Stunden

In Workshops, Gruppen, Seminaren und Kursen erarbeiteten sich die Teilnehmerinnen und Teilnehmer die Unterrichtsinhalte. Im Unterricht wurde den Kursteilnehmerinnen und -teilnehmern ermöglicht, sich mit den Dozentinnen und Dozenten auseinanderzusetzen. Alle Aspekte der ganzheitlichen Betrachtung des Menschen konnten von ihnen nach jeder Richtung hin durchleuchtet und auch an sich selbst nachvollzogen werden. Durch diese oft vehementen Auseinandersetzungen angeregt, gingen die Teilnehmerinnen und Teilnehmer voller Erwartungen in die Praxisphasen.

Die Praxisphase

In der Praxisphase konnten die Kursteilnehmerinnen und -teilnehmer dann hautnah erleben, was von ihren Ideen durchführbar war und woran sie scheitern mußten, weil ihr Erwartungen zu hoch angesetzt waren. Mit Freude erinnere ich mich noch an die Kursteilnehmerinnen und -teilnehmer, die durch ihre Lebendigkeit und Offenheit auch mir ermöglichten, in der Praxis von ihren Erfahrungen zu profitieren. Auch die engagierte Arbeit mit allen Dozentinnen und Dozenten brachte mir manche Anregung für meinen beruflichen Alltag.

Widerstände und Schwierigkeiten

Allerdings waren die in dem Kurs gemachten Erfahrungen zum Teil so neu, daß daraus manche Schwierigkeit bei der Arbeit auf Station entstand. Nicht nur unter den Krankenschwestern selbst gab es Auseinandersetzungen der heftigsten Art darüber, wie man was dokumentieren oder die Zimmerpflege handhaben sollte, sondern auch mit den Ärzten traten Schwierigkeiten auf, die durch die vielen Umstellungen und Neuerungen, welche das neue Pflegekonzept mit sich brachte, zwangsläufig auf Station entstanden. Diese Konflikte wurden in Gesprächsrunden teilweise gut aufgearbeitet. So entstand bei der Einführung der Zimmerpflege ein gewisses Durcheinander für die Ärzte, da sie nicht mehr erkennen konnten, welche Krankenschwester sie bei der Visite begleiten mußte. Vorher war dies in der Person der Stationsleitung klar ersichtlich gewesen. Es war also nicht verwunderlich als in einer Besprechung über dieses Thema ein Arzt erbost ausrief: „In diesem Schwesterngestrüpp findet sich ja kein Mensch zurecht!" Ein anderer Arzt äußert sich dazu folgendermaßen: „Uns Ärzten fiel der Abbau von Statusgrenzen zu den Schwestern hin schwer". Die Schwestern erhielten z.B. häufig zu wenig Informationen aus den psychotherapeutischen Gesprächen mit den Patienten. Aus der Sicht der Schwestern verschwanden die Patienten hinter einer Art „Psychofalltür", während sie selbst die „niedrigsten" Pflegearbeiten verrichten sollten. Der Informationsaustausch während der Visiten und den Konferenzen erwies sich hier als hilfreich" (1). Aus diesen Unstimmigkeiten resultierte, daß wir Schwestern eine Plantafel konstruierten, die den Ärzten, aber auch allen anderen Berufsgruppen, die auf Station integriert waren, wie Krankengymnastinnen, Sozialarbeiterin, Pfarrern u. a. aufzeigte, welche Schwester welche Patienten zu versorgen hatte, und an wen man sich bei Rückfragen wenden konnte.

Strategien zur Überwindung von Schwierigkeiten

Die Teambesprechung

Der erhöhte Anspruch des gesamten Teams nach Beachtung der psychischen Gegebenheiten der Kranken, machte eine regelmäßige Teambesprechung notwendig. Sie diente uns allen als Entlastung für unsere eigenen Schwierigkeiten, die sich aus dem Umgang mit den oft schwerkranken Patienten ergaben. Auch als Möglichkeit, sehr regelmäßig Probleme innerhalb des Teams aufzuarbeiten, wurde sie rege genutzt. Hierbei wurde durch den Supervisor darauf geachtet, daß die Probleme nicht im persönlichen Bereich steckenblieben, sondern immer wieder auf die Arbeitssituation bezogen verstanden werden konnten. Ich selbst habe diese Besprechungen als eine wesentliche Bereicherung und Erleichterung empfunden. Es wurde deutlich, daß das gesamte Team hinter den hier einmal getroffenen Entscheidungen stand und unsere Arbeit dadurch problemfreier gestaltet werden konnte.

Das pflegerische Erstgespräch

Die Eigenständigkeit der pflegerischen Arbeit wurde durch die Einführung eines Erstgesprächs für Schwestern und Pfleger erheblich verbessert. Über die Begrüßung hinaus versuchten Schwestern bzw. Pfleger in diesem Erstgespräch, sich über die Pflegebedürfnisse neu aufgenommener Patienten systematisch über den Hintergrund ihrer alltäglichen Lebenssituation und ihrer Lebensgeschichte zu informieren (13). Die Ergebnisse des Erstgesprächs wurden von uns aufgezeichnet und in den neu eingeführten „Kardex-Formularen" dokumentiert. Während der täglichen Morgenbesprechung wurde das Pflege-Erstgespräch ebenso vorgetragen und als Grundlage für die weitere Planung des diagnostischen und therapeutischen Vorgehens diskutiert wie die vom Arzt erhobene Anamnese.

Außerhalb der Station rief dieses Vorgehen anfangs wiederholt große Unruhe hervor. Das Erstgespräch mit den Kranken wurde auf anderen Stationen als ein Ausspionieren der Patienten empfunden. So sagte mir einmal im Gespräch eine Kollegin von einer anderen Station: „Nie würde ich als Patientin auf eure Station kommen, da wird man ja bespitzelt." Sie konnte mir einfach nicht glauben, daß nur die allerwenigsten Kranken kein Gespräch mit uns Schwestern führen wollten, sondern im Gegenteil das Gefühl hatten, mit diesem Erstgespräch von uns Schwestern persönlich willkommen geheißen zu werden. Viele der Kranken erlebten diese erste Begegnung hilfreich, da sie dabei „ihre Bezugsschwester" kennenlernten. Weitere Schwierigkeiten gab es, als eine Schwester in den Unterlagen dokumentierte, daß eine Patientin sehr traurig darüber war, als der angesagte Besuch nicht kam. Der Kranken wurde während einer Untersuchungssituation in einem anderen Fachbereich, bei der ihre Krankenakten mitgegeben worden waren, von einem Arzt geraten, sich von unserer Station auf eine andere verlegen zu lassen, da man auf unserer Station nur Verrückte aufnehmen würde.

Aktivierende Pflege

Unser Versuch, das Ganzheitsverständnis im Umgang mit den Patienten zu verwirklichen, d.h. die Kranken nicht zu entmündigen, sondern den eigenverantwortlichen Umgang und die Auseinandersetzung mit der Krankheit zu fördern, stieß zunächst auf Unverständnis. Personen, die nicht auf unserer Station intergriert waren, glaubten an „unmögliche" Zustände: Ein Patient mit einem Anus praeter naturalis wurde angeleitet, diesen selbst zu versorgen und sich selbst um das hierzu nötige Material zu kümmern. Ein Besucher der Station beobachtete jedoch, daß der Anus-praeter-Beutel entgegen allen Gepflogenheiten vom Patienten auf einer Heizung getrocknet wurde und berichtete dies als ein Beispiel für besonders unhygienische Pflege im Haus. Es war schwer, verständlich zu machen, daß das Risiko solcher Vorkommnisse mit der Aktivierung der Kranken zu einer Eigenbeteiligung an der Bewältigung ihrer Krankheit zunehmen muß und derartige Vorkommnisse in diesem Zusammenhang verstanden werden sollten (1).

Auswirkungen auf die Ausbildung von Krankenpflegeschülerinnen- und -schülern

Unsere Haltung und der Versuch einer Systematisierung der Krankenpflege hatte auch auf die Ausbildung der Schülerinnen und Schüler einen positiven Einfluß. Sie wurde von allen Teammitgliedern getragen. Es wurde von uns versucht, die Auszubildenden immer nach den gleichen Prinzipien anzuleiten. Die speziell für diese Station relevante Ausbildungsziele wurden in einem primitiven Vorläufer eines Lernzielkatalogs festgehalten und die Schülerinnen und Schüler danach angeleitet. Sie wurden zum Erstgespräch, den Stationskonferenzen, den Pflegevisiten und den medizinischen Visiten mitgenommen. Durch das bestehende Zimmerpflegesystem wurde es möglich, ihnen zwei oder vier Patienten zuzuordnen, die sie eigenverantwortlich und vollständig versorgen konnten. Dabei wurden sie immer von einer ausgebildeten Kollegin betreut. So lernten sie ganz systematisch, Verantwortung zu übernehmen, angefangen bei der Patientenbetreuung nach ganzheitlichen Gesichtspunkten bis hin zur Dokumentation, Organisation und Begleitung der Ärzte bei den Visiten. Ich kann mich noch gut daran erinnern wie ungewöhnlich es für viele Schülerinnen und Schüler war, von Ärzten mit Namen angesprochen zu werden, als Zimmerschwester/pfleger respektiert zu werden und bei den Visiten aktiv dabei zu sein.

Auswirkungen auf das Pflegesystem

Die beschriebene Entwicklung fand ein Ende, als 1983 der Lehrgang „Patientenzentrierte Pflege/Psychosomatische Medizin" eingestellt wurde. Die weitreichende Bedeutung all der Erfahrungen, die ich in den 8 Jahren machen konnte, wird mir heute bei meiner Tätigkeit als Referentin für „Innerbetriebliche Fortbildung" immer wieder bewußt, z.B.:
■ Bei meinen Supervisionen auf der Station, wenn ich mit meinen Kolleginnen und Kollegen psychosomatische Aspekte bei der Betreuung von Patienten bespreche.
■ Bei der Begleitung der praktischen Abschlußprüfungen, wo heute die *umfassende geplante Pflege* erwartet wird und eine gezielte Dokumentation erforderlich ist.

■ Bei der Unterrichtsgestaltung, bei der die Forderungen des neuen Krankenpflegegesetzes nach geplanter Krankenpflege mitbeachtet werden müssen.

■ Bei unseren Bemühungen, die geplante Krankenpflege im gesamten Klinikum einzuführen.

Auf Anregung und Unterstützung der Zentralen Pflegedienstleitung A.M. Eisenschink haben wir 1986 damit begonnen, auf zehn Pilotstationen die geplante Pflege und Dokumentation einzuführen. Durch Frau von Stösser, eine freiberufliche arbeitende Lehrerin für Krankenpflege, die in Blockform über 2 Jahre den Stationsgruppen die Grundbedingungen der geplanten Pflege und Dokumentation vermittelt hat, wurde die Voraussetzung geschaffen, mit der wir jetzt an die einmal gewonnenen Erfahrungen anknüpfen können, um danach die von diesen Stationen gemachten Erfahrungen bezüglich der geplanten Pflege, auf alle übrigen Stationen im Haus übertragen zu können. Das ist sicherlich kein leichtes Unterfangen, aber ein spannender und letztendlich lohnender Auftrag. Er wäre allerdings für mich kaum zu bewältigen, wenn in der innerbetrieblichen Fortbildung nicht eine zweite Stelle geschaffen worden wäre und nicht eine enorm hohe Motivation junger Kolleginnen und Kollegen dieses Projekt aktiv unterstützen würde. Sehr oft kann ich während der Projektbegleitung Vergleiche ziehen zu unserem damaligen Kurs. Als ein Beispiel seien die *Plantafeln* erwähnt. Sie sollten eine unübersichtliche Flut von Informationszetteln, die auf den Stationen benützt wurden, überflüssig machen. Auch heute gestatten diese Plantafeln, die täglich genutzt werden, uns immer auf dem laufenden zu halten. Von den meisten Schwestern werden sie als ein wichtiges Planungsinstrument empfunden. Sie sind inzwischen mit wesentlich mehr Informationen ausgestattet als früher. Vor der Systematisierung der Tafelgestaltung gab es allerdings nette Aspekte

bei ihrer Nutzung. So stand z.B. auf einer Tafel „7.00 Uhr Peter wecken", auf einer anderen „Brötchen nicht vergessen" oder „Maria hat Geburtstag". Inzwischen kann ich ohne weiteres auch als Außenstehende auf einen Blick erkennen, welche Patienten von welcher Schwester versorgt werden, welche Untersuchungen noch ausstehen u.a. Auch unser *Erstgespräch* existiert wieder in Form einer Pflegeanamnese. In ihr werden pflegerelevante Daten von den Kranken detailliert erfragt, um sie für die anschließende Planung der Pflege zu nutzen. Diese Patienteninformationen werden auf einem Formblatt dokumentiert. Heute regt sich kaum noch eine Kollegin über diese „Bespitzelung" auf. Durch die Informationssammlung kann jedoch verhindert werden, daß die Kranken mehrmals nach den gleichen Sachverhalten gefragt werden. Die heutige Dokumentation erfolgt somit gezielt in einem Formblatt, das ausschließlich für die Pflegedokumentation bestimmt ist und nicht mehr wie damals auf einer losen Blattsammlung beruht. Auch die *Dokumentation der Pflegemaßnahmen* erfolgt heute wesentlich gezielter, was durch die Forderung nach Rechtssicherheit mitbestimmt ist. Zum Beispiel genügt es nicht, nur „Dekubitusprophylaxe" aufzuschreiben. Es muß aus der Pflegedokumentation heraus nachvollziehbar sein, welche Maßnahmen konkret darunter verstanden wurden. So haben wir im Rahmen des „Pilotprojektes" eine Standardisierung der Pflegemaßnahmen begonnen. Das ergab sich aus dem Bedürfnis vieler Kolleginnen und Kollegen, die auf Station arbeiten und darauf angewiesen sind, so kurz wie möglich zu dokumentieren und nicht in epischer Breite jede Pflegehandlung notieren zu müssen. Aus dieser Notwendigkeit heraus habe ich vor 2 Jahren eine Standardgruppe gegründet, die diese Vorarbeiten für die Kolleginnen und Kollegen leistet. In den mittlerweile klinikspezifischen Gruppen arbeiten hochmotivierte Kolleginnen und Kollegen trotz aller Hemmnisse sehr engagiert mit. Diese Standards helfen uns, neueste Pflegeaspekte, die es vor 5 oder 10 Jahren noch nicht gab, kennenzulernen. In den Standards werden die psychischen Gegebenheiten der Patienten immer miteinbezogen. Ich denke, auch auf den Stationen könnten diese Standards über ihre Dokumentationsaufgabe hinaus als Fortbildungshilfe dienlich sein. Bei all diesen Neuerungen macht sich die sehr gute Zusammenarbeit mit allen Kolleginnen und Kollegen aus den Schulen sowie den anderen Fachbereichen bemerkbar. Zur Vereinheitlichung der Grundausbildung wird demnächst von der Praxisanleitergruppe ein klinikbezogenes Schülerhandbuch erstellt werden. Und wir fordern, wie vor knapp 20 Jahren, das Erstellen von aktuellen Lernzielkatalogen für alle Stationen, um die Anleitung erleichtern und spezifizieren zu können.

Weitere Schritte, Wünsche und Utopien

Wenn ich alle unsere Bemühungen betrachte und in der Rückschau vergleiche, was bis jetzt erreicht ist, bleibt doch noch viel zu tun: Fortbildungen in Bereichspflege, Pflegeplanung und -dokumentation, Unterstützung der Pilotstationen bei speziellen Fortbildungswünschen sowie die Motivation der anderen, noch nicht im Projekt mitarbeitenden Stationen. Auf der anderen Seite ist jedoch durch die Hilfe der vielen engagierten Kolleginnen und Kollegen schon vieles ins Rollen gekommen. All das erlebe ich als die Fortsetzung unserer Bemühungen von damals. Es fehlen sicher noch mehr Balint-Gruppen, Supervisionen und die direkte Betreuung von Kolleginnen und Kollegen auf Station. Allerdings sind oft die Verhaltensweisen einiger Ärzte gegenüber unserer Berufgruppe ausschlaggebend für nachlassendes Engagement. So

berichtete mir eine Kollegin bei einer Supervision eine „typische" Reaktion eines Arztes, auf ihren Versuch Beobachtungen und den Inhalt eines Gespräches, das sie mit einer Patientin geführt hatte, in die Visite einzubringen. Als sie den Arzt darum bat, doch mit der Patientin einmal deren Angst und ihr Problem, das sie im Umgang mit ihrem Mann nach einer Mammaamputation bekommen hatte, zu besprechen, meinte der Stationsarzt: „Wieso,? die Befunde sind gut und für ein Plauderstündchen habe ich keine Zeit." Ihre Aussage, *„nicht der Umgang mit den Patienten, nicht mein Gehalt, sondern die Art, wie meine Kompetenz und Fähigkeit abgewertet werden, bringt mich dazu, aus dem Beruf herauszugehen"* erlebe ich gerade in der letzten Zeit als typisches Signal. Trotzdem denke ich, daß jetzt der Zeitpunkt gekommen ist, wo durch den Einsatz aller zur Verfügung stehenden Kräfte erreicht werden kann, daß diese vor 15 Jahren begonnene Entwicklung zu einem guten Ende geführt werden könnte. Die vor 15 Jahren gemachten positiven Erfahrungen helfen mir heute, manche Durststrecke zu überstehen. Es bleiben mir noch mutmaßlich 15 Jahre Arbeit bis zu meiner Berentung. Ich sehe meine Aufgabe darin, eine Berufspolitik zu betreiben, die dieses „Lebenswerk" Versorgung der Kranken unter ganzheitlichen Gesichtspunkten sowie gezielte engagierte Ausbildung unserer zukünftigen Kolleginnen und Kollegen verwirklicht.

Literatur

1. Abermeth HD. Gespräche auf der Krankenstation. Göttingen: Vandenhoek & Rupprecht, 1982.
2. Abermeth HD. Patientenzentrierte Krankenpflege. Göttingen: Vandenhoek & Rupprecht, 1977.
3. Alexander F. Psychosomatische Medizin. Berlin: de Gruyter, 1985.

4. Becker H, Senf W. Praxis der sationären Psychotherapie. Stuttgart: Thieme, 1988.
5. Becker H, Lüdecke H. Psychosomatische Medizin. Stuttgart: Kohlhammer, 1978.
6. Begemann H. Patient und Krankenhaus. München: Urban & Schwarzenberg, 1976.
7. Bräutigam W, Christian P. Psychosomatische Medizin. Stuttgart: Thieme, 1975.
8. Brocher T. Psychosexuelle Grundlagen der Entwicklung. Opladen: Leske, 1971.
10. Güntert B, Orendi B, Weyermann U. Die Arbeitssituation des Pflegepersonals – Strategien zur Verbesserung. Bern: Huber, 1989.
11. Hahn S, Rieske B. Das Arzt/Schwestern/Patientenverhältnis im Gesundheitswesen der DDR. Jena: VEB Fischer, 1980.
12. Köhle K, Simons C, Böck E, Grauhan A. Angewandte Psychosomatik. Internistisch-psychosomatische Krankenstation. Ein Werkstattbericht. Basel: Rocom, 1980.
13. Köhle K, Erath-Vogel A, Böck D. Das Erstgespräch mit Patienten. Ein Lehrprogramm für die Krankenpflege. Basel: Rocom, 1983.
14. Locher H. Der Pflegedienst im Krankenhaus. Bern: Huber, 1973.
15. Luban-Plozza B, Dickhaut HH. Praxis der Balint-Gruppen Heidelberg: Springer, 1984.
16. Oster I, Beck-Gernsheim E. Mitmenschlichkeit als Beruf. Frankfurt: Campus, 1979.
17. Schweidtmann W et al. Psychosoziale Probleme im Krankenhaus. Müchen: Urban & Schwarzenberg, 1976.
18. Stephanos S. Analytisch-Psychosomatische Therapie. Bern: Huber, 1973.
19. Uexküll v T. Psychosomatische Medizin. München: Urban & Schwarzenberg, 1990.
20. Weyermann U, Salm R. Pflege zwischen heute und morgen. Bern: Huber, 1989.
21. Wolf A. Pädagogik für Krankenpflegeberufe. Stuttgart: Thieme, 1987.
22. Zapotoczky HG, Nutzinger DO. Psychologie am Krankenbett. Wien: Hollinek, 1985.
23. Zenz J. Weiterbildungsprojekt Patientenzentrierte Krankenpflege in Ulm. Deutsche Krankenpflegezeitschrift 1990; 5.

3 Stationäre Versorgung

3.1 Akutkrankenhaus

Ansätze zu einer integrierten Psychosomatischen Medizin im Krankenhaus

Hans Wedler

Biographisches

Am Anfang des Studiums mag das Interesse für psychosomatische Zusammenhänge noch ganz natürlich und selbstverständlich sein. Ist man einmal Leiter einer Medizinischen Krankenhausabteilung, so ist das offenbar nicht mehr selbstverständlich. Die Frage nach den Quellen des Interesses für psychosomatisches Denken und Handeln lautet vielleicht besser so: Warum ist es im Laufe von Studium und Berufstätigkeit bis heute nicht verlorengegangen?

Anfangs studierte ich Medizin, um Landarzt zu werden. Außerdem trieb mich eine neugierige Hoffnung, die eigenen körperlichen und seelischen Vorgänge besser zu begreifen. Im Studium begeisterten mich die Naturwissenschaften, doch es fehlte mir etwas Wesentliches von Anfang an: Die Auseinandersetzung mit Grundsatzfragen. Um so stärker beeindruckten mich einzelne Persönlichkeiten wie der Gerichtsmediziner Prof. Hallermann in Kiel, der somatische, psychosoziale und ethische Positionen in Lehre und alltäglichem Handeln in eindrucksvoller Form zu verbinden verstand. Die Geheimnisse der Psychoanalyse (Prof. Goeppert in Freiburg) lockten ebenso wie die faszinierende Klarheit der Morphologie (Prof. Doerr in Kiel, später Heidelberg). Lange schwankte ich, auf welchem der beiden Pole ich promovieren sollte und entschied mich für den letzteren.

Als Gegengewicht sozusagen wollte ich Nervenarzt werden. Während der Zeit als Medizinalassistent aber begegnete ich dem Internisten Prof. Anschütz, der als Schüler von Reinwein (Kiel) eine anthropologisch orientierte Innere Medizin praktizierte.

Bei ihm glaubte ich, einer Entscheidung zwischen den Polen im Spannungsfeld morphologischer und psychologischer Interessen enthoben zu sein. Ich lernte Innere Medizin und unterzog mich einer berufsbegleitenden psychotherapeutischen Weiterbildung, nachdem die Unzulänglichkeit der eigenen Kompetenz im Umgang mit psychosozialen Problemen im Stationsalltag offenkundig geworden war. Ich besuchte die Lindauer Psychotherapiewochen, eine Selbsterfahrungsgruppe bei Prof. Langen in Mainz sowie eine Balint-Gruppe.

Die Unzulänglichkeit der psychosozialen Versorgung von Suizidpatienten hatte mich schon bei meiner ersten Stelle als Medizinalassistent irritiert und empört. Warum nicht zunächst lernen, mit dieser speziellen Patientengrupe in angemessener Form umzugehen? Ich traf zu dieser Zeit auf eine erst im Entstehen begriffene Suizidologie in der Bundesrepublik und wurde Gründungsmitglied der Deutschen Gesellschaft für Suizidprävention.

Der weitere Weg war nun vorgezeichnet. Als langjährigen Oberarzt von Prof. Anschütz in Darmstadt beschäftigten mich zunächst Entwicklung und Aufbau eines Kriseninterventionsprogramms für Suizidpatienten am Allgemeinkrankenhaus, etwas, was es zu dieser Zeit noch in keiner Form gab. Natürlich konnte psychosoziale Aktivität in einem Allgemeinkrankenhaus auf die Dauer nicht auf ein so spezielles Klientel beschränkt bleiben. Die offene Patientengruppe, die ich gemeinsam mit interessierten Kollegen eingerichtet hatte (und die über mancherlei Höhen und Tiefen immerhin 10 Jahre lang einmal wöchentlich stattfand), wurde immer häufiger nicht nur von Suizidpatienten, sondern auch von Suchtkranken, psychosomatisch Kranken und einfach solchen Patienten unserer Klinik aufgesucht, die mit ihren drängenden seelischen Problemen keinen geeigneten Ansprechpartner finden konnten.

Wir, die an dem Programm beteiligten Mitarbeiter, lernten, mit psychosomatischen Krisenzuständen und funktionellen Störungen umzugehen, entwickelten – wo es erforderlich schien – eigene Konzepte und therapeutische Strukturen, wie z. B. für Anorexiepatienten, Asthmakranke und Diabetiker. Der glückliche Umstand, daß gerade zu dieser Zeit das „Modellprogramm Psychiatrie" der Bundesregierung entstand und Darmstadt als eine der Modellregionen mit einschloß, hat diese Aufbauarbeit ganz entscheidend gefördert. Ebenso wurde diese Entwicklung ganz zweifellos dadurch unterstützt, daß zum damaligen Zeitpunkt weit und breit in der Region keine psychiatrischen oder psychosomatischen Einrichtungen verfügbar waren, die uns von vielen Problemen und Patienten entlastet und damit auch den Zwang genommen hätten, selbst Lösungen zu entwickeln.

Mit der Leitung einer eigenen Medizinischen Abteilung in Hamburg bot sich mir schließlich die Gelegenheit, in einem Akutkrankenhaus der Regelversorgung systematisch psychosomatische Handlungsansätze zu integrieren – und zu beobachten, was dabei herauskommt.

Struktur der Einrichtung

Eines von 11 staatlichen Krankenhäusern in Hamburg ist das Allgemeine Krankenhaus Ochsenzoll am Nordrand der Stadt. Es umfaßt rund 1400 Betten in sechs somatischen und acht psychiatrischen Abteilungen. Die Medizinische Abteilung ist mit 108 Betten auf vier Stationen ausgestattet, zuzüglich fünf Betten auf einer interdisziplinären Intensivstation. Das Krankenhaus ist Lehrkrankenhaus der Universität Hamburg. Der Einzugsbereich betrifft den Norden Hamburgs, insbesondere den Stadtteil Langenhorn, zum großen Teil aber auch die angrenzende schleswig-holsteinische Stadt Norderstedt (60000 Einwohner), die kein eigenes städtisches Krankenhaus besitzt. Die Medizinische Abteilung ist der Hamburger Notfallversorgung angeschlossen.

Das quantitative Übergewicht der Psychiatrie im Allgemeinen Krankenhaus Ochsenzoll ist für die psychosomatische Arbeit in der medizinischen Abteilung einerseits förderlich, andererseits auch ein Hindernis. Einerseits kann der psychosomatisch tätige Internist mit einem gewissen Interesse bei anderen Krankenhausmitarbeitern, vor allem auch der Klinikleitung, rechnen. Er muß sich nicht ständig rechtfertigen. In einzelnen Bereichen wie z. B. der Gerontologie ergeben sich bereits schöne Ansätze der Zusammenarbeit (hier mit der Gerontopsychiatrie). Andererseits kann das psychosomatische Interesse der Internisten leicht auch als – glücklicherweise nicht ganz ernst genommene – Konkurrenz zur auf dem gleichen Gelände geübten psychiatrischen Tätigkeit aufgefaßt werden, z. B. beim Umgang mit Suchtkranken oder somatisierten Angstneurosen. Warum eigentlich wird der Suizidpatient nach der Entgiftung nicht routinemäßig in die – ach so nahe – Psychiatrie verlegt? Die Internisten ihrerseits tendieren dazu, die Psychiatrie mit ihren Einrichtungen für die Versorgung allzu „verrückt" erscheinender, allzu belastender Patienten zu „benutzen", ohne sich viel um die dort eigenen Konzepte und Entwicklungen zu kümmern und sich damit ein recht bequem funktionierendes Entlastungsventil zu verschaffen. Die aus dieser besonderen Konstellation des Klinikums resultierenden Möglichkeiten zur Zusammenarbeit und auch zur gelegentlichen Konfrontation sind also gute Gelegenheiten, voneinander zu lernen.

Mitarbeiterstruktur

Instrumentelle Einrichtung und Mitarbeiterstand richten sich nach den üblichen Anhaltszahlen eines Akutkrankenhauses der Regelversorgung, dessen Klientel das gesamte Diagnosespektrum der Inneren Medizin abdeckt mit einem Schwerpunkt im gerontologischen Bereich (Durchschnittsalter um 65 Jahre). Die mittlere Verweildauer der Patienten beträgt zur Zeit 11,3 Tage (0,6 Tage in der Aufnahmestation, 2,3 Tage auf der Intensivstation, 18,3 Tage auf den Allgemeinstationen). Die Betten sind durchschnittlich zu 89% ausgelastet. Zur Zeit sind der Medizinischen Abteilung 15,5 Arztstellen und 54,5 Stellen für Pflegekräfte (außer Intensivstation) zugeordnet. Die Stelle für eine Psychologin ist als ABM-Maßnahme eingerichtet.

Ärzte

Das Arzt-Patienten-Verhältnis beträgt 1:7,3. Die vorhandenen 15,5 Arztstellen sind auf 19 ärztliche Mitarbeiter verteilt (vier Stellen für Ärzte im Praktikum, eine Stelle „Job-Sharing"). Von diesen 19 Mitarbeitern haben vier eine abgeschlossene psychotherapeutische Weiterbildung, 12 haben an Fort- oder Weiterbildungsmaßnahmen im psychiatrischen/psychothera-

peutischen/psychosomatischen Bereich in unterschiedlichem Ausmaß teilgenommen (z. B. Balint-Gruppen, Fortbildungsseminare, vorausgegangene Mitarbeit auf psychiatrischen oder psychotherapeutischen Abteilungen etc.). Nur drei ärztliche Mitarbeiter haben keine oder weniger als 50 Stunden Fortbildung in diesem Bereich.

Die Zahlen bringen zum Ausdruck, daß bei der Neueinstellung gezielt auf psychosomatisches Interesse und entsprechende Fortbildungsbemühungen geachtet wird. Das Auffinden geeigneter Mitarbeiter war in allen Jahren absolut problemlos. Die Zahl an psychosomatischer Arbeit interessierter Ärzte ist überraschend groß. Der Leiter der Abteilung besitzt die volle internistische Weiterbildungsermächtigung (6 Jahre). Eine Weiterbildungsermächtigung für den Bereich Psychotherapie besteht nicht.

Pflegekräfte

Auf den Allgemeinstationen und der Aufnahmestation beträgt das Pflegekraft-/Patientenverhältnis 1:2,0. Bisher hat keiner der Pfleger und Krankenschwestern eine spezielle psychotherapeutische oder psychosomatische Weiterbildung. Da viele von ihnen jedoch in der sehr großen klinikeigenen Krankenpflegeschule ausgebildet wurden, bestehen bei den meisten pflegerischen Mitarbeitern Erfahrungen im psychiatrischen Bereich.

Der Aufbau einer integrierten Psychosomatik in der Abteilung wurde von den Pflegekräften einerseits interessiert, andererseits mit Zurückhaltung („was kommt hier an zusätzlichen Anforderungen auf uns zu?") verfolgt. Einzelne Fortbildungsangebote im psychosomatischen Bereich wurden nur bedingt wahrgenommen. Die Einrichtung von wöchentlichen Stationskonferenzen stieß nach einigen Anfangsproblemen jedoch auf sehr großes

Interesse, nachdem die Erfahrung gemacht worden war, hier im Umgang mit schwierigen und stark fordernden Patienten eine Entlastung zu finden. Die Stationskonferenzen sind inzwischen eine feste Einrichtung.

Relativ unabhängig von den von ärztlicher Seite getragenen Bemühungen um eine psychosomatische Versorgung fanden wiederholt eigenständige Aktivitäten der Pflegekräfte mit Unterstützung der Pflegedienstleitung statt, auch die Pflege patientenzentrierter und unter stärkerer Berücksichtigung psychosozialer Gesichtspunkte zu organisieren. Auf zunächst einer Station wurde die Funktionspflege durch das Gruppenpflegesystem unter starkem Engagement aller Pflegedienstmitarbeiter dieser Station ersetzt, auf zwei weiteren Stationen bestehen entsprechende Bemühungen. Die in den letzten Jahren im gesamten Bundesgebiet beobachtete Verknappung an Pflegekräften wirkte sich natürlich auch hier hinderlich aus.

Psychologin

Seit Sommer 1989 konnte das therapeutische Team durch eine klinische Psychologin (zunächst als ABM-Maßnahme) ergänzt werden. Das Tätigkeitsfeld der Psychologin wurde sehr sorgfältig in zahlreichen Diskussionen vorbereitet und umfaßt in erster Linie eine *Supervisionstätigkeit* auf allen Stationen mit „steter Präsenz" und erst in zweiter Linie die therapeutische Versorgung einzelner Patienten. Die Psychologin nimmt regelmäßig an den ärztlichen Visiten, den ärztlichen Konferenzen und Fortbildungsveranstaltungen, den Stationskonferenzen und kleineren fallbezogenen Besprechungen auf den Stationen teil. Sie ist supervidierende Ansprechpartnerin für Ärzte und Pflegekräfte, führt Paar- und Familiengespräche, gelegentlich auch Einzelgesprä-

che, gemeinsam mit diesen durch und beteiligt sich an der wissenschaftlichen Begleitforschung. Sie ist dadurch zu einer Integrationsfigur geworden, die im psychosomatischen und psychotherapeutischen Bereich die Kommunikation zwischen den verschiedenen Berufsgruppen fördert und die konzeptuelle Weiterentwicklung der Abteilung katalysiert.

(In der Aufbauphase der Abteilung waren wiederholt Sozialarbeiter – als ABM-Maßnahme – oder auch Praktikanten der Sozialarbeit über unterschiedliche Zeiträume mit unterschiedlichen Aufgaben der Abteilung assoziiert. Sie übernahmen jeweils – in geringerer Ausprägung – ähnliche katalysierende Funktionen wie heute die Diplom-Psychologin.)

Patienten

Psychosomatische Patientenversorgung

Da ganz überwiegend akute internistische Krankheitsfälle behandelt werden, entspricht der Arbeitsablauf dem in einer üblichen internistischen Abteilung der Akutversorgung. Hinzu kommt ein psychosoziales Versorgungsangebot, welches sich auf
■ Erfassung der psychosozialen Situation des Patienten,
■ Verständnis der Zusammenhänge zwischen somatischen Krankheitszeichen und psychosozialer Situation,
■ Motivation des Patienten, Zusammenhänge zwischen seiner Krankheit und seiner Lebenssituation wahrzunehmen, und
■ Motivation des Patienten, weiterführende psychotherapeutische Maßnahmen in Anspruch zu nehmen,
richtet. Zuständig ist das Stationsteam, verantwortlich der jeweils zugeordnete Stationsarzt.
Arbeitselemente für diese psychosomatische Versorgungsform sind zunächst das

ärztliche Gespräch im Rahmen der Aufnahmeuntersuchung und der Visiten sowie das – in der Regel mit nondirektiver Technik geführte – Einzelgespräch, bei Bedarf auch Paar- und Familiengespräche.

Voraussetzung für diesen Arbeitsansatz eines primär psychotherapeutisch nicht ausgebildeten ärztlichen Teams sind die Vermittlung der wichtigsten Elemente der Gesprächsführung, eine fortlaufende Sensibilisierung für die seelischen Befindlichkeiten und Nöte des Patienten und eine „Kultivierung" des Umgangs mit ihm im Sinne einer Verfeinerung der Wahrnehmung, einer Kontrolle der eigenen Reaktionen und einer mit wachsender Erfahrung zunehmenden Anwendung tiefenpsychologischer Kenntnisse und psychotherapeutischer Regeln.

Die Vermittlung dieser Lerninhalte erfolgt auf verschiedenen Wegen. Einerseits werden direkt Seminare angeboten, z. B. zum Erlernen der „Technik" ärztlicher Gesprächsführung. Wichtiger ist das Lernen am Beispiel im Rahmen von Visiten oder als Kotherapeut in Einzel- und Paargesprächen. Schließlich soll das hier verlangte psychotherapeutische Verständnis und Vorgehen durch dafür entwickelte Organisationsstrukturen der Klinik (s. Tab. 1) gefördert werden.

Unter diesen Organisationselementen ist die *psychosoziale Konferenz* besonders hervorzuheben, eine Mischung aus Fallbesprechung, Balint-Gruppe und Supervision. Innerhalb von 60 Minuten werden ein bis maximal drei psychosozial problematische Patienten von den behandelnden

Tab. 1. Für die psychosomatische Versorgung relevante organisatorische Strukturen (1).

Routineangebote	■ Stationsarztvisite nach patientenzentriertem Konzept ■ Chef- und Oberarztvisite: Supervision der psychosomatischen Versorgung ■ Patientenorientierte Krankenpflege (z.B. die bisher auf 1 Station eingeführte Gruppenpflege) ■ (Klärung der Versorgung durch Sozialarbeiter)
Zusatzangebote	*Patientenbezogen* ■ Regelmäßige Einzelgespräche mit dem behandelnden Arzt (in der Regel 1–3 ×/Woche) ■ Gespräche mit dem behandelnden Arzt und dem Supervisor (Ltd. Arzt, Oberarzt, Psychologin), z.T. auch als Familiengespräche ■ Einzelgespräch mit der Psychologin *Mitarbeiterbezogen* ■ Einzelfallbezogene Supervision durch Ltd. Arzt, Oberarzt oder Psychologin ■ Stationskonferenz (1 ×/Woche) ■ Psychosoziale Konferenz (1 ×/Woche) ■ Fortbildung der Ärzte zu psychosomatischen Themen (ca. 4 ×/Jahr) ■ Fortbildung von Pflegepersonal (bisher selten)
Kooperationen	■ Suchtabteilung (VIII. Psych. Abt. des AKO*) ■ Sozialtherap. Zentrum Hummelsbüttel (Suchttherapie) ■ Suizidambulanz (I. Psych. Abt. des AKO) ■ Psychiatrische Tagesklinik des AKO ■ Altentagesklinik des AKO ■ Abteilung für Gerontopsychiatrie (VI. Psych. Abt. des AKO)

* (AKO = Allgemeines Krankenhaus Ochsenzoll)

Stationsärzten (anhand der eigenen Aufzeichnungen) vorgestellt und diskutiert. In der Regel nehmen die meisten der akademischen Mitarbeiter der Klinik, einschließlich der Studenten, teil, seltener Sozialarbeiter und Pflegekräfte, meist zehn bis fünfzehn Personen. Zentrale Themen sind biographische Zusammenhänge, die psychodynamische Bedeutung einer Erkrankung, Übertragungs- und Gegenübertragungsreaktionen, weitere diagnostische Schritte und denkbare therapeutische Lösungswege.

Die psychosoziale Konferenz hat nach bisheriger Erfahrung für den integrierten psychosomatischen Versorgungsansatz im Allgemeinen Krankenhaus mehrere Funktionen:

■ Sie ermöglicht eine fachliche Supervision psychotherapeutischer Maßnahmen.

■ Es kommt ihr eine Sensibilisierungs- und Fortbildungsfunktion zu; der Anfänger hat hier Gelegenheit zu erfahren, *was* wichtig ist, *wie* beobachtet werden soll, *wo* Fallstricke lauern etc.

■ Sie informiert über aktuelle Behandlungen, ungewöhnliche Verläufe, auftretende Probleme (z.B. auch mit klinikexternen Einrichtungen und Personen), gibt also ein aktuelles Bild psychosozialer Aktivität in der Klinik.

■ Sie trägt zur kontinuierlichen, teamgesteuerten, institutionellen Weiterentwicklung bei mit der Anregung von organisatorischen und wissenschaftlichen Planungen, mit der Diskussion neuer Entwicklungen, mit der Realisierung auftretender Hindernisse und Störfaktoren.

Die psychosoziale Konferenz steht also gewissermaßen im Mittelpunkt der psychosomatischen Arbeit der Abteilung. Hier werden die relevanten Informationen aufgenommen und weitergegeben, „klimatische" Veränderungen am frühesten sichtbar; von ihr gehen die Impulse aus.

Trotz dieser zentralen Rolle der psychosozialen Konferenz bleibt für die praktische

Ausgestaltung psychosomatischer Arbeit auf den Stationen ein relativ breiter Spielraum, der durchaus unterschiedlich – in Abhängigkeit von den miteinander arbeitenden Einzelpersönlichkeiten – genutzt wird. Das äußert sich beispielsweise auch in der Inanspruchnahme der durch erfahrene Ärzte, Psychologin und psychosoziale Konferenz gebotenen Supervisionsmöglichkeiten. Die Supervision durch Oberärzte oder Chefarzt erfolgt in der Regel im Rahmen der Visiten und täglichen Besprechungen, gelegentlich auch in dafür reservierten Einzelkontakten, wobei die niemals ganz mögliche Trennung von der Ausbilder- und Vorgesetztenfunktion der Supervisoren nachteilig sein kann. Wohl auch aus diesem Grunde wird das Supervisionsangebot durch die außerhalb der Ärztehierarchie stehende Psychologin von vielen Assistenzärzten problemloser angenommen. Ein Teil der Mitarbeiter nutzt darüber hinaus klinikexterne Supervisionsmöglichkeiten bzw. Balint-Gruppen.

Demgegenüber haben die Mitarbeiter des Pflegedienstes vor allem bei den in der Regel einmal wöchentlich auf jeder Station stattfindenden Stationskonferenzen Gelegenheit, über problematische Patienten, Probleme im Umgang und in der Gesprächsführung sowie über auftretende Gegenübertragungsreaktionen zu sprechen. Teilnehmer sind neben den Mitarbeitern beider Pflegeschichten die Stationsärzte, die klinische Psychologin, oftmals auch eine Krankengymnastin und der zuständige Oberarzt. Der etwas intimere Charakter der Stationskonferenz – gegenüber der psychosozialen Klinikkonferenz – ermöglicht mitunter eine intensivere und genauere Analyse der Reaktionen, welche im Kontakt mit einem bestimmten, als „schwierig" empfundenen Patienten deutlich werden, woraus sich nicht selten überraschende, weiterführende diagnostische und therapeutische Hinweise ergeben.

Die nachfolgenden Kasuistiken sollen den integrierten psychosomatischen Versorgungsansatz am Beispiel zweier alltäglicher Fälle verdeutlichen.

Kasuistik 1: Ein 56jähriger Patient kommt mit retrosternalen Schmerzen zur Aufnahme. Fünf Jahre vorher hatte er einen kleinen Herzinfarkt erlitten. Es fällt auf, daß sich die Schmerzen weder auf Analgetika noch auf Nitropräparate bessern. Nach eingehender klinischer Diagnostik erfolgt schließlich wegen der atypischen, im stationären Verlauf anhaltenden Beschwerden die Koronarangiographie, die jedoch ebensowenig zu einer Klärung führt wie alle anderen diagnostischen Maßnahmen.

Dem Stationsarzt fällt im Kontakt mit dem Patienten dessen regelmäßig vorhandene Gutgelauntheit, teilweise in grober Diskrepanz zur Heftigkeit der angegebenen Beschwerden, auf. Diese Beobachtung ist wiederholt Gegenstand der Visitengespräche. Auf mehrfache Befragung nach der Lebenssituation und psychischen Belastungen äußert der Patient jedoch lediglich, daß er ein ruhiges Leben mit seiner Frau ohne Arbeit und ohne Sorgen führe, es sei „alles in Ordnung". Ohne daß die inhaltlichen Zusammenhänge klargeworden wären, werden die Schmerzen als funktionelles kardiovaskuläres Syndrom gedeutet. Nach beruhigenden Äußerungen über die Harmlosigkeit der aktuellen Befunde geht es dem Patienten besser. Er wird wunschgemäß nach Hause entlassen.

Nach 6 Monaten kommt der Patient, wenige Tage vor seinem Geburtstag, mit nahezu identischen Beschwerden erneut zur stationären Aufnahme. Er klagt über heftige Schmerzen, wirkt dabei nach außen hin völlig entspannt. Nach Verlegung von der Aufnahmestation auf die gleiche Allgemeinstation wie vor einem halben Jahr begrüßt der Patient das Pflegepersonal dort etwa so wie ein Schüler, der etwas verspätet in ein Landschulheim kommt, die bereits vorher eingetroffene Klasse. Fröhlich, fast ausgelassen scherzt er mit Schwestern und Pflegern. Er wirkt offensichtlich erleichtert, als sei er einer schwierigen Situation entronnen und komme nun, um sich zu erholen.

Diese Beobachtung ist Anlaß, dem Patienten neben der somatischen Behandlung regelmäßige Einzelgespräche anzubieten. Zunächst sind diese recht unergiebig, seelische Probleme gäbe es nicht. Auf die Spur führt erst die biographische Anamnese. Der Patient berichtet, sein Vater habe die letzten 20 Jahre seines Lebens wegen eines Herzleidens im Bett verbringen müssen. Die Mutter habe sich damals sehr um diesen gekümmert, sie sei eine recht bestimmende Person gewesen.

Er selber sei in dritter Ehe verheiratet. Seine Frau habe aus einer vorherigen Ehe zwei Kinder mitgebracht. Nach dem Herzinfarkt vor 5 Jahren sei er berentet worden. An dem Tage jedoch, an dem er damals aus dem Krankenhaus entlassen wurde, habe der 32jährige Stiefsohn gleichfalls einen Herzinfarkt erlitten. Er habe reanimiert werden müssen und davon einen Hirnschaden zurückbehalten. Noch in der sich anschließenden Rehabilitationsphase habe sich dessen Frau scheiden lassen. Der Stiefsohn sei darauf in eine kleine Wohnung im gleichen Hause gezogen, in dem er selber mit seiner Frau wohne. Letztere habe fortan zwei Haushalte geführt – neben ihrer Berufstätigkeit – und nur noch wenig Zeit für ihn gehabt. Der Stiefsohn lasse sich passiv von seiner Mutter verwöhnen, obgleich er durchaus noch belastungsfähig sei, lehne jegliche Sorge und

Verantwortung für sich und seine Behausung ab. Er selber müsse jedoch trotz seines durchgemachten Herzinfarktes im Haushalt helfen, sehr selbständig sein und überhaupt „viel mehr tun". Die Situation im gemeinsamen Haus sei mitunter unerträglich, aber: „Ich kann ja meine Frau nicht wegen dieses Sohnes verlassen."

(In diesem Satz kommt die eigenartige Dreieckssituation zum Ausdruck, in der die beiden Männer nicht mittels Stärke, sondern über Abhängigkeits- und Versorgungswünsche miteinander konkurrieren. Eine Identifizierung mit dem einst herzleidenden, gleichfalls als Konkurrenten um die mütterliche Fürsorge erlebten Vater spielt dabei gewiß eine wichtige Rolle. Eine entsprechende Reinszenierung dieser Dreieckssituation erleben wir auf der Station, wo der Patient über die Intensität seiner Beschwerden mit Mitpatienten um ärztliche und pflegerische Zuwendung konkurriert).

Während im Rahmen der psychosozialen Konferenz darüber nachgedacht wird, welches therapeutische Konzept nunmehr am günstigsten sei, berichtet der behandelnde Stationsarzt von einer deutlichen Entspannung der psychischen Situation seit dem Moment, an dem der Patient erstmals über die schwierige häusliche Situation berichten konnte und dafür Verständnis fand. Die Herzschmerzen seien seitdem nicht wieder aufgetreten. Er habe zwischenzeitlich auch mit seiner Frau über dieses Thema geredet und, „daß es so nicht weitergehen" könne. Sie habe ihm zugestanden, daß sie sich in letzter Zeit wohl zu wenig um ihn gekümmert habe, und daß sie sich künftig etwas mehr vom Sohn abgrenzen müsse.

Wir entschließen uns daraufhin zu einem weiterhin supportiven Vorgehen, allerdings verbunden mit dem Angebot eines gemeinsamen Paargespräches mit der Ehefrau über die Krankheit und ihre Bedeutung. Dieses lehnt der Patient konsequent ab. Wir verstehen seine Ablehnung als Ausdruck einer Angst, das Machtmittel seiner Herzkrankheit aus den Händen zu geben. Möglicherweise hätte er sonst in der Konkurrenz mit dem Stiefsohn neue Druckinstrumente entwickeln, „noch schwerer krank" werden müssen.

Das Verständnis der lebensgeschichtlichen Zusammenhänge der kardialen Beschwerdesymptomatik hat hier zwar nicht zur Lösung des tief in der Persönlichkeit verankerten psychosozialen Problems geführt. Es hat jedoch einen symptomatischen Behandlungserfolg erzielt, ein gewisses Bewußtsein für psychosoziale Wurzeln des Krankseins bei den Beteiligten geschaffen und dem therapeutischen Team die Instrumente in die Hand gegeben, diesen Patienten wirkungsvoll und ohne die in solchen Fällen oft drohenden, unkontrollierten emotionalen (Gegenübertragungs-) Reaktionen, auch bei erneuter stationärer Einweisung, zu behandeln.

Natürlich gelingt es – wie im ersten Beispiel der erste stationäre Aufenthalt zeigt – durchaus nicht immer, den lebenssituativen Problemen, die mit der körperlichen Erkrankung verbunden sind, auf die Spur zu kommen. Manchmal aber genügt es, allein die verwickelten Hintergründe zu erahnen, um dem Patienten ein ermutigendes Zeichen zu geben, sich mit seinen Problemen wieder etwas aktiver auseinanderzusetzen. Eine im Frühjahr 1990 durchgeführte Untersuchung an einer nichtselektierten Patientenstichprobe ergab, daß zu dieser Zeit 53 % der aufgenommenen Patienten mit dem geschilderten psychosomatischen Versorgungsangebot erreicht wurden. Anlaß für psychoso-

Kasuistik 2: Ein 18jähriger türkischer Patient wird mit Durchfällen und Bluterbrechen eingewiesen. Der Patient wirkt äußerst rastlos und nervös. Neben der somatischen Diagnostik (die insgesamt einen gravierenden körperlichen Befund ausschließt) werden dem Patienten sofort Einzelgespräche angeboten. Er nimmt diese gerne wahr und die Konfliktsituation wird rasch deutlich: Entgegen den rigiden Erziehungstraditionen seiner Eltern strebt er nach der gleichen Verselbständigung wie er sie bei deutschen Gleichaltrigen erlebt. Er ist Mitglied in einer deutschen Jugendgruppe und hat eine deutsche Freundin, mit der er in eine gemeinsame Wohnung ziehen möchte. Der als gewalttätig erlebte Vater und besonders der, die Rolle der Eltern vertretende, älteste Bruder, bedrohten ihn mit Züchtigungen und Deportation. Den Vater glaubt und fürchtet er, im Haß ermorden zu können.
Überraschend rasch klingen die körperlichen Beschwerden folgenlos ab, nachdem die Problemsituation einmal ausgesprochen und auf mitfühlendes Verständnis gestoßen ist. Die Situation wird in der psychosozialen Konferenz besprochen. Dabei kommen vor allem die verschiedenartigen Gegenübertragungsreaktionen auf der Station zur Sprache: Von der Tendenz, mit väterlicher Strenge klare Entscheidungen zu erzwingen, bis zu verwöhnenden mütterlichen Versorgungswünschen. Es wird darüber deutlich, daß der Patient selbst einen Weg aus diesem (Pubertäts-) Konflikt finden muß, und daß der behandelnde Stationsarzt lediglich freundschaftlicher, vorübergehend auch Unterkunft und Versorgung gebender Begleiter sein kann. Nach zwei weiteren Einzelgesprächen hat der Patient bereits einen Weg gefunden, der weder zum völligen Bruch mit dem Elternhaus führt noch einen totalen Verzicht auf seine Verselbständigungsbedürfnisse bedeutet.

Tab. 2. Anlässe für psychosomatische/psychosoziale Interventionen. 225 Nennungen bei 149 Patienten, Angaben in % bezogen auf n = 149 (1).

Anlaß	Häufigkeit* (%)
Verhalten des Patienten auf Station	66,4
Aufnahmesituation	42,5
Initiative des Patienten	14,4
Initiative eines Angehörigen	11,6
„Typische psychosomatische" Krankheit	10,3
Diskrepanz zwischen Beschwerden und Befund	4,1
Sonstiges	4,8
Summe	154,1

* (Die „Anlässe" wurden bei jeder Intervention erfaßt. Kam es bei einem Patienten zu mehreren Interventionen, so konnten auch verschiedene Anlässe bei einem Patienten auftreten. Jede Kategorie wurde aber pro Patient nur einmal berücksichtigt.)

matische Interventionen waren überwiegend das Verhalten der Patienten auf Station, sehr viel seltener „typische" psychosomatische Symptome (s. Tab. 2). In 40 % fand eine Gesprächsintervention statt, in 41 % fanden zwei bis vier Interventionen, in 19 % mehr als vier Interventionen statt. In 45 % handelte es sich um Einzelgespräche außerhalb der Visite, in 16 % um psychotherapeutische Gespräche im Rahmen der Visite, in 23 % um Beratung durch Sozialarbeiter. Insgesamt wurden rund 10 % der ärztlichen Arbeitszeit für diese Interventionen aufgewendet (1).

Widerstände und Schwierigkeiten

Jeder Neuaufbau einer Abteilung, jede Realisierung eines Konzepts geht mit Schwierigkeiten einher und ruft Widerstände hervor, die teilweise auf rein persönlicher Ebene angesiedelt, teilweise Folge struktureller Inkompatibilitäten sind. Einige Probleme wurden bereits angesprochen, z.B. solche, die im Zusammenhang mit Nachbarkliniken und der in mancher Hinsicht noch unvollkommenen Zusammenarbeit zwischen Ärzten und Pflegekräften auftreten. Zwei weitere Problembereiche sollen hier kurz erwähnt werden:

„Doppelbelastung"

Die Forderung, zu gleicher Zeit den Aufgaben einer fundierten somatischen Medizin (zumal in dem sehr ausgedehnten Bereich der allgemeinen Inneren Medizin) und der Psychosomatik mit einem tiefenpsychologisch begründeten Verständnis der Krankheitszusammenhänge und deren speziellen Anforderungen an den Umgang mit dem Patienten nachzukommen, stellt eine Belastung dar, die im Alltag sehr wohl spürbar wird und immer wieder einmal auch heftige Widerstände hervorruft. Solche Widerstände treten besonders dann auf, wenn die notwendige Balance zwischen den Aufwendungen für beide Seiten der Patientenversorgung einmal gestört ist, beispielsweise durch Ausfälle ärztlicher Bezugspersonen, zeitraubende Notfälle oder pflegerische Versorgungsengpässe, oder wenn sich Fehler, z.B. diagnostische oder therapeutische Versäumnisse, eingeschlichen haben und daraus Schuldgefühle und Versagensvorstellungen resultieren. Solche Widerstände äußern sich beispielsweise im Hinauszögern von Gesprächsangeboten, im Versuch, die psychosoziale Zuständigkeit an andere Personen zu delegieren mit dem Argument, man könne nicht einem einzelnen Patienten „so viel Zuwendung" zukommen lassen, oder auch in der pauschalen Ablehnung jeglichen tiefenpsychologisch orientierten Vorgehens.

Die Grenze zur individuellen Überforderung einzelner Mitarbeiter wird zweifellos schneller erreicht als in somatischen Abteilungen herkömmlichen Typs. Allein nur den Erfordernissen einer kontinuierlichen Fortbildung im Gesamtbereich der Inneren Medizin und Psychosomatik, nachzukommen, ist (selbst für den Erfahrenen) eine schwer zu erfüllende Aufgabe.

Identität

Im Zusammenhang mit dem vorher Gesagten bereitet die berufliche Identitätsfindung manchen Mitarbeitern ganz erhebliche Probleme. Der Zwiespalt zwischen einem naturwissenschaftlich-positivistischen Ansatz, wie er im Studium erlernt wurde, und einem anthropologisch orientierten Vorgehen läßt sich manchmal nur schwer überbrücken. Die naturwissenschaftliche Medizin hat organbezogenes Handeln, oft im Sinne einer Reparaturwerkstatt, zum Ziel, wohingegen der anthropologische Ansatz dem Arzt die Rolle des beobachtenden Begleiters zuschreibt, mit der Aufgabe, dem Patienten ein besseres Verständnis für die Zusammenhänge seines Schicksals zu ermöglichen und ihn zur Annahme desselben zu motivieren.

Problematisch ist auch die Identitätsbildung der Abteilung innerhalb eines behördlich gelenkten, in einer großen Stadt sehr weit verzweigten Gesundheitsversorgungssystems. Auch wenn längst zahlreiche Kontakte zu niedergelassenen Therapeuten zu sehr befriedigenden Wegen der Zusammenarbeit geführt haben, wenn gezielt Einweisungen von Patienten mit psychosomatischen Problemen erfolgen (manchmal auch recht unreflektierte Zuweisungen sogenannter „Problempatienten", die anderswo nicht unterzubringen sind), selbst dann bleibt die Abteilung aus Sicht des Verwaltungsapparates eine internistische Abteilung der Regelversorgung mit entsprechenden strukturellen und finanziellen Vorgaben und – beispielsweise – im Topf der übergeordneten Krankenhausplanung eine undifferenzierte Masse. Wie aber kann man einer Behörde deutlich machen, daß in einer solchen Abteilung zugleich qualifizierte Innere Medizin betrieben *und* einem psychosomatischen Versorgungsanspruch gerecht zu werden versucht wird, wenn diese Kombination bereits bei vielen ärztlichen Kollegen Argwohn hervorzurufen in der Lage ist?

Unterricht, Supervision

Über die bereits erwähnten Lehr- und Supervisionsangebote (s. Tab. 1 S. 183) hinaus finden im Rahmen des studentischen Unterrichts Lehrveranstaltungen statt, die auch für die Entwicklung der Abteilung von Bedeutung sind. Neben internistisch-psychosomatischen Fallkonferenzen werden gezielt Seminare über „Ärztliche Gesprächsführung" und „Umgang mit Suizidpatienten" sowie Balint-Gruppen für Studenten im Praktischen Jahr und für Ärzte im Praktikum angeboten. Auf diesem Wege läßt sich u.a. auch eine Qualifizierung und Motivierung künftiger Mitarbeiter der Abteilung in geeigneter Form vorbereiten.

Forschungsaktivitäten

Eine Begleitforschung des Integrationsprozesses psychosomatischer Versorgungsansätze in die internistische Abteilung wurde von vornherein geplant. Auf der Ebene von Dissertationsarbeiten erfolgen Quer- und Längsschnitterhebungen zur Patientenbefindlichkeit, katamnestische Befragungen, Bedarfs- und Effizienzanalysen sowie die Untersuchung spezieller Patientengruppen. Ein umfangreicheres wissenschaftliches Projekt, in welchem der Fortgang dieses Integrationsprozesses über Rückkopplungstechniken gefördert und – auch unter wirtschaftlichem Gesichtspunkt – untersucht werden soll, befindet sich in Vorbereitung.

Notwendige weitere Schritte, Wünsche, Utopien

Bei der Entwicklung auch dieser Abteilung macht sich immer wieder schmerzlich bemerkbar, wie gering die Zahl bisheriger Modelleinrichtungen ist, auf deren Erfahrungen zurückgegriffen werden kann. Das bisher Aufgebaute ist ein noch fragiles System, welches der Stabilisierung bedarf, um auf Dauer bestehen zu können. Wichtigstes Element einer solchen Stabilisierung ist die gemeinsam gewonnene Erfahrung, die ihrerseits zur gemeinsamen Weiterentwicklung (möglichst unter Beteiligung des gesamten Teams) motiviert. Erforderlich sind in der Zukunft eine stärkere Integration der patientenzentrierten und psychosomatischen Bemühungen von pflegerischem und ärztlichem Personal sowie eine Steigerung der psychosomatischen und psychotherapeutischen Kompetenz aller Berufsgruppen, die dann auch eine Erweiterung der therapeutischen Methodik und der wissenschaftlichen Arbeit ermöglicht. Unbedingt erforderlich ist die Einrichtung mindestens einer Psychologenstelle (bisher nur ABM-Maßnahme), wichtig wäre auch die Einbindung von Sozialarbeitern in das Stationsteam, was bisher nur unzureichend gelungen ist. Wünschenswert wäre ferner die Einbeziehung von Klinikseelsorgern in diese Arbeit.

Mittelfristig ist für die Abteilung eine neue Schwerpunktsetzung mit vornehmlich gerontologischen Aufgaben vorgesehen. Für die integrierte Psychosomatik sind damit einerseits Chancen, andererseits auch neue Unsicherheiten verbunden.

Literatur

1. Schmeling-Kludas C, Niemann BM, Jäger K, Wedler H. Das Konzept der integrierten internistisch-psychosomatischen Patientenversorgung-Erfahrungen und Ergebnisse bei der Umsetzung im Allgemeinen Krankenhaus. Psychotherapie, Psychosomatik, Med Psychologie 4 (1991) 257-266.

3.1.1 Medizinische Kliniken und Abteilungen

Schwerpunkt Onkologie an der 5. Medizinischen Klinik Nürnberg[1]

Herbert Kappauf, Walter Michael Gallmeier

Biographisches

Der rote Faden einer Biographie erscheint mir oft im nachhinein gesponnen. Ich konnte zum Zeitpunkt meiner Berufsentscheidung mit dem Wort Psychosomatik wohl wenig konkrete Vorstellungen verbinden – falls ich es überhaupt kannte. Familiär war ich weder durch medizinische noch durch andere akademische Altlasten geprägt, dagegen hatte meine frühe Sozialisation eine feine Sensibilität für unterschiedliche soziale Realitäten bewirkt. Als ich 1972 in Erlangen mein Medizinstudium aufnahm, hatte ich unmittelbar davor Tage am Krankenhausbett meines 17jährigen Bruders verbracht, der nach einem Unfall verstarb, und dabei die Hilflosigkeit und Gefühlsambivalenz begleitenden Betroffenseins erfahren. Ich gehörte damals zur ersten Studentengruppe, deren Ausbildung ausschließlich nach der geänderten Approbationsordnung für Ärzte stattfinden sollte, die als eine der Neuerungen auch Medizinische Psychologie, Medizinische Soziologie und Psychosomatik als Pflichtfächer vorschrieb. Die lustlose oder widerwillige Umsetzung dieser neuen Lehrinhalte in den Vorlesungen und Praktika in dieser Zeit der beginnenden Restauration – nach der Aufbruchstimmung und den erzwungenen strukturellen Reformen Ende der 60er Jahre – kann ich keineswegs als bahnend für mein psychosomatisches Interesse erkennen. Bei der Gewichtung von Psychometrie und Psychopathometrie blieb der Begriff Psychotherapie ausgespart. Eine freiwillige studentische Arbeitsgruppe „Psychologie" mit zumeist Psychologiestudenten, die außerhalb der universitären Lehrveranstaltungen stattfand, kompensierte diesen Mangel etwas. Von den einzelnen Universitätslehrern, die bei mir einen Eindruck von patientenorientierter Medizin hinterließen, erinnere ich vor allem den Neurologen und später stellvertretenden französischen Gesundheitsminister, Prof. Sabourraud, dessen Verbindung von wissenschaftlicher und psychosozialer Kompetenz am Krankenbett mich während meines Praktischen Jahres an der Universität Rennes nachhaltig prägte. Als frischapprobierter Assistenzarzt an einem Kreiskrankenhaus hatte ich das Glück, mit einer psychoanalytisch ausgebildeten internistischen Stationsärztin zusammenzuarbeiten, die mir stationäre Akutmedizin nicht nur als Behandeln sondern auch als Be-sprechen nahebrachte. 1979 wechselte ich an die 5. Medizinische Klinik Nürnberg, die seit ihrer Gründung 1977 von ihrem Leiter, Prof. W.M. Gallmeier, zu einem Schwerpunkt für Hämatologie und internistische

[1] Ein wesentlicher Teil der Modellentwicklung, die hier aus onkologischer Sicht dargestellt wird, erfolgte durch die enge Zusammenarbeit mit der psychosomatischen Abteilung am Klinikum der Stadt Nürnberg, deren Leiter, Prof. Walter Pontzen, und seinen Mitarbeitern in der psychoonkologischen Arbeitsgruppe, R. Dietz und G. Daudert hier gedankt wird. Genauso danken wir Prof. C.B. Bahnson (John Rittmeister Institut, 2300 Kiel) für seine Impulse in der langjährigen Zusammenarbeit.

Onkologie im Sinne eines regionalen Tumorzentrums aufgebaut wurde. Geprägt sowohl von klinischen Forscherjahren in den USA als auch dem Entwurf einer anthropologischen Medizin Viktor v. Weizsäckers hatte und hat der Klinikleiter den Anspruch, an einem Akutkrankenhaus der Maximalversorgungsstufe realistische Medizin (9) nach höchstem wissenschaftlichen Standard mit einem patientenorientierten Betreuungskonzept zu vereinen. Dieses Konzept orientiert sich an den täglichen Fragen: *„Nützt diese Maßnahme dem Patienten?"* und *„Was ist für diesen Kranken derzeit am wichtigsten?"* Es führte frühzeitig zur Thematisierung von ärztlicher Polypragmasie im Sinne von Überdiagnostik und Übertherapie (4, 5, 7), kritischem Hinterfragen von onkologischen Therapie- und Nachsorgekonzepten (3, 10) und zur Formulierung einer Tumormedizin nach Maß (8) gepaart mit einer wichtigen psychoonkologischen Ausrichtung (6, 11).

Diese Art ärztlicher Betreuung zog mich sehr an. Als dann 1980 am Nürnberger Klinikum eine psychosomatische Abteilung eingerichtet wurde bot ihr Leiter, Prof. Walter Pontzen, für diesen Ansatz personelle und inhaltliche Kooperation an. Das Angebot einer Balint-Gruppe stieß in der Klinik insgesamt auf wenig Resonanz, während es für mich den Einstieg in regelmäßige Balint-Gruppenarbeit seit dieser Zeit bedeutete. Ich begann eine theoretische Weiterbildung im Rahmen des Nürnberger Weiterbildungskreises für Psychotherapie. Dieses psychosomatische Interesse war viele Jahre keineswegs zielstrebig auf den Erwerb eines formalen Psychotherapietitels ausgerichtet. Es genügte mir die Erfahrung, daß mit mehr psychosozialer Kompetenz viele „schwierige" Patienten im Betreuungskontakt „spannend" wurden. Mein Interesse führte aber dazu, daß ich, während meiner Gebiets- und Teilgebietsweiterbildung zum Internisten und Hämatologen

an der 5. Medizinischen Klinik, frühzeitig in die konzeptionelle Weiterentwicklung einer integrierten und integrativen Psychoonkoloie eingebunden war. Während dieser Zeit fand auch eine von gegenseitigen Lernprozessen geprägte Kooperation mit der psychosomatischen Abteilung statt (11, 14, 26, 27). Kontakte zu Prof. Fritz Meerwein (24, 25) und Impulse durch das Ulmer Modell von Prof. Karl Köhle (21, 22, 23) waren hier wichtig. Sehr stimulierend erlebte ich eine eigene Weiterbildung in systemischer Therapie durch die Heidelberger Gruppe um Prof. Helm Stierlin. Diese familientherapeutische Orientierung fand eine sehr konstruktive Erweiterung durch die Zusammenarbeit mit Prof. Claus Bahne Bahnson (1), der durch die Initiative von Prof.W.M. Gallmeier seit 1986 regelmäßig an die 5. Medizinische Klinik zu psychoonkologischen Weiterbildungs- und Supervisionstagen kommt. Von seiner langen, analytisch geprägten familientherapeutischen Erfahrung habe ich viel profitiert, gerade auch durch den aufregenden theoretischen Spannungsbogen zwischen analytischer und systemischer Betrachtungsweise. Berufsbegleitend zu meiner internistisch-onkologischen Tätigkeit erwarb ich die Zusatzbezeichnung „Psychotherapie", wobei neben der tiefenpsychologischen Ausrichtung eine Weiterbildung in Gestalttherapie erfolgte. Seit 1988 bin ich als internistischer Oberarzt mit der Koordination und Weiterentwicklung der Arbeitsgruppe Psychoonkologie an der 5. Medizinischen Klinik betraut, gleichzeitig aber weiterhin mit direkter onkologischer Patientenbetreuung im Rahmen einer großen hämatologisch-onkologischen Ambulanz. Somit bin ich wohl der einzige Onkologe, der gleichzeitig als Psychotherapeut ausgebildet ist oder der einzige Psychotherapeut, der als Onkologe Patienten behandelt.

Struktur der Einrichtung

Die 5. Medizinische Klinik ist eine Abteilung für allgemeine Innere Medizin mit hämatologisch-onkologischem Schwerpunkt am Klinikum der Stadt Nürnberg, das als kommunales Akutkrankenhaus der Maximalversorgungsstufe mit etwa 2 600 Betten zu den größten Krankenhäusern Europas zählt. Nahezu alle medizinischen Disziplinen mit ihren diagnostischen und therapeutischen Einrichtungen sind vertreten. Es ist akademisches Lehrkrankenhaus der Universität Erlangen-Nürnberg. Die dargestellte Abteilung verfügt über vier Stationen mit insgesamt 120 Betten, einschließlich acht Betten einer hämatologischen Intensivstation. In dieser werden fast ausschließlich Patienten mit akuten Leukämien oder Lymphomerkrankungen behandelt; hier erfolgen auch autologe Knochenmarktransplatatio-

nen. Die Klinik ist im Gesamtklinikum auch zuständig für meldepflichtige Infektionserkrankungen mit Ausnahme von Tuberkulose und HIV-Infektionen. Angegliedert ist ein Institut für medizinische Onkologie und Hämatologie mit großer Ambulanz und hämatologisch-immunologischem Labor. Mit den anderen internistischen Abteilungen gemeinsam wird eine kardiologisch ausgerichtete internistische Intensivstation betreut. Die Belegung der Klinik erfolgt nach einem an der Bettenzahl ausgerichteten Verteilungsschlüssel über die medizinische Aufnahmestation, die durch Assistentenrotation von allen internistischen Abteilungen mitgetragen wird. Daneben erfolgen gezielte Einweisungen oder Verlegungen in die onkologische Fachabteilung. Die Klinik ist nach 10 Jahren Krankenversorgung in sanierungsbedürftigen Altbauten seit April 1987 in einem ansprechenden Neu-

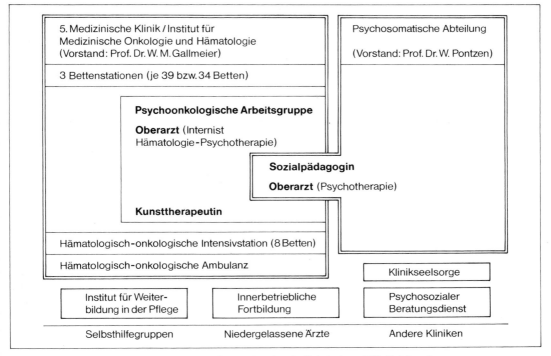

Abb. 1. Arbeitsgruppe Psychoonkologie an der 5. Medizinischen Klinik Nürnberg.

bau untergebracht, dessen konzeptionelle und architektonische Planung und Gestaltung entscheidend vom Leiter der Klinik und dem von ihm getragenen Konzept einer integrativen Medizin beeinflußt wurden.

Mitarbeiterstruktur

Der Vorstand der 5. Medizinischen Klinik, Prof. W. M. Gallmeier, und die leitende Oberärztin, Prof. U. Bruntsch, sind habilitiert und nehmen Lehraufgaben an der Universität Erlangen-Nürnberg wahr. Alle sieben Oberärzte besitzen die Gebiets- und Teilgebietsanerkennung für Innere Medizin und Hämatologie. Ein Oberarzt verfügt außerdem über die Gebietsbezeichnung Allgemeinmedizin und die Zusatzbezeichnungen Naturheilverfahren/Sportmedizin, ein weiterer (der Autor) über eine psychotherapeutische Weiterbildung (Zusatzbezeichnung Psychotherapie). An der Klinik mit den drei Bettenstationen, der hämatologisch-onkologischen Intensivstation und der Ambulanz sowie im obligaten oder fakultativen Rotationsverfahren mit anderen Abteilungen (medizinische Aufnahmestation, internistische Intensivstation, Röntgenabteilung, andere internistische Fachabteilungen) arbeiten 25 Assistenzärzte, zusätzlich einige Ärzte im Praktikum und Studenten im Praktischem Jahr. Mehrere der Assistenzärzte sind als Internisten bzw. auch als Hämatologen anerkannt, einige wenige haben mit einer psychotherapeutischen Weiterbildung begonnen.

Ein Teil der Arztstellen, genauso wie einige Schwestern- und MTA-Stellen, werden über Drittmittel für Sonderaufgaben finanziert (z. B. klinische Studien; Projekt „Biologische Therapie", gefördert von der Deutschen Krebshilfe). Die Klinik ist zur vollen Weiterbildung für die Gebiets- und Teilgebietsbezeichnung Innere Medizin bzw. Hämatologie ermächtigt. An der Klinik besteht seit 1987 in Fortentwicklung der langjährigen Zusammenarbeit mit der psychosomatischen Abteilung eine Arbeitsgruppe Psychoonkologie, die die konzeptuelle Weiterentwicklung und Koordination von psychoonkologischen Angeboten und Betreuungsstrukturen übernimmt (s. Abb. 1). Dieser Arbeitsgruppe gehören neben einem Oberarzt der internistischen Klinik (H. Kappauf), ein Oberarzt (R. Dietz, Arzt – Psychotherapeut, Balint-Gruppenleiter) und eine Sozialpädagogin mit psychotherapeutischer Weiterbildung (G. Daudert) aus der psychosomatischen Abteilung an, die im Rahmen eines Liaisondienstes mit 20 bzw. 30 Stunden in der internistischen Klinik arbeiten. Erweitert wird die Arbeitsgruppe durch eine Kunsttherapeutin, die über Drittmittel von der 5. Medizinischen Klinik angestellt ist (11). Eine enge Zusammenarbeit besteht zum psychosozialen Beratungsdienst des Gesamtklinikums, dessen Leiter ebenfalls nach einem Liaisonpräsenzmodell an der 5. Medizinischen Klinik arbeitet und an den wöchentlichen Koordinationstreffen der Arbeitsgruppe teilnimmt. Eine Assoziation an die Arbeitsgruppe besteht auch von seiten des evangelischen Klinikseelsorgers, der im Rahmen eines Modells ausschließlich für diese Abteilung zuständig ist.

Im Unterschied zu anderen Abteilungen des kommunalen Nürnberger Klinikums werden die Pflegemitarbeiter mehrheitlich durch die Schwesternschaft des Roten Kreuzes und die Rummelsberger Diakonbruderschaft gestellt. Der Patient-Schwestern-Schlüssel beträgt auf den Allgemeinstationen 1:2,2. Das Pflegekonzept orientiert sich an den Grundsätzen einer Bereichs- und Bezugspflege mit Pflegeplanung und -dokumentation. Seit kurzer Zeit sorgen Stationssekretärinnen für eine gewisse Entlastung von Verwaltungsaufgaben. Der Ausbildungsstand der Pflege-mitarbeiter ist sehr heterogen. Tätig sind auch Krankenpflegeschülerinnen und -schüler. Hinsichtlich einer psychosomati-schen Kompetenz haben viele Pflegemit-arbeiter in den letzten Jahren an einer Weiterbildungsreihe „Patientenoriertier-te Pflege/Psychosomatik in der Onkolo-gie" und an Balint-Gruppen teilgenom-men, die von der psychoonkologischen Arbeitsgruppe angeboten wurden.

Patienten

Von seiten der internistischen Aufnahme-station besteht ein starker Aufnahme-druck. 1989 erfolgten 4678 stationäre Aufnahmen. Die Diagnosen der Pati-enten erstrecken sich über das gesamte Gebiet der Inneren Medizin, etwa 55 % der Aufnahmen bezogen sich auf Malignomerkrankungen (s. Tab. 1 und 2) In der hämatologisch-onkologischen Am-bulanz werden täglich 20 bis 45 Patienten vorgestellt mit diagnostischen Fragestel-lungen, zur Beurteilung von Therapie-möglichkeiten und ambulanten Chemo-therapie oder zu Kontrolluntersuchungen (1989: 6181 Behandlungen von 1262 ambulanten Patienten). Somit finden sich stationär vorwiegend Patienten, deren Erkrankung oder Therapie einen hohen Pflege- und Überwachungsaufwand erfor-dert. Trotzdem ist die durchschnittliche Verweildauer niedrig: im Mittel 8,9 Tage. Die physische und emotionale Belastung der Mitarbeiter sowohl im ärztlichen Auf-gabenfeld als auch im Pflegebereich ist hoch. Wie in anderen internistischen Akutkrankenhäusern versterben etwa 10 % der jeweils aufgenommenen Pati-enten, der Anteil auf der Intensivstation ist noch höher.

Manche Patienten werden ausschließlich stationär behandelt, andere werden nach initialer stationärer Diagnostik und The-rapie soweit wie möglich in der Klinikam-bulanz weiterbetreut, die stationäre Wie-deraufnahme – nach Möglichkeit auf die gleiche Station – erfolgt lediglich zur erneuten intensiven Therapie, bei Kom-plikationen oder Verschlechterung. Ein Teil der Tumorpatienten wird – oft über Jahre und auch in der Terminalphase – nur ambulant betreut. Die Zusammenarbeit mit Hausärzten und anderen Kliniken ist hier entscheidend und wird deshalb von der Klinik besonders gepflegt.

Tab. 1. 5. Medizinische Klinik, Institut für Medizinische Onkologie und Hämatologie, Klinikum der Stadt Nürnberg; Behandlungszeitraum 01. 01. 89–31. 12. 89. Verweildauer 8,9 Tage (Tumorpatienten 7,7 Tage, Nichttumorpatienten 12,5 Tage) nach Kliturn Klinisches Tumorregister Nürnberg. Der Unterschied zwischen Behandlungen und Patienten macht deutlich, daß besonders Tumorpa-tienten im angegebenen Zeitraum wiederholt stationär oder ambulant behandelt wurden.

Behandlungen stationär			ambulant		nur ambulant
	Behandlungen	Patienten	Behandlungen	Patienten	Patienten
Gesamtzahl aller Behandlungen	4678	2352	6181	1332	655
davon Tumor-Patienten	2612	810	5959	1262	

Tab. 2. Tumorersterhebungen in der 5. Medizinischen Klinik Nürnberg 1989.

Tumorlokalisation	Zahl	Kurativer	Palliativer
		Therapieansatz	
Mammakarzinome	138	(+)	++
Ösophagus/Magen/Darm	91	–	+
Maligne Lymphome			
– NHL/Plasmozytom	108	+	+++
– M. Hodgkin	29	++	++
Leukämien/MDS	66	+	+++
Bronchialkarzinome	44	(+)	+
Hodenkarzinome	38	+++	+
HNO-Tumore	20	–	++
Leber/Galle/Pankreas	13	–	–
Gynäkolog. Tumoren			
– Ovar	17	+	++
– Uterus/Zervix	9	–	+
Nieren/Harnwege	28	–	(+)
Prostata	8	–	+
Sarkome	14	–	(+)
Chorionkarzinome weibl.	3	+++	(+)
Unbekannter Primärtumor	14	–	–
Sonstige Tumore	16	–	(+)
	658		

Nach Kliturn – Klinisches Tumorregister Nürnberg.
– : keine, (+) + ++ +++ : sehr selten bis fast immer

Die Stellung der Psychoonkologie im Akutkrankenhaus

Der Anspruch eines psychosomatischen Arbeitsansatzes im Sinne Thure von Uexkülls, nämlich in der Medizin dem Körper nicht weniger, sondern seelischen Aspekten mehr Aufmerksamkeit zu schenken, wirkt unter diesen Gegebenheiten eines Akutkrankenhauses provozierend. Enthält er doch für viele Mitarbeiter den vermeintlichen Vorwurf, trotz des alltäglichen Gefühls von Überlastung bis an oder über die Grenze zum „Ausgebranntsein", in der Betreuung der Patienten immer noch zu wenig zu leisten: Auf psychosoziale Aspekte könne und solle im Sinne einer „Schönwettermedizin" erst dann eingegangen werden, wenn alle „eigentlichen" notwendigen ärztlichen oder pflegerischen Verrichtungen erledigt seien, was leider nur selten der Fall sei.

Organisations- und Behandlungskonzepte aus sogenannten psychosomatischen Kliniken mit Regulationsmöglichkeiten hinsichtlich Patientenzahl, Aufnahmeindikationen, Aufnahmezeitpunkt und Aufnahmemodus sowie Verweildauer erweisen sich als nicht übertragbar und wenig tauglich für die geschilderten Akutversorgungsbedingungen. Die Struktur eines Akutkrankenhauses und die dortige Arbeitsorganisation spiegeln ein Medizinparadigma wider, das Krankheit als in einzelnen Organen oder Organsystemen lokalisierbare Störung des anatomischen Körpers auffaßt und folgerichtig den Patienten „aufteilt" und an Spezialisten für die verschiedenen Organsysteme delegiert. Diese Spezialisierung ist bei der Aufgabenvielfalt und dem schnellen Wissenszuwachs in der Medizin zweifellos sinnvoll und notwendig. Dies zu bestreiten wäre ein nostalgisches Verhaften in ärztlichen Allmachtsphantasien; allerdings bleibt folgendes Problem: *Der Spezialist für das jeweilige kranke Organ läßt sich benennen. Wer ist aber zuständig für den kranken Menschen?* Diese Frage ist bei der therapeutischen Betreuung Krebskranker besonders wichtig. Ihre existentielle Angst ist ja gerade die Angst vor Desintegration, die Angst nun nicht mehr zu den Lebenden zu gehören, sondern zu den Sterbenden. Eine Krankenhauseinweisung verstärkt diese Desintegrationsängste, bedeutet sie doch zumindest – unabhängig vom Krankheitsgefühl – eine definitive Etikettierung als Kranker und eine räumliche Trennung vom bisherigen sozialen Umfeld.

Medizinhistorisch waren Krankenhäuser ja über Jahrhunderte wirklich Orte, an denen Kranke zum Schutz der Gesunden abgesondert wurden oder karitative Einrichtungen für Kranke ohne Angehörige; Krebskranke haben diese „Siechenkobel"-Assoziation[2] keineswegs überwunden. Die Krankenhausaufnahme verstärkt somit die mit der Krebsdiagnose verknüpften Ängste vor dem physischen und sozialen Tod. Gleichzeitig bedeutet die Krebsdiagnose im Patientenerleben auch eine *innere Desintegration.* Verlorengegangen ist das Selbstbild einer verläßlichen körperlichen Integrität mit vielleicht einigen Schrammen und Verschleißzeichen. Der Krebskranke spaltet sich auf in (noch) gesunde und kranke, sogar bösartige Anteile und ist sich hinsichtlich der Zuordnung unsicher. „Mein Blut ist aber noch gut?" oder „Ist mein Cholesterin normal?" fragen beispielsweise dann selbst Todkranke bei der Visite. Der Kranke gibt seinen kranken Organen – „dem Krebs" – eine von ihm getrennte feindliche Identität. Diese erlaubt ihm, die Krankheit zu bekämpfen, ohne sich dabei selbst zu bekriegen. Diese Strategie erweist sich bei zunehmender Krankheitsprogredienz als untauglich, vor allem wenn immer weniger „verläßliche" Körperanteile für das akzeptierte Körperbild übrigbleiben. Die organ- und krankheitsbezogene ärztliche Spezialisierung im Krankenhaus, die den Patienten aufteilt, „doppelt" die innere Desintegration des Patienten und die damit verbundene Angst. Wird diese Angst überhaupt als interventionswürdiges medizinisches Problem registriert, so wird sie in der Regel als psychisches Problem eben an einen Spezialisten für den „psychischen Apparat" delegiert. In einer organ- und krankheitsorientierten Medizin bedeutet die Vorstellung bei einem Spezialisten stets die Abklärung eines mutmaßlichen Defektes innerhalb des entsprechenden Organsystems. Wird ein „Experte für die Psyche" eingeschaltet, befürchten viele Patienten folgerichtig eine psychische Störung zusätzlich zur manifesten Krebserkrankung – ein weiteres „Organ" ist in der assoziativen Einschätzung krank; wobei die „Psyche" gerade das Organ darstellt, welches zur Kontrolle notwendig erscheint. Dahingehende Ängste wiegen bei Krebspatienten deshalb schwer, weil ihre Krankheit gerade durch unkontrolliertes Wachstum charakterisiert ist.

---

[2] Siechenkobel hießen im Mittelalter die öffentlichen Krankenhäuser Nürnbergs

Kasuistik 1: Eine ältere Frau mit metastasierendem Mammakarzinom wird von ihrem Hausarzt in der onkologischen Ambulanz angemeldet, da sie mit der Erkrankung nicht zurechtkomme und sowohl die Familie als auch er nicht mehr wisse, wie man ihr helfen könne. – Ich arbeite als Onkologe in der Ambulanz, nehme gerne sogenannte „schwierige" Patienten, ohne daß diesen meine psychotherapeutische Ausbildung bekannt ist. – Die Patientin kommt allein, wirkt depressiv, verängstigt. Ich frage zuerst nach aktuellen Beschwerden und nach einigen Fakten der bisherigen Behandlung. Es folgt eine körperliche Untersuchung, danach ein langes Gespräch über ihre Einschätzung, ihre Befürchtungen, die sich auf familiäre Vorerfahrungen mit Krebserkrankungen zurückführen lassen, und die Reaktionen ihrer Familie: Sehr viel verständliche Trauer, Angst, Tränen. Ich schlage danach weitere abklärende Untersuchungen bei einem kurzfristigen neuen Termin vor. Die Patientin verabschiedet sich mit den Worten: „Ach, jetzt bin ich aber froh, ich hab' befürchtet, Sie schicken mich zum Psychotherapeuten!"

Eine mehr ganzheitliche Patientenbetreuung im Sinne eines oben dargestellten psychosomatischen Arbeitsansatzes läßt sich somit im Akutkrankenhaus keineswegs allein dadurch sicherstellen, daß neben den Spezialisten für die Organsysteme des anatomischen Körpers auch ein Spezialist für den „psychischen Apparat" verfügbar ist, an den Probleme der Krankheitsverarbeitung abgegeben werden. Diese Aufgabendelegation wäre vergleichbar mit einem Krankenhaus, an dem eine neu eingerichtete kardiologische Abteilung zur Folge hätte, daß die Ärzte anderer Abteilungen ihr Stethoskop weglegten und ihre Patienten jeweils zur Herzuntersuchung gleich zum Spezialisten schickten. Das Konzept einer integrativen Psychoonkologie an der 5. Medizinischen Klinik am Nürnberger Klinikum basiert deshalb auf folgenden Überlegungen:

■ Die therapeutische Hauptaufmerksamkeit muß dem krebskranken Menschen gelten und nicht dem Krebs.

■ Medizin wird dadurch *Beziehungsmedizin*, Onkologie wird als therapeutische Begleitung von meist chronisch Kranken verstanden.

■ Diese Beziehungsmedizin erfordert interprofessionelle Zusammenarbeit bei klarer Verantwortungszuständigkeit und wird als Reintegrationsmodell zur integrativen Medizin.

Wenn wir kranke Menschen behandeln wollen anstatt Krankheiten, können wir die somatische Krankheitsmanifestation und deren psychosoziale Seiten mit subjektiver Krankheitstheorie, Krankheitsverarbeitung und -verlauf, genausowenig trennen wie einen Gegenstand von seinem Schatten. *Diese psychosozialen Komponenten sind deshalb genauso Thema der therapeutischen Betreuung wie meßbare Tumorgröße oder Metastasenlokalisation. Psychosoziale Parameter sind Beziehungsqualitäten. Das diagnostische und therapeutische Instrument dafür ist die therapeutische Beziehung zum Patienten.* In der Patientenbetreuung lassen sich wie in jeder Interaktion Beziehung und Kommunikation grundsätzlich nicht vermeiden, sondern nur verschieden gestalten – Distanz oder Ablehnung sind auch eine

Art von Beziehung, genauso wie Schweigen auch Kommunikation ist. Somit gilt es, unsere medizinische Betreuung als Beziehungsmedizin zu erkennen, die Therapie nicht nur als eine pharmakologische oder instrumentelle Intervention, sondern gleichzeitig immer auch als Interaktion zwischen Patient und sozialem Umfeld zu begreifen, zu dem Ärzte und Pflegemitarbeiter gehören. Das Kausalitätsverständnis in der Medizin muß hier überdacht werden. Die therapeutische Aufgabe ist gerade in Palliativsituationen oft mehr ein Ermöglichen als ein Bewirken.

Kasuistik 2: Ich werde zu einem onkologischen Konsil in die chirurgische Abteilung gerufen. Bei einem 60jährigen Mann, der wegen einer Knöchelfraktur stationär liegt, sind bei einer routinemäßigen Röntgenuntersuchung beidseitige Lungenmetastasen aufgefallen. Drei Monate zuvor war eine Niere wegen eines renalen Karzinoms operativ entfernt worden. Damals bestanden retrospektiv schon kleine Lungenmetastasen, die dem Patienten nicht mitgeteilt worden waren. Der Patient ist hinsichtlich seiner Tumorerkrankung völlig symptomfrei und ich spreche mit ihm über die Krankheitssituation, die bei nur langsamer Progredienz derzeit nicht bedrohlich ist. Da bei der Tumorart etablierte Therapieansätze wenig Erfolg versprechen, aber andererseits mit belastenden Nebenwirkungen verbunden wären, schlage ich keine tumorspezifische Therapie vor, sondern eine Kontrolle in 4 Monaten, bei Beschwerden natürlich kurzfristig. Dieses Vorgehen kommt dem Patienten sehr entgegen. „Ich möcht mein Haus bestellen", erklärt er, eine Zeit ohne Beschwerden sei ihm wichtig für seine Arbeit, jetzt, wo er wisse, daß sein Sohn seinen kleinen Betrieb fortführen wolle. Vier Monate später kommt der Patient zur Kontrolluntersuchung in die Ambulanz, zu der ihm auch während einer eben abgeschlossenen Kur geraten worden ist, nachdem die Lungenmetastasen gering an Größe zugenommen haben. Er fühlte sich aber unverändert gut und ist zufrieden, so daß ich weiter ein abwartendes Kontrollieren empfehle. Schon beim Aufbrechen fragt er resigniert, ob es wirklich notwendig sei, daß er die Berentung beantrage, wie ihm von kurärztlicher Seite geraten worden sei?. Ich frage zurück: „Was hält Sie am Leben?". „Meine Arbeit!" Die gemeinsame Arbeit mit seinem Sohn in den letzten Monaten habe ihm viel bedeutet. „Nun, wenn ich leben möchte, dann würde ich an Ihrer Stelle nicht das aufgeben, was mich am Leben hält." bringe ich vor. Der Patient bricht in Tränen aus, verabschiedet sich sehr dankbar. Fünf Monate später kommt er erneut zu einer Kontrolle. Er habe weiterhin keine Beschwerden, nehme keinerlei Medikamente. Er sei voll beschäftigt, den kleinen väterlichen Steinmetzbetrieb in der jetzt geöffneten DDR, wieder aufzubauen und habe „täglich starke Gefühlswallungen" angesichts der Erfahrung, gebraucht und geschätzt zu werden. Außerdem, er habe damit in seinem Alter nicht mehr gerechnet, sei „eine Frau in sein Leben getreten". Auf den angefertigten Röntgenaufnahmen zeigt sich eine fast vollständige Rückbildung der Lungenmetastasen (s. Abb. 2 und 3).

Was war hier Therapie? Wer war Therapeut? Die ärztliche Begleitung erstreckte sich eher auf ein *Ermöglichen* als ein Bewirken, unabhängig davon, wie lange diese „spontane" Tumorremission anhält (20).

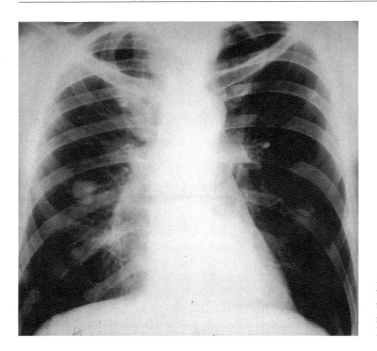

Abb. 2. Beidseitige Lungenmetastasen 6 Monate nach Operation wegen eines Nierenkarzinoms bei einem 60jährigen Mann.

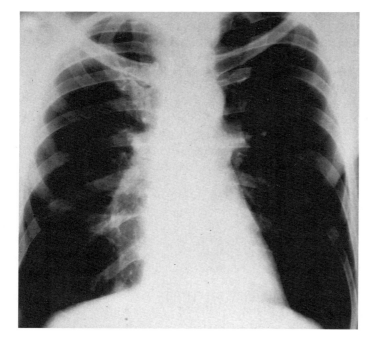

Abb. 3. Spontanremission der Lungenmetastasen 5 Monate später.

Unsere psychoonkologische Arbeit setzt also an Beziehungen an, die der Patient ins Krankenhaus „mitbringt": zu sich selbst, seinen wichtigen Bezugspersonen, seinen Vorerfahrungen mit Krankheit und mit Ärzten. Diese „mitgebrachten" Beziehungen werden durch Beziehungen, die im Krankenhaus notwendigerweise entstehen, verändert: mit Ärzten, Pflegekräften und Mitpatienten. Beziehung wird gestaltet durch Kontakte, und zwar unabhängig von der Berufsgruppe. Kontaktpunkte mit dem Patienten sind im Krankenhaus vor allem die Aufnahmesituation, Anamneseerhebung, die Grundpflege, deren therapeutische Funktion unterbewertet wird – hier besteht im engsten Sinn des Wortes Kontakt zum Patienten – Visiten, diagnostische und therapeutische Verrichtungen, Diagnosemitteilung, Gespräche mit Angehörigen und Entlassungsgespräch. Das sind die Beziehungsdeterminanten, die fast unabhängig vom Krankheitsverlauf darüber entscheiden, ob sich ein Patient im Krankenhaus gut aufgehoben fühlt oder nicht – und genauso, ob wir auf der Helferseite langfristig unsere Arbeit als befriedigend erleben oder nicht. *Die Frage ist hier weniger, „wo bleibt bei den vielen notwendigen Arbeiten Zeit für die psychosoziale Betreuung des Patienten?", sondern mehr, „wie kann der Patientenkontakt bei diesen Verrichtungen so gestaltet werden, daß dabei eine „heilsame", eben therapeutisch wirksame Beziehung entsteht?".* Das heißt organisatorische und konzeptionelle Änderungen von Arbeitsabläufen und Stationsstrukturen, in denen diese stattfinden. Genauso gilt es, bisher wichtige Beziehungen des Patienten zu erhalten oder zu stärken, damit er sie als Stütze in der Krankheitsverarbeitung nutzen kann. Hier setzt unsere system- oder familientherapeutische Orientierung an. Hierher gehören aber auch Krankenhausstrukturen, die der sozialen Desintegration entgegenwirken und seien es nur vernünftige Besuchszeiten oder die Möglichkeit zur ambulanten Behandlung, soweit sie möglich und sinnvoll ist. Psychosoziale Betreuung ist in diesem Verständnis nicht die Aufgabe *einer* spezifischen Berufsgruppe, sondern Teil der therapeutischen Begleitung durch die Personen, die daran beteiligt sind: Ärzte, Pflegemitarbeiter, Psychologen, Sozialarbeiter, Klinikseelsorger, Physiotherapeuten, – je nach Infrastruktur einer Klinik.

Kasuistik 3: Eine 55jährige Frau wird wegen einer akuten Leukämie behandelt. Ihr Zustand ist kritisch. Dem jungen Stationsarzt erzählt sie während der täglichen Untersuchungen, Antibiotikainjektionen, An- und Umhängen von Chemotherapieinfusionen und Bluttransfusionen, daß ihr Sohn auch Arzt sei. Sie habe immer ein enges Verhältnis zu ihm gehabt, er sei fast jedes Wochenende nach Hause gekommen, und sie habe ihm sogar ein Wochenendhaus gebaut, damit er sich zu Hause wohlfühle. Seit 2 Jahren sei er jetzt verheiratet und komme kaum mehr. Schuld daran sei die Schwiegertochter, die ihr auch das kleine Enkelkind vorenthalte. Jetzt, da die Schwiegertochter erfahren habe wie ernst ihr Zustand sei, würde „ihr es sicher leid tun" und ihr Sohn werde mit seiner Familie jetzt wohl öfters kommen. Im Kontakt fällt auf, daß die ärztliche Betreuung überschwenglich gelobt wird, während zunehmend Versäumnisse oder Verhaltensweisen von Krankenschwestern kritisiert werden, verbunden mit der Bitte, „doch nichts zu sagen" ... Im Beisein von Schwestern bei Visiten lobt die Patientin die Betreuung und weist beiläufig auf Verfehlungen von Putzfrauen und Stationshilfen hin.

Es ist unschwer zu erkennen, wie hier familiäre Konflikte im Krankenhaus auf Übertragungsebenen reinszeniert und in die Krankheitsverarbeitung eingebaut werden. Die psychosoziale Betreuung als Aufgabe verschiedener Berufsgruppen darf nicht als Verantwortungs- und Rollendiffusion verstanden werden, die den Patienten im unklaren läßt, wer überhaupt für ihn zuständig ist. Um diese Zuständigkeit klarzumachen, setzen wir auch ein Kärtchen ein, das dem Patienten oder Angehörigen bei der Aufnahme übergeben werden soll (s. Abb. 4). Die Integration der Psychoonkologie wird nur integrativ sein, wenn die Kooperation und Kommunikation zwischen den einzelnen Berufsgruppen stimmt, die vielen Helfer der verschiedenen Berufsgruppen vom Patienten eben nicht als Kontrahenten und Konkurrenten, sondern als Einheit erlebt werden können, als Gruppe von gleichwertigen Menschen mit unterschiedlichen Aufgaben, die sich um ihn kümmern: eben sein *„therapeutisches Team" als Reintegrationsmodell in seinen Desintegrationsängsten.* In diesem Verständnis ist eine von einem methodendefinierten Therapiebegriff ausgehende Einteilung in Therapeuten und Kotherapeuten nicht hilfreich. Somit wird ersichtlich, daß unsere psychoonkologische Arbeit sich schwerpunktmäßig weniger auf direkte Patientenbetreuung erstreckt, sondern mehr auf die *Strukturen dieser Betreuung* und die Ärzte und Pflegekräfte, die sie durchführen und die unterstützt werden sollen, diese Beziehungsaspekte besser in ihre Betreuung zu integrieren. Angestrebt wird eine Zusammenarbeit in und zwischen den verschiedenen Berufsgruppen auf der Helferseite, in der die Beziehung zum Patienten, zu dessen Angehörigen und umgekehrt die Beziehungsmuster der Patienten oder ihrer Angehörigen zu Ärzten und Pflegemitarbeitern thematisiert und als therapeutisches Instrument neben der sonstigen medizinischen Therapie verstanden wird. Wesentlich ist dabei die Zuordnung der einzelnen Mitarbeiter der psychoonkologischen Arbeitsgruppe zu jeweils einer Station oder der Ambulanz im Sinne einer *Liaisonpräsenz* zu festen Zeiten. Ziel dieser Präsenz ist es, auf den Statio-

---

KLINIKUM DER STADT NÜRNBERG
5. MEDIZINISCHE KLINIK
Vorstand: Prof. Dr. W. M. Gallmeier

STATION: . . . . **Tel.: 09 11 / 3 98** . . . . . .

Der/Die behandelnde Stationsarzt/-ärztin
Herr/Frau Dr. . . . .

ist gern zu einem persönlichen Gespräch bereit, auch zu einem späteren Zeitpunkt
(dazu bitte telef. Terminvereinbarung).

Auf Wunsch ist auch ein Gespräch mit dem/der zuständigen Oberarzt/-ärztin
Herrn/Frau Dr. . . . . oder mit dem leitenden Arzt, Herrn Prof. Gallmeier, möglich.

Abb. 4. „Klinikkärtchen", das Patienten oder Angehörige erhalten.

nen ein Arbeitsklima zu schaffen, in dem die Berücksichtigung des psychosozialen Kontextes der einzelnen Patienten von Beginn der Diagnostik über die Therapie und eventuell bis in die Phase des Sterbens möglich und selbstverständlich wird. Positive Elemente bisheriger oder auch neuer Beziehungen gilt es, so lange wie möglich zu erhalten, zu verstärken oder wieder neu zu entdecken. Dies bedeutet die möglichst frühzeitige Einbeziehung von bisherigen Bezugspersonen in sogenannte „Aufklärungsgespräche", Therapieplanung und Betreuung.

Kasuistik 4: Ein 71jähriger Mann, bei dem vor 3 Monaten in einer auswärtigen chirurgischen Abteilung ein metastasierendes Sarkom festgestellt und wiederholt operiert worden war, kommt wegen einer tiefen Beinvenenthrombose – tumorbedingt – zur Aufnahme. Es besteht bei den behandelnden Ärzten der Station Unsicherheit, wie dem Patienten vermittelt werden kann, daß in dieser Situation nach supportiven Maßnahmen eine baldige Entlassung in die häusliche Pflege überlegt wird. Die Angehörigen – Ehefrau, Söhne – berichten, daß dem Vater im Gegensatz zu ihnen nichts über die Tragweite seiner Erkrankung mitgeteilt worden sei. Bei zunehmender Verschlechterung seines Zustandes werde das „Versteckspiel" im Umgang mit dem „nicht aufgeklärten" Kranken immer belastender. Der Vorschlag eines gemeinsamen Familiengesprächs wird dankbar aufgenommen.

Am Familiengespräch nehmen teil: Patient, Ehefrau, beide erwachsenen Söhne – einer wohnt mit seiner Familie im gleichen Haus – eine Schwiegertochter, eine Bereichsschwester der Station, die Stationsärztin und ein Oberarzt (psychoonkologische Arbeitsgruppe).

Das Gespräch geht zuerst auf die derzeitigen Beschwerden des Patienten ein – Schmerzen, die jetzt medikamentös gut behandelt seien. Dann berichtet der Patient, daß ihm zwar im anderen Krankenhaus „nie etwa gesagt" worden sei, er aber „Bescheid wisse". Er habe den Hausarzt angesprochen, der ihm geantwortet habe „es müsse ein Wunder geschehen". Wenn es möglich sei, wolle er nach Hause, wobei er dies nicht als Mißachtung der Bemühungen hier im Krankenhaus verstanden haben wolle. Der eine Sohn kritisiert das Krankheitsverhalten des Vaters: Er müsse doch versuchen, sich abzulenken und sei es durch banale Fernsehsendungen. Er müsse wieder lustiger sein und nicht soviel „an die Decke starren und sinnieren". Der Vater nehme nur richtig Anteil am Leben, wenn seine Kinder oder seine Frau bei ihm im Zimmer seien. Er sage dies, weil er „ganz der Sohn seines Vaters" sei. Worüber der Vater wohl grüble? Darüber, wie es ohne ihn weitergehen könne, da er doch alle Entscheidungen getroffen habe und seine Frau eher unselbständig gehalten habe. Die Ehefrau bestätigt, daß ihr dies erst jetzt bewußt werde und sie einfach viele organisatorische Dinge nicht beherrsche, betont dann die gemeinsame tiefe religiöse Bindung, in der sie auch die jetztige Situation annehmen könnten, sie hätte mit ihrem Mann schon über „alles" gesprochen. Vielleicht könne ihr Mann auch im Krankenhaus die Kommunion empfangen.

Der zweite Sohn, der im gleichen Haus wohnt, berichtet, daß er jetzt eben öfters zum Vater hochgehe, der sich sichtlich darüber freue. Der Patient spricht nochmals seinen Wunsch nach Entlassung an, wenn diese ärztlich vertretbar sei, da er sich zu Hause doch „gleich gut" fühle. Die Stationsärztin bemerkt hierbei eine

Unruhe der Ehefrau und spricht diese an, ob sie sich die Pflege zu Hause überhaupt zutraue? „Ich habe schon Angst, was falsch zu machen – ich bin ja keine Krankenschwester", aber es könne vielleicht eine Gemeindeschwester aus der Nachbarschaft helfen, wenn es nötig sei. Die engagierte Rolle des Hausarztes wird von allen Familienangehörigen geschildert, dieser könne immer gerufen werden. Der Patient schildert nochmals, – er bricht jetzt in Tränen aus – daß er eben seine letzte Zeit gerne zu Hause verbringen möchte. Er spüre sehr wohl, wie seine Familie jetzt öfters um ihn sei und das sei ihm so wichtig, – es falle ihm schwer dies zu sagen – da er dadurch die Anerkennung erhalte, daß sein Leben was wert gewesen sei. Es wird die Entlassung in die häusliche Pflege vereinbart, sobald die Medikation gewährleistet, daß die Beschwerden zu Hause erträglich sind. Von ärztlicher Seite ist das Unbehagen gewichen: der Patient hat die „Therapieziele" formuliert, die familiären Bezugspersonen haben diese verstanden. Das Familiengespräch hat den Umgang mit dem Patienten erleichtert.

Schwerpunkte psychoonkologischer Arbeit

Eine Hauptaufgabe psychoonkologischer Arbeit besteht darin, strukturelle Veränderungen der Arbeitsorganisation im ärztlichen und Pflegebereich anzuregen – hier wurden wesentliche Impulse aus dem Ulmer Modell (21) aufgenommen: veränderte Visitenführung, bei der technische und organisatorische Einzelheiten und ein Visitenziel vor dem Patientenzimmer besprochen werden, so daß am Krankenbett der direkte Kontakt zum Patienten und ein Gespräch mit ihm und nicht über ihn möglich werden. Wöchentliche Stations- und Fallbesprechungen, das Angebot von supervidierten Patienten- und Familiengesprächen, einer Balint-Gruppe oder einer kunsttherapeutischen Interaktionsgruppe, gemeinsam für Ärzte und Pflegemitarbeiter haben sich bewährt. Weiter bieten wir Angehörigen von Verstorbenen die Möglichkeit eines „Nachgespräches" an. Dieses findet zu einem Zeitpunkt statt, der von den Angehörigen mit dem betreuenden Arzt vereinbart wird, meist ein bis drei Monate nach dem Tod des Patienten. In diesen Nachgesprächen erleben wir ein im Trauerprozeß typisches Wechselbad von Gefühlen: schmerzliche Assoziationen mit dem Krankenhaus, Erinnerungen an Momente großer Nähe mit dem Verstorbenen, Dankbarkeit über erlebte Vertrautheit, dann wieder Weinen. Thematisiert wird der Umgang mit dem Verlust, das Leben ohne den Verstorbenen, das in einem normalen Trauerprozeß ein Leben mit dem Verstorbenen bleibt. Deshalb sprechen wir über Trauerrituale, Dialoge mit dem Toten oder Träume, in denen dieser gegenwärtig ist. Schwierige Trauerreaktionen können erkannt und modifiziert werden (13, 18).

An unserer Klinik ist uns aufgefallen, daß die meisten Patienten nachts sterben, die Nachtschwestern aber durch ihre Abwesenheit tagsüber an den psychoonkologischen Supervisions- und Stützangeboten nicht teilhaben. Gut aufgenommen wurde hier ein gemeinsam mit der Klinikoberschwester initiiertes „Nachtwachenfrühstück" alle 2 Wochen. Es handelt sich um eine gemütliche Runde mit den Nachtschwestern und falls möglich dem Nachtdienstarzt, in der auch viele ernste Themen zur Sprache kommen. Es ist bewußt keine therapeutische Sitzung. Gerade weil unsere psychoonkologische Konzeption eine helferorientierte Ausrichtung hat, müssen wir darauf achten, den Umgang mit Mitarbeitern nicht nach dem gewohnten Umgangsmuster mit Patienten zu gestalten. Wir dürfen unsere Arbeitsebene nicht therapeutisieren, indem wir Pflegemitarbeiter sozusagen zu Patienten machen, die überlastet oder „ausgebrannt" sind, während wir Ärzte und Psychotherapeuten wie ein Fels in der Brandung stehen. Die wichtigere Frage an Pflegemitarbeiter ist vielmehr: „Wie schaffen Sie es trotz der oft schlechten Bedingungen, eine so gute Pflege und Betreuung durchzuführen?" Die Mitarbeiter der psychoonkologischen Arbeitsgruppe stehen auch bei nichtonkologischen Patienten der Klinik für psychosomatische Konsiliardienste zur Verfügung. Die Liaisonpräsenz bei Visiten erlaubt eine Diagnostik dieser Störungen vor eingetretener Chronifizierung und eine dahingehende Sensibilisierung der Aufmerksamkeit von Kollegen. Obgleich der Schwerpunkt der psychoonkologischen Arbeit in der unterstützenden Begleitung liegt, wird bei einzelnen Krebspatienten von den Mitarbeitern der Arbeitsgruppe eine mehr aufdeckende psychotherapeutische Parallelbehandlung übernommen, die in einem gewissen Umfang auch nach Entlassung als Kurzzeit- oder längerfristige Psychotherapie ambulant fortgesetzt werden kann. Außerdem wird der Kontakt zu regionalen psychosozialen Krebsberatungsstellen außerhalb des Krankenhauses gepflegt. Ein „Nachsorgekreis" dieser Einrichtungen wird monatlich koordiniert. Selbsthilfegruppen werden vermittelt und besucht (15). Über die onkologische Ambulanz werden auch zunehmend Krebspatienten vorgestellt, mit deren Krankheitsverarbeitung niedergelassene Kollegen oder Ärzte kooperierender Kliniken Schwierigkeiten haben, weil die Patienten beispielsweise seit Tagen „grundlos" weinen oder sich von verschiedenster Seite hinsichtlich onkologischer „Alternativtherapie" unter Druck gesetzt fühlen (16).

Widerstände und Schwierigkeiten

Der integrative Ansatz muß bei der Betreuung von Patienten mit meist sehr kritischen somatischen Problemen und der erheblichen Arbeitsbelastung bei kurzer Liegezeit immer wieder für Patient und Betreuer als hilfreich und sinnvoll erfahrbar gemacht werden (2). Dies gelingt uns sicher nur punktuell. Andererseits zeigt sich die Qualität der Integration nicht an der Anzahl von stattgefundenen großen „Kriseninterventionsgesprächen", sondern eher daran, daß diese durch die gesamte Betreuungsstruktur seltener notwendig werden. Die Umsetzung der mehr ganzheitlichen Betreuung bleibt sehr personengebunden. Ein personeller Wechsel in der Stationsbesetzung und die vorübergehende Abwesenheit oder das Ausscheiden von Mitarbeitern, die sich für die integrativen Ziele engagiert einsetzen, verwischt nicht selten deren bewußte und konkrete Ausgestaltung. Man habe gehört, an der Klinik werde auch Psychoonkologie betrieben, was da überhaupt geschehe, lauten dann Fragen von Mitarbeitern in Fluktuationssituationen, in denen nur der Chef- oder Oberarzt und der jeweilige Liaisonmitarbeiter der psychoonkologischen Arbeitsgruppe die Betreuungskontinuität in einem Stationsbereich aufrechterhalten. Deshalb wird vierteljährlich eine kurze klinikinterne Fortbildung für jeweils neue Mitarbeiter (Ärzte, Pflegemitarbeiter, Studenten) angeboten, in der die Konzeption einer integrativen Medizin veranschaulicht wird.

Zudem ist zu akzeptieren, daß in der internistischen Onkologie bei etwa 90 % der Patienten bereits bei Diagnosestellung oder im weiteren Verlauf der Behandlung nur noch palliative Therapiemöglichkeiten bestehen, eine Heilung im Sinne definitiv wiederhergestellter Gesundheit also nicht erwartet werden kann (s. Tab. 2; [12]). Das Hadern der Kranken mit ihrem

Schicksal führt dann oft zur Entwertung des bisher als „Retter" idealisierten Arztes. Ein Patient äußerte nach einem eineinhalbstündigen von der betreuenden Oberärztin sehr empathisch geführten Gespräch über viele Aspekte seiner Krankheit: er wolle endlich mal zu einem Psychoonkologen geschickt werden, damit er über seine Krankheit reden könne. Sich auf eine therapeutische Beziehung einzulassen bedeutet hier also eine Konfrontation mit medizinischer Ohnmacht, Verlust, Suizidphantasien, Todesängsten, antizipatorischer Trauer aber auch verschobener Aggression oder direkten Vorwürfen, daß das Reden doch auch nicht helfe (17). Darauf erfolgt nicht selten ein Rückzug des Arztes oder Pflegemitarbeiters von dem Patienten mit gleichzeitiger Abwertung des integrativen Ansatzes. Diese Reaktionen beobachten wir regelmäßig, wenn im persönlichen oder familiären Umfeld von Pflegemitarbeitern oder ärztlichen Kollegen Krebserkrankungen auftreten und die dann unausweichliche Auseinandersetzung mit der eigenen Endlichkeit, Hilflosigkeit und Verlustängsten zu bedrohlich wird. In dieser Hinsicht fiel uns auch auf, daß von Pflegeseite auf einigen Stationen die Bemühungen um eine kontinuierlichere Patientenbetreuung im Rahmen der Bereichspflege weitgehend wieder aufgegeben wurden, indem durch eine regelmäßige Schwesternrotation in den Bereichen sichergestellt werden sollte, „nicht jeden Tag dieselben Kranken pflegen zu müssen". Obwohl moderne Krankenpflegekonzepte gerade „Ganzheitlichkeit" betonen, wird paradoxerweise ein integrativer Therapieansatz derzeit auch erschwert durch die angesichts des „Pflegenotstandes" verstärkte berufspolitische Diskusion.
Die Krankenpflege argumentiert in ihnen kaum *zielorientiert*, sondern versucht durch die Aufzählung und Ausgrenzung „pflegefremder Tätigkeiten", ihren Arbeitsbereich zu definieren. Die Diskus-

sion über eine klare Berufsidentität mit verbesserter finanzieller Bewertung ist längst überfällig und wurde von uns schon immer unterstützt. Viele von den Pflegeberufsverbänden erhobene Forderungen zur Neubewertung der Pflege sind modellhaft erfüllt. Trotzdem bleibt die Abteilung in den gegenwärtigen berufspolitischen Auseinandersetzungen keine Insel. Bei aller Loyalität zu dem vertretenen Betreuungskonzept finden in der Abteilung vielleicht sogar vermehrt Diskussionen statt, weil eben Strukturen entwickelt wurden, die im Gegensatz zu anderen Abteilungen des Klinikums Gespräche anstelle von offener Konfrontation ermöglichen. Eine über mehrere Monate regelmäßige „Ozonlochdiskussion" zwischen Ärzten und Pflegemitarbeitern zur Analyse von „Stationsklimaveränderungen" an der 5. Medizinischen Klinik war hier sehr aufschlußreich und hat auch gezeigt, daß eine berufliche Identitätsbestimmung der Krankenpflege klinikintern nicht geleistet werden kann. In einer von außen einwirkenden Abgrenzungsdiskussion werden dann sogar erwünschte und gegenüber Ärzten oder Krankenhausträger geforderte Angebote wie gemeinsame Fortbildungen, Balint-Gruppen oder Stationskonferenzen weniger wahrgenommen, da diese eine Überlappung der ärztlichen und nichtärztlichen Helferrollen implizieren. Unverzichtbar für das hier dargestellte psychosomatische Betreuungskonzept ist aber die Kooperation der verschiedenen Berufsgruppen mit einer gemeinsamen therapeutischen Zielsetzung, in der eine standespolitische Gegenüberstellung von Therapie und Pflege nicht brauchbar ist, weil der Pflege selbst eine wichtige therapeutische Funktion zukommt.
Der von allen Seiten vordergründig begrüßte Versuch, die verschiedenen Betreuungsdienste (Psychosozialer Betreuungsdienst des Gesamtklinikums, Klinikseelsorge mit ehrenamtlichem Besuchsdienst, Patientensprecher) in das integra-

tive Konzept einzubeziehen, stößt immer erneut auf Widerstände, da offensichtlich das Konzept einer psychosozialen Betreuung als gemeinsame und gleichzeitige Aufgabe verschiedener Berufsgruppen auch hier bisher klarumrissene berufliche Identitäten aufweicht. Im internistischen Arbeitsalltag, der häufig Überstunden erfordert, erfahren die Mitarbeiter der psychosomatischen Abteilung immer wieder Neid hinsichtlich ihrer vermuteten anderen Arbeitsrealität und Abgrenzungsfähigkeit im Sinne einer zeitlich definierten Anwesenheit, unabhängig von „psychischen" Notfällen (28).

Mit dem Angebot von Kunsttherapie sollte gerade kritisch Kranken, die längere Zeiträume auf der hämatologischen Intensivstation liegen und z.B. durch reverse Isolationsmaßnahmen im Kontakt nach außen beeinträchtigt sind, nicht nur eine verbale, sondern auch schöpferische Krankheitsauseinandersetzung ermöglicht werden. Allerdings wurde das Angebot nur von wenigen Patienten genutzt, da auch sie das Überleben mehr mit Medikamenten und High-Tech-Apparaten in Verbindung bringen als mit Kreativität. Die trotz aller Neugierde in dieser Haltung implizierte Abwertung des kreativen Ansatzes, die Patientenerwartungen an einen „Malkurs" und unklare Vorstellungen auch auf Helferseite waren für die nicht nur methodendefinierte therapeutische Identität der Kunsttherapeutin schwierig, – auch in der psychoonkologischen Arbeitsgruppe. Die Gruppenarbeit mit ambulanten Patienten wurde besser akzeptiert. Als mittelbare Auswirkung des kunsttherapeutischen Angebots, unabhängig von konkreter kunsttherapeutischer Patientenarbeit, trat in der ärztlichen Betreuung die „Defektorientierung" zugunsten der „gesunden" Patientenfähigkeiten zurück, die nun verstärkt wahrgenommen und gefördert wurden.

Insgesamt sind die Strukturen, die einen integrativen Medizinansatz ermöglichen sollen, wie alle Strukturen von lebenden Systemen, dem Gesetz der Entropie unterworfen: sie werden nur durch ständigen Energieeinsatz aufrechterhalten, auch wenn viele selbstverständlich geworden sind: Stationskonferenzen etwa müssen im Zeitdruck zwischen organisatorischen Schichtübergaben und Röntgenbesprechungen behauptet werden, worin oft schon Spannungen in der Kooperation deutlich werden: Bei der wöchentlichen Stationskonferenz wird von Pflegeseite die vorangegangene Schichtübergabebesprechung verlängert, indem über nicht dringliche organisatorische Details der Beschaffung von Pflegeartikeln gesprochen wird. Die Anwesenheit der Ärzte wird nicht zur Kenntnis genommen. Nach einiger Zeit äußert schließlich der wortführende Stationspfleger, es sei schön, daß die Ärzte gekommen seien, aber heute gäbe es keine Probleme und da käme es dem angespannten Zeitplan der „Psychoonkologen" sicher entgegen, die gemeinsame Stationsbesprechung zu beenden. In der Antwort wird signalisiert, daß im Gegenteil doch jetzt endlich einmal Zeit sei, auch über positive Betreuungserfahrungen zu sprechen. Darauf wirft eine Schwester ein, die Patienten würden zu „brutal" aufgeklärt. Sie habe den ganzen Morgen einen jungen Patienten wieder „aufbauen" müssen, mit dem gestern abend über eine mögliche Knochenmarktransplantation gesprochen worden sei. Eine Schwester solle bei solchen Gesprächen mit anwesend sein. – Die Bereichsschwester hatte am Gespräch teilgenommen, kommt aber erst abends zum Dienst. – Es entsteht eine sehr lebhafte und wichtige Diskussion in dieser „heute unnötigen" Stationskonferenz.

Das integrative Psychoonkologiemodell wird von anderen klinischen Abteilungen, in denen Krebskranke behandelt werden, wenig sichtbar wahrgenommen. Obwohl der längere Weg der Modellentwicklung in damals sehr einschränkenden, für Patienten kaum zumutbaren räumlichen Bedingungen stattfand und das Konzept dieses Psychoonkologieverständnisses die gestalterische Planung des Klinikneubaus entscheidend beeinflußte, wird von anderen Kliniken der integrative Medizinansatz häufig damit abgetan, daß sich unter den der Klinik nun zur Verfügung stehenden ansprechenden räumlichen Bedingungen Patienten selbstverständlich wohler fühlen würden. Interesse aus anderen Abteilungen für den integrativen Ansatz kommt hier mehr von Pflegemitarbeitern als von Ärzten.

Unterricht und Supervision

Fortbildung zur Verbesserung der psychosozialen Kompetenz der Mitarbeiter hat im integrativen Betreuungsmodell einen hohen Stellenwert. Von der psychoonkologischen Arbeitsgruppe werden psychosomatische Themen vermehrt in die abteilungsinterne wöchentliche Fortbildungsstunde eingebracht, genauso in die Fortbildungsangebote des Gesamtklinikums und in die Lehrpläne der Krankenpflegeschulen und Stationsleitungskurse. Weiter wurden bisher drei überregionale ganztägige interprofessionelle Psychoonkologieseminare veranstaltet. Für Pflegemitarbeiter und Ärzte der onkologischen Klinik wurden auch zwei eineinhalbjährige Fortbildungsreihen (100 Stunden) über „Patientenorientierte Pflege und Psychoonkologie" organisiert. Dieses Kurskonzept ist inzwischen von Pflegdienstseite in enger Kooperation mit der psychoonkologischen Arbeitsgruppe zu einem zweijährigen Weiterbildungskurs auf Ebene des Gesamtklinikums ausgebaut worden, für den eine formale Anerkennung analog zur Ausbildung beispielsweise in der Intensivpflege angestrebt wird. Die Praktikumseinsätze dieser Weiterbildung finden vorwiegend in der 5. Medizinischen Klinik und in der Abteilung für Psychosomatik statt. Ein wesentlicher Teil der psychosozialen Kompetenzentwicklung und Supervision findet im Rahmen der Liaisonpräsenz der Mitglieder der psychoonkologischen Arbeitsgruppe auf den Stationen und in der Ambulanz statt sowie durch das unterschiedlich angenommene Angebot von gemeinsamen Balint-Gruppen für Ärzte und Pflegemitarbeiter. Bewährt hat sich auch, für Beiträge bei auswärtigen psychoonkologischen Fortbildungen, wechselnde Pflegemitarbeiter einzubeziehen, da in der gemeinsamen Vorbereitung eine verstärkte Auseinandersetzung und Identifikation mit dem integrativen Betreuungsansatz erfolgt. Eine Außensupervision der Klinik erfolgt durch Prof. C.B. Bahnson, der ca. alle 2 Monate für jeweils 2 Tage an die Klinik kommt und dabei die Fortentwicklung des familientherapeutischen Ansatzes unterstützt. Die Mitarbeiter der psychoonkologischen Arbeitsgruppe erhalten eine wöchentliche Supervision durch die psychosomatische Abteilung und nehmen monatlich an einer auswärtigen Balint-Gruppe teil.

Forschung

Die Klinik ist in verschiedene nationale und internationale onkologische Studien eingebunden. Hinsichtlich des psychoonkologischen Ansatzes liegt die Priorität konzeptgemäß in der Betreuung und nicht in der Forschung. Diese wird derzeit vermehrt angegangen, nachdem in einer mehr als 10jährigen Aufbauphase eine gewisse strukturelle Selbstverständlichkeit des integrativen Ansatzes erzielt worden ist. Dissertationen zu psychoonkologischen Themen sind im Gange, an multizentrischen psychoonkologischen Studien wird mitgearbeitet, eigene psychosoziale Forschungsvorhaben   („Body-Mind"-

Gruppen, Interventionsstudien, Evaluation von verhaltenstherapeutischen Ansätzen zur Verminderung von Therapienebenwirkungen) sind in Planung.

Notwendige weitere Schritte, Wünsche, Utopien

Wichtig wird es sein, zukünftig den integrierten und integrativen psychosomatischen Ansatz noch strukturierter und systematischer in die klinikinterne Fortbildung einzubringen. Damit sollen mehr Multiplikatoren und Promotoren des Ansatzes im Ärzte- und Pflegebereich gewonnen werden. Die Arbeitsgruppe Psychoonkologie sollte dann auch formal durch Pflegemitarbeiter erweitert werden, die bereits jetzt wesentlich zur Konzeptentwicklung beitragen (19, 29, 30, 31, 32). Wichtig erscheint uns dann auch die wissenschaftliche Evaluierung des veränderten Theapieansatzes, da nur hierdurch mittelfristig eine gesundheitspolitische Förderung des integrativen Medizinansatzes zu erwarten ist. In dem vertretenen Medizinverständnis werden Fortschritte in der Onkologie eben nicht nur in der Entwicklung von neuen Medikamenten und Medikamentenkombinationen gesehen. Das therapeutische „Setting" an sich, d.h. der Rahmen und die Art und Weise in dem und in der Behandlung stattfindet wird selbst als Parameter für den Krankheitsverlauf betrachtet. In dem hier dargestellten Medizinkonzept der Klinik wird nicht nur versucht, Krankheit aus dem Krankenhaus zu entfernen, sondern genauso, Gesundheit in das Krankenhaus hineinzutragen, in dem die ängstigende Grenze zwischen gesunder Welt „draußen" und kranker Welt „drinnen" aufgelockert wird.

Ein spendenfinanzierter, für Patienten jederzeit zugänglicher Klavierflügel im Eingangsbereich der Klinik, und über 30 Konzerte dort in den letzten 3 Jahren, an denen auch moribunde Patienten teilnehmen, zeigt uns die therapeutische Bedeutung von Kreativität im Genesungsprozeß. – Die Nachtschwestern berichten nach den Konzerten jeweils über weniger Nachfrage nach Schlafmedikamenten. Die bestechendste Bestätigung für das hier dargestellte Konzept kam von einer Architektenjury, die eine Preiswürdigkeit der baulichen Gestaltung der neuen Klinik mit der Begründung ablehnte, diese sehe nicht aus wie ein Krankenhaus.

Literatur

1. Bahnson CB. Das Krebsproblem in psychosomatischer Dimension. In: Uexküll Th v. (Hrsg). Psychosomatische Medizin. München: Urban & Schwarzenberg; 1990.
2. Bloch DA. The Partnership of Dr. Biomedicine and Dr. Psychosocial. Family Systems Med 1988; 6: 2–4.
3. Gallmeier WM. Nachsorge. Der Deutsche Arzt 1981; 31: 27–30.
4. Gallmeier WM. Das Notwendige. MMW 1981; 123: 1643.
5. Gallmeier WM. Humanität als kritischer Umgang mit der Technik. MMW 1984; 126: 1509–15.
6. Gallmeier WM. Psycho-Onkologie. MMW 1984; 126: 211–3.
7. Gallmeier WM, Bruntsch U. Unnötige Diagnostik (Überdiagnositk) in der Onkologie. MMW 1985; 127: 390–4.
8. Gallmeier WM. Tumormedizin nach Maß. medwelt 1986; 37: 1245–8.
9. Gallmeier MW. Braucht die Medizin eine Erweiterung oder Ergänzung? MMW 1989; 131: 499–502.
10. Gallmeier WM, Kappauf HW. Brauchen wir ein erweitertes Denken in der Nachsorge? In: Alt D, Weiß G (Hrsg). Im Leben bleiben. Heidelberg: Springer, 1991.
11. Herty H. Psychosoziale Arbeit auf einer onkologischen Station. MMW 1984; 126: 223–224.
12. Kappauf HW, Gallmeier WM. Indikation und Erfolgsbeurteilung der Tumortherapie

speziell unter Berücksichtigung der Lebensqualität im Rahmen palliativer Therapiekonzepte. In: Fülgraff GM, Franke H, Lenau H, Rode H (Hrsg). Klinisch-Pharmakologisches Kolloquium IV Titisee 1989 Freiburg i.B.: CRF 1990: 134–47.

13. Kappauf H, Dietz R, Pontzen W, Gallmeier WM. Sterben im Krankenhaus – ein Betriebsunfall? MMW 1988; 130: 292–4.

14. Kappauf H, Dietz R, Pontzen W, Gallmeier MW. Psychooncology in a Hospital Setting – An Integrative Approach. J Cancer Res Clin Oncol (Suppl) 1988; 114: 157. Abstr.

15. Kappauf HW, Gallmeier WM. Bei Krebs Gruppentherapie verordnen? MMW 1990; 132: 276–7.

16. Kappauf H, Gallmeier WM. Onkologische „Alternativmedizin" – psychodynamische Aspekte bei der Inanspruchnahme. MMW 1989; 131: 618–22.

17. Kappauf HW. Die Schädlichkeit barmherziger Lügen. Geriatrie Praxis 1989; 1: 42–5.

18. Kappauf HW, Gallmeier WM. Die Betreuung Sterbender im Krankenhaus. Geriatrie Praxis 1990; 2: 31-4.

19. Kappauf H, Meyer C, Wirth A. Modell einer integrativen Psychoonkologie im Akutkrankenhaus Nürnberg. In: Schwarz R, Zettl S (Hrsg). Psychosoziale Krebsnachsorge in Deutschland: eine Standortbestimmung. Heidelberg: Verl f Med Fischer 1991; 45–56.

20. Kappauf HW. Spontanremissionen und unerwartet günstiger Verlauf. Onkologie 1991; 14 (Suppl. 1): 32–35.

21. Köhle K, Simons C, Böck D, Grauhan A. Angewandte Psychosomatik. Die internistisch-psychosomatische Krankenstation – Ein Werkstattbericht. Basel: Rocom 1980.

22. Köhle K. Aufklärung von Patienten in fortgeschrittenem Krebsstadium. MMW 1984; 126: 214–18.

23. Köhle K, Simons C, Urban H. Zum Umgang mit unheilbar Kranken. In: Uexküll Th v. (Hrsg). Lehrbuch der Psychosomatischen Medizin. 3. Aufl., München; Urban & Schwarzenberg 1986.

24. Meerwein F. Einführung in die Psycho-Onkologie. Bern: Huber, 1981.

25. Meerwein F. Probleme und Konflikte des Onkologen und seiner Mitarbeiter. MMW 1984; 126: 219–22.

26. Pontzen W, Daudert G, Dietz R, Hünnebeck E et al. Strukturelle Grundzüge und psychodynamische Abläufe der psychosomatischen Arbeit am Beispiel des Nürnberger Klinikums. In: Schwarz R, Zettl S (Hrsg). Psychosoziale Krebsnachsorge in Deutschland: eine Standortbestimmung. Heidelberg: Verl f Med Fischer 1991; 57–66.

27. Pontzen W, Daudert G, Dietz R, Kappauf H. Probleme und Möglichkeiten der Zusammenarbeit zwischen Internistischen Onkologen und Psychosomatikern. Prax Psychother Psychosom 1988; 33: 35–41.

28. Theml H. Motive und Probleme in der Kooperation von Psychosomatik und Onkologie. Med Klin 1990; 85: 567–9.

29. Zieger G. Gedanken zum pflegerischen Selbstverständnis. Die Schwester/Der Pfleger 1990; 29: 552–4.

30. Zieger G. Begleitung Schwerkranker aus der Sicht der Krankenschwester. DKZ 1991; 44: Nr. 1: 29–33.

31. Zieger G. Aspekte der pflegerischen Betreuung in der Onkologie. DKZ (in Druck).

32. Zieger G. Pflege zwischen Fremd- und Selbstbestimmung: Geht es dem Patienten (nur) gut, wenn es den Pflegenden gut geht? Vortrag auf XIV. Internationalen Kongreß für Pflegeberufe, Salzburg, 20. 10. 1990.

Die Verwirklichung des biopsychosozialen Modells – Erfahrungen seit 1978

Rolf Adler

Biographisches

Noch während des Studiums kam ich mit der Psychoanalyse in Berührung. Mein Analytiker, Wilfried Steiner, arbeitete als Arzt für Innere Medizin in eigener Praxis. Seine vereinzelten Telefongespräche während meiner analytischen Stunde mit Patienten, die sich in Not befanden, begründeten in mir eine erste Vorstellung, wie ein Arzt mit Patienten umgeht. Von seiner Vorbildfunktion merkte ich damals natürlich noch nichts.

Nach Studienabschluß arbeitete ich 3 Jahre lang als Assistenzarzt in einer Universitätsklinik für Innere Medizin. Die Hilf- und Ratlosigkeit einiger Oberärzte der Klinik kontrastierten zum Verhalten meines Analytiker-Internisten. Patienten mit bösartigen Tumoren, die sich nach der Art ihres Leidens erkundigten, wurden etwa mit „Entzündung" getröstet. Kranken mit funktionellen Störungen wurde häufig erklärt, sie hätten nichts. Diese Diskrepanz und mein Unvermögen mit medikamentenabhängigen Patienten, dramatisch-theatralischen Kranken oder funktionell Leidenden umzugehen, um nur ein paar Beispiele zu erwähnen, bewogen mich, die Klinik mit ihrem faszinierenden internistischen Chefarzt mit einer Assistenzarztstelle in einer Psychiatrischen Klinik zu vertauschen. Bei Bekanntgabe meiner Entscheidung meinte der Chef: „Also, Sie wollen die Medizin verlassen". Diese Bemerkung erleichterte die Trennung von der geschätzten internistischen Tätigkeit nicht.

In der Psychiatrischen Klinik lernte ich die psychiatrischen Krankheitsbilder kennen und verlor etwas die Scheu davor. Die Macht krankheitserzeugender psychischer und sozialer Faktoren ging mir auf. Chef und Oberarzt erweckten mit ihren originellen und ganz verschiedenen Techniken der Anamneseerhebung und mit ihren prägnanten und plastischen Zusammenfassungen von Persönlichkeit und Psychodynamik der Patienten meine Achtung und Neugierde. Erste Psychotherapien konnte ich mit einem älteren Kollegen besprechen. Auch wenn sich die Erfahrungen in Innerer Medizin und Psychiatrie später auszahlten, vermißte ich immer noch das integrative Erfassen somatischer, psychischer und sozialer Faktoren in Anamnese, Diagnostik und Therapie. Dies war mir aber weder intellektuell ganz klar noch formulierbar. Ich verspürte lediglich einen großen Mangel. Ein Freund, der gerade aus den USA und einem damit verbundenen zweimonatigen Aufenthalt bei George Engel und seiner Liaisongruppe zurückgekehrt war, empfahl mir, mich dort zu bewerben. So kam ich zu meinem zweijährigen Schlüsselerlebnis.

Das Erlernen einer Anamnesetechnik, die es erlaubt, in einem Arbeitsgang somatische, psychische und soziale Daten zu erheben und in Diagnose und Therapieplan zu integrieren, die Beteiligung am Studentenunterricht, der auf einem biopsychosozialen Modell der menschlichen Entwicklung beruhte und Engel, als Vorbild eines pathophysiologisch denkenden, psychoanalytisch geschulten Internisten, standen im Zentrum meiner Ausbildung. Internisten, die Engels Mitarbeiter waren, zeigten mir schließlich praktisch wie integrativ gearbeitet werden kann. Dies führte zum Entschluß, nach der Rückkehr aus den USA an einer Medizinischen Universitätsklinik die Ausbildung in Innerer Medizin voranzutreiben, gleichzeitig mit derjenigen zum Psychoanalytiker.

Die Frage „wieviel Psycho braucht der Arzt" – in Anspielung an den Titel einer Tolstoi-Novelle – beschäftigt mich seither. Für mich selbst ist die Psychoanalyse faszinierend und mit ihrer Entwicklungspsychologie der günstigste Ansatz zum Verständnis der „individuellen Physiologie" (1), also zum Studium der biopsychosozialen Entwicklung des Individuums mit seinen die Gesundheit erhaltenden oder für Störung anfällig machenden Faktoren. Die klinische Arbeit von Engels Kollegen, die zum Teil nicht psychoanalytisch, jedoch auf der Basis des Buches von Engel „Psychisches Verhalten in Gesundheit und Krankheit" (2) ausgebildet waren, zeigte mir, daß schwierige Patienten gut betreut werden können, auch wenn der Arzt nicht Psychoanalytiker ist. Solche Patienten sind aber häufig so schwierig, daß ich für mich selbst eine fortwährende Vertiefung im psychoanalytischen Handwerk nicht missen möchte.

Die Tätigkeit als Assistent und Oberarzt in einer Medizinischen Universitätsklinik, die ich nach der Rückkehr aus den USA in der ersten Funktion ein Jahr und in der anderen während 7 Jahren bis zu meiner Wahl zum Chefarzt ausübte, wies charakteristische Merkmale auf, die meinen weiteren Weg mitbestimmten: Auf einer Visite ordnete der Chef bei einer an Kollagenose leidenden Frau das Einlegen eines Subklaviakatheters an. Als Oberarzt fiel mir diese Aufgabe zu. Ich blieb im Zimmer der Patientin zurück und schloß nach gelungenem Eingriff knapp 15 Minuten später wieder zur Gruppe auf. Der Chef äußerte sich sehr befriedigt darüber, daß sich der psychosomatisch spezialisierte Arzt zu dieser Handlung imstande zeigte! Psychosoziales Interesse und somatisches Können in einer Person vorzufinden, schien also nicht den Erwartungen zu entsprechen. Noch als Assistenzarzt, hatte ich einst eine Frau aufzunehmen, deren Anamnese auf eine Durchblutungsstörung des Darmes hinwies. Die Patientin war offensichtlich schwer hysterisch, manipulativ und den geplanten Abklärungsschritten gegenüber äußerst ambivalent eingestellt. Ich widmete die ersten 40 Minuten des Kontakts mit ihr der Anamnese und dem Aufbau der Beziehung. Nach dieser Zeit betrat der Chef das Zimmer und war erstaunt, daß der Körperstatus noch nicht gemacht war – es war kein Notfall – und er wies mich vorwurfsvoll darauf hin, daß die Frau ja vermutlich eine Durchblutungsstörung des Darmes habe. Er behandelte mich, wie wenn mir dieses Syndrom unvertraut oder unwichtig wäre. Meine Bemerkungen zur Anatomie und Pathophysiologie der Durchblutungsstörung beruhigten ihn. Diejenige, daß die Angiographie und weitere Untersuchungen nach Aufbau einer Beziehung besser durchgeführt werden können, traf auf Staunen. Im Einführungsteil in den klinischen Unterricht nach dem zweiten vorklinischen Examen führe ich jeweils mit einem Psychiater gemeinsam eine Vorlesung durch. In dieser interviewt einer von uns einen ihm unbekannten Patienten; danach kommentiert der andere das Interview. Die angewandte Interviewtechnik entspricht derjenigen von Engel (3) und ist für die Studenten verbindlich. Anschließend an diese Vorlesung fällt dem Chefarzt einer internistischen Abteilung unserer Universität dieselbe Aufgabe zu. Obwohl er aufgrund meiner Oberarzttätigkeit an seiner Klinik von der Interviewtechnik schon lange Kenntnis hat, stellt er eine an einem malignen Prozeß erkrankte Frau so vor, daß sie kaum zu Worte kommt und beendet das Gespräch mit der suggestiven Bemerkung: „Ihnen geht es ja erfreulich". Dem Auditorium ist dabei klar, daß die Lebensqualität dieser einst sportlichen, jungen Frau jetzt sehr stark eingeschränkt ist und die Trauer darüber hinter der mühsam aufgerichteten Fassade von Zuversicht durchblickt.

Die Einsicht, daß ein integrativer, echt biopsychosozialer Zugang zum Patienten Studenten und jungen Ärzten nur gelehrt werden kann, wenn die ganze Klinik in diesem Sinne arbeitet, ließ mich die Gelegenheit, Chefarzt zu werden ergreifen, als 1978 an der Medizinischen Abteilung Lory am Inselspital die entsprechende Stelle frei wurde. Ich fühlte mich mit Winston Churchill einig, der, auf das Scheitern des Dardanellen-Unternehmens angesprochen, ausdrückte, daß auch ein guter Plan mißlingt, wenn man ihn aus der Stellung der Nummer vier oder fünf in der Hierarchie durchführen muß und nicht aus derjenigen der Nummer eins.

Struktur der Einrichtung

Bevor ich die Leitung der Medizinischen Abteilung Lory übernahm, vertrat sie innerhalb des Universitätsklinikums Rehabilitation und Geriatrie nach einem biomedizinischen, also reduktionistischen, medizinischen Konzept (4).

Das medizinische Konzept, das unserer Arbeit zugrunde liegt, hat sich aber von einem biomedizinischen zu einem biopsychosozialen gewandelt. Ihm liegt die Auffassung zugrunde, daß biologische, psychische und soziale Komponenten in der Krankheit von Anfang an gleich gewichtet werden sollen, ohne aus Vorliebe für somatische Faktoren die psychischen und sozialen auszuklammern oder

umgekehrt. Das rein biologische Modell, das auf der Vorstellung beruht, daß die „Zerlegung" des Menschen in immer kleinere Teile, zuletzt solche, die in der Sprache der Chemie und Physik beschrieben werden, das Verstehen und Heilen der menschlichen Leiden ermöglicht, wurde damit zurückgelassen. Das neue Konzept hat den Zugang zum Patienten und zum Teil auch das Patientengut verändert.

Das biopsychosoziale Konzept hat zur Ausweitung des Begriffs „Rehabilitation" und zur Relativierung desjenigen der „Geriatrie" geführt. Rehabilitation schließt heute nicht nur Menschen mit Hirnschlag, Multipler Sklerose usw. ein, sondern auch Kranke, die weder im Akutspital noch in einer Psychiatrischen Klinik optimal betreut werden können. Wir betreuen Patienten mit chronischen Schmerzen, Magersüchtige, Patienten, die seelische Schwierigkeiten in der Sprache des Körpersymptoms ausdrücken, Menschen mit körperlichen Störungen, die als Begleitzeichen starker Affekte auftreten und auch psychisch Kranke mit ausgeprägten Körpersymptomen.

Die Geriatrie relativieren heißt für uns, daß nicht nur alte Menschen gleichzeitig verschiedene Leiden aufweisen können. Nicht nur beim alten Menschen werden Fragen der Abklärungs- und Therapieintensität aufgeworfen, und das mitmenschliche Beziehungsgefüge und soziale Gegebenheiten stehen im Vordergrund, sondern bei Patienten jeden Alters. Das Einbeziehen dieser Faktoren in die Betreuung eines betagten Menschen unterscheidet sich also nicht grundsätzlich vom Umgang mit jüngeren Menschen, denn Krankheit wirft neben somatischen immer auch psychische und soziale Fragen auf. Das Durchschnittsalter unserer Patienten liegt heute unter dem der Medizinischen Klinik der Universität Bern.

Das Konzept, das der jeweiligen Medizin zugrunde liegt, bestimmt die Art der Ausbildung, die praktische Tätigkeit und auch die Forschung der in medizinischen Berufen Arbeitenden. Die meisten Mitarbeiter des Lory-Spitals sind vorwiegend nach dem traditionellen Konzept ausgebildet worden, suchen aber nach Modellen, die sich besser eignen, das zu erklären, was sie täglich in ihrer Arbeit beobachten und erleben. Das biopsychosoziale Modell geht von den zahlreichen Beobachtungen aus, die zeigen, daß die Entwicklung des Menschen, seine Gesundheit und Krankheit vom Zusammenspiel biologischer, psychischer und sozialer Faktoren abhängen wie die Patientenbeispiele (s. S. 221) andeuten. Die Umstellung vom biomedizinischen auf ein biopsychosoziales Konzept bringt Schwierigkeiten, aber auch neue Möglichkeiten mit sich, die bei den Mitarbeitern des Lory-Spitals dazu führten, daß sie sich in Arbeitsgruppen engagierten und versuchten, das Konzept mitzugestalten. Die nachfolgenden, von den einzelnen Mitarbeitergruppen verfaßten Abschnitte über ihr Tätigkeitsgebiet sollen dem Leser die Arbeit im Lory-Spital deutlich machen. Die einzelnen Beiträge sind so wenig wie möglich adaptiert worden, sie widerspiegeln mit ihren Eigenheiten die Eigenständigkeit der Mitarbeiterteams bei der Verwirklichung eines biopsychosozialen Krankheitsmodells.

Mitarbeiterstruktur

Das ärztliche Team besteht aus Chefarzt, drei Oberärzten mit internistischer und psychotherapeutischer (Teil-) Ausbildung, einem Psychologen, sieben Assistenz- (= Abteilungs) ärzten und zeitweilig einem wissenschaftlichen Assistenzarzt. Das Physiotherapieteam hat neun Stellen, die Ergotherapie vier, und die Sprachtherapie eine Stelle. Das Pflegepersonal setzt sich aus 30 Schwestern mit dreijähriger Ausbildung und 28 Schwestern mit zweijähriger Ausbildung zusammen. Die Abteilung weist 58 Betten auf und hält eine ambulante Sprechstunde ab.

Im Rahmen des Universitätsklinikums wird die Behandlung von neurovaskulär Erkrankten, multimorbiden älteren, und Patienten mit schwerwiegenden psychischen und sozialen Problemen, durchgeführt. Diese sogenannten Problempatienten leiden an onkologischen Erkrankungen, chronischen Schmerzen, Konversionssymptomen, psychophysiologischen Störungen oder weisen ein gestörtes Eßverhalten auf. In der Ambulanz finden etwa 1300 Konsultationen pro Jahr statt. In der psychotherapeutischen Führung dominiert die psychoanalytische Grundlage. Konsiliarisch wird das gesamte Universitätsklinikum betreut.

Die Aufgaben der Mitarbeiter werden jetzt in der Reihenfolge dargestellt, wie sie dem Patienten nach Aufnahme in die Medizinische Abteilung Lory begegnen. Die Abschnitte der nichtärztlichen Mitarbeiter sind von diesen selbst geschrieben worden und entstammen der unveröffentlichten Schrift „Das Lory-Spital".

Aufgaben und Handlungsbereiche in der Krankenpflege

„Wir sehen unsere Aufgabe in der Unterstützung des kranken Menschen in dessen Auseinandersetzung mit seiner Krankheit, seiner Behinderung, seinen körperlichen und seelischen Leiden. Da der kranke Mensch immer in einem sozialen Beziehungsnetz steht, reicht unser Aufgabenbereich bis in die Unterstützung und Beratung der Angehörigen und Freunde hinein.

Die Krankenpflege als Prozeß

Der Krankenpflege liegt ein patientenorientiertes methodisches Vorgehen zur

Problemlösung zugrunde. Dabei spielt die Beziehung zwischen der Pflegenden[1] und dem Patienten eine entscheidende Rolle. Sie beeinflußt den Verlauf der Problembewältigung.

Der Krankenpflegeprozeß hat zum Ziel, dem Bedürfnis des Patienten nach pflegerischer Betreuung auf systematische Art und Weise zu entsprechen. Er besteht aus einer Reihe von Überlegungs-, Entscheidungs- und Handlungsschritten, die auf das Ziel der Problemlösung oder -bearbeitung ausgerichtet sind.

In der pflegerischen Patientendokumentation werden der Krankenpflegeprozeß und einzelne pflegerische Maßnahmen schriftlich festgehalten. Damit kann eine individuelle Pflege und deren Kontinuität gewährleistet werden.

Die Schwester-Patient-Beziehung

Der kranke Mensch und die Pflegende stehen in einer gegenseitigen Beziehung. In der persönlichen Auseinandersetzung mit seiner Erkrankung oder Behinderung erwartet der Patient Hilfe und Zuwendung. Im Zusammenhang mit der Krankheitsbewältigung und der Verarbeitung der eigenen Lebensgeschichte zeigt der Patient oft Ablehnung, Aggression, Rückzug, Trauer. Diese individuell erfahrene Wirklichkeit lebt er gegenüber der Pflegenden aus. Die Pflegende ihrerseits begegnet dem Patienten mit ihrer eigenen Persönlichkeit, dem eigenen Erfahrungsbereich und dem beruflichen Hintergrund. Sie beobachtet den Patienten, spricht mit ihm, nimmt seine verbalen und averbalen Äußerungen, Reaktionen wahr, versucht diese zu verstehen und bespricht sie im Team (Pflegeteam, Arzt).

[1] Mit „Pflegende" sind Krankenschwestern und Krankenpfleger sowie Pflegerinnen und Pfleger FA SRK gemeint.

Die Pflegende kann sich nie „draußen" lassen. Sie wird immer auch als ganzer Mensch gefordert. Sie muß immer wieder lernen, Spannungen und Konflikte auszuhalten, deren Bewältigung anzustreben, ohne gegenüber dem Patienten unüberlegt zu handeln. Sie muß bereit sein, sich „betreffen zu lassen", über diese Betroffenheit zu reflektieren und sich selbst mit diesem Beziehungsprozeß auseinanderzusetzen. Das Pflegeteam hat die Gelegenheit, seine Probleme in regelmäßigen Abständen mit einem externen Oberarzt zu besprechen. Dieser hat als Assistenz- und Oberarzt in der Medizinischen Abteilung Lory gearbeitet und steht jetzt als psychotherapeutisch ausgebildeter Internist in eigener Praxis.

Durchführung der Pflege im Bereich der Aktivitäten des täglichen Lebens

Die Pflegende hilft dem Patienten im Bereich der Aktivitäten des täglichen Lebens auf unterschiedliche Art. Sie übernimmt diejenigen Aktivitäten, die der Patient nicht (mehr) selbst ausführen kann, weil er dazu infolge Krankheit oder Behinderung nicht in der Lage ist. Beispiel: Sie führt die tägliche Körperpflege stellvertretend für den Patienten durch. Sie kann ihn aber auch teilweise unterstützen, wenn er mit einer Behinderung umzugehen lernt und neue Möglichkeiten zur Selbsthilfe suchen muß. Beispiel: Der Patient muß sich einarmig (möglicherweise noch mit der weniger gewohnten Seite) ankleiden lernen. Dazu benötigt er das Einüben bestimmter Handlungsabläufe, die er in der Ergotherapie lernt. Die Pflegende hilft ihm, diese jeden Tag einzuüben und führt dazu einige Abläufe ergänzend aus. Sie leitet den Patienten an, unabhängiger zu werden. Dies tut sie nach gewissen Prinzipien, d. h. sie stützt sich dabei auf ihr fachliches Wissen und Können. Beispiel: der Patient mit einer Hemiplegie lernt in der Physiotherapie, wie er sich vom Bett in den Fahrstuhl begeben kann. Sie führt das Gelernte zusammen mit dem Patienten während des gesamten Tages weiter. Sie korrigiert falsche Bewegungsmuster und macht den Patienten darauf aufmerksam. Sie freut sich mit ihm über Erfolgserlebnisse und stützt ihn bei Mißerfolgen.

Ausführen ärztlicher Verordnung und die Zusammenarbeit mit dem Arzt

Die Pflegende führt – auf ärztliche Verordnung – verschiedene pflegetechnische Maßnahmen zur Abklärung (z. B. Blutentnahme) und Behandlung (z. B. Infusionstherapie, Injektionen) durch. Sie ist verantwortlich für deren korrekte Ausführung und informiert darüber den Patienten, in Ergänzung zum Arzt. Therapiebedingte Veränderungen leitet sie an den Arzt weiter.
Die Zusammenarbeit mit dem Arzt ist von außerordentlicher Bedeutung. An täglichen Rapporten werden Probleme der Patienten aus ärztlicher und pflegerischer Sicht beleuchtet sowie Schwierigkeiten, aber auch erreichte Ziele besprochen. Oberarzt- und Chefvisite dienen nicht selten einer Standortbestimmung, in der „festgefahrene" Probleme neuen Erkenntnissen oder dem Aufzeigen neuer Wege Platz machen.

Organisation der Arbeit und Koordination der Aufgaben innerhalb der Pflegegruppe

Der Ablauf der pflegerischen Tätigkeiten (Tagesprogramm) richtet sich nach den Pflege- und Behandlungszielen der Patienten und den therapeutischen „Fix"-Zeiten (Physio-, Ergo-, Sprachtherapie).

Besprechungen, Rapporte und Visiten werden im Tagesablauf eingeplant. Vorbereitend dazu überlegt sich die Pflegende die wichtigsten Pflegeschwerpunkte.
Die Koordination innerhalb der Pflegegruppe heißt im weiteren auch, daß die Kompetenzen und der Ausbildungsstand der Gruppenmitglieder so berücksichtigt werden, daß die Sicherheit in der Pflege für den Patienten gewährleistet ist, er also keinen Schaden leidet, nur weil eine Pflegeperson falsch eingesetzt ist.

Ausbildung für Krankenpflegeberufe

Die ausgebildete Krankenschwester und Pflegerin haben einen Ausbildungsauftrag an Schülerinnen zu erfüllen. Dieser beinhaltet – nebst der eigenen pflegerischen Tätigkeit – das Schaffen von Lernsituationen, das Beurteilen der ausgeführten Pflege und des Praktikumverlaufs sowie das Qualifizieren. Dies ist eine zeitaufwendige Zusatzaufgabe, die eine Ausbildungsstation zu erfüllen hat.
Der Abschnitt „Aufgaben und Handlungsbereich in der Krankenpflege" weist auf die Probleme in der Beziehung Schwester/Patient hin. Als Beispiel sei die „Übertragung" von Verhaltensmustern, die der Patient zu früheren Bezugspersonen aufgebaut hatte, auf die Schwester genannt. Diese führen dazu, daß der Kranke Vorstellungen, Fantasien, Wünsche und Abneigungen gegenüber der Schwester entwickelt, die mit der individuellen Pflegenden wenig, mit seinen früheren Lebenserfahrungen mit Mitmenschen aber viel zu tun haben und die Pflegende dadurch irrational anmuten und belasten. Dies gilt auch im umgekehrten Sinn. Es führt zu Fragen wie der Ausbildung der Fähigkeit, solche seelischen Reaktionen zu bemerken und zu verarbeiten, zur Frage der Identität der Pflegenden, die mehr und mehr über

Psychotherapie lernt, aber bei gewissen selbständigen Patienten das in der Ausbildung Gelernte weniger anwenden kann. Sie muß überlegen, wie weit sie den Rahmen ihrer Aufgaben ausdehnen oder beschränken soll. Fragen der Fortbildung auf Gebieten wie der Selbstreflexion der Pflegenden, des psychogenen Schmerzes, der Magersucht, den psychogenen sogenannten konversionsbedingten Körpersymptomen, wie etwa eine psychogen bedingte Halbseitenlähmung, tauchen auf. Eine Gruppe von zehn Krankenschwestern absolviert derzeit den ersten Ausbildungskurs, der sich mit diesen Themen befaßt und sich über 12 auf ein Jahr regelmäßig verteilte Ausbildungstage erstreckt. Die Dozenten dieses Kurses sind erfahrene Ärzte und Schwestern unserer Abteilung.“

Der Assistenzarzt

Er erlebt beim Eintritt in die Medizinische Abteilung Lory den Paradigmawechsel von der Biomedizin zur biopsychosozialen Medizin. Der Übergang ist brüsk. Wenn er in Bern studiert hat, ist er etwas milder, denn im ersten klinischen Jahr erfährt er im Gruppenunterricht in sechs dreistündigen Sitzungen das Erheben einer Anamnese so, daß somatische, psychische und soziale Daten in einem Arbeitsgang erfaßt werden. Bei der Körperuntersuchung lernt er, auf die psychischen Geschehnisse und die Beziehung zwischen ihm und dem Patienten zu achten. Im ersten klinischen Jahr begegnet er im Gruppenunterricht aber auch Tutoren, deren Unterricht im Erheben der Anamnese in nichts anderem als einem biomedizinischen Befragen besteht und die ihn während der Anamneseerhebung unter Umständen allein lassen. So wird das Erlernen einer sinnvollen Technik der Anamneseerhebung gestört. Der Student, der 3 bis 4 Monate im letzten Studienjahr, dem Wahljahr, im Lory verbringt, hat die besten Voraussetzungen, um bei der Aufnahme der Arbeit im Lory als Assistenzarzt, den Paradigmawechsel zu meistern. Wir nehmen deshalb Ärzte, die das Wahljahr bei uns absolviert haben, besonders gerne an.

Die Integration somatischer, psychischer und sozialer Aspekte in Diagnose und Therapie verlangt vom Assistenzarzt mehr, als auf den ersten Blick vermutet werden könnte. Hier trifft von Uexkülls Bemerkung zu: Wer das Haus der Medizin im psychosomatischen Sinn verändern will, baut nicht einfach ein Zimmer um, sondern reißt das ganze Haus ein.“ Dies heißt für uns aber keineswegs, daß das somatische Material des Hauses weggeworfen werden dürfte. Im Gegenteil, es wird dringend benötigt, aber geordnet nach biopsychosozialem Bauplan.

In den ersten Jahren stellten wir bevorzugt Assistenzärzte ein, die unmittelbar vom Studienabschluß kamen. Der Leitgedanke war, sie möglichst einer Prägung durch die Biomedizin zu entziehen. Es stellte sich aber heraus, daß die meisten durch die Aufgabe überfordert waren, als Dienstleistung voll verantwortlich eine gute somatische Arbeit flüssig zu verrichten, und gleichzeitig psychische und soziale Aspekte in sie zu integrieren. So sahen wir uns gezwungen – solange die Ausbildung im Studium nicht integrativ biopsychosozial erfolgt – 2 Jahre somatischer klinischer Tätigkeit als Voraussetzung zur Arbeit bei uns zu verlangen, damit der Lernende wenigstens im Somatischen sattelfest ist und sich dem Neuen besser widmen kann.

Wir bilden Ärzte für Allgemeinmedizin und für Innere Medizin aus. Ausnahmsweise absolviert ein in der Ausbildung zum Psychiater stehender Arzt ein Jahr bei uns.

Der Assistenzarzt betreut eine internistische Station mit 11 Betten. Durchschnittlich sind fünf Patienten unter diesen 11, die an neurovaskulären Störungen leiden, drei weisen vorwiegend multiple internistische Krankheiten auf und sind betagt und drei sind „Problempatienten", worunter wir solche mit chronischem Schmerz, Anorexia nervosa, psychophysiologischen Symptomen usw. verstehen. Daneben führt er bei durchschnittlich zwei Patienten, die aus unserem Spital in die ambulante Betreuung entlassen worden sind, eine Gesprächspsychotherapie durch. Supervision erhält er durch die Oberärzte, den Chefarzt und den Psychologen. Vierzehntäglich nehmen die Assistenzärzte als Gruppe an einer Supervision außerhalb des Spitals teil. Die Erhebung der Anamnese wird ebenso wie die Körperuntersuchung von den Oberärzten bzw. dem Chefarzt begleitet. Sind diese zeitlich dazu nicht in der Lage, wird das auf ein Band aufgenommene Interview später besprochen. Einmal wöchentlich führt der Psychologe für die Assistenzärzte ein Interviewseminar durch. Vierzehntäglich nehmen alle Ärzte an einem vom Chefarzt geleiteten Seminar teil, in dem meistens ein zum Konsilium zugewiesener „Problempatient" interviewt und besprochen wird.

Hie und da stellt sich bei mir als Chefarzt einerseits Bedauern darüber ein, daß wir nur selten akute Fälle aufnehmen, da wir unbelegte Betten nicht lange offenhalten können, und die Notfallaufnahmen via Notfallpforte und -Bettenstation ins Inselspital aufgenommen werden. Ein- bis zwei Aufnahmen pro Woche geben dem Assistenzarzt andererseits Gelegenheit, die Anamnese und die Körperuntersuchung unter Aufsicht genau durchführen zu können und die Abklärungsschritte und Behandlungspläne präzis zu überdenken. Um biopsychosozial arbeiten zu lernen, benötigt der Lernende die Abwesenheit von Zeitdruck. – Da mein Anliegen in erster Linie die Ausbildung von biopsychosozial kompetent arbeitenden Ärz-

ten darstellt, weine ich der akuten Aufnahme nur selten Tränen nach, insbesondere weil wir bezüglich differentialdiagnostischer Knacknüsse reichlich beliefert werden. Die schwierigen „Problempatienten" bewegen die allermeisten unserer Ärzte, sich einer Selbsterfahrung zu unterziehen, wenn sie diese in Form einer Psychoanalyse oder psychoanalytisch orientierten Gesprächstherapie nicht schon vor Arbeitsaufnahme bei uns begonnen haben.

Etwa 50 Ärzte, die ein bis zwei Jahre Ausbildung in unserer Abteilung genossen haben, arbeiten jetzt schon in der Praxis. Sie haben sich zu einer Arbeitsgemeinschaft für biopsychosoziale Medizin (AGBPSM) zusammengeschlossen, und treffen sich zweimal jährlich zu einer Fortbildungsveranstaltung mit anschließendem gemeinsamem Abendessen. Beispiele für bisher bearbeitete Themen sind: „Der Zusammenhang zwischen Kindheitserlebnissen und psychogenem Schmerz im Erwachsenenalter", „Grundlagen einer Theorie der Humanmedizin", „Familientherapie und praktischer Arzt", „Problemorientierte Ausbildung und Second-Track Curriculum", „Probleme der Organisation der biopsychosozialen Praxis", „Psychosomatische Störungen in der Pädiatrie". Die zwei Ehrenmitglieder der AGBPSM sind George L. Engel und Thure von Uexküll.

Physiotherapie

„Bei der ganzheitlichen Betreuung übernehmen wir in erster Linie die Arbeit auf der Körperebene. Durch genaue Befundaufnahme können wir die Bewegungsfunktionen eines Patienten erfassen, Ziele formulieren und die Behandlungsmethode entsprechend wählen. Gerade in der Therapie sehen wir sehr stark die Beziehung zwischen Körper und Seele,

z. B. in der Körperwahrnehmung des Patienten. Deshalb ist für uns das Wissen um die psychosozialen Verhältnisse, um den Verlauf der ärztlichen bzw. psychotherapeutischen Betreuung von Bedeutung. Die dafür notwendige Information erhalten wir bei den gemeinsamen Besprechungen mit allen betreuenden Personen. Für die Therapeuten ist es wichtig, ihre Beziehung zum Patienten und umgekehrt wahrzunehmen. Das fordert von den Behandelnden, ihre eigenen Gefühle, Wertvorstellungen, Verhaltensmuster und Persönlichkeitsart immer wieder zu erspüren und zu überdenken.

Was erwartet der Patient von der Physiotherapie? Wie reagiert er auf meine Art von Therapie? Wie spürt er die körpernahe Begegnung? Fühlt er sich unterstützt von der Therapeutin oder zu stark mit seiner Krankheit konfrontiert? Sie muß sich gegenüber dem Patienten klar abgrenzen, um sich selbst nicht in seinen Problemen zu verlieren. Nur so kann sie mit den Schwierigkeiten des Patienten umgehen und ihn therapeutisch begleiten.

Gerade gegenüber Patienten mit sehr hohen Erwartungen an die Physiotherapie, die zudem lange hospitalisiert sind, ist eine klare Abgrenzung von Bedeutung. Eine Möglichkeit, dieses Thema anzusprechen, haben wir in Teamgesprächen mit dem ärztlichen Leiter.

Organisation / Spezialaufgaben

Jede Therapeutin übernimmt für eine Abteilung, die ihr zugeteilt wird, die Verantwortung. Dies ermöglicht eine bessere interdisziplinäre Zusammenarbeit. Da sich unser Tagesablauf nach festgelegten Behandlungszeiten richtet (45 und 30 Minuten), tauchen häufig Probleme auf, z. B. bei kurzfristigen Änderungen der Therapiezeiten oder zu früh angesetzten

Terminen. In gemeinsamen Gesprächen können Prioritäten in der Behandlung des Patienten gesetzt und die Informationen besser weitergegeben werden. Die Leiterin ist in Gestalttherapie ausgebildet, einzelne Physiotherapeutinnen vermitteln die Entspannungstechnik nach Jacobson.

Ergotherapie

Behandlungsauftrag und Behandlungsschwerpunkte

Entsprechend den im Lory-Spital hospitalisierten Patientengruppen ergeben sich ergotherapeutische Behandlungsschwerpunkte in der Arbeit mit hemiplegischen Patienten und Problempatienten. Die Grundhaltung im ergotherapeutischen Handeln ist es, in erster Linie durch genaues Erfassen, Fördern und Stärken gesunder Fähigkeiten und Fertigkeiten, die Störungen und Ausfälle des Patienten zu integrieren.

Neben den ergotherapeutischen „Standardaufgaben" erwähnen wir die Gruppenaktivitäten: Die Gruppenangebote zielen darauf hin, gemeinsames Erleben zu fördern, die eigenen Bedürfnisse mit den Bedürfnissen der anderen Gruppenmitglieder abzustimmen aber auch, eigene Fähigkeiten und eigene Meinungen in den Gruppenprozeß einzubringen.

Malgruppe. Es wird teils in gemeinsamer, teils in individueller Arbeit ein in der Regel durch die Gruppenleitung vorgeschlagenes Thema bearbeitet. Die Tatsache, daß damit vielen Patienten neue, nichtsprachliche Möglichkeiten des persönlichen Ausdrucks erschlossen werden, gewinnt zentrale Bedeutung. Die Gruppensitzung wird jeweils mit einer Gesprächs- und Kaffeerunde abgeschlossen.

Mittwochsgruppe. Mit der Mittwochsgruppe wird versucht, im größtenteils krankheits- und problemorientierten Spitalalltag einen Ausgleich zu schaffen. Die Gruppe sucht gemeinsam ein Gruppenprojekt und verfolgt es dann während einer gewissen Zeit. Dabei werden Phasen des gruppeneigenen Tätigseins (intellektuell, manuell) durch Ausflüge, Besichtigungen, Referate sinnvoll ergänzt.

Der Ergotherapeut betritt mit der Therapie von Problempatienten, bei denen ähnlich wie in der Physiotherapie keine therapeutischen Handlungsanweisungen vorliegen, Neuland. So kennt er die funktionelle Ergotherapie, die bei den meisten Patienten eingesetzt wird. Bei sogenannten Problempatienten muß er sie entwickeln.

Logopädie

„Zusammenarbeit im Rehabilitationsteam

Die sprachliche Rehabilitation des Patienten erfordert eine phasen- und störungsspezifische Sprachtherapie, individuell der Art und Schwere der Behinderung und den Bedürfnissen und Möglichkeiten des Patienten angepaßt.
Wo eine sprachliche Rehabilitation nicht mehr möglich ist, muß versucht werden, nichtsprachliche Verständigungsmittel, z. B. Gestik und Mimik, zu erarbeiten. Die Angehörigen des Patienten werden in den Therapieprozeß einbezogen mit dem Ziel von Beratung, Begleitung und Offensein gegenüber den Problemen der Krankheitsverarbeitung des Patienten. Wichtig ist der Aufbau einer konstanten, anhaltenden Beziehung zum Patienten und den Angehörigen. Für den Erfolg der Sprachtherapie ist die wiederholte Motivation des Patienten bedeutsam.
Sich der Sprache zu bedienen mag selbstverständlich erscheinen. Wir drücken durch sie unsere Gedanken und Gefühle aus und werden durch sie verstanden. *„Die Grenzen meiner Sprache bedeuten die Grenzen meiner Welt"* (Wittgenstein). *„Der Mensch ist nur Mensch durch Sprache, um aber die Sprache zu erfinden, müßte er schon Mensch sein"* (Humboldt). Diese kurzen Sätze illustrieren die Bedeutung der Sprache. Ein von einer Sprach- oder Sprechstörung betroffener Mensch hat die souveräne Verfügbarkeit über die Sprache verloren. Dieser Verlust führt oft in die soziale Isolation. Das weitgesteckte Ziel der Logopädie besteht darin, den Patienten durch eine möglichst gute und weitgehende Rehabilitation wieder in die Gesellschaft zu integrieren. Die Logopädin trifft bei Patienten mit Sprach- und Sprechschwierigkeiten, die unter diesen Behinderungen außerordentlich leiden, und bei deren Angehörigen, häufig auf große seelische Not, die sich in Trauer, Depression, Reizbarkeit und in schlechter Mitarbeit ausdrücken können. Das biopsychosoziale Konzept hilft ihr, sich diesen Aspekten ebenso zu widmen wie der Anwendung ihres technischen Fachwissens. Sie muß dabei lernen mit den in ihr selbst entstehenden Gefühlen, den aktivierten Konflikten, umzugehen.

Sozialdienst

„Sozialarbeit wird oft nur als Begleitung des Patienten durch den Bürokratiedschungel und Suchen von finanziellen Unterstützungen verstanden. In Wirklichkeit wird sie von Selbsthilfegedanken geprägt, – im Gegensatz zur Für-Sorge, aus der die Sozialarbeit gewachsen ist. Dahinter steckt die Überzeugung, daß jede wirkliche Veränderung nur durch Auseinandersetzung und Anstrengung des Patienten geschehen kann.
Kernstück der Sozialarbeit ist der direkte Kontakt mit dem Patienten. Die Hilfe, die

sie anbietet, ist ein Prozeß, die Arbeit an einer Problematik, wobei die Ziele zusammen erarbeitet werden. Der Arbeitseinsatz ist ganzheitlich, indem versucht wird, die soziale, psychische, physische, wirtschaftliche, rechtliche, gesellschaftliche und kulturelle Situation des Patienten wie auch dessen subjektive Wahrnehmung zu erfassen. Hierzu gehört auch das Erkennen beruflicher Grenzen und die Einbeziehung oder das Vermitteln von Fachkräften aus anderen Berufsgebieten. Als Besonderheit wirkt sich im Lory-Spital aus, daß sich nicht nur der Sozialarbeiter um soziale Probleme kümmert, sondern alle Mitarbeiter, vor allem der Assistenzarzt, der eine biopsychosoziale Anamnese erhebt. Dies ist anregend und erschwerend zugleich, bedingt es doch in jedem einzelnen Fall ein Absprechen der Aufgaben der Teammitglieder. Die Arbeit des Arztes nach dem biopsychosozialen Modell führt dazu, daß der Sozialarbeiter die

Bereiche „Verarbeitungsprozeß begleiten" und „Vertrauensperson sein" mit andern Mitarbeitern teilt. Wir müssen darauf achten, daß er Patienten längere Zeit betreuen und Entwicklungen begleiten kann.

Patienten

Die Überweisungen stammen aus dem Universitätsklinikum, aus den Spitälern des Einzugsgebietes (ca. 800 000 Einwohner der Kantone Bern, Solothurn, Freiburg, Wallis), von den Hausärzten und Spezialisten des Einzugsgebietes.

Kasuistiken

1. Rehabilitation von Patienten mit Leiden, die einer zeitlich und personell aufwendigen Physio-, Ergo- und Sprachtherapie bedürfen.

Kasuistik 1: Ein 65jähriger SBB-Streckenangestellter wird 7 Monate nach seiner Pensionierung mit einer Halbseitenlähmung eingewiesen. Er kann stehend das Gleichgewicht knapp wahren, unsicher gehen, im Arm sind nur grobe Bewegungen möglich. Er ist mit dem Tagesablauf im Spital, den Behandlungen, der psychischen Betreuung immer sofort einverstanden, negiert jegliche persönlichen Probleme und macht in Physio- und Ergotherapie gute Fortschritte. Die ersten zu Hause verbrachten Wochenenden führen, zur Überraschung der Ehefrau und des Pflegeteams, zu schweren ehelichen Auseinandersetzungen mit Zertrümmerung des Mobiliars durch den früher als ruhig und sehr arbeitsam eingeschätzten Patienten. Allmählich stellt sich im Gespräch mit Arzt und Pflegeteam heraus, daß der Patient seine Pensionierung außerordentlich schwergenommen und sich nicht mehr zurecht gefunden hat. Die Erkrankung eines Bruders an einem schweren Herzinfarkt und des zweiten Bruders an drei Hirnschlägen in den letzten Monaten vor der eigenen Erkrankung haben ihn sehr bedrückt. Während der letzten Wochen im Spital werden mit ihm die Trauer um den verlorenen Arbeitsplatz und seine eigenen Funktionseinbußen eingehend besprochen. Zum Zeitpunkt der Spitalentlassung wirkt er ruhiger, Ehefrau und Hausarzt bitten uns aber, den Patienten ambulant physio- und psychotherapeutisch noch so lange zu betreuen, bis er wieder stabiler und in seine Familie integriert ist.

2. Patienten, die durch körperliche und psychische Beschwerden in so hohem Maße beeinträchtigt sind, daß sie invalid sind oder die Invalidität erwartet werden muß (Problempatienten).

Kasuistik 2: Der 54jährige Uhrenarbeiter ist wegen Herzrhythmusstörungen, die seit 30 Jahren bestehen und die in den letzten Jahren zugenommen haben, vor 4 Jahren vollinvalid geworden. Er wird eingewiesen, da alle bisherigen Behandlungsversuche erfolglos blieben. Ein neues Medikament lindert die Störung zwar ein wenig, trotzdem bleibt der Patient weitgehend ans Bett gebunden. Er stellt selbst fest, daß körperliche Belastung die Beschwerden lindert, wagt aber nicht, sich aktiv zu betätigen. Seine ihn übermäßig und ängstlich betreuende Frau, die er vor 4 Jahren geheiratet hat, schränkt seine Aktivität weiter ein. Der Tod seiner Mutter an Herzrhythmusstörungen, ein Streit mit dem Bruder, der ihn veranlaßte, vom Hof wegzugehen sowie seine Heirat in fortgeschrittenem Alter führten zum Entstehen seiner Ängste. Erst als diese Ängste in der Arzt-Patient-Beziehung berücksichtigt werden, lassen die Rhythmusstörungen und Befürchtungen nach. Als die Ehefrau in die Behandlung einbezogen wird, steigert sich die Aktivität des Patienten. Nach 3 Monaten wird er entlassen, beginnt wieder zu 50 % zu arbeiten und nimmt seine Hobbies wieder auf. Er wird ambulant weiterbetreut.

---

3. Rehabilitation akutkranker geriatrischer Patienten.

Kasuistik 3: Eine 84jährige alleinstehende frühere Turnlehrerin, die ihr ganzes Leben unabhängig verbracht hat, erkrankt innerhalb weniger Tage an einer Durchblutungsstörung des Halsmarks, die zur Gehunfähigkeit führt. Unter Physiotherapie nimmt die Muskelkraft zu. In der Nacht ist die Patientin jedoch unruhig und verwirrt. Sie möchte unbedingt in ihre Wohnung zurückkehren sowie sie feststellt, daß sie mit Hilfe einer Person wieder etwas gehen kann. Ihre Probleme umfassen die Behandlung der Herzinsuffizienz, die Physiotherapie, die psychologische Betreuung bei der mit Trauer und Depression aufgenommenen Mitteilung, daß eine Heimkehr, wenn überhaupt, nur via Pflegeheim in Frage kommt, die Wahl der zweckmäßigen Psychopharmaka und Schlafmedikamente bei gestörter Hirnleistung. Die Vorbereitung der Entlassung in ein Pflegeheim und die Mobilisierung der Mithilfe von Hausbewohnern für die spätere Rückkehr in die eigene Wohnung, wird durch die Sozialarbeiterin organisiert.

Schwierigkeiten und Widerstände

Von seiten der anderen Kliniken bestehen keine offenen Widerstände. Verdeckt macht sich aber das Weiterwirken des biomedizinischen Modells mit positivistischer, reduktionistischer Haltung bemerkbar. So bemühen sich die Chefärzte der anderen Abteilungen und Kliniken nur in geringer Zahl, eine Anamnesetechnik zu erlernen, wie sie der Student im psychosozialen Gruppenunterricht übt und nur wenige schätzen das vom Bundesrat festgelegte komprehensive Examen in Innerer Medizin, Chirurgie und Pädiatrie, das nicht nur Wissen zu prüfen erlaubt, sondern auch die Technik der Anamneserhebung und Aspekte der Arzt-Patient-Beziehung.

Innerhalb unserer Abteilung entstehen Schwierigkeiten mit der Identitätsfindung von Mitarbeitern aus Pflege, Physio- und Ergotherapie. Diese resultieren aus der Diskrepanz zwischen ihrer biomedizinisch abgestützten Schulung und den bei uns geforderten Fähigkeiten und Fertigkeiten wie z. B. Einbeziehung von Übertragung und Gegenübertragung, Anwendung psychotherapeutischer Techniken, Berücksichtigung der individuellen Wirklichkeit des Patienten.

Unterricht

Die Ärzte sind für den Gruppenunterricht in biopsychosozialer Medizin der Studenten im ersten klinischen Jahr verantwortlich. Von uns ausgebildete, schon in der Praxis stehende Ärzte helfen mit, die notwendige Anzahl von 32 Tutoren bereitzustellen, die übers Jahr die ebensovielen Studentengruppen anleiten und betreuen. Sie lehren dort den Studenten, die Anamnese so aufzunehmen, daß somatische, psychische und soziale Faktoren in einem Arbeitsgang erhoben werden können und unterrichten ebenfalls das systematische Erheben des Körperstatus. Der Chefarzt beteiligt sich am Gruppenunterricht, demonstriert Interviews im Einführungskurs im ersten klinischen Jahr, hält Vorlesungen über Schmerz, Konversion und Streß, im Rahmen des Psychosozialen Curriculums. In den Vorlesungen über Rehabilitation und Geriatrie sowie in den Falldemonstrationen vermittelt er den biopsychosozialen Zugang zum Kranken. Er entwickelt Themen wie Osteoporose,

Synkopen, Halbseitenlähmung usw. aus Live-Interviews mit Patienten. Die Abteilung betreut gleichzeitig bis zu drei Wahljahrstudenten während 4 Monaten, also 12 pro Jahr. Oberärzte geben Seminare für Ärzte in der Onkologie und für Schwestern in der Medizinischen Klinik, Vorlesungen im Rahmen des Psychosozialen Curriculums, geben Unterricht an der Schule für Ernährungsberatung und für Pflegerinnen am Inselspital. Der Psychologe veranstaltet ein Seminar für Schwestern der Abteilung für Reanimation, erteilt Unterricht an der Physiotherapieschule des Inselspitals und ist Dozent an der Schwesternschule. Er leitet ein 14tägliches Seminar für Hausärzte.

Forschung

Ein Projekt befaßt sich derzeit mit dem Einfluß biologischer, psychischer und sozialer Faktoren auf den Rehabilitationsverlauf bei Patienten mit vaskulär bedingter Hemiplegie, der Auswirkung des Leidens auf die Angehörigen und der Einwirkung von deren Verhalten auf den Patienten.

Eine weitere Untersuchung vergleicht das von Siegrist entwickelte Konzept des „need for control", welches das Arbeitsverhalten von männlichen Patienten mit ischämischem Hirnschlag und nichtvaskulär Kranken im Vergleich zu gesunden Männern untersucht. In der zuvor durchgeführten Studie bei Frauen fanden sich deutliche Unterschiede in den drei Vergleichsgruppen.

Ein anderes Projekt vergleicht die Kindheitserfahrungen und das Verhalten als Erwachsene bei Männern und Frauen, die an „psychogenem Schmerz" leiden. Im Vergleich zu Patienten mit somatisch bedingtem Schmerz und anderen Vergleichsgruppen konnten wir bestätigen, daß bei Patienten mit „psychogenem

Schmerz" ganz deutlich Kindheitserfahrungen vorlagen, die Engel bei seinen späteren „pain prone patients" festgestellt hatte.

An diesen drei Projekten ist vor allem der Autor dieses Buchkapitels beteiligt.

Ein ganz anderes Kapitel der Forschung, betreut von Ch. Hürny, betrifft die Psychoonkologie mit dem Schwerpunkt „Lebensqualität": Die Schweizerische Arbeitsgruppe für klinische Krebsforschung SAKK hat vor 10 Jahren beschlossen, in der Auswertung der Therapie nicht nur Tumorremission und Überlebenszeit, sondern auch die Lebensqualität der Krebskranken zu berücksichtigen. Wir haben einfache Indikatoren zur Erfassung der Lebensqualität bei Lungenkrebs und Brustkrebspatientinnen entwickelt. Daneben untersuchen wir Krankheitsverarbeitung und psychosoziale prognostische Faktoren im Detail. Eine Untersuchung des Einflusses der Krankheitsverarbeitung auf Immunfunktion und Krankheitsverlauf ist anfangs 1991 angelaufen.

Notwendige weitere Schritte, Wünsche, Utopien

Der Betrieb im stationären und ambulanten Bereich läuft zufriedenstellend. Die Verhältniszahlen Ärzte zu Patienten und Pflegende zu Patienten sind günstig. Das Ergotherapieteam ist überlastet und sollte um eine Vollzeitstelle aufgestockt werden, ebenso die Logopädie. Durch unsere Arbeitsweise scheinen zur Zeit genügend Krankenschwestern Interesse an unserem Spital zu finden. Der neu entworfene und jetzt im ersten Jahr durchgeführte Ausbildungskurs in „biopsychosozialer" Krankenpflege scheint auf reges Interesse der Teilnehmerinnen zu stoßen. Wir sind gespannt darauf, wie sich diese Erfahrung auf deren Identität, Arbeitsweise und die

Ausstrahlung auf andere Mitarbeiter und Mitarbeiterinnen des Spitals auswirken wird.

In der Forschung happert es mit der Rekrutierung der vorgesehenen 100 Patienten für das Rehabilitationsprojekt. Die Chancen, das Projekt doch noch zu einem Gelingen zu führen, stehen aber nicht schlecht.

Die Frage, wie bei uns ausgebildete Ärzte später in der Praxis arbeiten, wie sie die Anamnese aufnehmen, therapieren, wie sie sich zeitlich und wirtschaftlich organisieren, und welche Auswirkungen ihre biopsychosoziale Haltung auf Patientenschicksale hat, bedarf der Erforschung. Wir sind daran, ein entsprechendes Projekt zu formulieren.

Unbedingt untersucht werden muß der Einfluß unserer Therapien auf das Schicksal der „Problempatienten". Projekte in diesem Gebiet – Therapieforschung – sind aber schwierig. Wir möchten damit beginnen, wenn das aufwendige Rehabilitationsprojekt einigermaßen unter Dach und Fach ist.

Mit der Integration unserer „biopsychosozialen" Haltung ins Medizinstudium in Bern sind wir zufrieden, wenn wir an die früheren Zustände denken und unzufrieden, wenn das Wünschbare an unserem Auge vorbeizieht. Wie gut wäre es, wenn schon in der Vorklinik mehr und integrierte „biopsychosoziale" Medizin geboten würde. Meine Vorstellung geht dahin, daß beispielsweise mit der Magenphysiologie die orale Entwicklungsphase, illustriert etwa an Engel's Monica (3) und dem Material über „Tom" von Wolf und Wolff (5), dargestellt würde, so daß der Student gar nie auf die Idee kommt, man könne Physiologie ohne Einbindung des Individuums in seine Umgebung betrachten. Im ersten Jahr des klinischen Unterrichts läge mir daran, den „biopsychosozialen" Zugang zum Patienten von den sechsmal 3 Stunden auf 12mal 3 Stunden auszudehnen. Wir schaffen derzeit 32 Gruppen à sechsmal 3 Stunden und besitzen nicht genügend Tutoren für mehr. Sollten wir in einigen Jahren eine höhere Tutorenzahl haben, wird sich weisen, ob die Fakultät geneigt sein wird, Geld für die in der Praxis stehenden Ärzte als Tutoren bereitzustellen – nebst der nötigen Zeit. Da dies eine Utopie ist, setzen wir unsere Bemühungen dafür ein, daß wir die Ärzte, die bei uns in Ausbildung waren, und ihre Ausbildung in anderen Kliniken fortsetzen, ermutigen, sich als Tutoren dort einzusetzen und unseren Zugang zum Patienten zu lehren. Dies findet praktisch schon statt.

Literatur

1. Adler RH, Uexküll Th v. Individuelle Physiologie als Zukunftsaufgabe der Medizin. Schweiz Rundschau Medizin (PRAXIS) 1987; 76: 1275–1280.
2. Adler RH, Hemmeler W. Praxis und Theorie der Anamnese. Der Zugang zu den biologischen, psychischen und sozialen Aspekten des Kranken. 2. Auflage. Stuttgart: Fischer, 1988.
3. Engel GL. Psychisches Verhalten in Gesundheit und Krankheit. Ein Lehrbuch für Ärzte, Psychologen und Studenten. Bern, Stuttgart, Wien: Huber 1970.
4. Foss L, Rothenberg K. The Second Medical Revolution. From Biomedicine to Infomedicine. Shambala, Bosten, London: New Science Library 1987.
5. Wolf S, Wolff HG. Human gastric function. New York: Oxford University Press 1947.

Das biopsychosoziale Modell in der zweiten Generation

Die Klinik für Psychosomatik und Psychotherapie an der Medizinischen Universität Lübeck

Hubert Feiereis

Biographisches

Meine erste Erfahrung mit Psychosomatischer Medizin vermittelte mir im Alter von 5 Jahren ein mich damals behandelnder Chirurg und weckte damit mein Interesse für die Medizin und den Arztberuf. Bei einem Unfall hatte ich eine Schlagaderverletzung am Unterarm erlitten. Der Arzt verstand es, mir durch seine positiven, konstanten Zuwendungen Schmerzen, Ängste und selbst die Auswirkungen der Äthernarkose zu lindern. Dieses frühe, mich tief beeindruckende Erlebnis blieb haften und führte mich dann später zum Medizinstudium und besonders auf den Weg zur Psychosomatischen Medizin und Psychotherapie.

Meinem späteren Lehrer, Prof. Dr. Friedrich Curtius (1896–1975), begegnete ich zusammen mit zwei anderen Sanitätsstudenten zum ersten Mal auf einem Lazarettschiff. Obwohl wir erst zwei vorklinische Semester absolviert hatten, nahm er sich viel Zeit, uns eine Vielzahl internistischer Krankheiten auf den Stationen des Schiffes nahezubringen, vor allem Infektionskrankheiten. Was unter Psychosomatischer Medizin zu verstehen ist, lernte ich hier patientennah bei schwerkranken, hochfiebernden Typhuspatienten gründlich kennen. Für Curtius waren das Erkennen psychischer Persönlichkeitsmerkmale und die Diagnostik sekundärer psychischer Befunde ebenso selbstverständlich wie fundierte somatische Kenntnisse und deren diagnostische und therapeutische Anwendung. An den Abenden lud er uns Studenten in seine Kabine ein zu privaten Gesprächen über Perspektiven und Entwicklungen in der Medizin und über notwendige Forschungen, orientiert am Kranken und seiner Krankheit. Hierbei erfuhr ich auch zum ersten Mal etwas Näheres über seinen Lehrer L. Krehl und für ihn besonders bedeutende Ärzte seiner Berliner Jahre, nämlich R. Rössle, H. Schultz-Hencke und R. Siebeck. Diese ersten Erfahrungen mit Curtius bestimmten meinen Entschluß, nach dem Studium in seiner Medizinischen Klinik zu arbeiten. Hier erlebte ich täglich einen Arzt und Lehrer, der aus dem Streit wissenschaftlicher Meinungen Wesentliches herausfocht, im Furor der Erkenntnis brillant diskutierte und dabei nie das Ziel, den kranken Menschen, aus dem Auge verlor. Der Titel seines Hauptwerkes „Individuum und Krankheit" (1) oder eine seiner letzten Schriften „Von medizinischem Denken und Meinen" (2) kennzeichnen ihn als hervorragenden Arzt, Wissenschaftler und faszinierende Persönlichkeit.

Darüber hinaus erfuhr ich während des klinischen Studiums bei dem Internisten Carl Korth und dem Neurologen und Psychiater Heinrich Scheller, die ebenso wie Curtius aus der Charité kamen, eine gleiche Orientierung in der Inneren Medizin, speziell der Kardiologie, und in der Nervenheilkunde. Nicht eine orthodoxe, monoman vertretene Methode, sondern die auf den einzelnen Menschen, d. h. eine individuell abgestimmte körperliche und psychische Diagnostik und Therapie, hielten sie für das Entscheidende. Einen Mittelpunkt bildete die tiefenpsychologisch fundierte Psychotherapie, um die innerseelische Dynamik und die Persönlichkeitsentwicklung wahrzunehmen und Zusammenhänge mit dem Krankheitsprozeß zu erkennen. Ebenso hatten aber auch körperorientierte Entspannungsübungen und stützende Hilfen in der Bewältigung der Krankheit oder psychosozialer Schwierigkeiten ihren selbstverständlichen Platz.

Struktur der Klinik

Die Klinik für Psychosomatik und Psychotherapie gehört zum Zentrum Innere Medizin der Medizinischen Universität, deren Träger das Land Schleswig-Holstein ist. Das Zentrum für Innere Medizin umfaßt 265 Planbetten. Offiziell gehören 27 Betten zur Klinik für Psychosomatik und Psychotherapie; darüber hinaus behandeln wir ständig etwa 20 Patienten in der Klinik für Innere Medizin, d. h. insgesamt etwa 50 Patienten.

Der ambulante Zugang der Patienten erfolgt über die gemeinsame Poliklinik im Zentrum für Innere Medizin sowie auf dem Wege der Ermächtigung des Klinikleiters zur Psychotherapie.

Wir behandeln jährlich etwa 500 Patienten stationär und 1 200 bis 1 400 Patienten ambulant. Die *prozentuale Bettenausnutzung* ist seit Bestehen der selbständigen Klinik über 16 Jahre hinweg konstant: Sie liegt dadurch, daß zusätzlich Betten und Tragen aufgestellt werden müssen, bei 115 %.

Das *Einzugsgebiet* der Klinik erstreckt sich vor allem auf das Land Schleswig-Holstein und die umliegenden Bundesländer (s. Abb. 1).

Die *prozentuale Verteilung der Krankheiten* ist ein Spiegelbild für die Integration einer klinischen Psychosomatik in der Inneren Medizin: Über 80 % der Patienten hatten eine Krankheit mit einem morphologischen, organ- oder organsystembezogenen Substrat und eine körperlich definierte Funktionsstörung. Die Anzahl der Patienten mit ausschließlich neurotischer, meist psychoneurotischer Entwicklung bei überwiegend depressiver, hysterischer oder phobischer Struktur, lag um 15 %. Es überwiegen die Krankheiten, die seit 40 Jahren den klinisch-praktischen und wissenschaftlichen Schwerpunkt bilden: Colitis ulcerosa, Morbus Crohn, Magersucht oder Bulimie. Aus der *Altersverteilung* (s. Abb. 2) wird ersichtlich, daß Kranke in den jüngeren und mittleren Lebensjahren weitaus überwiegen, was erneut auf die große soziale Bedeutung psychosomatischer Krankheiten und deren Behandlung hinweist. Die *Geschlechterverteilung* weist drei Viertel weibliche Patienten aus, vor allem infolge der Geschlechtsdisposition bei Magersucht und Bulimie.

Die Aufteilung der *Verweildauer* ist aus Abbildung 3 zu entnehmen. Bei etwa 20 % der Patienten wurde der stationäre Aufenthalt mit der eingehenden klinisch-psychosomatischen Diagnostik unter Einleitung einer erforderlichen Therapie, die dann ambulant fortgesetzt werden konnte, nach etwa 14 Tagen abgeschlossen. Ähnliches trifft für 30 % der Patienten zu, die nicht länger als 4 Wochen stationär behandelt wurden. In der Gruppe der Patienten mit einer Verweildauer von mehr als 4 bis 6 Wochen (etwa 50 %) besteht in der Regel eine chronifizierte, schwere und lebensbedrohende Krankheit, z. B. eine komplizierte Colitis ulcerosa oder Enteritis granulomatosa, eine extreme Kachexie bei Magersucht mit Suizidalität, ein Asthma bronchiale mit respiratorischer Insuffizienz.

Wegen der häufig geäußerten Meinung, daß *Aufnahme-* und *Entlassungstag* von wirtschaftlichen Gründen mitbestimmt würden, haben wir die prozentuale Verteilung auf die einzelnen Wochentage überprüft. Am Wochenende wurden meist nur Akutkranke aufgenommen, die Entlassungsfrequenz Freitag bis Sonntag lag bei 40 bis 50 %.

Trotz der differenten medikamentösen Therapie, z. B. bei Colitis ulcerosa, Asth-

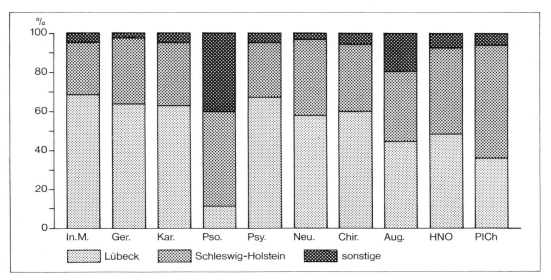

Abb. 1. Einzugsgebiete der Klinik für Psychosomatik und Psychotherapie sowie weiterer Kliniken der Medizinischen Fakultät der Universität Lübeck (1989). Abkürzungen: In. M. = Klinik für Innere Medizin; Ger. = Klinik für Angiologie und Geriatrie; Kar. = Klinik für Kardiologie; Pso. = Klinik für Psychosomatik und Psychotherapie; Psy. = Klinik für Psychiatrie; Neu. = Klinik für Neurologie; Chir. = Klinik für Chirurgie; Aug. = Klinik für Augenheilkunde; HNO = Klinik für HNO-Heilkunde, PlCh = Klinik für Plastische Chirurgie.

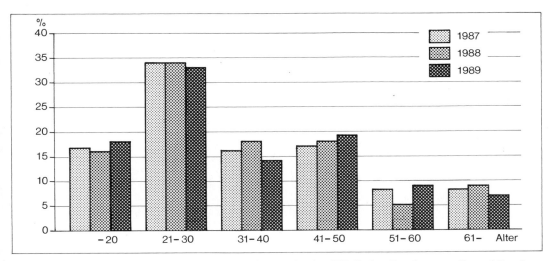

Abb. 2. Prozentuale Altersverteilung der Patienten in der Klinik für Psychosomatik und Psychotherapie (1987–1989).

ma bronchiale, der Kombination von Diabetes Typ I und Bulimie, werden dennoch Indikation und Dosierung möglichst täglich bei den Patienten kontrolliert, um den *Kostenaufwand für Arzneimittel* geringzuhalten. Er beträgt 1 bis 2 % des Tagessatzes pro Tag und Patient; die Kosten während des letzten Dezenniums zeigt Abbildung 4.

Zur klinischen Arbeit gehören gleichzeitig vier *poliklinisch-ambulante Aufgaben:*

■ Die Konsiliartätigkeit in anderen Kliniken der Universität.

■ Die Nachbehandlung der stationären Patienten, die oft mit Kontrolluntersuchungen verbunden ist, vor allem bei Coli-

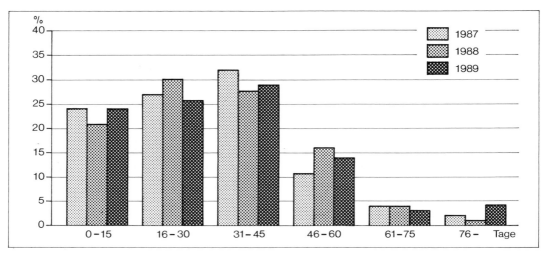

Abb. 3. Prozentuale Aufteilung der Verweildauer bei den Patienten der Klinik für Psychosomatik und Psychotherapie (1987–1989).

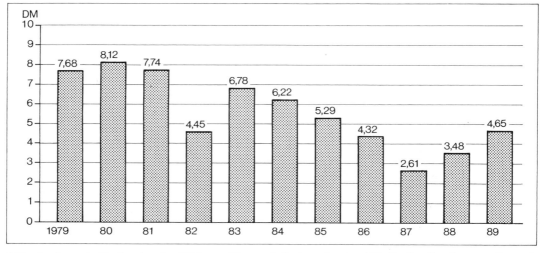

Abb. 4. Arzneimittelkosten in DM pro Tag und Patient in der Klinik für Psychosomatik und Psychotherapie im Zentrum für Innere Medizin der Universität Lübeck (1979–1989).

tis ulcerosa, Morbus Crohn, Anorexia nervosa, Bulimie, Asthma bronchiale.

■ Die ambulante Diagnostik funktioneller und psychischer Erkrankungen nach weitgehendem Ausschluß organischer Befunde. Beispiele: Migräne, vasomotorischer Kopfschmerz, Muskelkontraktionsschmerzen, Herzrhythmusstörungen (Extrasystolien, paroxysmale atriale Tachykardien), Reizmagen, Colon irritabile, Schlafstörungen.

Eng verbunden ist damit, ebenso wie bei den durch psychosoziale Anteile beeinflußten organischen Krankheiten, z. B. bei onkologischen Erkrankungen, chronischen Nierenkrankheiten, chronifizierten Bandscheibenerkrankungen, die Klärung der Indikation einer ambulanten oder stationären Psychotherapie.

■ Die ambulante Psychotherapie der unter den beiden vorhergehenden Punkten genannten Patienten.

Mitarbeiter

In der Klinik sind 10 Ärztinnen bzw. Ärzte tätig, darunter drei für Innere Medizin, die übrigen befinden sich in der Weiterbildung. Die Hälfte hat den Zusatztitel Psychotherapie und weitere psychotherapeutische Qualifikationen, z. B. Dozent für katathymes Bilderleben oder Familientherapie.

Außerdem arbeiten in unserer Klinik drei Psychologen, zwei Musiktherapeuten, eine Maltherapeutin, vier Gestaltungstherapeutinnen und fünf Krankengymnastinnen. Der ständige Kontakt untereinander ist für die gemeinsame diagnostische und therapeutische Arbeit ebenso wie für die Lehr- und Forschungsaufgaben eine selbstverständliche Voraussetzung.

Der Schlüssel Arzt : Pflegepersonal : Patient beträgt 1:1:4. Die Krankenschwestern erwerben innerhalb ihrer Ausbildung und nach dem Examen in der konti-

nuierlichen Stationsarbeit das Grundwissen Psychosomatischer Medizin. Sie erleben den psychotherapeutischen Prozeß des einzelnen Patienten in den Gruppengesprächen und Visiten mit. In der Familientherapie haben zwei Krankenschwestern die Rolle einer „Kotherapeutin". Patienten, die stationär oder ambulant behandelt wurden, können in einer Selbsthilfegruppe in der Klinik ihre Therapie erweitern und vertiefen (wöchentlich 2 Stunden über 1 bis 2 Jahre). An dieser Selbsthilfegruppe nimmt konstant und moderierend die Maltherapeutin regelmäßig teil.

Patienten

Psychosomatische Therapie unserer Patienten

Schwerkranke Patienten werden, wie in anderen Kliniken auch, über eine direkte Einweisung aufgenommen. Bei den meisten Patienten geht der stationären Aufnahme ein ambulantes Gespräch voraus, in dem wir uns über die Krankheitsentwicklung des Patienten, vorausgegangene Untersuchungen und Behandlungen informieren und gleichzeitig versuchen, mit Hilfe der eingehenden biographischen Anamnese einen Einblick in die Zusammenhänge zwischen Lebensentwicklung des Patienten und seiner Krankheit zu gewinnen. Gleichzeitig hat der Patient die Möglichkeit, sich über die Einzelheiten der Therapie zu informieren. Über dieses Gespräch erhält der überweisende Arzt einen Bericht.

Die individualisierende Stufendiagnostik bildet die Grundlage für ein umfassendes Bild über den Kranken und seine Krankheit und ist Voraussetzung für die Therapie. Die einzelnen Schritte der Diagnostik sind in Abbildung 5 dargestellt. Die Abbildung zeigt gleichzeitig, was bei den

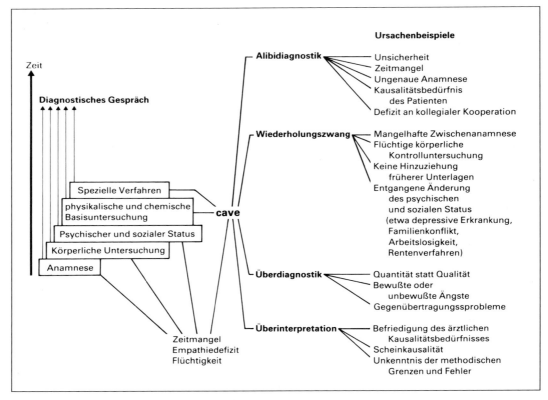

Abb. 5. Stufendiagnostik und mögliche Schwierigkeiten innerhalb der einzelnen Schritte in Psychosomatischer Medizin (5).

einzelnen Schritten dieser Diagnostik vermieden werden sollte und welche Schwierigkeiten auftreten könnten. Sie sind in den Begriffen Alibidiagnostik, Wiederholungszwang, Überdiagnostik und Überinterpretation zusammengefaßt und durch Beispiele dargelegt.

Die Grundlage zur Erfüllung dieses Anspruches ist und bleibt die mit Hilfe der umfassenden Weiter- und Fortbildung und der kontrollierten Erfahrung gewonnene Kompetenz des einzelnen Arztes oder der Ärztegruppe auf internistischem ebenso wie auf psychodiagnostischem, sozialmedizinischem und psychotherapeutischem Gebiet. Sie bildet gleichzeitig die Voraus-

setzung für die Stufentherapie, beginnend mit dem Gespräch über die Diagnose und über die Vorschläge zur Therapie. Gefahren, Fehler und Hemmnisse („Dystherapie") auf dem Wege zur Psychotherapie sind in Abbildung 6 zusammengefaßt.

Eine Krankengeschichte

Der 45jährige Patient R. F. wird ambulant zu uns mit der Frage einer stationären psychosomatischen Therapie überwiesen, da die bisher unternommenen diagnostischen und therapeutischen Bemühungen keine Besserung brachten:

Der Patient wachte vor 7 Jahren eines Nachts erschrocken auf – er lebte zu dieser Zeit vorübergehend allein –, verspürte einen rasenden Puls und hatte das Gefühl, längere Zeit nicht geatmet zu haben. Die damit verbundene beim Erwachen deutlich wahrgenommene Atemnot ängstigte ihn stark: „Ich fand keine Erklärung." Kurze Zeit später lernte der damals 38jährige Patient eine 18jährige Frau kennen, mit der er sich nach einem halben Jahr verlobte und zusammenzog. In den folgenden 2 Jahren fühlte er sich häufig schlapp und matt, hatte Beklemmungen in der Herzgegend und kompensierte seine allgemeine körperliche Leistungsschwäche durch häufiges Joggen. Wegen wachsender Ängste konsultierte er mehrere Ärzte: Allgemeinärzte, Kardiologe, Lungenarzt, HNO-Arzt, Augenarzt. Er steigerte seine sportliche Betätigung und behandelte sich selbst mit Präparaten, die hohe Vitamindosen und Mineralien enthielten. „Meine Moral sank jedoch, da ich glaubte, ein Alter erreicht zu haben, in dem sich wohl diese Merkmale zeigen mußten. Alle Ärzte bescheinigten, daß ich kerngesund sei; einige gaben mir unmißverständlich das Gefühl, ein Hypochonder zu sein. Meine Verzweiflung wuchs." Drei Jahre nach Beginn der Symptomatik sah er zufällig eine Fernsehsendung über das „Schlaf-Apnoe-Syndrom". Die Verlobte äußerte spontan, daß sich bei ihm die gleichen Symptome zeigten und er nachts häufig nicht mehr atme. Sie habe sich darüber bereits gewundert. Manchmal könne sie auch nicht schlafen, weil er so laute Geräusche verursache. Der Patient nahm Verbindung zu einer Spezialklinik auf. Der leitende Arzt bestätigte ihm telefonisch sofort die typischen Anzeichen für dieses Syndrom und riet ihm, auf einem prallgefüllten Rucksack zu schlafen. „Katastrophale Nächte begannen; ich schlief

zuletzt auf dem harten Fußboden, die Arme schliefen ein, Druckstellen am ganzen Körper, völlige Erschöpfung."
In der Folgezeit wurden wiederholt Nachtableitungen in einer Spezialklinik aufgezeichnet: Kein meßbares Aussetzen der Atmung, kein Abfall der Sauerstoffsättigung, die morgendliche Vigilanzprüfung wurde als sehr gut beschrieben. Dennoch wurde der Verdacht auf ein Schlaf-Apnoe-Syndrom bestätigt, eine Therapie mit Buttersäure, 3,0 g pro Nacht, begonnen. Der Patient selbst führte sich zusätzlich Sauerstoff zu, nahm weiter Vitamine und Mineralien und „hochdosiert Lezithin". Auf eigenes Betreiben ließ er sich eine Zahnklemme anpassen, die als Funktionsregler bei Schlaf-Apnoe-Syndrom dienen sollte. Zu dieser Zeit nahm er auch Kontakt mit einer Pulmologischen Universitätsklinik in Süddeutschland auf. Dort wurde ihm gesagt, daß 10 bis 15 % aller Männer über 50 Jahre mehr oder weniger an dem Schlaf-Apnoe-Syndrom leiden. Man gab ihm Hinweise auf Euphyllin und Hismanal. Weitere zwei Nachtableitungen waren unauffällig.
Wenige Monate später (April 1987) erfolgte eine Untersuchung in einer Neurologischen Universitätsklinik, in der ihm Tranxilium injiziert und zur Nacht eine halbe Tablette Tranxilium verordnet wurde. Dennoch nahmen seine Ängste zu, besonders wegen seiner starken Vergeßlichkeit und morgendlicher Kopfschmerzen. „Klemme oder Rucksack wurden aber zur Qual."
Im Februar 1988 wurde die fünfte Nachtableitung in einer weiteren Universitätsklinik geschrieben. Hier ergaben sich „Hinweise auf ein intermittierendes Schlaf-Apnoe-Syndrom". Ein Termin zur Anpassung eines CPAP-Gerätes (continous positive airway pressure) wurde verabredet. In der Folgezeit unternahm der Patient wiederum eigene Experi-

mente mit Rucksack, Tranxilium, Vitaminen, Sauerstoffzufuhr aus einer Sauerstoffflasche. Er ging auch zu einem Heilpraktiker und suchte nach Möglichkeiten der Akupunktur. Im November 1988 wurden in einer Universitätsklinik drei weitere Nachtableitungen geschrieben, und das CPAP-Gerät angepaßt. „Die Nächte waren furchtbar, auch die Masken saßen nicht ideal." Der Patient stellte fest, daß das 6000 DM teure Gerät „eine Krücke ist, die nur dann hilft, wenn man nachts den Mund nicht öffnet. Da das Gerät mit Überdruck arbeitet, bläst es die Luft bei mir aus dem Mund wieder heraus. Ich nehme daher Pflaster. Sie rufen jedoch Entzündungen im Gesicht hervor. Durch den Maskendruck entzündet sich auch die Haut an der Nasenwurzel. Irgendwann habe ich das Gerät dann nicht mehr benutzt."

Die folgende Zeit bis zur Kontaktaufnahme mit unserer Klinik im November 1989 schildert der Patient als „grauenhafte Jahre mit Herzschmerzen, Augenflimmern, Kopfschmerzen, Schwächeanfällen und Müdigkeit mit darauf zurückgeführten Autounfällen".

„Trotz Tranxilium habe ich viele schlechte Nächte. Bei Nichteinnahme von Tranxilium habe ich Angst vor nächtlichem Atemstillstand, den meine Verlobte allerdings sofort bemerkt. Der Sauerstoffmangel hat seine konkreten Auswirkungen, die ich ganz deutlich an mir spüre. Praktisch verblöde ich in jeder Nacht ein bißchen mehr."

Biographische Anamnese und Entwicklung der Angststruktur bei dem Patienten R. F.

Bei unserem Erstkontakt mit dem Patienten im November 1989 bestand seine Erkrankung bereits 7 Jahre. In den zahlreichen Untersuchungen hatte stets die geschilderte Symptomatik den Ausgangspunkt für Diagnostik und Therapie gebildet; nach Lebensumständen und Familiensituation wurde jedoch niemals gefragt.

In der biographischen Anamnese erfahren wir von einer „dominierenden, tatkräftigen" Mutter, 9 Jahre jünger als der Vater. Der Patient schildert den Vater, der nach Kriegsende „nie mehr gearbeitet hat", als „schwach und faul". Der Großvater mütterlicherseits sei ein „despotischer" Mann gewesen; die Großmutter mütterlicherseits erlebte der Patient dagegen als liebevoll. Er hat eine 2 Jahre ältere und eine 2 Jahre jüngere Schwester.

Im Zusammenhang mit Ängsten in seinem Leben erzählt der Patient, daß man ihn „als Säugling im Waschkorb durch das brennende Hamburg getragen" habe. Nach der Einschulung mußte die ältere Schwester den Patienten ein halbes Jahr lang täglich in die Schule begleiten und ständig an seiner Seite in der Schulbank sitzen (!), „ich wimmerte auf dem Schulhof, wenn sie nur zur Toilette ging". Bis zum 10ten Lebensjahr schlief der Patient bei eingeschaltetem Licht zusammen mit der Schwester in einem Bett. Stets ängstigte er sich beim Alleinsein, hatte Angst vor einem neuen Krieg, „sofern jemand nur den Krieg erwähnte". Er schildert seine Ängste vor Spinnen und vor Schlägen. „Die Mutter schlug ins Gesicht oder drohte mit Schlägen durch den Vater, der dann abends zuschlug." Als der Patient 10 Jahre alt war, „haute die Mutter ab"; ein halbes Jahr lang war sie nicht auffindbar. Vier Jahre später ließen sich die Eltern scheiden; die Mutter arbeitete im Gaststättengewerbe, „wir sind 12mal umgezogen". Seit der Scheidung hat der Patient keinen Kontakt mehr zum Vater, in den späteren Jahren auch nur noch äußerst selten zur Mutter. Mit 14 Jahren begann er eine Lehre als Elektrotechniker.

Gleichzeitig erwarb er an einem Abend-
gymnasium die Mittlere Reife. Die ältere Schwester zog in seine Nähe, „weil ich
vor Heimweh nach Hause schrieb". Auch
während der Lehrzeit überkamen den
Patienten häufig Angstgefühle; er kompensierte sie durch einen hohen Leistungsanspruch. „Ich wollte der Beste
sein; ich wurde auch der Beste von 40
Lehrlingen. Allmählich wurde ich auch
trotz geringer Körpergröße der Stärkste.
Die Anerkennung bedeutete für mich
die Abnahme der Minderwertigkeitsgefühle."
Während der Bundeswehrzeit hatte der
Patient erste sexuelle Kontakte und
„Fehlversuche". Die Sexualität war bis
dahin durch den Einfluß der Mutter
strikt tabuisiert gewesen. Sein „Versagen" führte dazu, daß seitdem „ein ent-
blößter Frauenfuß, ein Busenansatz, ein
Hüftschwung oder eine gepflegte
Frauenhand ein totales Chaos bei mir
auslösten". Mit 21 Jahren lernte er ein
16jähriges Mädchen kennen. Angstvoll
erlebte er auch hier zunächst wiederum
seine Impotenz. Als dann die Freundin
ihn mit einem anderen Mann „betrog",
brach für ihn „eine Welt zusammen,
dennoch spielte ich den Helden, den
Unverletzlichen, den Starken". Die
Freundin kam schließlich in ein von
Nonnen geleitetes Erziehungsheim. Er
sah die Freundin ein Jahr lang nicht und
unternahm gegenüber Behörden große
Anstrengungen, um die amtliche Entscheidung der Unterbringung seiner
Freundin in einem Heim rückgängig zu
machen. Er fuhr auch ca. 80 Kilometer
des Nachts, um der Freundin nahe zu
sein, die verabredete Kerze an ihrem
Fenster zu sehen. Die Folge waren heftige Auseinandersetzungen mit den Nonnen. Unmittelbar nach Entlassung der
Freundin kam es zu einem sexuellen
Kontakt in seinem Auto, hierbei wurde
der Sohn gezeugt. Einige Tage später

stellte man bei ihm die Diagnose einer
Gonorrhö. Es entwickelten sich eine
Nebenhodenentzündung und Prostatitis.
Beide Partner stritten heftig ab, die
Infektionsquelle gewesen zu sein. Vor
der Geburt des Sohnes heiratete der
Patient die Freundin und erlebte mit ihr
4 glückliche Jahre. Innerhalb dieser Zeit
bestand der Patient seine Meisterprü-
fung und absolvierte ein Studium als
Elektroingenieur. Den beruflichen Erfolgen stand die allmählich eintretende
Zerrüttung der Ehe gegenüber; seine
Frau wandte sich wiederum anderen
Männern zu. Nach wiederholten Versöh-
nungen ließen sich beide schließlich im
fünften Ehejahr scheiden. Der Patient
erhielt das Sorgerecht für den Sohn, gab
es aber nach eineinhalb Jahren ab, nachdem seine ehemalige Frau wieder geheiratet hatte.
In den folgenden 7 Jahren bis zum
Beginn der Symptomatik war er beruflich sehr erfolgreich; seine Beziehungen
zu Frauen schildert er hingegen als „cha-
otisch, außerdem habe ich teilweise nur
von Zigaretten und Alkohol gelebt".

*Internistisch-psychosomatische Krank-
heits-/Krankenbeurteilung und Therapieverlauf*

Der Patient leidet seit 7 Jahren unter
Symptomen, die auf ein Schlaf-Apnoe-
Syndrom hinweisen: tiefer Schlaf mit
Schnarchen im Wechsel mit Schlaflosigkeit, morgendliche Kopfschmerzen,
Nachlassen körperlicher und geistiger
Leistungsfähigkeit. Wiederholte poly-
somnographische Nachtmessungen ergeben fünf bis sechs Apnoephasen von
mehr als 10 Sekunden Dauer pro Stunde.
Die registrierte Sauerstoffsättigung sinkt
nicht unter 90 %.
Begleitende Befunde, z. B. Adipositas,
kardiale Arrhythmien, arterielle Hypertonie, pulmonale Hypertonie, bestan-

den zu keiner Zeit. Somit ist lediglich ein „grenzwertiges" oder leichtes (11 bis 20 Apnoephasen pro Stunde) Schlaf-Apnoe-Syndrom anzunehmen. Der Kontrast zwischen diesem geringen Befund und dem immer stärker werdenden Leidensdruck des Patienten führt zur intensiven somatischen Therapie, während lebensgeschichtliche prämorbide und psychodynamische Anteile der Pathogenese und pathoplastischen Ausgestaltung der Krankheit 7 Jahre lang unberücksichtigt blieben. Dagegen hatte sich zusätzlich eine Tranquilizerabhängigkeit entwickelt.

Folgerichtig verlagert sich der Schwerpunkt der Behandlung nunmehr auf die *kombinierte entspannungs- und tiefenpsychologisch fundierte Psychotherapie,* in deren Mittelpunkt die *Einzelbehandlung* mit drei Sitzungen pro Woche steht. Deren wichtigsten Inhalt bilden die Auswirkungen der erheblichen prämorbiden Angststruktur des Patienten und der schwerwiegenden traumatisierenden Lebensereignisse. So, wie der Patient früher Ängste und Defizite seiner Ich-Entwicklung durch hohen Leistungsanspruch auszugleichen versuchte, kompensierte er auch seine Krankheit durch „totale Fitness": Joggen, Geländefahrten mit dem Motorrad, „mit 80 Kilometern über ein Stoppelfeld", ausgiebiges Training mit dem Trimmfahrrad und gleichzeitiger zusätzlicher Zufuhr von Sauerstoff, Aufhängeübungen an den Füßen, regelmäßigem Besuch eines Bräunungsstudios, Einnahme von Vitaminen, Mineralien, Eisen, Pirazetam u. a. Außerdem führte er penibel ein Tagebuch über Form, Dauer und Tiefe des Schlafes.

Der Patient nimmt gleichzeitig an der *assoziativen Mal- und Gestaltungstherapie* (4 Stunden/Woche), der *tiefenpsychologisch fundierten Musiktherapie* (3 Doppelstunden/Woche), der *konzentrativen Bewegungstherapie* (4 Stunden/Woche) sowie den Entspannungsübungen mit *autogenem Training* und *progressiver Relaxation* (täglich 1 Stunde) und der *Atemtherapie* teil.

Innerhalb des therapeutischen Prozesses werden mehr und mehr Trennungs- und Verlustängste und ambivalente Gefühle gegenüber der Entwicklung und Reifung der 20 Jahre jüngeren Verlobten bewußt, verstärkt durch die Wiederholung sexueller Versagenserlebnisse. Aufkommende depressive Verstimmungen wurden durch Ruhelosigkeit, Aktivität, Gefühle, „keine Zeit mehr zu haben", ebenso abgewehrt wie Ängste vor der Zukunft und dem Älterwerden.

Einen weiteren Schwerpunkt der Therapie bilden die peinigenden Schuldgefühle gegenüber seinem Sohn. Der Patient hat ihn innerhalb von 12 Jahren nur einmal gesehen. „Ich hätte der Mutter des Sohnes gerne bewiesen, daß ich ihn hätte allein großziehen können." Die Nachtträume des Patienten sind ein Spiegelbild der Ängste und depressiven Verstimmungen, ihre Inhalte sind Bilder, betrogen und bestohlen zu werden, sich gegen stärkere Männer zur Wehr setzen zu müssen, eingesperrt zu sein und keine Luft zu bekommen, die verschwundene Verlobte verzweifelt zu suchen. Ähnliche Bilder entstanden auch in der assoziativen Mal- und Gestaltungstherapie (s. Abb. 7–9). Unter der Therapie vermag der Patient, sich von seinen Ängsten zu lösen, vor allem von der Angst, infolge eines Schlaf-Apnoe-Syndroms unausweichlich körperliche und geistige Leistungseinbußen hinnehmen zu müssen, was wieder seine Trennungs- und Verlustängste in seiner neuen Partnerschaft erheblich verstärkt. Parallel hierzu kann die Tranquilizerabhängigkeit beseitigt werden.

Abschließende internistisch-psychosomatische Diagnose: *Angstneurotische Entwicklung und Tranquilizerabhängig-* *keit bei grenzwertigem, allenfalls geringfügigem Schlaf-Apnoe-Syndrom.*

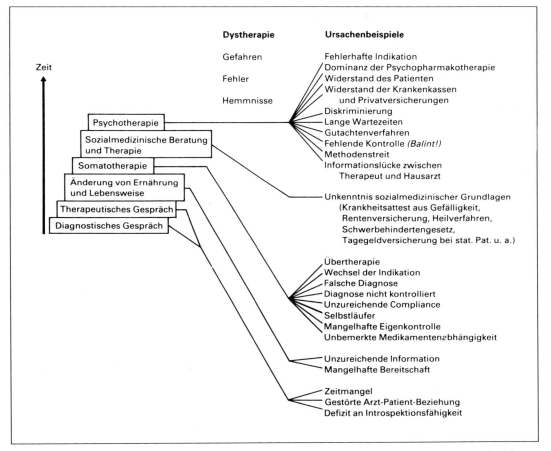

Abb. 6. Gefahren, Fehler und Hemmnisse der einzelnen Schritte psychosomatischer Therapie (5).

Das Ergebnis des langen Krankheitsverlaufes bei diesem Patienten weist nicht nur Beispiele der Schwierigkeiten und Mängel abgelaufener Diagnostik auf, sondern enthält auch keine Zweifel über die Indikation zu einer klinischen und psychosomatischen Therapie. Über die Formen unserer Behandlung in der Klinik informiert

Tabelle 1. (Näheres mag wenigen Literaturhinweisen entnommen werden: 3–13.)
Für jeden einzelnen Kranken wird der Therapieplan individuell zusammengestellt. Das Kernstück bildet die tiefenpsychologisch fundierte Einzeltherapie, in der besonders die assoziative Maltherapie, die

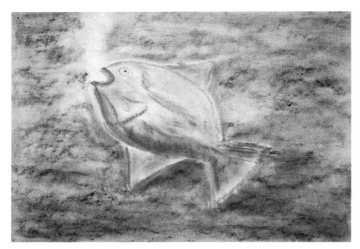

Abb. 7. „Ich schnappe wie ein Fisch nach Luft".

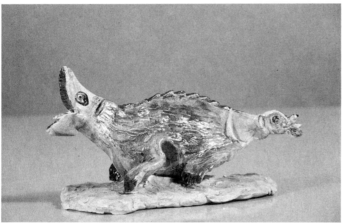

Abb. 8. „Ich fühle mich als gutmütiges Tier mit zwei Gesichtern, ich habe Angst und Atemnot zugleich."

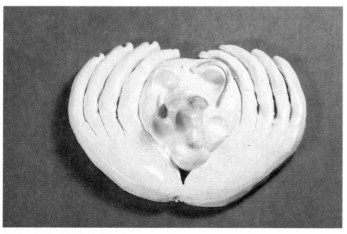

Abb. 9. „In der rezeptiven Musiktherapie fühle ich mich tief erschreckt durch walfischähnliche Laute während des Musikstückes. Ich hatte Assoziationen eines Clowns, dessen Gesicht ich in Ton formte. Um das Gesicht herum bildete ich spontan einzelne Segmente, die mein bisheriges Leben darstellen. Trennungsängste wurden um so größer, je leiser die Musik wurde."

Abb. 7–9. Beispiele der assoziativen Mal- und Gestaltungstherapie des Patienten R. F. mit angstneurotischer Entwicklung und grenzwertigem Schlaf-Apnoe-Syndrom.

Tab. 1. Kombinierte Entspannungs- und Psychotherapie in der Klinik für Psychosomatik und Psychotherapie der Medizinischen Universität Lübeck.

Tiefenpsychologisch fundierte Einzeltherapie

Katathymes Bilderleben

Tiefenpsychologisch fundierte Musiktherapie

Assoziative Maltherapie

Themenzentrierte Gruppentherapie

Körperorientierte Selbsterfahrung
   Konzentrative Bewegungstherapie

Entspannungstherapie
   Autogenes Training
   Progressive Relaxation
   Hypnotische Tiefenentspannung

Systemische Familientherapie

Krankengymnastische Übungstherapie
   Atemtherapie
   Hydrotherapie

Gestaltungstherapie
   Tonarbeit
   Seidenmalerei
   Werkarbeit

tiefenpsychologisch fundierte Musiktherapie, das katathyme Bilderleben ebenso wie entspannungstherapeutische Verfahren integriert sind.
Eine wichtige Brückenfunktion im Zugang zum Patienten hat die Krankenschwester, die in die therapeutische Zusammenarbeit selbstverständlich einbezogen wird und durch ihren häufigen unmittelbaren Kontakt mit dem Patienten eine unentbehrliche Hilfe darstellt. Der Patient erlebt sie im Übertragungsmodell oft als „gutes Objekt", das bei der Mobilisierung innerer Konflikte im therapeutischen Prozeß einen stützenden, ich-stärkenden Ausgleich ermöglicht. Die täglichen Beobachtungen und Erfahrungen der Krankenschwester innerhalb der Therapie werden in der klinischen Balint-Gruppe regelmäßig besprochen und ausgewertet.

Widerstände und Schwierigkeiten

Da die Psychosomatische Klinik in Lübeck schon jahrzehntelang besteht, sind die meisten Widerstände und Schwierigkeiten im wesentlichen ausgeräumt. Die Zusammenarbeit mit den anderen Kliniken innerhalb des Zentrums und deren Spezialabteilungen ist gut. Der Kontakt mit allen Kolleginnen und Kollegen des Zentrums besteht täglich innerhalb gemeinsamer Röntgenvisiten, zweimal wöchentlich stattfindender Fortbildungsreferate, in pathologisch-anatomischen Konferenzen und durch tägliche Gespräche über Patienten der Klinik für Innere Medizin. Darüber hinaus führt das Curriculum der Ärzte, die sich in der Weiterbildung für Innere Medizin befinden, zur Vertiefung wechselseitigen Verständnisses.
Der Kontakt zu den anderen Kliniken der Universität vollzieht sich auf dem Wege der Konsiliartätigkeit, die beide Oberärzte der Klinik ausüben. Die Intensität dieser konsiliarischen Arbeit hängt von verschiedenen Faktoren ab, nicht zuletzt von Zeitzwängen infolge der oft nur kurzen Verweildauer der Patienten in diesen Kliniken. Die meisten Fragen, die an uns gestellt werden, gelten der Indikation für eine klinische psychosomatische Behandlung oder eine ambulante Psychotherapie.
Mit der Klinik für Psychiatrie verbindet uns nicht nur das umfangreiche Gebiet der Psychotherapie, sondern z. B. die während des Semesters wöchentlich – gemeinsam mit den Kliniken für Neurologie und Kinderpsychiatrie – stattfindende Fortbildung mit Vorstellung von Patienten.

Unterricht und Supervision

Der Klinikleiter hat mit zwei Kollegen eine aneinander gebundene Ermächtigung zur Weiterbildung für Innere Medizin und zusammen mit den beiden Oberärzten die Ermächtigung zur Weiterbildung für den Zusatztitel Psychotherapie. Innerhalb der Klinik findet ständig eine interne Fortbildung statt. Sie erfolgt zwei- bis dreimal wöchentlich und umfaßt die Supervision der behandelten Patienten in verschiedenen Gruppen und in der klinikinternen Balint-Gruppe.

Im Mittelpunkt des Studentenunterrichtes steht das Praktikum für Psychosomatische Medizin und Psychotherapie, ergänzt durch eine einführende Vorlesung.

Forschung

Die entzündlichen Darmkrankheiten Colitis ulcerosa und Morbus Crohn sowie die Eßstörungen Magersucht und Bulimie sind die Schwerpunkte der Forschungsarbeit. Die Basis für sehr verschiedenartige Untersuchungen, bei denen wir auch mit anderen Kliniken und Instituten kooperieren, bilden die ca. 3000 Patienten mit

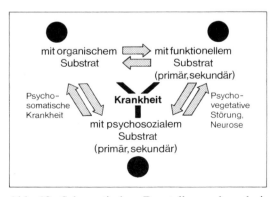

Abb. 10. Schematische Darstellung der drei nosologischen Eckpunkte, möglicher Kombinationen und Wechselwirkungen (6).

entzündlichen Darmerkrankungen und über 1000 Patienten mit den Eßstörungen Magersucht und Bulimie, die bisher bei uns untersucht und behandelt worden sind. Derzeit befinden wir uns gemeinsam mit drei anderen Psychosomatischen und Gastroenterologischen Kliniken und Abteilungen (Universitätsklinika Berlin-Steglitz, Freiburg, Gießen) in einer BMFT-Studie über die Wirksamkeit psychotherapeutischer Maßnahmen bei Morbus Crohn. Die methodisch-statistische Betreuung erfolgt durch das Zentrum zur Methodischen Betreuung von Therapiestudien in Heidelberg.

Notwendige weitere Schritte, Wünsche, Utopien

Sie lassen sich in wenigen Punkten zusammenfassen:

Allgemein dominiert im klinischen und praktischen Alltag nach wie vor die somatische perfektionierte Diagnostik, an die sich meistens eine körperorientierte, in der Regel medikamentöse Therapie anschließt. Psychodynamische und psychosoziale Anteile werden bei körperlichen Krankheiten so gut wie nie synchron berücksichtigt; in oft erst jahrelangem Abstand nach Beginn der Erkrankung werden sie dann einbezogen, wenn die Krankheit bereits ein chronifiziertes Stadium erreicht hat und der Therapieverlauf bisher unbefriedigend geblieben ist. Dies bedeutet, daß bei den meisten Patienten möglichst früh, das heißt im Stadium der Erstdiagnostik und -therapie, *gleichzeitig* geklärt werden sollte, in welchem Verhältnis und in welcher Wechselwirkung körperliche, funktionelle und psychodynamisch-psychosoziale Faktoren der Krankheit und ihres Verlaufes stehen (s. Abb. 10).

Um dieses Ziel zu erreichen, bedarf es der kontinuierlichen Sensibilisierung und

Weiterbildung des Arztes auf psychosomatisch-psychotherapeutischem Gebiet, auch über die ersten Stufen in den Anamnesegruppen und im Praktikum während des Studiums hinaus. Die Wege sind mit der psychosomatischen Grundversorgung und dem Erwerb von Zusatzbezeichnungen vorgegeben. Die Auswirkungen in der Praxis sind, nicht zuletzt aus ökonomischen Gründen, bisher noch weithin unbefriedigend. Dennoch: Es führt kein Weg daran vorbei, daß erst dann jahrelange diagnostische und therapeutische Um- und Irrwege bei vielen Patienten vermieden werden können (s. das skizzierte Beispiel bei dem 45jährigen Patienten R. F.), wenn in jedem Erstkontakt die Erhebung der Krankheitsvorgeschichte und die erste Diagnostik mit der Information über die biographische Anamnese des Patienten zeitgleich verbunden wird.

Zwischen den Universitätsabteilungen für Psychosomatische Medizin und Psychotherapie, die mit Krankenversorgung, Lehre, Forschung sowie Fort- und Weiterbildung voll ausgelastet und nicht selten mangels erweiterter Ausstattung chronisch überbelastet sind, und der großen Anzahl Psychosomatischer Kliniken der Rentenversicherungsträger klafft eine riesige Lücke. Sie kann nur geschlossen werden, wenn in den kommunalen Krankenhäusern ebenfalls eine fundierte psychosomatische Diagnostik und wenigstens in beschränkter Form eine stationäre Psychotherapie erfolgen kann. Das Ziel liegt somit in der Einrichtung etwa einer an die Innere Abteilung angegliederten Station, in der eine nicht minder kompetente Untersuchung und Behandlung der Patienten möglich ist (Beispiele: Patienten mit entzündlichen Darmerkrankungen, Eßstörungen, Asthma bronchiale, Herz-Kreislauf-Erkrankungen). Bisher allerdings existiert eine psychosomatische Denkweise oder gar irgendeine Form von Psychotherapie innerhalb der internistischen Abteilungen der Krankenhäuser

in der Bundesrepublik Deutschland so gut wie nicht; sie wird vielmehr aus verschiedenen Gründen abgewehrt.

Einer merkwürdig negativen Einstellung der Psychotherapie gegenüber, eher zu- als abnehmend, begegnet man nicht selten bei privaten Krankenversicherungen und Beihilfestellen. Dies kann groteske Ausmaße annehmen. So schreibt eine Beihilfestelle einem 32jährigen Patienten mit Colitis ulcerosa 1990: „Die Aufwendungen für die biographische Anamnese (Nr. 860 GOÄ) und höchstens fünf probatorische Sitzungen sind zwar beihilfefähig, aber nur bei einer entsprechenden Indikation. Die Diagnose ‚Colitis ulcerosa‘ gehört nicht dazu.“ Und weiter: „Die Aufwendungen für eine verbale Intervention sind nur als einzige Leistung je Sitzung im Rahmen der Nr. 849 GOÄ beihilfefähig. Die Leistung nach 849 GOÄ wurde aber nicht als einzige Leistung erbracht, sondern zusammen mit den Leistungen nach GOÄ 65, 400, 4205 und 250. Somit sind die vorgenannten Anerkennungsgründe (entsprechende Indikation und einzige Leistung) von ihrem Arzt nicht erbracht worden.“

Dies bedeutet: Bei dem Patienten mit der entzündlichen Darmerkrankung darf eine Blutentnahme nicht gleichzeitig mit einer körperlichen Untersuchung erfolgen. Es handelt sich vergleichsweise um geringfügige Beträge, bedenkt man, daß eine private Krankenversicherung ihren Mitgliedern die Kosten z. B. für eine Computer- und Kernspintomographie mit durchschnittlich 850 DM bis 1 800 DM pro Untersuchung oder die Kosten für eine „Blutwäsche bei überhöhten Cholesterinwerten bis zu 125 000 DM pro Jahr“ erstattet!

Unter dem Blickwinkel der riesigen gesundheitspolitischen Aufgaben und der vielverzweigten Interessengruppen erscheint es utopisch, daß sich das allgemeine Interesse für Psychosomatische Medizin in absehbarer Zeit wandeln könnte und nicht nur auf wohlwollende Festreden beschränkt bleibt.

Im Alltag hingegen ist ihr eine Lobby nicht beschieden, fehlt doch der Stille psychosomatischer Arbeit jeder medienwirksame Glanz. So werden Hemmnisse und Widerstände – nicht selten der Patienten selbst – auf dem vorgezeichneten Wege nur überwunden werden können, wenn die Argumente wissenschaftlichen Fortschritts, sorgfältig begründeter Ergebnisse und attraktiver Nutzen-Kosten-Relation überzeugender für sie sprechen, als anscheinend bisher.

Literatur

1. Curtius F. Individuum und Krankheit. Berlin: Springer, 1959.
2. Curtius F. Von medizinischem Denken und Meinen. Stuttgart: Enke, 1968.
3. Feiereis H. Klinik und Therapie der Colitis ulcerosa. München: Marseille, 1970.
4. Feiereis H, Thilo HJ. Basiswissen Psychotherapie. Göttingen: Vandenhoeck u. Ruprecht, 1980.
5. Feiereis H. Psychosomatisch orientierte Stufendiagnostik und Stufentherapie. Internist prax 1985; 25: 321–31.
6. Feiereis H. Funktionelle Herz-Kreislauf-Störungen. Internist prax 1986; 26: 409–26.
7. Feiereis H. Sprechen und Schreiben im ärztlichen Alltag. In: Engelhardt D v (Hrsg). Ethik im Alltag der Medizin. Berlin: Springer, 1989.
8. Feiereis H. Diagnostik und Therapie der Magersucht und Bulimie. München: Marseille, 1989.
9. Feiereis H. Entzündliche Darmerkrankungen. In: Uexküll Th v (Hrsg). Psychosomatische Medizin. 4. A. München: Urban & Schwarzenberg, 1990.
10. Feiereis H. Bulimia nervosa. In: Uexküll Th v (Hrsg). Psychosomatische Medizin. 4. A. München: Urban & Schwarzenberg, 1990.
11. Maler Th. Klinische Musiktherapie. Hamburg: Krämer, 1989.
12. Jantschek G, Jantschek I, Wietersheim J v, Drewes Ch, Drosshard U. Familientherapie. In: Speidel H, Strauss UB (Hrsg). Zukunftsaufgaben der psychosomatischen Medizin. Berlin: Springer, 1989.
13. Wilke E, Leuner H. Das katathyme Bilderleben in der Psychosomatischen Medizin. Bern: Huber, 1990.

Zur Entwicklung der psychosomatischen Abteilung der Städtischen Krankenanstalten Esslingen am Neckar

Willi Bepperling

Die Herausgeber baten mich, über die Entwicklung dieser Abteilung zu berichten. Da sie die älteste weiterbestehende psychosomatische Krankenhausabteilung in Deutschland sei, bestehe ein historisches Interesse aus der Sicht der Instituierung Psychosomatischer Medizin.

Die Entwicklung dieser Abteilung ist eng mit meiner ärztlichen Entwicklung verbunden, so daß der Bericht subjektiv sein wird. Ich will aber bemüht sein, mich auf das allgemein Bedeutsame zu beschränken. Um Aspekte der Ausgangssituation in Universitätskliniken aufzuzeigen und die Voraussetzungen für den Aufbau einer psychosomatischen Abteilung darzustellen, muß ich auf Vorerfahrungen eingehen. Danach werde ich den Auf- und Ausbau der Abteilung schildern.

Psychosomatische Vorerfahrungen in den Jahren 1948 bis 1960

Im Anschluß an meine medizinische Ausbildung erlebte ich an zwei Universitätskliniken eine Verunsicherung an der geltenden Medizin. Als Medizinalpraktikant ohne spezielle Aufgabenbereiche hatte ich viel Zeit, mich mit einem Patienten zu beschäftigen. Diese langdauernden Gespräche hatten zur Folge, daß ich bei einer angeblichen Epilepsiepatientin einen peinlichen hysterischen Dauerzustand auslöste. Peinlich, weil die Patientin an einem hysterischen Anfallsgeschehen litt und weil sie 4 Tage lang kontinuierlich meinen Namen schrie. Kalte Bäder und Protreptik konnten diesen Zustand nicht beenden. Erst als ich ihr sagte, sie habe mich nun so blamiert, daß ich die Klinik verlassen müsse, hörte sie sofort auf zu schreien. Bei einer anderen Patientin mit einer Lähmung beider Beine bei Verdacht auf Multiple Sklerose konnte ich keine neurologischen Störungen feststellen. Nach längeren Gesprächen über ihre Kriegserlebnisse und über Schwierigkeiten ihrer Lebenssituation bat ich den Stationsarzt, mir eine Hypnose zu zeigen, die in der Klinik verpönt war. Bei der heimlich durchgeführten Hypnose konnte die Patientin ungestört gehen, was sie sehr beglückte. Ihre „Heilung" war ihr aber so unheimlich, daß sie im Morgengrauen des folgenden Tages die Klinik verließ. Solche und eine Reihe weiterer ähnlicher Erlebnisse, die ich mir erst später erklären konnte, waren die Ursachen meiner Verunsicherung, die ich damals meiner Ausbildung und mangelnden Erfahrungen anlastete.

Die Weiterbildung im Pathologischen Institut der Universität Gießen stellte meine medizinischen Vorstellungen wieder auf sicheren Boden. In der anschließenden Zeit in der Medizinischen Universitätsklinik Gießen konnte ich diese wissenschaftliche Medizin in einem für mich eingerichteten histologischen Labor weiterführen. Bei der klinischen Tätigkeit entwickelte ich mich aber zu einem „Spezialisten für die „Vegetativen". „Vegetative" wurden damals die Patienten genannt, die keinen klar umschriebenen Morbus hatten. Auch hier konnte eine Patientin, die ein Jahr lang gelähmt war, plötzlich ungestört gehen, nachdem wir an einem Dienstwochenende länger über ihre Verlobungssituation gesprochen hatten. Mit solchen Gesprächen, autogenem Training und Hypnose konnte ich manchen Patienten mit funktionellen Beschwerdebildern helfen.

Diese Erfahrungen zeigten mir, daß in der damaligen Schulmedizin eine Versorgungslücke bestand, die aber offenbar auszufüllen war, worauf meine autodidaktischen Bemühungen hinwiesen. In dem Zwiespalt zwischen der wissenschaftlich sehr befriedigenden morphologischen Medizin und der unbefriedigenden klinischen Praxis hörte ich von dem Psychiater Friedrich Mauz, der eine diagnostische und therapeutische Methode entwickelt habe, die gerade diesen Patienten gerecht werde. In einem Hamburger Krankenhaus habe er eine Spezialabteilung für solche Patienten gegründet. Das Schicksal wollte es, daß der Leiter dieser Abteilung, den ich von Heidelberg kannte, nach Gießen kam und mir (1951) die Mitarbeit in dieser Abteilung anbot. Es war nicht leicht, auf die wissenschaftlichen Möglichkeiten der Universitätsklinik zu verzichten, zumal meine Tätigkeit dort sehr geschätzt wurde. Aber die Aussicht, eine Kompetenz in dem mich immer mehr interessierenden Teilbereich der Medizin zu erreichen, ließ mich das Angebot annehmen.

Friedrich Mauz hatte als ärztlicher Direktor des Allgemeinen Krankenhauses Hamburg-Ochsenzoll 1949 eine psychosomatische Abteilung gegründet, die bis 1951 von V. Alsen und von 1952 bis 1953 von mir geleitet wurde. Wir behandelten in einem Team von fünf Ärzten, drei Krankengymnastinnen und acht Krankenschwestern im Jahr etwa 250 Patienten, die vorwiegend von der Landesversicherungsanstalt und vertrauensärztlichen Dienststellen überwiesen wurden. Sie waren meist lange Zeit therapieresistent und arbeitsunfähig, zum Teil schon frühinvalidisiert. Bei der überwiegenden Anzahl dieser Patienten waren pathogene Lebenssituationen festzustellen, die ihr Beschwerdebild im Sinne des Ausdrucks persönlicher Not fixiert und chronifiziert hatten. Hier war das von Mauz entwickelte „ärztliche Gespräch" die Methode der Wahl. Bei etwa einem Drittel der Patienten lagen neurotische Entwicklungen zugrunde, bei denen „analytische Gespräche" in Kombination mit „analytisch orientierter Gruppentherapie" angewandt wurden. Bei den recht seltenen Patienten mit Übertragungsneurosen führten wir die psychoanalytische Standardmethode durch. Auffallend war, daß 80 % und mehr der stationären Patienten trotz langem Leiden arbeitsfähig wurden und blieben, wie die Nachuntersuchungen ergaben. Die Landesversicherungsanstalt honorierte unsere Bemühungen mit monatlich 1 000 DM, wofür wir drei weitere Mitarbeiter einstellen konnten. Ein Arzt verdiente damals 330 DM im Monat. Diese kurzen Andeutungen sollen darauf hinweisen, daß wir eine effektive Therapie zur Verfügung hatten, um in einem vertretbaren Zeitraum von 6 bis 10 Wochen den in der Schulmedizin therapieresistenten Patienten zu helfen. Mauz führte uns nicht nur in sein „ärztliches Gespräch" ein, sondern begleitete uns auch supervisorisch in unseren Bemühungen um den Einbezug der Psychoanalyse in unsere stationäre Diagnostik und Therapie. Er hatte sich selbst Jahrzehnte um die Integration der Psychoanalyse in die klinische Psychotherapie bemüht und war mit namhaften Vertretern der Weiterentwicklung der Psychoanalyse in Verbindung, so daß ich als sein engster diesbezüglicher Mitarbeiter 10 Jahre lang eine ständige wertvolle Anregung und Kontrolle erfuhr.

An der Universitäts-Nervenklinik Münster, deren Leitung Friedrich Mauz 1953 übernommen hatte, konnte ich die in Hamburg erprobten therapeutischen Methoden weiter anwenden, insbesondere in psychoanalytischer Psychotherapie zusätzliche Erfahrungen sammeln und im Rahmen eines psychosomatischen Konsiliardienstes eine „psychosomatische Notfalltherapie" entwickeln. Durch die Kombination von „ärztlichem Gespräch" und Dauerhypnosen war Patienten mit fixierter paroxysmaler Tachykardie, Status asthmaticus und schwerster Colitis ulcerosa, die durch die internistische Therapie nicht mehr erreicht wurden, wirksam zu helfen. Patienten der Universitäts-HNO-Klinik mit sogenannter funktioneller Aphonie und Patienten der Orthopädischen Universitätsklinik mit vorstellungsbedingten Lähmungen konnten mit dieser therapeutischen Kombination adäquat behandelt werden, nachdem sie lange Zeit in den Kliniken therapieresistent waren.

Im Universitätsklinikum entwickelte sich ein zunehmendes Interese an dieser psychosomatischen Therapie. Die Anforderungen wurden aber bald für einen Arzt zu viel, da ich daneben noch meinen Klinikaufgaben nachkommen mußte. Die Lösung wäre die Gründung einer psychosomatischen Abteilung mit entsprechender personeller Besetzung gewesen, was uns bei dem Wechsel von Hamburg nach Münster in Aussicht gestellt wurde. Die Widerstände waren damals aber so groß, daß daran nicht zu denken war.

Bei mir hatten sich die bisherigen psychosomatischen Erfahrungen zu einer Art „Leitidee" verdichtet, in einem überschaubaren Klinikum die bestehende Versorgungslücke der Schulmedizin auszufüllen. Mir war klar geworden, daß die Psychosomatik damals nur durch erfolgreiche Therapien und nicht durch theoretische Erörterungen von der klinischen Medizin akzeptiert würde. Es müßte ein psychosomatisches Team aufgebaut werden, das im Schutzraum einer psychosomatischen Abteilung Kreativität entfalten könnte, um dieser Aufgabe gerecht zu werden. Der ständige Kontakt mit der klinischen Medizin und die Weiterentwicklung psychoanalytischer Erfahrungen waren anzustreben, um der psychosomatischen Praxis klare theoretische Vorstellungen zugrunde zu legen.

Dieser „Leitidee" kam 1960 ein Angebot der Stadt Esslingen am Neckar entgegen, wo durch die Initiative des Chefarztes der Abteilung für Innere Medizin der Städtischen Krankenanstalten die Neugründung einer noch nicht klar definierten Krankenhausabteilung zur Ergänzung des bisherigen Versorgungsangebots geplant war. Die ärztliche Leitung dieser Abteilung wurde mir angeboten. Vorher sollte die Innere Abteilung psychosomatisch ausgerichtet werden, worum sich der Chefarzt schon über 10 Jahre bemüht hatte. Für diese Anfangszeit wurde eine Oberarztstelle mit Privatambulanz angeboten. Dieses Angebot war in Anbetracht meiner „Leitidee" und der Unmöglichkeit einer Instituierung Psychosomatischer Medizin im Universitätsklinikum so verlockend, daß ich zum zweiten Mal die Universität verließ.

Der Aufbau der psychosomatischen Abteilung der Städtischen Krankenanstalten in Esslingen von 1961 bis 1969

Die angedeuteten Vorerfahrungen erschienen mir wichtig, um auf die Versorgungslücke der damaligen klinischen Medizin hinzuweisen und die therapeutischen Voraussetzungen aufzuzeigen, die notwendig waren, um sich mit Psychosomatischer Medizin in einem Klinikum durchzusetzen. Es bestand die Hoffnung, daß die therapeutischen Effekte das Umfeld des kommunalen Krankenhauses und somit den Krankenhausträger erreichen würden, wodurch eine größere Bereitschaft gegenüber einer Instituierung Psychosomatischer Medizin als an der Universität erwartet werden konnte! Das achteinhalbjährige Bemühen um den Aufbau der psychosomatischen Krankenhausabteilung kann in zwei Abschnitte unterteilt werden. Der erste Abschnitt von 1961 bis 1963 war charakterisiert durch eine sehr befriedigende und effektive psychosomatische Therapie, die zu allgemeiner Anerkennung und Verselbständigung der entstandenen Arbeitsgruppe als „Psychotherapeutengruppe der Krankenanstalten" führte. Der zweite Abschnitt von 1963 bis 1969 war durch das Auftreten unerwarteter Widerstände gekennzeichnet, die eine längere Zeitspanne die Weiterentwicklung in Frage stellten. Es gelang aber schließlich, diese Widerstände allmählich zu überwinden, so daß am 01. 07. 1969 die selbständige Krankenhausabteilung für Psychosomatik gegründet werden konnte.

Von der psychosomatischen Schwerpunktstation der Inneren Abteilung zur „Psychotherapeutengruppe der Krankenanstalten"

Der Versuch einer psychosomatischen Ausrichtung der Inneren Abteilung wurde sehr bald als Utopie erkannt und mußte aufgegeben werden. Es bestand offenbar eine erhebliche Diskrepanz bezüglich der Vorstellungen, was unter psychosomatischer Ausrichtung zu verstehen sei. Meine ständigen Referate über Psychosomatische Medizin und die kasuistischen Darstellungen wurden den Ärzten der Inneren Abteilung bald zuviel. Sie wollten Internisten und keine Psychiater werden. Sie sprachen zwar von einem „personalen Faktor" im Krankheitsgeschehen, konnten aber damit nichts anfangen. Um nicht sinnlose Arbeit zu verrichten, zog ich mich mit Genehmigung des Chefarztes in eine Randstation mit zehn Betten zurück, die ich als psychosomatische Schwerpunktstation bezeichnete. Hier wollte ich eine Arbeitsgemeinschaft aufbauen, um schwierigere stationäre Therapien durchführen zu können.

Die Oberärzte der Abteilung, die der Psychosomatik noch skeptisch gegenüberstanden, wiesen sofort schwierige Patienten ein. Diese waren lange Zeit in ihrer Ambulanz therapieresistent geblieben, waren arbeitsunfähig und wurden vom Arbeitsamt auch nicht mehr vermittelt. Ihre körperlichen Befunde reichten zu einer Invalidisierung nicht aus, so daß sie keinerlei Unterstützung erhielten. Zum Teil hatten sie für Privatbehandlungen erhebliche Summen ausgegeben. Es waren Patienten, deren Krankheitsbilder meist durch hochpathogene Lebenssituationen fixiert und chronifiziert waren. Da mir solche Patienten zu Genüge bekannt und die entsprechenden Therapiemethoden erprobt waren, wurden sie in wenigen Wochen stationärer Behandlung weitgehend symptomfrei und arbeitsfähig. Durch Sozialgerichtsgutachten konnte ich erreichen, daß man ihre Zeit der Arbeitsunfähigkeit als Erwerbsunfähigkeit anerkannte und sie ihnen entsprechend vergütete. Ich stellte aus diesen Erfahrungen Kosten-Nutzen-Analysen zusammen, die allgemein beeindruckend und für die Psychosomatik günstig waren. Noch günstiger wirkten sich die Ergebnisse der Therapien in der Privatambulanz aus. Ich hatte nirgends so zahlreiche depressive Patienten beobachtet wie hier. Die Depression erschien geradezu als eine Kehrseite des schwäbischen Wohlstands. Angehörige von Fabrikantenfamilien und leitende Angestellte großer Firmen kamen mit langdauernden, fixierten, vitalisierten depressiven Syndromen in die Ambulanz. Sie verloren ihre fixierten Beschwerden meist in relativ kurzer Zeit nach einer Kombination von thymoleptischer Medikation und Situationstherapie. Die noch nicht lange eingeführten Thymoleptika waren hier anscheinend noch nicht bekannt. Das "ärztliche Gespräch" hatte ich inzwischen in eine „Situationstherapie" weiterentwickelt. Diese Patienten waren für die Befreiung aus langdauernder Qual sehr dankbar, was sie auch später in Anbetracht ihrer einflußreichen Stellungen gegenüber dem Krankenhausträger zum Ausdruck brachten.

Inzwischen hatten die anderen Krankenhausabteilungen festgestellt, daß sich unsere Tätigkeit von der des Krankenhausseelsorgers unterschied und überwiesen immer mehr Patienten. Die Kollegen der Inneren Abteilung waren erleichtert, daß ich sie nicht mehr mit Psychosomatik belastete und die neurologischen Untersuchungen sowie die Behandlung der depressiven und suizidalen Patienten übernahm. Die Grenze der Belastbarkeit war erreicht, als auch die gesetzlichen Krankenkassen schwierige und langzeitig therapieresistente Patienten in die Ambulanz überwiesen. Da ich diese ohne Honorar behandelte, wurde ich bei der Ärztekammer angeklagt, ich würde „ostzonale Methoden" einführen, gemeint waren, „Ambulatorien", was aber die Ärztekammer nicht ernst nahm.

Die Leitung des Sozialamtes der Stadt Esslingen hatte mir schon im ersten Jahr eine Fürsorgerin als Mitarbeiterin zur Verfügung gestellt. Der Chefarzt der Inneren Abteilung, der die Psychosomatik damals sehr unterstützte, hatte die Genehmigung einer zusätzlichen Arztstelle erreicht. Mit den Krankenschwestern entstand eine gute Zusammenarbeit bei Patienten nach Suizidversuchen, da sie im Gegensatz zu manchen Ärzten eine weiterbestehende Suizidalität sehr genau wahrnahmen. Eine besondere befriedigende Kooperation konnte mit der physikalischen Abteilung aufgebaut werden. Die interessierten Mitarbeiter dieser Ab-

teilung führte ich in Methoden der Wachsuggestion bei Massagen-, Hydro- und Elektrotherapie ein. Eine in Atemtherapie und konzentrativer Bewegungstherapie erfahrene Krankengymnastin konnte noch eingestellt werden. Die Kombination von Situationstherapie und den therapeutischen Möglichkeiten dieser Abteilung gestaltete sich sehr erfolgreich. Schließlich boten noch zwei junge Krankenhauspfarrer beider Konfessionen ihre Zusammenarbeit an, so daß innerhalb von 2 Jahren eine ansehnliche Arbeitsgruppe entstanden war, die am 15. 02. 1963 als „Psychotherapeutengruppe der Krankenanstalten" verselbständigt wurde.

Von der Psychotherapeutengruppe zur psychosomatischen Abteilung

Dieser schwierigste Abschnitt des Aufbaus der psychosomatischen Abteilung vollzog sich in zwei dreijährigen Phasen. In der ersten Phase traten unerwartete Widerstände auf, die die Weiterentwicklung blockierten und in Frage stellten. In der zweiten Phase war es u. a. durch das Entgegenkommen günstiger äußerer Umstände möglich, die Widerstände und Schwierigkeiten allmählich zu überwinden.

Die Entwicklung unerwarteter Widerstände

Nach der Verselbständigung der Arbeitsgruppe – oder auch wegen der Verselbständigung – kam die Befürchtung der „Psychiatrisierung der Krankenanstalten" auf. Offenbar war durch unsere Tätigkeit eine latent vorhandene Vorstellung aktiviert worden. Eine Psychiatrisierung könne man der Bevölkerung nicht zumuten, und überdies sei Psychiatrie Sache des Landes Baden-Württemberg. In dieser

Befürchtung war man sich anscheinend im Krankenhaus und in seinem Umfeld einig. Dadurch hatte sich eine ernstzunehmende Hürde entwickelt.

Für mich war dies überraschend, weil ich stets größten Wert auf die Unterscheidung von Psychiatrie und Psychosomatik gelegt hatte. Gleichzeitig wurde ich mit der Macht ärztlicher Hierarchie konfrontiert. Ich war noch Oberarzt der Inneren Abteilung, obwohl ich nach der Einstellung „demnächst" die Stellung eines leitenden Arztes erhalten sollte. Eine Krankengymnastin der physikalischen Abteilung bat mich um ein Zeugnis, das ich arglos ausstellte. Daraufhin wurde mir jegliche Zusammenarbeit mit dieser Abteilung verboten. Bei dem Versuch, ein vermeintliches Mißverständnis aufzuklären, erfuhr ich, daß ich „leitender Arzt dieser Abteilung" werden wolle. Ein Gespräch mit dem Oberbürgermeister als oberstem Vorgesetzten, um das ich gebeten hatte, verlief für mich wenig erfreulich. Ich erlebte eine Achse der Macht von der ärztlichen Abteilungsspitze zur obersten Vertretung des Krankenhausträgers, gegen die nichts auszurichten war. Ich wurde an die Universität erinnert, wo unter dem Deckmantel der Wissenschaftlichkeit eine ähnliche unüberwindliche Barriere bestand.

Ich hatte mit dem leitenden Arzt der Inneren Abteilung vereinbart, daß er die psychosomatische Arbeit nach außen vertreten könne, die Arbeit selber dürfe aber nicht gestört werden. Er war so einsichtig, daß er sogar die für ihn obligate Visite aufgab, nachdem ich jedesmal Mühe hatte, die Folgen wieder aufzuarbeiten. Die gemeinsame Publikation meiner Arbeit mußte ich allerdings aufkündigen, nachdem einiges ohne meine Einwilligung veröffentlicht worden war. Wenn Mißverständnisse und negative menschliche Seiten mit einem Machtpotential verbunden sind, können sinnvolle und notwendige Entwicklungen zunichte gemacht werden, wie es das Beispiel der Zusammenarbeit

mit der physikalischen Abteilung gezeigt hatte. Mir wurde eröffnet, mit der neuen Abteilung könne es noch 10 Jahre dauern, und es würde auch niemand gehalten, der gehen wolle. Damit waren die Fronten des Widerstandsgefüges eindeutig geklärt, und ich mußte prüfen, ob eine Weiterarbeit möglich und sinnvoll sei, was ich auch unverhohlen zum Ausdruck brachte.

Danach zeigten sich allerdings Reaktionen von den anderen Chefärzten und der Bevölkerung, die diese Arbeit erhalten wollten. Ein Stadtrat erreichte, daß ich unsere Arbeit vor dem Gemeinderat darstellen konnte. Ein erfahrener schwäbischer Krankenhausleiter riet mir, dabei größten Wert auf die Unterscheidung von Psychosomatik und Psychiatrie zu legen und auch auf meine Jahresbezüge hinzuweisen. Diese waren recht bescheiden, da ich wenig Zeit für die Privatambulanz hatte. Man würde dann erkennen, daß ich den Patienten meine und nicht eine Machtstellung erreichen wolle. Die Darstellung unserer Arbeit verfehlte ihre Wirkung nicht. Ich war erstaunt, wie genau die Stadträte und besonders die Stadträtinnen über unsere Tätigkeit informiert und wie positiv sie gegenüber einer Weiterentwicklung eingestellt waren. Der Verwaltungsausschuß des Gemeinderats beschloß dann am 29. 03. 1965, daß man mir „eine der Selbständigkeit seiner Tätigkeit innerhalb der Medizinischen Klinik angemessene Dienstbezeichnung" verleihen solle. Die Einrichtung einer besonderen psychotherapeutischen Klinik würde aber „vorläufig nicht in Erwägung gezogen". Am 25. 04. 1965 wurde mir die Bezeichnung „Leitender Arzt der Psychotherapeutengruppe der Medizinischen Klinik" zuerkannt. Damit war die vorher verselbständigte Psychotherapeutengruppe wieder in die Medizinische Klinik einbezogen, was als Abwehr der sogenannten „Psychiatrisierung" des Krankenhauses und als Entgegenkommen gegenüber der Leitung der Medizinischen Klinik aufzufassen war. (Inzwischen waren die Krankenhausabteilungen in Kliniken umbenannt worden.)

An unseren Arbeitsbedingungen hatte sich nichts geändert. Nur die Kollegen des Krankenhauses begegneten mir anders, sie empfanden die Änderung der Dienstbezeichnung als einen Sprung in die Hierarchie. Ich wurde in das Chefarztkollegium aufgenommen, wo ich nun selbst unsere Interessen vertreten konnte. Die eigentlichen Schwierigkeiten der Weiterentwicklung zu einer selbständigen Abteilung waren aber geblieben. Es waren dies einmal die Loslösung von der Medizinischen Klinik, die damit den Vertretungsanspruch der Psychosomatik nach außen verlor und darüber hinaus noch 40 Betten abtreten sollte. Weiter war die Anerkennung der Tätigkeit meiner Mitarbeiter als Weiterbildung durch die Ärztekammer erforderlich sowie die Genehmigung eines ausreichenden Stellenplans durch den Gemeinderat. Ich hatte für sechs Patienten eine Arztstelle angefordert, was selbst den uns wohlgesinnten Stadträten zu kostspielig war.

Im Gemeinderat wurden Stimmen laut, die den Sinn einer solchen Krankenhausabteilung bezweifelten. Ich selbst fragte mich, was ich in dieser Zeitspanne an der Universität hätte erarbeiten können. Inzwischen hatte ich nach einigen Fehleinstellungen sehr interessierte und einsatzbereite Mitarbeiter, so daß zum Verfolgen der „Leitidee" noch die Verantwortung gegenüber dem Team hinzugekommen war. Durchhalten war deshalb gefordert.

Überwindung der Widerstände

Bei solchen, in mancherlei Hinsicht ausweglos erscheinenden Situationen kommt es oft auf den „langen Atem" an. Es können dann Umstände entgegenkommen, die aus der Enge herausführen. Und

dies war zuerst 1966 mit der Neuwahl des Oberbürgermeisters der Fall. Der neue oberste Vorgesetzte hatte schon vorher die Bedeutung der Psychosomatik für die klinische Medizin erkannt. Seine Ehefrau hatte als Oberärztin einer Medizinischen Klinik auch die Grenzen der Schulmedizin erlebt. In einer verständnisvollen und klugen Art hat dann der neue Oberbürgermeister in Zusammenarbeit mit dem Gemeinderat die Weiterentwicklung der Psychosomatik unterstützt. Damit war das Haupthindernis überwunden.

Eine weitere Unterstützung erfuhren wir durch die Ärztekammer. Ihr Geschäftsführer, der selbst eine psychotherapeutische Weiterbildung absolviert hatte, eröffnete dem zuständigen Bürgermeister der Stadt das besondere Interesse der Ärztekammer an der Gründung einer psychosomatischen Krankenhausabteilung. Er würde gerne die Weiterbildung der Ärzte anerkennen, wenn die Abteilung selbständig sei, sie eine gewisse Mindestzahl von Betten habe, ein ausreichendes Behandlungsteam zur Verfügung stehe und wenn ein Chefarztvertrag vorgelegt würde. Ohne die Anerkennung der ärztlichen Weiterbildung könnten keine ärztlichen Mitarbeiter gewonnen werden. Damit war der Krankenhausträger im Zugzwang. Für ihn bestanden die Schwierigkeiten in der Unterbringung der neuen Abteilung und in deren Personalintensität. Die Unterbringung wollte man durch einen Neubau lösen und zwei alte Bauteile des Krankenhauses abreißen. Dadurch wäre zwar die leidige Bettenfrage gelöst worden, für uns hätte aber ein Neubau eine jahrelange Verzögerung bedeutet. Es gelang mir, mit dem Hinweis auf geringe Renovierungskosten die beiden alten Bauteile zu erhalten. Sei seien geeignet, 24 Patientenbetten und die notwendigen Funktionsräume zu beherbergen. Auf die weiter geplanten 16 Neurologiebetten mußte ich verzichten und diese Patienten weiterhin in den Kliniken behandeln. Als diese Lösung vom Chefarztkollegium, der Verwaltung und dem Gemeinderat anerkannt wurde, stimmte auch die Medizinische Klinik zu, die ja auf eine Anzahl von Betten verzichten mußte. In Anbetracht der reduzierten Bettenzahl konnte der Gemeinderat auch die notwendige Personalintensität verantworten. So war es möglich, daß am 01. 07. 1969 nach der Renovierung der alten Bauteile *die selbständige, funktionell ins Gesamtkrankenhaus integrierte Abteilung für Psychosomatik* gegründet werden konnte.

Mit der Gründung der Abteilung war das erste Ziel erreicht. Die einzelnen Schritte des Aufbaus konnte ich nur andeuten. Die vielen Gespräche, Referate, schriftlichen Eingaben etc. waren vergleichbar einer „analytischen Langzeittherapie" mit „Widerstandsanalysen, Interpretationen, Deutungen und ständigem Durcharbeiten" – selbstverständlich alles neben der Hauptarbeit. Die vier weiteren notwendigen Ziele der Entwicklung sollen beim Ausbau der Abteilung aufgezeigt werden.

Der Ausbau der psychosomatischen Abteilung

Zunächst war wichtig, uns über die Ziele der Weiterentwicklung grundsätzlich klar zu werden. Sollten wir weiterhin in erster Linie das Ausfüllen der Versorgungslücke oder vorwiegend die Integration klinischer und Psychosomatischer Medizin in den einzelnen Kliniken anstreben? Wir hatten bei unserer Arbeit erfahren, daß eine Integration beider Medizinformen innerhalb der Kliniken eines ganzen Krankenhauses sehr schwierig und langwierig war und eine überaus größere Zahl von Mitarbeitern erforderte. Andererseits warteten durch das Versorgungsdefizit des Krankenhauses viele dringende Aufgaben auf uns, die von den Kliniken gern an uns abgegeben wurden. Wir entschieden uns deshalb für eine psychosomatische Ergänzungstherapie, um möglichst viele Patienten adäquat versorgen zu können. Dadurch war auch ein gewisser Grad integrativer Medizin in den Stationsteams anzubahnen, der durch das Angebot von kasuistischen und Balint-Seminaren gefördert werden konnte. Somit war eine Hierarchie unserer Zielsetzungen festgelegt. In erster Linie war die stationäre Psychosomatik innerhalb der Abteilung zu fördern, um schwierige Therapien langjährig Kranker in Teamarbeit durchführen zu können. Außerdem war eine Einführung aller Mitarbeiter in die psychosomatische Diagnostik und Therapie erforderlich, da dies damals weder an den Universitäten noch an psychotherapeutischen Instituten geleistet wurde. Danach konnte der psychosomatische Konsiliardienst im Gesamtkrankenhaus ausgebaut werden. Ein drittes Ziel war die Gründung einer psychosomatischen Kinderabteilung und schließlich mußte die Gründung einer neurologischen Abteilung angestrebt werden.

Die Weiterentwicklung der stationären Psychosomatik

Hier kam uns der Krankenhausträger in bezug auf die notwendige Personalintensität entgegen. Für die 24 stationären Patienten konnten wir eine ausreichende Besetzung mit einem Oberarzt und drei Assistenzarztstellen erreichen. So war die Entwicklung einer sogenannten „Zentraltherapie" in der Kombination von analytischer Einzel- und Kleingruppentherapie durch den persönlichen Therapeuten möglich.

Für die Ergänzungstherapien, die den psychotherapeutischen Prozeß gezielt anregten und die Durcharbeitung unterstützten, konnten wir genügend Mitarbeiter gewinnen und ausbilden. Da auch therapieresistente internistische Patienten mit Asthma bronchiale und entzündlichen Darmerkrankungen u. a. behandelt werden mußten, war der ständige Kontakt mit den anderen Kliniken für unsere Arbeit wichtig. Es entwickelte sich eine befriedigende stationäre psychosomatische Versorgung, die wir bei der Herbsttagung des DKPM 1979 in Esslingen aufzuzeigen versuchten, und die im Rahmen dieses Berichtes nicht dargestellt werden kann.

Die Weiterentwicklung des psychosomatischen Konsiliardienstes

Sie war begrenzt durch den Mangel an Personalstellen. Obwohl wir die notwendige psychosomatische Diagnostik und Therapie von Patienten anderer Kliniken übernahmen, war kein Entgegenkommen dieser Kliniken im Stellenplan zu erreichen. Uns stand für diesen Einsatzbereich nur eine Funktionsoberarztstelle zur Verfügung. Bei vermehrten Anforderungen mußten die verfügbaren Ärzte der Abteilung vom Assistenzarzt bis zum Chefarzt einspringen. Wir kamen dieser zeitraubenden Arbeit meist in den Abendstunden nach, wenn nur noch die Nachtschwester in den Kliniken anwesend war. Ein psychosomatischer Liaisondienst war unter diesen Umständen nicht möglich. Er konnte erst in begrenztem Ausmaß mit der Unterstützung der Robert-Bosch-Stiftung in den letzten 2 Jahren meiner klinischen Tätigkeit durchgeführt werden.

Die Entwicklung der psychosomatischen Kinderabteilung

Sie erschien uns schon von Anfang an nötig. Da anscheinend in Deutschland das

Abgeben von Betten die empfindlichste Stelle unserer Kliniken ist, mußten wir die ersten 12 Jahre die überwiesenen Kinder ambulant behandeln. Wir konnten dadurch viele Erfahrungen sammeln aber nicht alle therapeutischen Möglichkeiten einsetzen. Als dann durch Patientenmangel die große Kinderklinik nicht mehr ausreichend belegt war, wurde es möglich, eine psychosomatische Kinderstation mit neun Betten einzurichten. Sie mußte in der Kinderklinik sein, da in Anbetracht vital gefährdeter Kinder ein klinischer Notdienst vorhanden sein mußte. Wir begannen mit einem Assistenzarzt, zwei Psychotherapeutinnen für Kinder und Jugendliche, Erzieherinnen und sehr interessierten Kinderkrankenschwestern; einem Team, an das ich die ambulant gewonnenen Erfahrungen weitergeben konnte. Es ist wohl zu wenig bekannt, welch wichtige therapeutische Arbeit in einer solchen Institution für den Patienten und auch die Gesellschaft geleistet werden kann. Als Anerkennung konnten wir für diesen Bereich die Genehmigung einer Oberarztstelle erreichen. Auch als Ergänzung der kinderklinischen Versorgung hat sich unsere Kinderabteilung bewährt und dort den besonders notwendigen psychosomatischen Zugang zum Patienten gefördert.

Die Entwicklung der Neurologischen Klinik

In der Medizinischen Klinik hatte ich von Anfang an die neurologische Versorgung übernommen, weil hier der psychosomatische Zugang zum Patienten, der für die Differentialdiagnostik notwendig war, besonders gut aufgezeigt werden konnte. Ein niedergelassener Nervenarzt, der den neurologischen Konsiliardienst für die anderen Kliniken durchgeführt hatte, zog sich bald zurück, so daß ich für die neurologischen Konsultationen im Gesamtkrankenhaus zuständig war. Da dies auf die Dauer nicht durchführbar war, forderte ich die Stelle eines neurologischen Oberarztes an, die nach 17 Jahren durch die Unterstützung des Chefarztkollegiums genehmigt wurde. Da Ärzte für Neurologie die Psychotherapieweiterbildung anstrebten, war diese Stelle zu besetzen. Der neurologisch-psychosomatische Tätigkeitsbereich weitete sich im Laufe der Jahre derart aus, daß wir im Rahmen der Krankenhausreform 30 neurologische Betten zugeteilt bekamen. Diese konnten erst nach Fertigstellung eines Erweiterungsbaus belegt werden. Der letzte neurologische Oberarzt unserer Abteilung, der sich im Krankenhaus sehr bewährt hatte, wurde 1990 zum Chefarzt der neugegründeten Neurologischen Klinik gewählt.

Damit war in weiteren zwei Jahrzehnten der Ausbau der psychosomatischen Abteilung, die nach Verselbständigung der Neurologie in Psychosomatische Klinik umbenannt wurde, abgeschlossen.

Literatur

1. Bepperling W, Laberke JA. „Somato- und Psychotherapie in der Inneren Klinik". Münchner Medizinische Wochenschrift 1961; 50: 2457–62.
2. Bepperling W. „Modell einer Psychosomatischen Krankenhausabteilung". Deutsches Ärzteblatt – Ärztliche Mitteilungen, 1974; 48.
3. Bepperling W. „Integration der Psychotherapie im Allgemeinkrankenhaus". Verhandlungen der Deutschen Gesellschaft für Innere Medizin. 85. Band 1979: 1388–90.
4. Bepperling W. „Integration psychosomatischer Versorgung in das Allgemeinkrankenhaus". In: Uexküll Th v. „Integrierte Psychosomatische Medizin". Stuttgart, New York: Schattauer, 1981.
5. Bepperling W. „Der Psychosomatiker als Konsiliarius." In: Jores A. „Praktische Psychosomatik." Bern, Stuttgart, Wien: Huber.
6. Mauz F. „Das ärztliche Gespräch". Therapiewoche 1960; 310–16.

Stationäre Psychotherapie und Psychosomatik in einem Allgemeinkrankenhaus – der heutige Stand in Esslingen

Ekkehard Gaus, Wolfgang Merkle

Der verdienstvolle Aufbau der psychosomatischen Abteilung am Städtischen Krankenhaus Esslingen und die vielfältigen Widerstände im Laufe dieses Prozesses sind durch den langjährigen früheren Chefarzt und Leiter dieser Abteilung, W. L. Bepperling, im vorigen Beitrag dargestellt. Wir können uns daher auf die jetzige Gestalt und Funktion der Esslinger Psychosomatischen Klinik beschränken. Ihre Leitung wurde von mir (E. Gaus) 1987 übernommen. Dies verband sich für mich mit der Fortsetzung von Schwerpunkten meiner bisherigen klinischen Tätigkeit, vor allem der Verbindung internistischer, psychiatrischer und psychotherapeutisch-psychoanalytischer Ansätze in einem klinischen Bereich, der einen direkten Zugang zur Primärversorgung hat.

Biographisches

Die durch eine eigene Erkrankung im Kindes- und Jugendalter früh geweckten Interessen für leib-seelische Zusammenhänge habe ich in Schule, Studium und späterer beruflicher Praxis stetig vertiefen können. Sie ermöglichten mir dabei, manche Klippe im Ausbildungsbetrieb des Medizinstudiums zu überwinden und dessen einseitige Orientierung, besonders im vorklinischen Abschnitt, zu ertragen. So waren es, um nur einige Beispiele zu nennen, die Begegnung mit der sogenannten „Heidelberger Schule der Psychosomatik", die Lektüre von Siebecks Buch „Medizin in Bewegung", das mir ein Studienfreund aus dem Nachlaß seines verstorbenen Vaters schenkte, Patientenvorstellungen in Schultes Psychiatrievorlesungen in Tübingen und von Uexkülls Band „Grundfragen der Psychosomatischen Medizin", die mich in dem Wunsch bestärkten, der Verbindung von psychologischer und Körpermedizin nachzugehen. Dabei faszinierte mich insbesondere die internistische Tradition innerhalb der deutschen Psychosomatik. Dieser Ansatz erschien mir damals am ehesten an der noch jungen Abteilung für Innere Medizin und Psychosomatik der Universität Ulm unter der Leitung von Prof. von Uexküll verwirklicht. Aus diesem Grund bemühte ich mich von meinem Studienort München aus dort um eine Promotionsarbeit, die sich mit den psychologischen Aspekten therapeutischer Extremsituationen wie Intensivbehandlung, Dialyse und Transplantation etc. befaßte; später bewarb ich mich um eine Assistentenstelle in Ulm. Die Möglichkeit, in der psychosomatischen Abteilung die internistische mit der psychoanalytischen Weiterbildung in der Ulmer psychoanalytischen Arbeitsgemeinschaft zu verbinden, die überwiegend durch die Abteilung Psychotherapie unter Leitung von H. Thomä getragen wurde, war für das Anliegen fast ideal, wenn auch beschwerlich. Ich hatte dabei auch über Jahre Gelegenheit, am Ausbau eines Konzepts einer internistisch-psychosomatischen Station unter Leitung von K. Köhle (5) in enger und vertrauensvoller Zusammenarbeit teilzuhaben und im Anschluß daran einen entsprechenden Ansatz in einer psychosomatischen Spezialambulanz für Hochdruckkranke weiterzuentwickeln (2). Es folgte, zunächst zur Vervollständigung der psychoanalytischen Ausbildung begonnen, eine mehrjährige Tätigkeit in einer der Universität Ulm als Lehrkrankenhaus und universitären Abteilung angeschlossenen psychiatrischen Klinik unter Leitung von Prof. Schüttler. Sie wurde für mich zu einer ganz wesentlichen Bereicherung und Erweiterung meiner Erfahrung, indem ich Sicherheit im Umgang mit Patienten mit Psychosen und Borderline-Störungen gewann, auch wenn ein psychosomatischer Ordinarius, dem ich davon erzählte, damals meinen Wechsel mit der Bemerkung kommentierte: „Dann sind Sie für die Psychosomatik verloren!" Durch die spätere Leitung des dortigen Psychotherapiebereiches machte ich praktische Erfahrungen mit der Integration von Psychotherapie in einem psychiatrischen Krankenhaus und in dem – was selten genug ist – räumlich eng benachbarten Kreiskrankenhaus, wobei es eine gemeinsame Pforte für die körperlich kranken und die psychiatrisch hospitalisierten Patienten gibt.

Die „Motivationsgeschichte" der anderen Mitarbeiter unserer Klinik zeigt in ähnlicher Weise den Versuch, eine somatische Orientierung mit der psychotherapeutisch-psychoanalytischen Weiterbildung zu verbinden. Der jetzige erste Oberarzt (W. Merkle) gehörte bereits in Ulm zu einer sehr aktiven Gruppe von Studenten, die, in Fortsetzung der von W. Schüffel dort inaugurierten Gruppenarbeit, sich als studentische Tutoren intensiv mit der Psychosomatischen Medizin auseinandersetzten, darauf folgten ebenfalls die psychiatrische Weiterbildung und eine mehrjährige Tätigkeit auf einer Psycho-

therapiestation mit begleitender psychoanalytischer Ausbildung. Von den beiden Funktionsoberärzten der Abteilung, die beide Nervenärzte sind, wirkte der eine längere Zeit in einem Knochenmarktransplantationsprojekt der Universität Tübingen mit und gewann so, von der Universitäts-Nervenklinik kommend, Zugang zur Psychosomatischen Medizin. Der andere Kollege begann an der Esslinger Psychosomatik unter meinem Vorgänger und war nach der nervenärztlichen Weiterbildung später mehrere Jahre in einer großen psychosomatischen Fachklinik neben der psychoanalytischen Weiterbildung tätig.

Zur Struktur der Esslinger Psychosomatik

Die *Psychosomatische Klinik* ist Teil eines ca. 600 Betten umfassenden Krankenhauses der *Zentralversorgung*, das akademisches Lehrkrankenhaus der Universität Tübingen ist. Darin sind alle Fächer vertreten mit Ausnahme der Neurochirurgie, der Dermatologie und der Urologie. Die Medizinische und Chirurgische Klinik sind in zwei bzw. drei Abteilungen untergegliedert im Sinne einer Subspezialisierung (Kardiologie, Gastroenterologie/Onkologie; Allgemeinchirurgie, Unfallchirurgie, Gefäßchirurgie). Zum Krankenhaus gehören ein Zentrallabor, ein Radiologisches Zentralinstitut mit Strahlentherapie und nuklearmedizinischer Abteilung und die Pathologie. HNO-Heilkunde und Augenheilkunde sind durch Belegabteilungen vertreten. Die Nähe der Universitäten Tübingen und Ulm sowie mehrerer psychoanalytischer Institute erleichtert den Mitarbeitern die psychoanalytische Weiterbildung und ist hilfreich, Kolleginnen und Kollegen mit einer entsprechenden Qualifikation zu gewinnen.
Die Psychosomatische Klinik gliedert sich in einen *stationären Bereich* mit zwei Bet-

tenstationen, den *Konsiliar- und Liaison-dienst* und, in begrenztem Maße, einen *ambulanten Versorgungsbereich* mit der Möglichkeit prästationärer Diagnostik und psychotherapeutischer Nachbetreuung (s. Abb. 1).

Stationärer Bereich

Psychosomatische Station für Erwachsene (24 Betten): Dem Altbaubereich des Krankenhauses zugehörig, werden dort, was nicht ohne Symbolwert ist, in einem durch einen Torbogen mit dem Haupthaus verbundenen, sichtlich renovierungsbedürftigen Haus, das früher einmal zur Behandlung von infektiös Erkrankten diente, Patienten aller Arten von psychosomatischen und psychoneurotischen Störungen, auch somatopsychischen Erkrankungen und Borderline-Syndromen, behandelt. Von der Aufnahme ausgeschlossen sind Patienten mit primärer Suchterkrankung oder akuten schizophrenen bzw.

floriden organischen Psychosen. Unser besonderes Interesse gilt den internistisch-psychosomatischen Erkrankungen, den funktionellen Syndromen, Eßstörungen, chronischen Schmerzsyndromen und somatopsychischen Störungen. So werden Asthmapatienten und solche mit chronisch entzündlichen Darmerkrankungen auch im akuteren Zustand ihrer Erkrankung, wenn nötig in enger Zusammenarbeit mit den internistischen Kollegen, behandelt.

Psychosomatische Station für Kinder und Jugendliche (10 Betten): Sie ist in der Kinderklinik und damit im Neubaubereich des Krankenhauses untergebracht und konnte 1989 nach langdauerndem Provisorium in neue Räume umziehen. Hinsichtlich der Belegung überwiegen Jugendliche und insbesondere Patientinnen mit Eßstörungen wie Anorexia nervosa und Bulimie. Räumlich gruppiert sich die Station um einen zentralen Bereich, welcher der Kommunikation, aber auch als gemeinsamer Eßplatz dient.

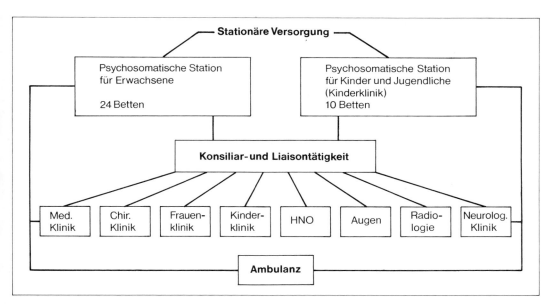

Abb. 1. Funktionsbereiche der psychosomatischen Abteilung.

Nach jahrzehntelanger Unterbringung in einem barackenähnlichen Holzgebäude sind Anfang 1991 neue Räume für Gestaltungs-, Musik-, Entspannungstherapie und Gruppenräume in einem angrenzenden Personalwohnheim bezogen worden.

Konsiliar- und Liaisonbereich

Im Rahmen des *Konsiliardienstes* werden sämtliche Kliniken und Abteilungen des Krankenhauses versorgt. Durch das Fehlen einer psychiatrischen Abteilung innerhalb der Klinik gehört die psychiatrische Notfalldiagnostik und -therapie zu den wesentlichen Aufgaben. Unter den Notfallaufnahmen finden sich insbesondere nachts und an Sonn- und Feiertagen viele Patienten, die konsiliarisch von uns untersucht und behandelt werden müssen. Unser Dienst wird vorwiegend bei allen Suizidversuchen oder parasuizidalen Handlungen in Anspruch genommen. Suizidpatienten können meist nur relativ kurze Zeit, maximal einige Tage, in der Medizinischen Klinik bleiben, die Behandlung dort erfolgt vornehmlich zur Entgiftung, wobei die Patienten konsiliarisch im Sinne einer Krisenintervention weiterbetreut werden können. Eine Aufnahme auf eine der psychosomatischen Stationen ist leider meist nicht sofort möglich, da in der Regel keine freien Betten zur Verfügung stehen. Das für psychiatrische Notfallaufnahmen eigentlich zuständige Landeskrankenhaus liegt zum Leidwesen aller ca. 80 Kilometer entfernt. Daher sind wir bestrebt, Patienten, bei denen eine psychiatrische Hospitalisierung unumgänglich erscheint, in einer der näher gelegenen Fachkliniken unterzubringen, was aber immer wieder an mangelnden Aufnahmekapazitäten scheitert. Die Rate der zwangsweise verlegten Patienten ist sehr gering.

Die Mehrzahl der Konsiliaranforderungen bezieht sich neben psychiatrischen Notfällen auf Patienten mit funktionellen Störungen, Erkrankungen mit depressiver und Angstsymptomatik und Patienten, die mit ihrem Verhalten die Behandlung gefährden. Notfallkonsile werden durch die diensthabenden Kollegen durchgeführt, andere Konsile überwiegend durch den zuständigen Funktionsoberarzt, unterstützt durch den Leiter und im Bedarfsfall auch durch eine Kollegin mit langjähriger nervenärztlicher Erfahrung. Im Rahmen eines von der Robert-Bosch-Stiftung geförderten Projektes, das mein Vorgänger initiiert hatte und das mittlerweile ausgelaufen ist, konnte zeitweilig eine wesentlich intensivere Diagnostik und Betreuung bei Asthmatikern, Kolitikern und Crohn-Patienten, Infarkt- und Tumorkranken dadurch erfolgen, daß zwei zusätzliche Stellen zur Verfügung standen. Eine Übernahme dieser Personalstellen in die Regelversorgung ist leider nicht erfolgt.

Neben der Kooperation mit den niedergelassenen Kollegen arbeiten wir mit den Beratungsstellen und dem sozialpsychiatrischen Dienst zusammen, ebenfalls mit dem sozialen Dienst des Krankenhauses, insbesondere bei Sucht- und geriatrischen Patienten. Wie wir auch bei einer im Rahmen einer Promotionsarbeit durchgeführten Befragung feststellen konnten, ist das Interesse der überwiegenden Mehrzahl der untersuchten Patienten an unserer Arbeit groß, insbesondere auch der Wunsch nach weiterer Betreuung und Versorgung. Die in einem Halbjahreszeitraum untersuchten Anforderungen bezogen sich etwa zu gleichen Teilen auf diagnostische und therapeutische Fragen. Bei der erwähnten Befragung (3) wurde bei ca. 45 % der konsiliarisch untersuchten Patienten ein medikamentöser Ratschlag ausgesprochen (Mehrfachempfehlung möglich), etwas mehr als 20 % der Patienten erhielten die Empfehlung einer psychiatrischen Hospitalisierung, wovon aber weniger als 2 % zwangseingewiesen werden mußten. Ca. 10 % erhielten den Rat einer stationären psychosomatischen Behandlung, ca. 15 % die Empfehlung einer ambulanten Krisenintervention, etwa 10 % den einer ambulanten Psychotherapie; 15 % der Patienten wurde eine Suchtberatung oder die Inanspruchnahme des sozialpsychiatrischen Dienstes vorgeschlagen. Etwa 15 % erhielten die Empfehlung eines entspannenden Verfahrens wie des autogenen Trainings, dessen Erlernen im Rahmen ambulanter Gruppen bei uns möglich ist. Pro Jahr werden über 400 Patienten konsiliarisch untersucht und betreut.

Liaisontätigkeit. Die konsiliarische Untersuchung und Betreuung wird durch Beratung und Unterstützung der Mitarbeiter anderer Kliniken und Abteilungen erleichtert. Die regelmäßige Präsenz eines unserer Mitarbeiter auf einer Medizinischen Aufnahmestation, auf die ein großer Teil der Notfälle gelangt, stellt zusammen mit Initiativen in der Kinderklinik den Versuch dar, ein Liaisonkonzept in Teilbereichen schrittweise zu verwirklichen. Eine Verbesserung kann hier nur durch eine Aufstockung personeller Ressourcen und wohl nur in der Weise erfolgen, daß die Bereiche, in denen Liaisonarbeit geleistet werden soll, sich personell im Sinne einer interdisziplinären Absprache beteiligen.

begrenzten Bettenangebotes besteht für Patienten aus der Ambulanz fast immer eine Wartezeit. Nur vereinzelt können Aufnahmen in akuten Situationen erfolgen, meist aus den anderen Kliniken des Krankenhauses. Dies ist sicherlich eine Einengung unserer Behandlungsmöglichkeiten und ein Hindernis für die Zusammenarbeit.

Zwei Mitarbeiter (Chef- und Oberarzt) besitzen eine kassenärztliche Ermächtigung für die ambulante Diagnostik und Therapie (prästationäre Diagnostik, begrenzte Nachbehandlung). Nach unseren Erfahrungen besteht gerade bei Patienten mit psychosomatischen Störungen, die wir im Rahmen der konsiliarischen Tätigkeit kennengelernt haben, die Möglichkeit, sie durch die Teilnahme an Gruppen zum Erlernen des autogenen Trainings zu weitergehenden psychotherapeutischen Maßnahmen zu motivieren. Trotz der personellen Begrenztheit ist es doch möglich, einem Teil der Patienten für den kritischen Übergang von der stationären Therapie in den Alltag eine therapeutische Begleitung zu bieten und bedarfsweise auch später therapeutische Anlaufstelle in Krisensituationen zu sein. Dies stellt unserer Auffassung nach einen erheblichen Vorteil unserer Arbeit im Vergleich zu Kliniken dar, deren Klientel aus weit entfernten Gegenden kommt. Die Nachbehandlung kann in Form von Einzelgesprächen erfolgen, es besteht auch die Möglichkeit der Teilnahme an ambulanten Gruppen.

Ambulanter Bereich

Patienten werden meist nach einem ambulanten Vorgespräch, das der Überprüfung der Indikation und Motivation der Patienten dient, stationär aufgenommen. Sie haben in der Regel einen Brief geschrieben, in dem sie ihre Beschwerden und ihre Situation dargestellt haben. Aufgrund des

Mitarbeiterstruktur

Personelle Ausstattung

Eine Aufstellung der Mitarbeiter zeigt Tabelle 1. Alle ärztlichen Mitarbeiter nehmen am Rufbereitschaftsdienst der Abteilung teil. Aus den aufgeführten Weiterbildungsmerkmalen der Mitarbeiter er-

Tab. 1. Personelle Ausstattung der psychosomatischen Abteilung Esslingen.

Personelle Ausstattung

Chefarzt
(Innere Medizin, Psychiatrie, Psychotherapie, Psychoanalyse)

Oberarzt
(Psychiatrie, Psychotherapie)

Funktionsoberarzt
für psychosomatischen Konsiliarbereich (Nervenheilkunde, Psychotherapie)

Funktionsoberarzt
für Kinder- und Jugendlichenstation (Nervenheilkunde, Psychotherapie)

3 Assistenzärzte/-innen
(Innere Medizin, Nervenheilkunde, in Ausbildung zum Zusatztitel Psychotherapie)

1 klinischer Psychologe

2 Psychotherapeutinnen für Kinder und Jugendliche
(Halbtagsstellen)

10,5 Krankenschwestern und -pfleger

4 Erzieher/-innen

1 Sekretärin

1 ärztliche Schreibkraft

Teilzeit:
Beschäftigungstherapeut, Krankengymnast

Praktikanten/-innen für Kunsttherapie
                      Musiktherapie

gibt sich auch hier das Bestreben, Körpermedizin und psychologische Medizin zu verbinden und dafür Sorge zu tragen, daß die Patienten mit ihren somatischen und seelischen Anliegen kompetent verstanden und behandelt werden können.

Patienten

Das therapeutische Konzept der stationären Behandlung

Wir bemühen uns, nach einem im weiteren Sinne integrativen therapeutischen Konzept in der Weise zu arbeiten, daß Therapie- und Realraum nicht voneinander getrennt sind (4). Dies bedeutet, daß alles, was im Stationsalltag, in den Einzel- oder Gruppentherapien oder sonstigen Veranstaltungen von Mitarbeitern an einem Patienten beobachtet wird, Bedeutung hat und in den regelmäßigen Teamsitzungen, Fallbesprechungen und Visiten diskutiert wird. Dies hilft bei der diagnostischen Formulierung und der Erarbeitung und nötigenfalls Modifikation des therapeutischen Vorgehens. Unserem Ansatz liegt auf der psychologischen Ebene ein psychoanalytisch orientiertes Konzept zugrunde, wie es in vergleichbaren Einrichtungen mit unterschiedlichen Modifikationen praktiziert wird (1, 4, 7, 9, 11). Er ist darauf ausgerichtet, daß auch im Behandlungs-Setting Patienten dazu neigen, wichtige Konflikte in der aktuellen Situation zu inszenieren oder aber pathologische Objektbeziehungsformen erneut herzustellen. Dabei kommt es oft zu Aufspaltungen solcher Konflikte und Beziehungsformen, und es ist Aufgabe des gesamten Teams, diese einzelnen Facetten eines Patienten wie ein Puzzle wieder zusammenzufügen und Konflikte im Stationsgeschehen dem zentralen Problem eines Patienten zuzuordnen. Diese können sich im *Umgang mit anderen Patienten, gegenüber dem therapeutischen Team* und der *Hausordnung* und *innerhalb eines einzel- oder gruppentherapeutischen Prozesses* in Szene setzen. Damit verbunden ist ein hoher Zeitaufwand für gemeinsame Besprechungen. Anhand einiger Vignetten sei das Vorgehen demonstriert.

Eine Patientin mit einem schweren Asthma bronchiale, das schon mehrfach zu lebensgefährlichen Anfällen geführt hatte, einer anamnestisch bekannten Ulkuserkrankung und einer erheblichen depressiven Verstimmung wies in ihrer Lebensgeschichte die Tendenz zur dominanten Fürsorge für andere wie auch zur Verstrickung in masochistische Arrangements, insbesondere in der Gestaltung ihrer Partnerbeziehungen, auf. Dabei war es in früheren Krisensituationen sowohl zu schweren Asthmaattacken, Exazerbationen eines Ulkus als auch zu depressiv-suizidalen Reaktionen gekommen. Auf Station war sie trotz oder gerade wegen ihrer penetranten Fürsorglichkeit rasch in *Konflikte* mit *Mitpatienten* verwickelt, die sich durch ihre „altruistische Dominanz" eingeengt fühlten. Sie selbst erlebte, wie häufig sonst auch, daß Undank der Welten Lohn ist und erlitt dabei eine Reihe von Verschlimmerungen ihrer Atemnot. Es war im therapeutischen Prozeß sehr mühsam, diese Zusammenhänge mit der Patientin zu erarbeiten. Sie stellte zeichnerisch den Wunsch des steten Gebens dar, indem sie sich mit vielen Händen malte.

Ein anderer Patient, der wegen einer depressiven Erkrankung auf dem Hintergrund von Partnerschafts- und beruflichen Konflikten behandelt wurde, zeigte eine Folge sich wiederholender Auseinandersetzungen, deren Grundmuster etwa so aussah: er hatte bei ausgesprochener Leistungsmotivation ein riesiges Bedürfnis nach Anerkennung und Nähe zu Vorgesetzten. Wurde er dabei frustriert, reagierte er mit Wut und Verweigerung. Biographisch wurde deutlich, daß der Patient in der frühen Kindheit an einem schweren Ekzem gelitten hatte, das in milder Form auch später immer wieder in Krisensituationen auftrat, wobei die Mutter im Umgang mit ihm und seiner Hauterkrankung überfordert gewesen war. Auch auf Station geriet die Behandlung mehrfach in gefährliche Krisen, wobei der Patient immer wieder durch Übertretungen der Hausordnung seine Entlassung provozierte. Damit wiederholte sich das Muster in der Störung der Regulierung von Nähe und Distanz auch in der Wiederholung von *Autoritätskonflikten,* die sich in heftigen Diskussionen innerhalb des *therapeutischen Teams* widerspiegelten.

Als drittes Beispiel sei eine junge Patientin erwähnt, die nach einer konflikthaft und traumatisch erlebten Partnerschaft ein schweres und chronifiziertes psychosomatisches Schmerzsyndrom entwickelt hatte. Sie machte in der Behandlung zunächst nur minimale Fortschritte, was den Einzeltherapeuten vorübergehend sehr entmutigte. Diese Patientin, deren Mutter sehr uneinfühlsam mit ihr umgegangen war, hatte die Geburt des 5 Jahre jüngeren und vom Vater favorisierten Bruders wie eine Art Vertreibung erlebt und mit einem „bockigen Rückzug" beantwortet. Im frühen Schulalter entwickelte sich ein zunehmender Kampf mit der auf Leistung erpichten und kontrollierenden Mutter, die mit der „Fliegenpatsche" hinter der Patientin saß. Es kam zu einem Schulversagen bei der intelligenten Patientin, das sich erst nach Jahren in einer „Spätzündung", wie sie es nannte, auflöste. In der *Therapie* wiederholte sich ein ähnlicher Ablauf mit der Patientin, die ablehnend und verweigernd auf jeden Anstoß in der Behandlung reagierte und erst nach langsamem und geduldigem Erinnern und Durcharbeiten dieser Problematik in der therapeutischen Beziehung imstande war, progressive Schritte zu unternehmen. Sie kommentierte sich selbst als „therapeutischen Spätzünder". Auffallend war, daß ihre Fortschritte dem Team gegenüber sehr viel evidenter waren, als diese sich über längere Zeit in der Einzeltherapie darstellten.

Im Zentrum der Behandlung steht die *Einzelpsychotherapie,* die in der Regel dreimal pro Woche stattfindet (je 50 Minuten), im Einzelfall kann dies aber durchaus modifiziert werden, da manche Patienten anfänglich tägliche Gespräche benötigen. Bei einer durchschnittlichen Verweildauer der Patienten zwischen 2 und 4 Monaten bedeutet dies ca. 25 bis 50 Einzelstunden, wobei die Behandlung fokal, d. h. auf einen bestimmten neurotischen Konflikt im Sinne eines Fokus bezogen ist, oder aber bei ich-strukturell gestörten Patienten darauf ausgerichtet ist, pathologische Selbstanteile oder Objektbeziehungsformen im Sinne der Ermöglichung neuer Erfahrungen zu modifizieren (6, 8, 10, 11). Alle therapeutischen Veranstaltungen (s. Tab. 2) sind nach einem tiefenpsychologischen Konzept ausgerichtet. Während innerhalb der Erwachsenenstation ein langjährig gewachsenes Konzept zum Einsatz kommt, sind die therapeutischen Spielregeln in der Station für Kinder und Jugendliche mehr im Fluß. Dies resultiert aus der Verschiebung des Altersspektrums nach oben wie auch daraus, daß bei einer Altersspanne zwischen 10 und 24 Jahren das therapeutische Konzept sehr viel stärker differenzieren muß, von der Spieltherapie bis zur Gesprächstherapie. Hinsichtlich der Altersbegrenzung nach oben beziehen wir uns dabei mehr auf die adoleszenzspezifische Problematik als auf das biologische Alter.

Insgesamt gehen wir von dem Prinzip aus, daß *ein* Therapeut für die Gesamtbehandlung und deren Koordination einschließlich der somatischen Parameter zuständig und verantwortlich ist. Die Einzeltherapie wird jedem Patienten angeboten. Dies ermöglicht, auch schwer gestörte Patienten zu behandeln. Die Teilnahme an der Gruppentherapie (Groß- und Kleingruppe) ist hingegen fakultativ, wobei wir in der Regel bestrebt sind, auch schwerer gestörte Patienten im Laufe der Behandlung in die Gruppen einzuführen. Für viele Patienten mit psychosomatischen Störungen sind gestaltungstherapeutische Verfahren und die Musiktherapie von ganz besonderer Wichtigkeit, da sie den Patienten, die in ihrem Gefühlsleben oft sehr gehemmt sind, einen leichteren Zugang zur Welt ihrer Emotionen ermöglichen können.

Tab. 2. Therapeutisches Angebot der psychosomatischen Abteilung Esslingen.

Therapeutisches Angebot	
Psychotherapeutische Einzelgespräche	
	(analytisch orientiertes Konzept)
	3/Woche
Familiengespräche, Paargespräche	nach Bedarf
Kleingruppen	2/Woche
Großgruppen	2/Woche
Entspannungstherapie	
(autogenes Training, progressive Muskelrelaxation nach Jacobson)	
Musiktherapie	
(aktiv und rezeptiv)	
Gestaltungstherapie	
(Malen, Tonen, Märchenmalen)	
Beschäftigungstherapie	
Gymnastik/Jazzgymnastik/Schwimmen	
physikalische Behandlungsmaßnahmen	
Diätberatung	

Die Behandlung von Patienten mit entzündlichen Darmerkrankungen, Asthmatikern sowie sehr kachektischen Anorexiepatientinnen erfordert auch eine intensive internistische Diagnostik und Therapie. Für Anorektikerinnen verlangen wir zur Aufnahme kein Mindestgewicht und haben auch Patientinnen mit weit unter 30 Kilogramm behandelt. Nach unserer Erfahrung ist es günstig, auch extrem kachektische Patientinnen gleich auf einer Station mit spezifisch psychotherapeutischem Milieu aufzunehmen, wobei gleichzeitig die körperliche Fürsorge mit demselben Ernst erfolgt. Dabei sind wir uns natürlich bewußt, daß bei diesen stark untergewichtigen und regredierten Patientinnen der therapeutische Dialog auf der verbalen Ebene zunächst nur unter großen Schwierigkeiten möglich ist und es häufig einer langen Anlaufphase bedarf. Mit unserem Vorgehen haben wir jedenfalls sehr viel bessere Erfahrungen gesammelt als mit der konsiliarischen Betreuung solcher Patientinnen in anderen Stationen. Es sei an dieser Stelle nicht verhehlt, daß aus unserer Sicht gerade für die zuletzt genannte Gruppe eine erhebliche Versorgungslücke existiert, da der gelegentlich schon erwähnte „psychosomatische Bettenberg" in der Regel gerade diesen Patienten nicht zugänglich ist.

Zum Behandlungsverlauf

Die meisten Patienten sind zuvor ambulant untersucht worden. Bei knapp einem Fünftel ist der Erstkontakt konsiliarisch erfolgt. Wir bemühen uns trotz der in der Regel langen Warteliste, auch immer wieder Patienten notfallmäßig aufzunehmen. Ein großer Teil der Patienten kommt aus Esslingen und Umgebung, die meisten aus dem Mittleren Neckarraum. Jeder Patient erhält ein einführendes Gespräch mit einer Schwester oder einem Pfleger, wobei er die Station und die sonstigen Therapiebereiche kennenlernt und auch mit der relativ kurzgefaßten Hausordnung, die ihm schriftlich vorliegt, vertraut gemacht wird. Befunde von vorbehandelnden Kliniken und Ärzten sind in der Regel bereits angefordert worden. Der Patient lernt seinen verantwortlichen Therapeuten kennen, der ihn während des Aufenthaltes betreut. Aus praktischen Gründen, die mit dem psychotherapeutischen Prozeß zu tun haben, verfahren wir so, daß die körperliche Untersuchung von einer anderen Person durchgeführt wird. Diese ist für den Patienten auch bei während der Behandlung auftretenden körperlichen Beschwerden für weitere körperliche Untersuchungsmaßnahmen zuständig, allerdings nur nach Absprache mit dem „Bezugs-Therapeuten". Wir sind uns bewußt, daß wir durch diese Aufspaltung der Zuständigkeit einen Informationsverlust hinnehmen müssen, gehen aber davon aus, daß dieser Verlust durch regelmäßige Absprachen und Austausch kleingehalten werden kann. In wöchentlichen Visiten wird eine Überprüfung vorgenommen.

Bei neu aufgenommenen Patienten werden in einer wöchentlich stattfindenden Besprechung die Therapiepläne im Team zur Diskussion gestellt. Zu den Zielen gehört es, eine Fokusformulierung als Voraussetzung für eine fokaltherapeutische Intervention vorzunehmen, die Art einer Krisenintervention festzulegen oder aber Ziele einer längerfristigen psychoanalytisch orientierten Therapie zu beschreiben. Wir bemühen uns um eine problemorientierte Formulierung der Ausgangssituation des Patienten, die schrittweise überprüft und ergänzt wird. Dies erleichtert die spätere Beurteilung des Therapiestandes. Zu den Aufgaben der Planung der stationären Behandlung gehört es auch, zu klären, an welchen therapeutischen Veranstaltungen der Patient wann teilnehmen soll.

Bei schwerer gestörten Patienten ist eine Teilnahme an den konfliktzentriert arbeitenden *Kleingruppen* oft erst dann möglich, wenn im Rahmen der Einzeltherapie ein genügend tragfähiges Behandlungsbündnis entstanden ist. Über gestalterische Verfahren, z. B. freies Malen, Malen nach Themen, Märchenmalen, Arbeiten mit Ton oder aber über die rezeptive und aktive Musiktherapie gelingt es manchen Patienten leichter, sich in eine Gruppe zu begeben. Die zweimal wöchentlich stattfindende *Großgruppe,* die von einem in systemischer Therapie erfahrenen Therapeuten geleitet wird, soll durch Rollenspiele und andere interaktive Techniken die Wahrnehmungsfähigkeit der Patienten, ihre soziale Kompetenz, Toleranz, Offenheit und Sensibilität für leib-seelische Zusammenhänge fördern.

Im Laufe der Behandlung wird jeder Patient in einer *ausführlichen Visitenbesprechung* regelmäßig, meist mit schriftlicher Vorbereitung, vorgestellt und im Team diskutiert, wobei bei dieser Besprechung sowohl die Erfahrungen und Beobachtungen des Pflegepersonals als auch die Beobachtungen aus den ergänzenden therapeutischen Veranstaltungen in die Diskussion miteinbezogen werden. Die Visitenbesprechung, an der alle Mitarbeiter teilnehmen, hat eine zentrale Funktion im Hinblick auf die diagnostische Beurteilung des Patienten wie auch auf die fortlaufende Modifikation des therapeutischen Vorgehens und der Therapieziele. Sie dient vorrangig auch der Supervision der therapeutischen Arbeit. Abteilungsleiter und Oberärzte stehen überdies für eine fortlaufende Einzelsupervision der Behandlungsfälle zur Verfügung.

Die therapeutische Rolle des Pflegepersonals

Das Selbstverständnis des Pflegepersonals im therapeutischen Setting beider Stationen ist noch nicht klar und in einem Entwicklungsprozeß begriffen. Dabei sind in beiden stationären Teams insofern gegenläufige Tendenzen zu beobachten, als auf der Erwachsenenstation eine Bewegung vom traditionellen Pflegeverständnis weg zu konstatieren ist, auf der Station in der Kinderklinik durch einen zunehmend größeren Anteil von Adoleszenten mit körperlichen Problemen deren Versorgung wieder mehr Bedeutung gewinnt. Dort wird die eigenständige therapeutische Rolle insbesondere durch die Erzieher prononcierter vertreten. Die Möglichkeit, sich in Spezialtherapien auszubilden, wird von einzelnen Schwestern und Pflegern unterschiedlich und zum Teil ambivalent erlebt. Eine kontinuierliche Teilnahme an den Gruppen scheitert meist an der Dienstplanregelung. Insgesamt erscheint als wichtigste Aufgabe in unserem Setting, daß alle Patienten die Möglichkeit haben, sich direkt an das Pflegepersonal zu wenden, das für Sicherheit und Halt, gegebenenfalls Hilfe und Unterstützung zur Verfügung steht, aber gelegentlich auch konfrontierend und klärend eingreifen muß. In diesem Zusammenhang darf nicht unerwähnt bleiben, daß die Aufgabe, das Einhalten von Grenzen und Normen zu beachten, nicht konfliktfrei bewältigt werden kann.

Zur näheren Veranschaulichung unseres Vorgehens nun die ausführliche Fallgeschichte einer Patientin mit einem langjährigen *chronischen Schmerzsyndrom* und einer phobischen Symptomatik, die in ihrer Behandlung eine lange Odyssee hinter sich hatte.

Unterricht und Supervision

Mit der Leitung der Abteilung ist ein Lehrauftrag an der Universität Tübingen für das Fach Psychosomatik verbunden.

Eine knapp 50jährige Patientin kommt nach einem ambulanten Vorgespräch zur stationären Behandlung, nachdem sie seit fast einem Jahrzehnt unter rezidivierenden krampfartigen Unterbauchschmerzen leidet. Die Schmerzen haben Ähnlichkeit mit schon früher bekannten Menstruationsbeschwerden. Trotz vielfältiger Untersuchungen bei etwa 20 verschiedenen Ärzten in den letzten Jahren kann sie die Schmerzen nicht einordnen, hat kein Vertrauen mehr und muß wegen jeder Kleinigkeit weinen. Neben diesen Unterbauchschmerzen klagt sie über gelegentlich auftretende Rückenschmerzen, Schwankschwindel, diffuse Ängste, die sich bis zu Todesängsten steigern, auch Durchschlafstörungen. Die Patientin beschreibt, wie die Beschwerden besonders dann auftauchen, wenn sie etwas Neues in Angriff nehmen will, z. B. einen gemeinsamen Urlaub mit ihrem Mann, der schon mehrfach dadurch vereitelt worden ist.

Vielfältige körperliche Untersuchungen sowie zahlreiche invasive diagnostische Eingriffe waren aufgrund der Beschwerden erfolgt. Die jetzige Aufnahme erfolgte auf Anraten ihres behandelnden Gynäkologen.

Zur Entwicklung der Beschwerden war zu erfahren, daß die Mutter der Patientin, die unter einem Herzfehler gelitten hatte, vor 10 Jahren an einer plötzlich aufgetretenen Komplikation ihrer Herzkrankheit verstorben war. Die Mutter war zuvor viele Jahre von der Patientin gepflegt worden, weil sie aufgrund eines embolischen Ereignisses halbseitige Restlähmungen zurückbehalten hatte. Nach dem Tode der Mutter war die Patientin lange sehr niedergeschlagen gewesen. Sie wollte etwas für sich tun, evtl. auch in ihren früheren Beruf zurückgehen, konnte sich aber nicht dazu entschließen. Ein Jahr nach dem Tod der Mutter erfolgte eine Tubenligatur. Dieser Eingriff war von ihr sehr zwiespältig erlebt worden. Noch kurz vor der Operation hatte sie ein Gespräch mit einer Stationsärztin, war voller Zweifel, da sie nur einen damals 14jährigen Sohn hatte. Sie wollte sich trotz ihrer Ambivalenz jedoch die Scham vor dem Chefarzt bei einem Rückzug ersparen und stimmte schließlich dem Eingriff zu. Zwei Jahre später kam es zu ersten Unterbauchschmerzen ohne krankhaften körperlichen Befund. Die Empfehlung einer Psychotherapie wurde von der Patientin nicht aufgenommen. In den folgenden Jahren war sie nie ganz beschwerdefrei. Für die Zuspitzung der jetzigen Situation der Patientin war wichtig, daß der Sohn der Patientin seine Ausbildung abgeschlossen hatte, sich anschickte, von zu Hause auszuziehen und eine längere Reise plante. Dieser Sohn war für die Patientin sehr wichtig geworden, sie partizipierte an der durch ihn geschaffenen Lebendigkeit in ihrem Heim und schätzte seine Kontakte.

Zum Behandlungsverlauf: Die Entwicklung des Arbeitsbündnisses gestaltete sich anfangs schwierig. Hinter einer vordergründigen Kooperationsbereitschaft waren eine latente Distanz und Mißtrauen spürbar. Die Patientin konnte auch in der Übertragungsbeziehung wenig über ihre Gefühle und Phantasien sprechen. Sie klagte immer wieder über körperliche Beschwerden, Schwächegefühle, Durchschlafstörungen mit dem drängenden Wunsch nach Besserung. Sie wünschte sich immer wieder Erklärungen der Zusammenhänge durch den Therapeuten, um sich dann davon zu distanzieren. Sie hatte ein sehr mechanistisches Bild ihrer Beschwerden, lehnte die Wahrnehmung von Gefühlen, ihrer Trauer um die Mutter, ihres Trennungsschmerzes um den Sohn, ab. In der

Behandlung wurde deutlich, daß sie sich vom Therapeuten eine mütterliche Annahme wünschte, bei der es nichts Trennendes, Aggressives geben sollte. Die Schwerzen traten allmählich mehr in den Hintergrund in dem Maße, wie sie sich der unbewußten Ambivalenz gegenüber der Mutter mehr zuwenden konnte. Sie berichtete, daß die Mutter ständig kränklich gewesen sei. Durch deren häufige Krankenhausaufenthalte hatte sie oft in großer Angst um die Mutter gelebt. Als Einzelkind aufgewachsen, sei sie auch meist alleine gewesen und habe sich gewünscht, daß die Mutter einmal fröhlich nach Hause komme. Schon früh nahm sie die Spannungen in der elterlichen Beziehung wahr. Sie stellte sich von Anfang an auf die Seite der Mutter, da sie dem Vater insgeheim die Schuld an deren Krankheit zuschrieb. Erst mit 16 Jahren hatte ihr die Mutter die homosexuelle Veranlagung des Vaters enthüllt. Es kam immer mehr heraus, daß die Patientin sich durch die Mutter eingeschränkt gefühlt hatte: ihretwegen hatte sie auf ein zweites Kind und die Verwirklichung ihrer beruflichen Wünsche verzichtet. Sie war sogar wegen der Erkrankung der Mutter, die wenige Monate nach der Geburt des Sohnes auftrat, mit ihrem Ehemann in das elterliche Haus zurückgekehrt. Die Patientin hatte Schuldgefühle und hegte die Vorstellung, die Mutter durch Aufregung zu sehr belastet zu haben. Sie verspürte nach dem Tod der Mutter später Schuld darüber, sie nicht genügend aufopferungsvoll gepflegt zu haben. Sie verteidigte deren Passivität in der unbefriedigenden Ehesituation der Eltern und konnte die Mutter nur als hilfloses Opfer des Vaters und dessen Veranlagung sehen. Sich von diesem Mutterbild zu lösen, war für die Patientin mit sehr viel innerem Widerstand verbunden, da sie das Aufopfern auch in ihr Selbstbild aufgenommen und

auf berufliche Entwicklung und echte innere und äußere Ablösung verzichtet hatte. Die Aufgabe des idealisierten Mutterbildes war für sie mit der verschärften Wahrnehmung eigenen Verzichts und des vermehrten Schmerzes über die für die eigene Entwicklung „verlorenen Jahre" verbunden. Es wurde ihr auch zunehmend deutlich, daß sich mit ihrem Sohn das Arrangement einer Ersatzpartnerschaft wiederholte. Sie hieß dessen Ablösung nur mit dem Verstand gut, konnte sie innerlich jedoch kaum verschmerzen. Schmerzlich war auch die Wahrnehmung eigener Neidgefühle über die Entwicklungsmöglichkeiten des Sohnes. Die Abwehr destruktiver und aggressiver Regungen gegenüber dem Sohn wurden zum einen in ihren Ängsten, ihm könnte im Ausland etwas passieren, zum anderen in einem Traum deutlich: Ein befreundeter Junge ihres Sohnes lag tot in ihrem Wohnzimmer.

Mit Abnahme der Schmerzen kamen Ängste, zum Teil mit phobischer Bindung, mehr in den Vordergrund. Die Schmerzen kehrten heftig wieder als ihr Therapeut in Urlaub ging, wobei sie einen Zusammenhang mit der Trennung in dieser Phase noch nicht wahrnehmen konnte und ärgerlich auf Konfrontation und Deutungen reagierte. Es folgte eine Zeit, in der sie „durchstarten" wollte, plötzlich völlige Heilung deklarierte und mit heftigen Vorwürfen auf Skepsis und Zurückhaltung des Therapeuten reagierte. Sie hätte doch Trost und Unterstützung erwartet. Sie machte den Therapeuten für die Verschlechterung zuvor verantwortlich und wartete auf seine Entschuldigung. Andererseits erkannte sie zunehmend, daß sie sich auf Station wohl und sicher fühlen könne, ja Angst vor dem Angewöhnen habe. Aggressive Regungen und Gefühle von Trauer handelte sie oft mit sich selbst und vorwiegend nachts ab; dem Therapeuten gegenüber verhielt sie sich ähnlich wie zu ihrem Vater als große und starke Tochter. Auch in ihrer Kindheit hatte sie sich während der Krankenhausaufenthalte der Mutter nicht an ihren Vater wenden können, sondern sich auf die Toilette zurückgezogen, um dort zu weinen.

In dieser zweiten Phase der Therapie kam *ihre Vaterbeziehung* mehr in den Vordergrund. Der Vater war ein erfolgreicher Geschäftsmann gewesen, der sich viel zu wenig um sie gekümmert hatte und sehr streng gewesen war. Sie beneidete andere, bei denen sie den Vater einfühlsam erlebte. Ihr kam aber auch in den Sinn, daß sie sich immer vom Vater zurückgezogen und zärtliche Gefühle von seiner Seite abgewiesen hatte trotz ihrer Wünsche, er möge auf sie zugehen. Die Beziehung zu ihm habe sich erst gebessert, als sie selbst berufstätig wurde. Sie hatte aber später beispielsweise Mühe, das Erbe des Vaters, der Jahre vor der Mutter verstarb, anzunehmen. Seinen Tod erlebte sie wie versteinert. In der Behandlung kamen schmerzhafte Erinnerungen an ihn auf. Sie berichtete über Schlafstörungen, es drücke ihr den Brustkorb zusammen als stünde er übermächtig da. Sie habe früher ihm gegenüber immer nur Wut verspürt, jetzt tue es ihr weh. Es tauchten aber auch positive Erinnerungen an den Vater auf, wie er ihr z. B. eine wunderschöne Puppe gemacht hatte. Es wurde auch deutlich, daß sie in ihrem Ehemann eher einen mütterlichen Partner gesucht hatte. Er sei feinfühlig. Andererseits konnte sie auch sehen, daß er zu nachgiebig war, zu wenig Stellung bezog, z. B., als es um die Frage der Eileiterunterbindung gegangen war. Negative Anteile ihres Männerbildes hatte sie zum Teil auf die Ärzte, die an ihren Schmerzen versagten, verschoben. In der Bear-

beitung der Beziehung zum Vater gingen auch die passiven Wünsche an den Therapeuten zurück. Die Patientin begann, sich Gedanken zu machen über ihre Unsicherheit in ihrer weiteren Lebensgestaltung, ihre Angst vor eigenen Wünschen.

Die unerklärlichen und diffusen Ängste verdichteten sich neben dem weiteren Schwinden der Schmerzsymptomatik zu konkreten Zukunftsängsten. Aufgrund ihres hohen Leistungsanspruches konnte sie sich ein mühevolles Wiedereingliedern in ihren Beruf oder in andere Aufgaben nicht vorstellen. Sie neigte dann schnell dazu, ihre eigenen Fähigkeiten abzuwerten, befürchtete Kränkungen. Künstlerisch sehr begabt, konnte sie insbesondere in der Gestaltungstherapie ihre Gefühle besser wahrnehmen und vertiefen. Sie hatte am Anfang der Behandlung ein Bild gemalt, das auf der rechten Seite eine richtige Startbahn ohne Flugzeug, links ein biederes Häuschen mit Garten und Zaun darstellte. Obwohl sie oft heftigen Widerstand gegen Interventionen zeigte, war es ihr doch plausibel, in diesem Bild zwei Facetten ihrer inneren Wünsche dargestellt zu finden, nämlich den Wunsch nach Geborgenheit und Regungen von Expansion, Eroberung und Ausbruch aus ihrem eingeengten Dasein. Zwischen beide Bildhälften malte sie zwei zusammengebundene Hände als Symbol für ihren Eindruck des Gefesseltseins durch die Schmerzen. Bereits zu Beginn der Behandlung hatte sie ein Herz in Eis gemalt. Sie hatte sich heftig gegen die Interpretation von Mitpatienten verwahrt, die darin eine Darstellung eigener Gefühle gesehen hatten. Gegen Ende der Therapie merkte sie, daß sie zwar immer gedacht hatte, gefühlvoll zu sein und ihre Gefühle auch mitteilen zu können, aber erst jetzt merke sie wie leer und lieblos sie sich damals gefühlt habe.

Auch aggressive Seiten vermochte sie mehr über die Sprache der Bilder als im verbalen Austausch zu zeigen. Die Wut über die Skepsis und Zweifel des Therapeuten im ersten Drittel der Behandlung, die sich bei ihr körperlich durch Bauchkrämpfe, Übelkeit und eine Ohnmacht entlud, drückte sie durch ein großes weißes Bombenflugzeug, das abstürzte, im Bild aus. Daneben malte sie einen roten Fleck, den sie eigentlich aufs Flugzeug hatte malen wollen, als Ausdruck, daß es brenne.

Nach etwas mehr als dreimonatiger stationärer Behandlung gestaltete sich die Trennung so, daß sie nicht mehr darauf angewiesen war, ihre Trauer nur mehr in Form von Schmerzen zu erfahren, sondern als Gefühl von Bedauern und Verlust erlebte. In der rezeptiven Musiktherapie bemerkte sie in der Entlassungsphase zu Beethovens Klavierkonzert Nr. 2, zweiter Satz: „Das war die Musik, die ich mir gewünscht habe. Ein richtiges Abschiedsgeschenk. Ich bin froh, denn es geht mir besser." Und nach dem zweiten Hören: „Ich erlebe beides, die Trauer der Entlassung und Freude, daß ich gehen kann."

In einer Nachuntersuchung nach 3 Monaten und nach einem halben Jahr berichtete die Patientin ihre große Erleichterung, wie sie erst jetzt wahrnehme, daß sie durch ihr Schmerzleben völlig isoliert und abgekapselt gewesen war. Sie hatte es geschafft, einen gemeinsamen Urlaub mit dem Mann und

Bekannten schmerzfrei zu überstehen und schmiedete Pläne für neue Aufgaben.

Da die Patientin zu Beginn der Behandlung keinerlei Zusammenhänge zwischen ihren lebensgeschichtlichen Verletzungen und Konflikten und ihren Beschwerden sehen konnte, war es für sie besonders wichtig, im stationären Rahmen und der damit ermöglichten Regression den narzißtischen Rückzug auf den Körper zu lockern und die gefühlsmäßigen Zusammenhänge wieder spüren zu können. Sie betonte später, wie wichtig für sie die Geborgenheit auf Station war. Erst dadurch vermochte sie wieder Zugang zu ihren passiven Wünschen zu finden. Das Umsorgtwerden durch die Schwestern, die vorübergehende Entlastung von ihren hohen Leistungsansprüchen, die Sicherheit im therapeutischen Umgang und das Angebot einer Tagesstrukturierung ermöglichten ihr, wieder Beziehungen aufzunehmen, ihre Abwehr zu lockern und das Muster, Zuneigung durch Schmerzen zu erzwingen, Schritt für Schritt aufzugeben. Sie konnte oft erst durch den Austausch mit den Patienten in den Gruppen (Groß- und Kleingruppe) eigene Schwierigkeiten erkennen. Physiotherapeutische Maßnahmen, Arbeiten mit Ton, Maltherapie und die aktive und rezeptive Musiktherapie waren für die therapeutischen Schritte der Patientin von besonderer Wichtigkeit.

Studenten im Praktischen Jahr (PJ) arbeiten regelmäßig auf den Stationen der Abteilung. Wöchentlich findet ein Psychosomatikunterricht statt, der allen PJ-Studenten des Krankenhauses und den Ärzten im Praktikum offensteht.

Die Tätigkeit in der Psychosomatischen Klinik gibt die Möglichkeit zum Erwerb

des Zusatztitels „Psychotherapie". Zusätzlich kann ein halbes Jahr Weiterbildung für die Gebietsbezeichnung „Innere Medizin" angerechnet werden.

Die Klinik beteiligt sich überdies an der berufsbegleitenden Weiterbildung zum Zusatztitel „Psychotherapie" innerhalb des bestehenden Weiterbildungskreises durch regelmäßige Angebote. Für die niedergelassenen Kollegen finden in Abständen zusammen mit der Kreisärzteschaft im Rahmen des sogenannten „Esslinger Klinikabends" Fortbildungsveranstaltungen statt, ergänzt durch Gastvorträge.

Eine externe Supervision für das Team ist eingerichtet. Es finden auch monatliche von Abteilungsmitgliedern durchgeführte Fortbildungsveranstaltungen für das Pflegeteam statt.

Wissenschaft und Forschung

Im Hinblick auf Dissertationen besteht eine Zusammenarbeit mit dem Tübinger Lehrstuhl für Psychotherapie, Psychoanalyse und Psychosomatik (Leitung Prof. Henseler). Laufende Vorhaben befassen sich mit Krankheitsverläufen psychosomatischer Patienten, den Aufgaben und Auswirkungen konsiliarischer Tätigkeit, der Wechselwirkung von Psycho- und Pharmakotherapie und chronischen Schmerzerkrankungen. Ebenfalls haben wir eine regelmäßige Verbindung mit der Stuttgarter Forschungsstelle für Psychotherapie der Universität Ulm (Leitung Prof. Kächele), eine Teilnahme an einer beantragten Verbundstudie zu Eßstörungen ist angestrebt.

Widerstände und Schwierigkeiten

Kritisch ist zu resümieren, daß die Zusammenarbeit mit den anderen Kliniken und Abteilungen zum Teil intensiver sein könnte und nicht überall auf Interesse stößt. Insbesondere der Liaisondienst sollte dringend ausgebaut werden, allerdings erscheinen die Aussichten dafür nicht allzu günstig. Insgesamt ist aber festzuhalten, daß das Klima der Kooperation deutlich besser ist, als das von den Verfassern im Rahmen ihrer Erfahrung im universitären Bereich erlebt wurde.

Obwohl die Abteilung von ärztlicher und pflegerischer Seite ausreichend besetzt ist, kann das Angebot der Gestaltungstherapie nur durch das Engagement von Praktikanten aufrechterhalten werden, da bisher keine Stelle für eine/n Gestaltungstherapeutin/en bewilligt wurde.

Trotz deutlicher Verbesserung in den letzten Jahren ist der bauliche Zustand der Erwachsenenabteilung unzureichend, auch hier drücken sich finanzielle Restriktionen aus.

Literatur

1. Beese F (Hrsg). „Stationäre Psychotherapie". Göttingen: Vandenhoeck & Ruprecht, 1978.
2. Gaus E, Klingenburg M, Köhle K. „Psychosomatische Gesichtspunkte in der Behandlung von Hypertonie-Patienten." Psychother Med Psychol 1983; 33: 53–60.
3. Gaus E, Feddersen E, Merkle W. „Die Aufgaben und Erwartungen an einen psychosomatischen Konsiliardienst an einem Allgemeinkrankenhaus." Vortrag 95. Tagung Deutsche Gesellschaft für Innere Medizin, Wiesbaden: April 1989.
4. Janssen PL. „Psychoanalytische Therapie in der Klinik." Stuttgart: Klett, 1987.
5. Köhle K, Böck D, Grauhan A. „Angewandte Psychosomatik." Basel: Rocom, 1980.
6. Leuzinger-Bohleber M (Hrsg). „Psychoanalytische Kurztherapien." Opladen: Westdeutscher Verlag, 1985.
7. Lohmer M. „Stationäre Psychotherapie bei Borderline-Patienten." Berlin: Springer, 1988.
8. Malan DH. „Psychoanalytische Kurztherapie." Bern: Huber. Stuttgart: Klett, 1967.
9. Schepank H, Tress W (Hrsg). „Die stationäre Psychotherapie und ihr Rahmen." Berlin: Springer, 1988.
10. Schöttler, C. „Zur Behandlungstechnik bei psychosomatisch schwer gestörten Patienten." Psyche 1981; 10: 111–141.
11. Streeck U. „Klinische Psychotherapie als Fokalbehandlung." Zschr Pychosom Med 1991; 37: 3–13.
12. Uexküll Th v. „Grundfragen der Psychosomatischen Medizin." Hamburg: Rowohlt, 1963.

Klinische Psychosomatik
im Krankenhaus der Henriettenstiftung Hannover

Wolfgang Kämmerer

Biographisches

Bei beiden Eltern habe ich erlebt, wie sie als praktische Ärzte psychosoziale Aspekte in ihr Verständnis von Entstehung und Verlauf von Krankheiten einbezogen haben. Als Psychosomatik wurde dies damals nicht bezeichnet. Auch war es nicht systematisiert oder psychotherapeutisch untermauert. Es war Hausarztmedizin im herkömmlichen Sinn.

Auf dem Gymnasium und während des Studium generale am Leibniz-Kolleg der Universität Tübingen beschäftigte ich mich mit Freud, Jung, Boss und Groddeck. Dort begegnete ich erstmals psychosomatischen Schriften. Mein Entschluß, Arzt zu werden, hatte schon früh festgestanden. Mein Interesse an einer medizinischen, zeitweise auch theologischen Anthropologie, insbesondere aber der Psychoanalyse, begleitete mein Medizinstudium, das ich in Heidelberg abschloß. Hier erhielt ich auch meine weitere Ausbildung. Die Pflichtzeit als Medizinalassistent erweiterte ich um Gynäkologie, klinische Psychosomatik und zuletzt Pathologie (Prof. W. Doerr), worin ich auch promovierte. Aus der Kardiologie wechselte ich an die Abteilung für „Allgemeine Klinische Medizin" der Medizinischen Klinik, die P. Christian in der Nachfolge von Viktor v. Weizsäcker nach einem sechsjährigen Interregnum 1958 übernommen hatte. Unter seinem Nachfolger, Prof. P. Hahn[1], wurde die Abteilung in „Allgemeine Klinische und Psychosomatische Medizin" umbenannt. Dies entsprach der zunehmenden Differenzierung und Untergliederung der Abteilung. Hier lernte ich Psychosomatik in der Spannung zwischen klinischem Alltag und theoretischer Ausbildung zum Facharzt in Innerer Medizin und der Weiterbildung in Psychotherapie, Familientherapie und Psychoanalyse kennen. Die Atmosphäre einer anthropologisch verstandenen Medizin war in diesen Jahren in Ausläufern noch spürbar. Die interdisziplinären Seminare von Prof. H. Tellenbach waren für mich in diesem Zusammenhang besonders eindrucksvoll.

Die Heidelberger Zeit schloß ich nach dem klinischen Jahr an der Psychiatrischen Klinik (Prof. W. Janzarik) ab. Mit dieser Klinik hatte mich schon als Student viel verbunden. In den Jahren nach 1968 hatte ich als studentisches Mitglied in der dieser Klinik zugeordneten Fachgruppe an den damals angestrebten Reformen mitgearbeitet.

Struktur der Einrichtung

1984 wurde ich zum Leiter der Klinik für Psychosomatische Medizin im Krankenhaus der Henriettenstiftung, Hannover,

---

[1] Herrn Prof. P. Hahn zum 60. Geburtstag

ernannt. Das Krankenhaus (630 Betten der Maximalversorgung, akademisches Lehrkrankenhaus) ist Teil einer evangelischen Stiftung mit Diakonissenmutterhaus, Schwesternschule und Altenpflege. Der Vorsteher, Pastor W. Helbig, hatte in den 70er Jahren gemeinsam mit den Internisten einen Suizidentendienst eingerichtet. Eine eigenständige Psychosomatische Klinik sollte später folgen, um ein Gegengewicht zur zunehmenden Technisierung im Krankenhaus zu schaffen. Das Bemühen um den einzelnen Kranken, das im Mittelpunkt der diakonischen Tradition steht, sollte verstärkt werden. Zur gleichen Zeit hatte sich Prof. W. Stucke, als unermüdlicher Förderer der ärztlichen Psychotherapie, für die Einrichtung einer psychosomatischen Bettenabteilung in Hannover eingesetzt. Trotz vielfältiger Unterstützung sollten noch mehrere Jahre vergehen, bis der Entschluß – zuletzt noch gegen den Widerstand des Sozialministeriums – umgesetzt werden konnte. Für den Aufbau der Abteilung war es wichtig, daß ich über die Ermächtigungsambulanz mit den niedergelassenen Kollegen in ein Gespräch über die Behandlungsmöglichkeiten ihrer Patienten eintreten konnte.

Mitarbeiterstruktur

Für die 27 Betten (25 Planbetten) der Station wurden uns neben Chef- und Oberarzt die Stellen für zweieinhalb Ärzte, sechs Schwestern, eine Psychologin, eine Sozialarbeiterin und einen Musiktherapeuten bewilligt. Der Abteilung ist außerdem ein Psychiater als Funktionsoberarzt assoziiert, der für den psychiatrischen *Konsiliardienst* des gesamten Krankenhauses zuständig ist. Obwohl Konsiliartätigkeit in unserem Haus traditionell die Aufgabe von Chef- und Oberarzt ist, wurde uns hierfür zusätzlich eine halbe Assistentenstelle bewilligt.

Patienten

Von den jährlich etwa 600 Patienten, die in unserer Ambulanz vorgestellt werden, kommt etwa ein Drittel von niedergelassenen Allgemeinärzten, Internisten und Psychiatern und nur ein geringer Teil aus den umliegenden Krankenhäusern. Bei etwa 150 Patienten kann die Indikation zur stationären Behandlung gestellt werden. Die anderen werden an niedergelassene Psychotherapeuten überwiesen oder in eine andere, zumeist psychiatrische Behandlung. Zur Abklärung dieser Fragen und zur Vorbereitung der stationären Behandlung benötigen wir oft mehrere Gespräche, insgesamt etwa 900 pro Jahr, um den Patienten dort „abzuholen", wo er sich mit seinem Krankheitsverständnis befindet. Bei Patienten mit Eßstörungen führen wir vor Aufnahme ein bis zwei Familiengespräche durch; gelegentlich auch nach Abschluß der stationären Behandlung. In Abgrenzung zu den ambulanten und rehabilitativen Maßnahmen sehen wir die Indikation zur klinischen Behandlung in der Schwere und Dominanz der körperlichen Symptomatik, die eine ambulante Aufarbeitung der lebensgeschichtlichen Zusammenhänge erst dann erlaubt, wenn sich das Leiden so gebessert hat, daß es gegenüber den Konflikten in den Hintergrund tritt. Zudem ist die Wiederherstellung der oft monatelangen Arbeitsunfähigkeit vorrangiges Therapieziel der meisten Patienten.

Spricht das Befinden positiv auf die Vorgespräche an, und sei es nur für kurze Zeit, ist dies für die Patienten und für uns oft eine wichtige Ermutigung, eine Behandlung zu versuchen. Denn mehr noch als Diagnose und Indikation ist das „glühende" Interesse des Patienten vonnöten, auch wenn er noch ganz in seinem körperlichen Leid verhaftet ist. Halbherzig kann eine Behandlung nicht gelingen, in deren Mittelpunkt die Frage steht: wie kann ich meine körperlichen Beschwerden und ihre Bedeutung für mein Leben verstehen, wie können sie durch Psychotherapie gebessert werden? Die Wartezeit von der ersten Vorstellung bis zur Aufnahme ist unterschiedlich lang. Im Sommer beträgt sie gelegentlich nur wenige Tage, im Winter meist 6 bis 8 Wochen. Die zweiwöchige Probebehandlungszeit erlaubt es, die Indikation zur Aufnahme zu überprüfen und zu sehen, ob sich der Patient auf die von uns angebotene Therapie einlassen kann. Wir nehmen fortlaufend auf und behandeln unterschiedlich lange – durchschnittlich dauert der stationäre Aufenthalt 8 bis 10 Wochen.

Etwa 75 % der stationär behandelten Patienten – zwei Drittel sind Frauen, ein Drittel Männer – leiden unter schweren, sogenannten funktionellen Erkrankungen, (z. B. Schmerzsyndromen, Organphobien, funktionellen Herzerkrankungen) und Eßstörungen. Etwa 15 % leiden unter organdestruktiven Krankheiten mit schwerwiegenden „psychosozialen Risikofaktoren", die zusätzlich behandelt werden müssen: z. B. Kolitis, Diabetes mellitus, Asthma, Herzinfarkt, MS, Tumore, cP, immunologische Erkrankungen, Neurodermitis, Psoriasis. Ca. 10 % der Patienten haben vielfältige körperliche Beschwerden, denen eine schwere Persönlichkeitsstörung (sog. Grundstörung, Borderline-Syndrom) zugrunde liegt. Das diagnostische Spektrum unterscheidet sich damit nicht wesentlich von den anderen in diesem Band beschriebenen klinischen Einrichtungen, z. B. in Esslingen und Köln.

Für Patienten, bei denen eine klinische Behandlung angezeigt ist, aber von diesen (noch) nicht angenommen werden kann, bieten wir ambulante Kurse für autogenes Training an, um sie zusätzlich über eine gewisse Zeit begleiten zu können. Für ältere Patienten ist eine stationäre Behandlung oft die einzige Möglichkeit, Psychotherapie zu erhalten. Wagen sie dies, so lassen sie sich darauf oft mit größerer Energie ein als Jüngere. Diese hohe Motivation mag der Grund für die guten Erfahrungen bei der Behandlung von älteren Patienten sein. Die älteste Patientin war 76 Jahre alt.

Bei den etwa 550 Patienten, die uns pro Jahr im Rahmen des *Konsiliardienstes* vorgestellt werden, handelt es sich zu etwa 55 % um Patienten mit psychiatrischen Problemen, einschließlich Suizidversuchen und zu 45 % um psychosomatisch-psychotherapeutische Fragestellungen. Aufgrund der kurzen Liegezeiten in den anderen Abteilungen des Hauses kann neben der Diagnostik häufig nur eine Empfehlung für eine ambulante Behandlung erfolgen. In Einzelfällen ist auch einmal eine psychotherapeutische Begleitung oder psychosomatische Mitbehandlung möglich. Nur etwa drei bis fünf Patienten pro Jahr (meist mit Eßstörungen oder schweren funktionellen Herzerkrankungen) werden uns über den Konsiliardienst zur stationären Behandlung zugewiesen.

Die Station als therapeutische Gemeinschaft

Das Konzept der Station lehnt sich an die Definition des Typ B psychosomatischer und psychotherapeutischer Stationen der Psychiatrie-Enquete des Deutschen Bundestags von 1975 an:

„als eine Bettenabteilung mit ausgesprochen psychotherapeutischer Ausrichtung, die nach dem Prinzip der „therapeutischen Gemeinschaft" geführt wird und Einzel- und Gruppentherapie auf tiefenpsychologischer Grundlage verwirklicht. Sie ist nicht für akut bettlägrige Patienten bestimmt, sondern stellt bei einer Aufenthaltsdauer von mehreren Wochen bis Monaten einen Lebensraum, ein Entwicklungs- und Experimentierfeld für eine neue psychosoziale Entwicklung dar. Der kommunikative Charakter der Therapie erfordert ein Minimum an Beweglichkeit für die Patienten."

Das entspricht der Psychotherapiestation des Heidelberger Konzepts klinischer Psychosomatik in der Inneren Medizin (6).

Unser Prinzip ist ein hohes Maß an Kooperation und gegenseitiger Stellvertretung sowie an Integration von „psychosomatischen", d.h. pflegerischen, sozialarbeiterischen bzw. ärztlichen Kompetenzen im Sinne der *therapeutischen Gemeinschaft*. Die Ärzte sollen als Ärzte, die Schwestern als Schwestern, die Sozialarbeiterin als Sozialarbeiterin etc. „psychosomatisch" tätig sein; auch wenn das vor allem heißt, psychotherapeutisch zu arbeiten: neben der Arbeit am „Körperbild" (s.u.) steht das interaktionelle Prinzip der Beziehungsklärung.

Zwei Gruppen von 13 bzw. 14 Patienten stehen fünf bzw. sechs Mitarbeiter gegenüber. Wir wollen dem Patienten die Möglichkeit geben, sich – entsprechend seiner Übertragungsmuster – seine Bezugspersonen unter den Teammitgliedern selbst zu wählen. Dem Mitarbeiter, der die körperliche Untersuchung bzw. das Erstinterview durchgeführt hat, kommt im Erleben des Patienten eine hervorgehobene Stellung zu, besonders wenn er mit ihm auch schon in der Ambulanz gesprochen hat. Alle Mitglieder eines Teams bieten Einzelgespräche (Sprechstunden) an, die sich der Patient selbst wählt. Tägliche Konferenzen sorgen für den fortlaufenden Austausch über Entwicklungen und Prozesse und dafür, daß das therapeutische Feld koordiniert und kontinuierlich gestaltet werden kann. Die Kooperation und Stellvertretung fördert die Kohärenz und das Klima der therapeutischen Gemeinschaft, schafft aber auch Probleme in der Hierarchie der Verantwortung für den therapeutischen Prozeß, die ohne Supervision nicht zu lösen wären. Alle Mitarbeiter waren oder sind in psychotherapeutischer oder psychoanalytischer Weiterbildung. Das Pflegepersonal hat sich der Selbster-

fahrung und Weiterbildung, z.B. in konzentrativer Bewegungstherapie, Tanz- oder Mal- und Gestaltungstherapie angeschlossen.

Das Behandlungskonzept

Stationäre Psychotherapie ist immer Kurzzeittherapie. Für diese haben sich die fokaltherapeutischen Konzepte bewährt (11). Das Besondere an unserem Konzept ist die Konzentration auf die körperliche Symptomatik und die Körperwahrnehmung, die wir mit interaktioneller Beziehungsklärung zu verbinden suchen.

Patienten, die ganz in der Klage über ihr körperliches Leid verhaftet sind, können oft leichter über die Art ihrer Beziehungsaufnahme und deren Gestaltung, eben über die „Szene" (1), verstanden werden. Ihre Konflikte werden eher in den *Begegnungen* mit ihnen sichtbar als aus ihren Schilderungen. Die Szene offenbart Konflikte und Gefühle, die ansonsten gänzlich in den körperlichen Beschwerden verborgen sind. Diese stehen so im Vordergrund, daß sie nicht nur vom Patienten als einziges Problem gesehen werden, sondern alle seine Beziehungen – in seiner Familie und besonders natürlich auch zum Arzt – prägen. Für diese Patienten wäre es nur kränkend, wollte man zu schnell vom Symptom weg- und auf vermutete seelische Hintergründe zu sprechen kommen. Dies gilt für Patienten, die eine schwere körperliche Grunderkrankung nicht verarbeiten können, aber auch für solche mit schweren funktionellen Erkrankungen. Für den Umgang mit diesen Patienten ist es entscheidend, zu akzeptieren, daß für sie zunächst nur das *Symptom der Konflikt ist*, wie es Melitta Mitscherlich in einem Seminar pointiert ausdrückte.

Alle Mitarbeiter eines Teams tragen in den „Zweitsichten" ihre Beobachtungen über den Patienten aus den Gruppen, der körperlichen Untersuchung, dem Erstgespräch und den Begegnungen auf der Station zusammen. Dabei werden die Diagnostik vertieft, Risiken und Abwehr eingeschätzt und das Therapieziel formuliert. Wenn letzteres mit den Vorstellungen des Patienten weitgehend übereinstimmt, kann von einer günstigen Prognose dieser Behandlungsmaßnahme ausgegangen werden (12).

Nun wird der *Fokus* aufgrund der tiefenpsychologischen Diagnose des Konflikts, der Übertragung, der Abwehr und der Ich-Stabilität formuliert. Beim Neurotiker wird – sehr vereinfacht – ein aktueller seelischer Konflikt (Schlüssel) vor dem Hintergrund des infantilen Traumas (Schloß) in der Übertragungsszene fokussiert. Bei Patienten mit primär körperlichen Beschwerden müssen *diese* als Konflikt gesehen und fokussiert werden: In den Worten des Patienten wird das Symptom auf seine Verbindung zum oft nur averbal in der Szene deutlich gewordenen Affekt angesprochen und durch konflikthaftes Material aus Biographie und Über-

tragung ergänzt. Dabei ist es allgemein, besonders aber bei schweren Traumen wie Inzest oder schwerer Vernachlässigung von großer Wichtigkeit, die Ich-Stärken und positiven Aspekte herauszuarbeiten und nicht bei einem „So furchtbar war es und deshalb habe ich die Schmerzen!" stehenzubleiben. Dies wird an den nachfolgenden Beispielen deutlicher werden. Wir besprechen den Fokus mit dem Patienten und achten dabei besonders auf eine unmittelbare körperliche Reaktion. Diese ist ein ganz wesentliches Kriterium dafür, ob wir ihn und seine Beschwerde verstehen konnten. Reagiert der „Körper" nicht oder mit Mißempfinden, zeigt die Erfahrung, daß wir etwas nicht ausreichend verstanden haben. Da wir mit unseren Formulierungen eher zu vorsichtig sind, wird der Fokus gelegentlich gemeinsam mit dem Patienten präzisiert, bis er „zutrifft". Dann kommt es beim Patienten zu einer charakteristischen *Körperwahrnehmung* von Zustimmung, die als Reaktion des Leitsymptoms im Sinne momentaner Erleichterung berichtet und zugleich an Atmung, Körperhaltung, Hautdurchblutung und anderen vegetativen Parametern sichtbar wird. Die meisten Patienten sprechen davon, daß sie sich innerlich berührt und verstanden fühlen. Es sei ihnen aber auch ihre „Lage", ihr Befinden, schmerzlich bewußt geworden. Diese emotionale Bewegung äußert sich in der Übereinstimmung von körperlichem und psychischem Befinden. Sie kommt offensichtlich dann zustande, wenn der Fokus alle wesentlichen Aspekte der momentanen Situation des Patienten erfaßt und anspricht: die körperliche Beschwerde, die dazugehörigen Affekte und die Beziehungsebene vor dem biographischen Hintergrund (s. Abb. 1). Eine positiv getönte Übertragung ist Voraussetzung für die Bereitschaft, sich für einen Dialog zu öffnen, der so das „Innere" berührt.
Ein Beispiel zur Arbeit mit der Körperwahrnehmung:

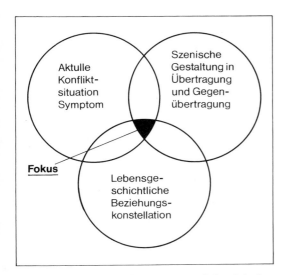

Abb. 1: Die Fokuselemente wandeln sich im Verlauf der Therapie und beleuchten den Grundkonflikt aus immer neuen Perspektiven; nach (11).

Eine 54jährige Patientin hatte ihre im Gespräch plötzlich eiskalt gewordenen Füße vom „Verstand" her durchaus mit der richtigen Situation in Verbindung gebracht. Aber erst als ihr mit großer Scham deutlich wurde, welche peinliche Angst und Enttäuschung für sie damit verbunden war und erst als sie diese auch spüren und das Gefühl benennen konnte, „sich ganz unsicher (auf den Füßen) zu fühlen", verschwand die „Kälte" schlagartig.

Dieses Beispiel mutet schlicht an. Man könnte einwenden, daß die bekannte umgangssprachliche Wendung: „Kalte Füße kriegen", wenn man Angst verspürt, suggestiv gewirkt habe. Diese Gefahr besteht. Sie scheint jedoch gering, da es um sehr komplexe Gefühlszustände geht. Bei unseren Patienten finden sich meist wiederholte und langwierige Traumatisierungen in der Kindheit im Sinne des „kumulativen Traumas" (9). So ist es auffällig, wieviele unserer Patienten unerwünschte Kinder waren, nicht gestillt wurden, sich an keine körperlichen Zärtlichkeiten in der Kindheit erinnern und emotional vernachlässigt wurden. Schweren funktionellen Syndromen scheint zumeist eine Mischung sehr unterschiedlicher Affekte zugrunde zu liegen. Außerdem wird nicht selten über schwere Mißhandlung und Inzesthandlungen im weitesten Sinne berichtet. Die Affekte wirken häufg als seien sie im Körpersymptom eingeschlossen wie prähistorisches Leben in Eis. Es bedarf immer der langwierigen psychotherapeutischen Durcharbeitung, bis die im Symptom verborgenen affektiven Seiten der Erinnerung wieder verfügbar werden. Erst dann kann die Abspaltung des Affektes, die zum Schutze des Ichs aufgebaut wurde, in mühsamen Therapieschritten zurückgenommen werden. Der letzte Schritt dieses Prozesses wirkt dabei fast simpel:

Eine 43jährige Patientin mit einer schweren Atemtod-Hypochondrie kann nach 10wöchiger stationärer und fast dreijähriger ambulanter Behandlung erstmals erleben, daß in ihrer erneut aufgetretenen Atemenge und Erstickungsangst das Gefühl verborgen ist: *„Ich war schon als 12jährige die einzige Erwachsene zu Hause".* In diesem Moment erlebt sie, daß der Atem ruhig und klar, ohne Enge, in einem guten Körpergefühl fließt. Dieser Satz steht für sehr unterschiedliche traumatische Erfahrungen, über die sich die Patientin durchaus bewußt gewesen war. Sie hatte bislang aber nie darüber gesprochen und gleichzeitig ihrer Erinnerung nachgespürt, während sie von Angst gepeinigt war.

Der exakten *Benennung* der körperlichen Empfindung mit affektiv besetzten Worten kommt offensichtlich die größte Bedeutung zu, die dann, wenn sie zutrifft, die Mißempfindung unmittelbar verändert und auflöst. Interpretationen und Deutungen können dadurch in intensiver, gemeinsamer Arbeit von Arzt und Patient unmittelbar auf ihre Wertigkeit überprüft werden:

Eine 35jährige Krankengymnastin leidet an einem pelzigen Gefühl der rechten Gesichtshälfte, das sich immer wieder auf die ganze Körperhälfte ausdehnt. Ein schweres HWS-Syndrom kompliziert das klinische Bild. Im zweiten Konsiliargespräch geht es um die Bedeutung ihrer Mutter für ihr Selbstbewußtsein als Ehefrau und Mutter dreier Kinder. Dabei erlebt die Patientin unmittelbar, wie die neurologische Symptomatik zu- oder abnimmt, zusätzlich das Herz klopft und der Atem stockt. Sie spürt, wie sich mit einem Mal ihre Fäuste ballen und sich beim Stichwort „Mutter" wieder öffnen, mit dem Gefühl, diese endlich wegschieben zu wollen. Diese Erfahrung ermutigt sie, trotz der organischen Grundlage ihrer Beschwerden, mit den Gesprächen fortzufahren. Sie hat erlebt, welche Bedeutung ihrer Lebenssituation für die Ausgestaltung und das Erleben der Beschwerden zukommt.

Man kann ganze Sequenzen im Gepräch so gestalten, daß man in der Körpersprache bleibt und einen Bereich nach dem anderen ausspricht. Der innere Blick des Patienten durchmustert dabei den „Körper". Tritt etwas ins Bewußtsein – ein Schmerz, Druck, Atem oder Herzschlag – wird nach dem Gefühl, das sich darin ausdrückt, gesucht. Oft treten dann noch innere Bilder und Erinnerungen hinzu, welche die situative Bedeutung klären helfen. Ist das richtige Wort gefunden, löst sich die angesprochene körperliche Sensation auf, d. h. das Außergewöhnliche an der Empfindung verschwindet. Etwas anderes gerät in den Blick, wird benannt, verändert sich. Dieser Prozeß ist zunächst so mühsam, daß er meist nicht länger als einige Minuten durchgehalten wird. Im Stehen geht das oft leichter als im Sitzen. Gelingt es dem Therapeuten, für den Patienten offen zu sein, hilft ihm die eigene „leib-seelische" Gestimmtheit, die momentane Situation des Patienten gleichsam spiegelnd zu erspüren und dem Patienten erscheint dieser Prozeß wie die Entdeckung von Neuland, für das Erfahrungen und vor allem die Worte fehlen. Es gab offensichtlich keine geduldigen Eltern, die mit Spaß und Lachen dem Kind geholfen haben, diesen merkwürdigen „Körper" mit allem, was an Affekten und Bedeutungen dazugehört, zu benennen, bis er vertraut und zu eigen geworden ist. Natürlicherweise begleitet dieses „Benennen" unser ganzes Leben, vor allem aber die Kindheit über den Austausch von Zärtlichkeiten und die Erfahrungen mit Schmerzen: ein blutendes Knie ist dabei in seinem affektiven Kontext mit der Sprache genauso zu entdecken wie die körperlichen Gefühle von Geborgenheit etc. Ob mir nach einem Sturz aufgeholfen und ich getröstet wurde oder nicht, immer erfahre ich den Körper in Beziehung mit anderen Menschen, und Beziehungen schlagen sich dadurch im Körpererleben nieder. Von daher kommt der körperlichen Untersuchung eine große Bedeutung zu. Es geht immer darum, was und wie etwas gesagt wird, während der Körper angefaßt, befühlt, belauscht, eben untersucht wird. Solange der Patient in seinem Dialog mit uns diesen Weg wählt, untersuchen wir deshalb auch erneut körperlich und sagen was wir hören und fühlen. Nur so gelingt es allmählich, auch über das Erleben zu sprechen. Ein weiteres Beispiel von einem Patienten auf einer Aufnahmestation soll zeigen, daß „Leib-seelisches" vom Patienten auch spontan verknüpft wird:

Ein 23jähriger Patient, der gerade an Asthma erkrankt war, bemerkte als erstes nach der Begrüßung, während ich das Stethoskop auflegte, um einen ersten Eindruck von der Schwere seiner Atemnot zu gewinnen: „Solange ich Asthma habe, heirate ich nicht!".

Die Veränderung der körperlichen Wahrnehmung durch die Benennung des Affekts zeigt dem Patienten unmittelbar, daß es sich für ihn lohnt, die Bedeutung seiner Körperreaktionen im Dialog zu erarbeiten. Dieser bliebe sonst „affektarm" und die therapeutische Situation beziehungs- und wirkungslos.

Zum besseren Verständnis erscheint ein kurzer theoretischer Exkurs erforderlich: Der neurologische Begriff des „Körperschemas" bezeichnet die Körperwahrnehmung, die durch die zerebrale Integration der verschiedenen sensomotorischen Afferenzen zustande kommt und die (nach dem 4ten Lebensjahr) auch über den Verlust des Organs hinaus im Gehirn repräsentiert bleibt. Als Modell hierfür steht der Phantomschmerz. Schilder (13, 14) verdeutlichte, daß die Körperwahrnehmung zusätzlich durch subjektive Erfahrungen mit der eigenen Leiblichkeit geprägt ist. Dabei ist der (introjizierte) Niederschlag aller leiblichen Erfahrungen ebensowichtig wie unbewußte Fantasien über diesen Körper. Durch das Konzept des „body image" (Körperbild) erweiterte Schilder den Begriff des „Körperschemas" um diese subjektive Dimension und nahm Überlegungen des psychoanalytischen Konzeptes vom „Körperselbst" vorweg. Dadurch könnte verständlicher werden, warum Patienten trotz vergleichbarer Organpathologie, etwa Herzinfarktpatienten, höchst unterschiedlich über Beschwerden klagen. Die Biographie (des Leibes), die immer die im sozialen Kontext erlebten Affekte einschließt, ist die sich stets weiterentwickelnde Matrix für die Wahrnehmung körperlicher Veränderungen. Deshalb können vergleichbare psychische, soziale oder körperliche Faktoren bei einem Menschen belastend, bei einem anderen entlastend wirken, z. B. eine enge familiäre Verbundenheit. *Nur die Balance dieser drei Bereiche ergibt das Erleben von Gesundheit, das Ungleichgewicht das von Krankheit.* Die Bedeutung kann nur individuell erfaßt werden. So ist es beeindruckend, wie unspezifisch hinsichtlich der darin zum Ausdruck kommenden Affekte eine körperliche Befindlichkeit wie Herzklopfen ist: stets geht es um eine Mischung von Freude, gespannter Erwartungshaltung, Ärger, Enttäuschung, Wut, Trauer, depressiver Niedergeschlagenheit etc. In

Berichten über psychosomatische Fokaltherapie wurden früh Beobachtungen mitgeteilt, welche die Bedeutung unmittelbar auftauchender Affekte – nicht nur als Gemütsbewegung, sondern auch als körperliche Empfindung – für die Wirksamkeit verbaler Interaktionen betonen:
„Gute Erfahrungen konnten wir immer dann machen, wenn es uns gelang, mit einem Fokuselement einen Bezug zum Körper des Patienten herzustellen. Dabei wird tatsächlich eine „hautnahe" Unmittelbarkeit zwischen Fokus und (Körper-) Selbst des Patienten ermöglicht. Jeder infantile Konflikt hat eine bedeutsame Verwurzelung im Erlebnis des Körperselbst. Diese Schicht ist in der Analyse oft nur mühsam zu erreichen, erweist sich jedoch erfahrungsgemäß als besonders ergiebig" (10).
Ebenso betonten M. und E. Balint (2, 3) die Bedeutung des Körpererlebens für die psychotherapeutische Arbeit, in Deutschland die Arbeitsgruppe um Melitta Mitscherlich. Von seiten der klientenzentrierten Psychotherapie wurde über vergleichbare therapeutische Ansätze (5, 15) berichtet. Einige der damit verbundenen theoretischen Fragen, habe ich an anderer Stelle darzustellen versucht (8).

Die therapeutischen Angebote der *Station* bestehen aus ein bis zwei Gruppen täglich, dazu Einzelgespräche (Sprechstunden), Meeting von allen Patienten und Mitarbeitern und zwei Visiten pro Woche. Der Patient wird ermutigt, sich im oben ausgeführten Sinne (graphisch, mit Musik, in Bewegung und als Familienskulptur) darzustellen und den körperlichen Beschwerden und den sie begleitenden Affekten unter Bezug auf den Fokus nachzuspüren. Die Erfahrung, wie sich das, was bislang nur irritierend, fremd und zusammenhanglos erschien, im Dialog sinnhaft zusammenfügt, setzt den Patienten (idealerweise) in die Lage, diesen Prozeß selbständig fortzusetzen.
Es scheint, als ob der intensive psychotherapeutische Prozeß auf der Station

noch über Monate bis Jahre im Sinne einer anhaltenden inneren Klärung und Symptombesserung nachwirkt. Nach anfänglich deutlicher Besserung nehmen die Beschwerden zur Entlassung hin wieder zu. Es ist, als sollte zum Abschied noch einmal die „Titelmelodie" gespielt werden. Nach Entlassung kommt es meist zur raschen Stabilisierung nach anfänglichem Schwanken des Befindens. Gelegentlich vereinbaren wir Termine in großen Abständen zur Nachsorge oder empfehlen eine ambulante Psychotherapie zur weiteren Aufarbeitung. Die Notwendigkeit zur psychotherapeutischen *Nachbetreuung* scheint sehr individuell und keineswegs grundsätzlich zu bestehen. Leider erfahren wir von den Hausärzten nur selten vom weiteren Verlauf. Von einigen Patienten wird die von uns angebotene Nachbetreuung, die allen ehemals stationären Patienten offensteht und regelmäßig von etwa 10 %, d. h. zehn bis fünfzehn Patienten, nach eigenem Ermessen besucht wird – als notwendige und hilfreiche Ergänzung angesehen. Weniger als 1 % macht von der Möglichkeit der Intervallbehandlung Gebrauch. Von einer katamnestischen Untersuchung erhoffen wir mehr Aufschluß über die Besonderheiten des poststationären Verlaufs.

Kasuistik: Eine 34jährige Krankenschwester entwickelte nach einer Mumpsinfektion im neunten Lebensjahr einen Diabetes mellitus Typ I. Vor einem Jahr erlitt sie einen Hinterwandinfarkt. Ein halbes Jahr zuvor waren nach einer Trennung vom treulosen Freund funktionell anmutende Herzbeschwerden aufgetreten, die sie als Ausdruck der schweren Enttäuschung erlebte.

Die kardiologische Rehabilitation mit Dilatation der 75 %igen Stenose war problemlos. Allerdings verstärkte sich die depressive Ängstlichkeit mit therapieresistenten thorakalen und abdominellen Schmerzen. Nach Beendigung des Nikotinabusus traten Heißhungeranfälle auf, das Gewicht stieg um 20 Kilogramm und der Blutzucker ließ sich kaum noch stabil einstellen. Vier Wochen nach dem Infarkt stellte sich die Patientin erstmals bei mir vor. Ein dreiviertel Jahr später nahm sie unser Behandlungsangebot an. Für den Fokus griffen wir Aspekte aus ihrer Selbstschilderung als wildes kleines Mädchen auf. Oft hatte sie getobt, wenn der innig geliebte Vater sie nicht auf seine langen Auslandsaufenthalte mitnehmen konnte. Nach Ausbruch des Diabetes sei alles anders geworden, sie hätte immer vernünftig sein müssen und kein Verständnis für ihre heimlichen Gelüste gefunden. Die Mutter hätte sehr darüber gewacht. Nach verschiedenen Behandlungen im Krankenhaus sei der Wunsch entstanden, selbst Krankenschwester zu werden. Beziehungen zu Männern hätten sich enttäuschend gestaltet. Wiederholt sei sie belogen und verlassen worden. Bei Eintritt des Infarktes habe sie sofort gewußt, worum es sich handelte und eigentlich nicht ins Krankenhaus gebracht werden wollen. Sie habe mit einer Freundin gerade über die Hochzeit gesprochen, die für diese Zeit geplant gewesen war. In den zeichnerischen Selbstdarstellungen wie in der unmittelbaren Körpersprache werden die große Beschämung (Enge in der Brust) und die verhaltene Wut (Schmerzen im Bauch) deutlich. „Scham" steht sowohl für ihre Lebenssituation als auch für die völlige Ratlosigkeit gegenüber dem trotz strikter Behandlung zunehmend labilen Diabetes, der trotz abnehmender Frequenz der Freßanfälle, weiterhin schwer einzustellen war. Sie fürchtete das Mißtrauen der Ärzte, die ihr

Diät- und Behandlungsfehler unterstellt hätten. In solchen Situationen sei es erneut zu Heißhungerattacken gekommen.

Der Fokus sollte diese Situation mit Worten der Patientin ansprechen: „Ich mußte zu früh lernen, für mich allein zu sorgen, so daß ich Schmerzen bekomme und mich schäme, wenn ich verlassen werde und nicht toben kann". – Die Patientin reagierte darauf sichtlich bewegt, weinte leicht, aber atmete entspannter und vertiefter. Die Gesichtshaut hatte sich gerötet. Sie schilderte, sich innerlich angerührt zu fühlen, was sie als gute, sich ausbreitende Wärme im Bauchraum erlebte. Bei den ersten Worten sei ein leichter Schwindel eingetreten und die Enge in der Brust habe nachgelassen. Sie fühlte sich erleichtert, verstanden worden zu sein. Alle Konfliktfelder seien angesprochen. Das Körperempfinden erlebe sie als Zustimmung, während sie die Tragweite des Geschehens noch nicht überblicken könne.

Der Verlauf war weiterhin von heftigen Gefühlen und Körperreaktionen begleitet. Der Fokus sei wie ein guter Begleiter gewesen. Mit ihm habe sie sich körperlich beruhigen und unseres Verständnises für sie vergewissern können. Während der Behandlungszeit starben zwei Bekannte der Patientin; einer von ihnen, nicht viel älter als die Patientin, an einem Herzinfarkt. Diese Erfahrungen mobilisierten mit krisenhaften Ängsten die eigene Erfahrung. Schließlich gelang es, ihre seit dem neunten Lebensjahr bestehende Unsicherheit, vor allem gegenüber der Mutter, zu integrieren. Sie verstand zunehmend deren Ängste und konnte erstmals mit ihr hierüber sprechen. Sie lernte dabei, unbefangener zu essen und nahm 5 Kilogramm ab. Es war unmittelbar zu sehen, wie sie sich aufrichtete und weibliches Selbstbewußtsein entwickelte. Im Abschiedsgespräch nach 15 Wochen Behandlung betonte sie, wie intensiv und anstrengend diese Arbeit gewesen sei. Sie war zuversichtlich, ihre frühere Arbeit rasch wieder aufnehmen zu können.

Widerstände und Schwierigkeiten

Die integrierte Betrachtung körperlicher, psychischer und sozialer Faktoren als Grundlage zum Verständnis kranker Menschen wird uns von den anderen Abteilungen als Überbetonung psychologischer Aspekte vorgeworfen. *Psychosomatisches Denken will aber dem Körper nicht weniger, sondern der Bedeutung seelischer und sozialer Einflüsse und vor allem der Vernetzung der drei Bereiche mehr Beachtung schenken.* Widerstände gegen einen solchen integrativen Ansatz zeigen sich auch darin, daß wir konsiliarisch viel mehr zur Beurteilung psychopathologischer Auffälligkeiten als für psychosomatische Fragen im eigentlichen Sinne hinzugezogen werden. Von daher auch die geringe Zahl an Patienten, die wir aus dem Konsiliarbereich zur stationären Behandlung zugewiesen bekommen. Es schien uns bislang notwendig, das traditionelle Verständnis von Konsilen, als Diagnostik mit einer Empfehlung zur Weiterbehandlung, zu akzeptieren, um mit den Kollegen im Gespräch zu bleiben und so langfristig eine psychosomatische Sichtweise zu fördern. Wichtig hierfür ist der regelmäßige Besuch der Stationen auch unabhängig von einer Anfrage. Oft entsteht dann aus informellen Gesprächen die Gelegenheit, über psychosomatische oder psychotherapeutische Fragen zu sprechen. Diese werden zunehmend von Pflegekräften gestellt als Ausdruck ihres zunehmenden Selbstbewußtseins. Auf diesen Aspekt wird in den Arbeiten von Krämer und Pontzen in diesem Band näher eingegangen.

Drei von uns für einzelne Abteilungen angebotene Balint-Gruppen gingen nach wenigen Monaten zu Ende, da – entgegen unserer Empfehlung – Chef- bzw. Oberarzt auf der Teilnahme bestanden hatten. In der Balint-Gruppe werden mit wachsendem Verständnis für die Beziehungsmuster des Patienten auch die der Ärzte und Schwestern untereinander sichtbar. Das führt zu Widerständen bei denen, die ihren Einfluß gefährdet glauben. Doch ist unverkennbar, daß der Wunsch nach Supervision und Balint-Arbeit gerade unter den Pflegekräften zunimmt, da deren Arbeit durch das Übergewicht der technischen Medizin oft nicht genug Anerkennung findet.

Supervision und Unterricht

Für die Pflegekräfte ist psychotherapeutische Selbsterfahrung mindestens erwünscht, für die anderen Mitarbeiter obligat. Ein systemisch erfahrener, externer Supervisor (Psychologe) steht allen einmal wöchentlich für 6 Stunden zur Verfügung. Es ist wiederholt von den Mitarbeitern diskutiert worden, in welchem Umfang ich mich beteiligen solle. Ich hatte mich wegen der komplexen Abhängigkeiten nach kurzer Zeit zurückgezogen. So sehe ich meine Aufgaben neben Ambulanz, Konsildienst und Sprechstunden in der Visite (zweimal im Monat) und den Zweitsichtkonferenzen auch mehr in der fachlichen Supervision und in der Organisation. Die Rolle des Oberarztes ist dabei schwieriger, da zu seinen Aufgaben vor allem die Integration und die (technische) Supervision aller Maßnahmen gehören.

An der Klinik kann der Zusatztitel „Psychotherapie" erworben werden; außerdem besteht eine Weiterbildungsermächtigung für ein Jahr Innere Medizin. An unseren wöchentlichen Fortbildungen beteiligen sich alle Mitarbeiter, zeitweise auch Kollegen aus benachbarten Kliniken. In gemeinsamen Fortbildungen mit den Internisten oder Neurologen unseres Hauses haben wir gelegentlich bestimmte Themen anläßlich gemeinsamer Patienten erarbeitet. Zweimal pro Jahr bieten wir öffentliche klinisch-psychosomatische Fortbildungen an, die zur Weiterbildung in Psychotherapie und psychosomatischer Grundversorgung anerkannt werden. Dazu kommen anteilig der Schwestern- und Altenpflegeunterricht sowie allgemeine Fortbildungsveranstaltungen des Krankenhauses.

Forschung

Im Rahmen des Prüfungs- und Lehrauftrags für Psychosomatik bin ich an der Medizinischen Hochschule Hannover tätig. Soweit es die begrenzten Möglichkeiten (Bibliothek, individuelle Betreuung, Räumlichkeiten, Integration in den Klinikalltag) zulassen, können einzelne Doktoranden betreut werden. Meine eigenen Interessenschwerpunkte liegen bei den im Zusammenhang mit der Fokusformulierung aufgezeigten Fragen der Wahrnehmung von Körper und Befindlichkeit sowie theoretischen Konzepten zur „Körperbildstörung" und Körpersprache. Wie kann dies präziser gefaßt und verstanden werden? Eine katamnestische Untersuchung soll klären helfen, welche Maßnahmen Patient und Hausarzt nach Entlassung aus der stationären Behandlung notwendig schienen und welche Bedeutung der ambulanten Psychotherapie zukommt. Uns interessiert ferner, welchen Einfluß unsere Behandlung auf die Hausarzt-Patienten-Beziehung ausübt.

Notwendige weitere Schritte, Wünsche, Utopien

Unmittelbar und konkret ist die Erweiterung unseres psychosomatischen Angebotes im Sinne eines Liaisondienstes für bestimmte Einheiten (z. B. onkologische Station) in unserem Krankenhaus erforderlich. Die Mitarbeit von Psychosomatikern als integrierter Bestandteil der Notambulanz oder der Aufnahmestation, wie z. B. in Nürnberg, bleibt ein fernes Ziel. Kooperationsformen, die zum Nutzen des Patienten ein Maß an Integration ermöglichen, durch das die Eingleisigkeit des zellularpathologischen Krankheitsmodells zugunsten eines komplexeren Krankheitsverständnisses überwunden werden kann, sind in unserem Krankenhaus weiterhin Forderungen an die Zukunft. Durch den großen Rückhalt des Trägers und die gute Kooperation mit den niedergelassenen Kollegen ist es nach mittlerweile 7 Jahren jedoch gelungen, die Abteilung fest zu etablieren und mit einem guten Mitarbeiterschlüssel zu führen.

Allen, die diesen Aufbau getragen und die Integration auf den verschiedenen Ebenen täglich zu leisten haben, sei hierfür gedankt.

Literatur

 1. Argelander H. Die szenische Funktion des Ichs und ihr Anteil an der Symptom- und Charakterbildung. Psyche 1970; 24: 325–45.
 2. Balint E, Norell JS. (Hrsg): Fünf Minuten pro Patient. Frankfurt/M: Suhrkamp, 1975.
 3. Balint M. Der Arzt, sein Patient und die Krankheit. 1957. Dtsch. 3. Aufl. Stuttgart: Klett, 1965.
 4. Bundestag-Enquête. Bericht über die Lage der Psychiatrie in der Bundesrepublik Deutschland: Zur psychiatrischen und psychotherapeutisch/psychosomatischen Versorgung der Bevölkerung. (Verh. d. Deutschen Bundestages 7. Wahlperiode. Bd 211, Drucksache 7/4200) Bonn, 1975.
 5. Gendlin ET. Focusing, Technik der Selbsthilfe bei der Lösung persönlicher Probleme. Salzburg: Otto Müller, 1981.
 6. Hahn P. Allgemeine klinische und psychosomatische Medizin, Entwicklung und Standort. Heidelberger Jahrbücher. Berlin, Heidelberg, New York, Tokyo: Springer, 1980; 24: 125–45.
 7. Hilpert H, Schwarz R, Beese F (Hrsg). Psychotherapie in der Klinik. Berlin, Heidelberg, New York, Tokyo: Springer, 1981.
 8. Kämmerer W. Implizite Axiomie in der klinischen Psychosomatik – dargestellt anhand von Diagnostik und Therapie funktioneller Syndrome. In: Huber W, Petzold E, Sundermeier Th (Hrsg). Implizite Axiome. Tiefenstrukturen des Denkens und Handelns. München: Chr Kaiser, 1990: 58–78.
 9. Kahn MMR. Das kumulative Trauma. 1963 In: Khan MMR. Selbsterfahrung in der Therapie. München: Kindler, 1977: 50–70.
10. Klüwer R. Erfahrungen mit der psychoanalytischen Fokaltherapie. Psyche 1971; 25: 932–47.
11. Leuzinger-Bohleber M (Hrsg). Psychoanalytische Kurztherapien – Zur Psychoanalyse in Institutionen. Opladen: Westdeutscher Verlag, 1985.
12. Ruff W, Werner H. Das Therapieziel des Patienten als ein Kriterium für Prognose und Erfolg in der stationären Psychotherapie. Z Psychosom Med 1987; 33: 231–51.
13. Schilder P. Das Körperschema. Ein Beitrag zur Lehre vom Bewußtsein des eigenen Körpers. Berlin: Springer, 1923.
14. Schilder P. The image and appearance of the human body. New York: International Universities Press, 1950.
15. Wild-Missong A. Neuer Weg zum Unbewußten. Salzburg: Otto Müller, 1983.

Emotionale Arbeit in der internistischen Onkologie – Integration oder Kooperation?[1]

Karl Köhle[2]
unter Mitarbeit von
W. Thomas[2], G. Adler[2], E. Behnke[2], S. Dirhold[2], A. Frenck[3], D. Fritsch-Horn[3],
H. Glier[2], B. Hager[3], A. Reckels[2], R. Schrader[2]

Unsere Theorie bestimmt unser Verhalten

Klinische Tätigkeit besteht aus *instrumenteller und emotionaler Arbeit*. Instrumentelle Arbeit leitet sich aus dem traditionellen biotechnischen Verständnisansatz der „wissenschaftlichen Medizin" von Krankheit ab; systematische Ausbildung und institutionelle Voraussetzungen gewährleisten, daß sie professionell durchgeführt wird. Dagegen wird emotionale (oder: kommunikative) Arbeit[4] im traditionellen Verständnis allenfalls zur „ärztlichen Kunst" gerechnet; ihre Durchführung bleibt „privater" Motivation und Kompetenz – meist unter ungünstigen Bedingungen – überlassen.

Solange psychische und soziale Phänomene aus der Medizin als Wissenschaft ausgeschlossen bleiben, wird es nicht möglich sein, instrumentelle und kommunikative Arbeit in der Krankenversorgung ausreichend zu verbinden. Im Konkurrenzfall wird kommunikative Arbeit immer hinter instrumentelle Tätigkeit zurücktreten müssen:

Am Bett eines jungen Leukämiekranken werden während der Visite mögliche Ursachen eines Fieberzustandes, u.a. eine Infektion am Subklaviakatheter, diskutiert. Schließlich fragt der Arzt den Kranken: „Wie geht es Ihnen?" Der Patient antwortet: „Ganz gut, nur das Fieber beunruhigt mich". Der Arzt greift dies einfühlsam auf: „Beunruhigt?" und scheint den Kranken so aufzufordern, weiter von seiner Beunruhigung zu berichten. Gleichzeitig nimmt er jedoch Spatel und Lampe aus dem Kittel, führt den Spatel in den Mund des zur Antwort ansetzenden Kranken ein und fordert ihn auf, „ah" zu sagen. Das Thema „Beunruhigung" wird danach nicht wieder aufgegriffen.

Viele Ärzte und Schwestern beklagen Defizite im Bereich emotionaler Arbeit. Meist führen sie selbst ihre Unzufriedenheit lediglich auf Unzulänglichkeiten der Arbeitsbedingungen zurück. Die eigentliche Ursache, die Diskrepanz zwischen ihren an humanistischen Werten orientierten Idealen und der an einer reduktionistischen Theorie bestimmten Praxis der Medizin bleibt ihnen verborgen. Solange der fällige Paradigmawechsel nicht vollzogen wird – solange nur einzelne psychologische Hypothesen zusammen mit einem Bemühen um Selbstidealisierung in Fest-

---

[1] Gefördert von der Robert-Bosch-Stiftung und vom Bundesministerium für Forschung und Technologie.
[2] Institut für Psychosomatik und Psychotherapie der Universität Köln (Direktor Prof. Dr. K. Köhle)
[3] Innere Abteilung des Evangelischen Krankenhauses Essen-Werden (Chefarzt Prof. Dr. med. W. Heit)
[4] Wir benützen den von Strauss et al. (8) vorgeschlagenen Begriff der „emotionalen Arbeit" um deutlich zu machen, daß sich aus den unterschiedlichen Paradigmen nicht nur unterschiedliche Betrachtungsweisen, sondern auch unterschiedliche Arbeitsformen ergeben. Im biotechnischen Paradigma erhebt der Arzt zählend und messend Befunde und versucht etwas beim Patienten zu „bewirken"; im biopsychosozialen Paradigma bekommt die emotionale Reaktion des Arztes Bedeutung für Diagnostik und Therapie, Grundlage aller Erkenntnis und Erkenntnissicherung wird die Kommunikation mit dem Patienten (s. von Uexküll S. 17). Die beiden Arbeitsformen erfordern eine je sehr unterschiedliche Kompetenz und stellen sehr unterschiedliche Anforderungen hinsichtlich der Bedingungen und der Organisation von Arbeit.

reden eingehen – wird auch die Kooperation mit psychosozialen Einrichtungen diese Defizite nur zum Teil abbauen können, da zwischen den Kooperationspartnern gravierende Verständigungsschwierigkeiten auftreten müssen.

Biographisches

Wirklichkeit ist immer subjektiv, gemeinsame Wirklichkeit nicht selbstverständlich

Mein kindlich-naiver Realismus wurde irritiert, als meine Eltern sich nicht konform mit nationalsozialistischen Nachbarn verhielten oder – später – als der desillusioniert aus dem Krieg zurückgekehrte Geschichtslehrer Cäsar gänzlich konträr zur klassischen Darstellung Mommsens beschrieb. Am Komplementaritätsprinzip der modernen Physik lernte ich die grundsätzliche Bedeutung von Interpretation im Erkenntnisprozeß kennen. Krankheit in der Familie lenkte mein Interesse von der Physik auf die Psychologie, insbesondere die Psychoanalyse; das Medizinstudium begann ich der beruflichen Perspektive wegen parallel dazu. Viktor von Weizsäckers Buch „Der kranke Mensch" begeisterte mich für eine psychosomatische Sicht von Krankheit. Meine Dissertation stellte mich 1962 überraschend vor die Aufgabe, psychosomatische Fragestellungen am „Fels des Organischen" zu erproben: aufgrund eines Irrtums meines Doktorvaters, eines Psychoanalytikers, untersuchte ich Patienten mit atherosklerotischen Verschlüssen großer Gefäße; er hatte diese Erkrankung als funktionell bedingt („Gefäßspasmen") aufgefaßt. Während der Medizinalassistentenzeit in einer chirurgischen Abteilung auf dem Lande bewährte sich mein psychosomatisches Krankheitsverständnis in einem für mich überraschenden Ausmaß. 1967 ging

ich zu Thure von Uexküll nach Ulm, um unter günstigen institutionellen Bedingungen gleichzeitig die internistische und psychoanalytische Weiterbildung zu beginnen. In der damaligen Aufbruchstimmung akzeptierten die internistischen Kollegen entschiedenes psychosomatisches Engagement. H. Heimpel und seine Mitarbeiter erkannten früh den Bedarf an „Psychoonkologie" und förderten eine Zusammenarbeit nach dem Konsultations-Liaisonkonzept (4). Aber auch in Ulm entsprach die Organisation der internistischen Krankenversorgung nicht den Erfordernissen unseres biopsychosozialen Verständniskonzepts. Ermutigt durch die Neubewertung hierarchischer Strukturen in den späten 60er Jahren und angeregt durch Experimente mit „therapeutischen Gemeinschaften" in der Psychiatrie, wollten auch wir unsere Alltagsrealität radikaler verändern. Ich griff eine Idee von Krankenschwestern auf, die an einer von Horst Kächele und mir geleiteten Balint-Gruppe teilgenommen hatten. Von Ilse Schulz, der Leiterin des Pflegedienstes unterstützt, planten wir die Arbeit auf einer neueröffneten Krankenstation mit 15 Betten gemeinsam nach unseren Vorstellungen.

Zunächst verbesserten wir unsere Fachkompetenz: die Ärzte waren gleichzeitig in internistischer und psychoanalytischer Weiterbildung. Für das Pflegepersonal richteten wir einen einjährigen Vollzeitweiterbildungskurs „Patientenzentrierte Pflege/Psychosomatische Medizin" ein (s. Jutta Zenz S. 167; 3, 5). Die Organisation der Arbeit sollte der zentralen Bedeutung der Beziehung zwischen Mitarbeitern und Patienten entsprechen: Zimmerpflege statt Funktionspflege; während der Visite Gespräch mit statt über den Patienten; „Erstgespräch" der Schwester bei neuaufgenommenen Patienten und tägliche Pflegevisite; Gruppenveranstaltungen für Patienten; Konferenzen zur Klärung der Beziehungen zwischen Mitarbeitern und Patienten. Wir bemühten uns, Funktionen und Rollen aller Mitarbeiter gemäß den erweiterten Aufgaben neu zu bestimmen und die hierarchischen Strukturen hieran anzupassen. Nach etwa 2 Jahren war es uns gelungen, eine einigermaßen stabile, für Patienten und Mitarbeiter befriedigende Arbeitssituation zu realisieren. Insgesamt erprobten wir dieses Konzept über einen Zeitraum von 7 Jahren (3).

Jetzt wurde deutlich, daß das Erscheinungsbild auch schwerer körperlicher Krankheit entscheidend mit von den Rahmenbedingungen der medizinischen Institution abhängig ist oder umgekehrt, daß wesentliche Zusammenhänge zwischen körperlicher Krankheit und psychosozialen Einflüssen durch unser Verhalten in einem reduktionistischen, biotechnischen Ansatz aktiv zum Verschwinden gebracht werden können (7).

Die systematische Einbeziehung kommunikativer Arbeit hatte auch positive Auswirkungen auf die Qualität instrumenteller Tätigkeit. Die Modifikation der Arbeit auf dieser Schwerkrankenstation wurde nach anfänglicher Kritik bald auch von der Mehrzahl der internistischen Kollegen anerkannt: zunehmend häufig wurden Wünsche nach Aufnahme „besonderer" Kranker auf unsere Station geäußert.

Voraussetzung für das Gelingen des Modellversuches waren die durch von Uexküll geschaffenen Rahmenbedingungen, vor allem die Integration des Faches Psychosomatik in ein Zentrum für Innere Medizin. Während der gemeinsamen Arbeit entwickelten wir mit vielen internistischen Kollegen vertrauensvolle, mit einigen freundschaftliche Beziehungen. Im Rückblick erscheinen mir diese Beziehungen als eine wesentliche Bedingung, ohne die unser Experiment kaum seine ersten Krisen überlebt hätte (4).

Im Gegensatz zu traditionellen Konsultations-Liaisonansätzen konnten wir die neue Gestalt der medizinischen Arbeit auf unserer Station – vor allem über einen Dokumentarfilm – auch einer breiteren Öffentlichkeit vermitteln. Dies bewährte sich, als es nach von Uexkülls Emeritierung zur Konfrontation mit der Macht traditionellen Denkens in der Medizin kam: die Abschaffung der „Abteilung für Innere Medizin und Psychosomatik" wurde durch Ulmer Bürger, Vertreter der Kirchen und Politiker verhindert.

1984 übernahm ich die Leitung der psychosomatischen Abteilung an der Kölner Universitätsklinik. Mein Ziel war es, den vorhandenen stationsfernen Konsultationsdienst soweit wie möglich durch Liaisondienste für die einzelnen Kliniken zu ersetzen. Mit einigen Einrichtungen (Dermatologische Klinik, Medizinische Poliklinik, Orthopädische Klinik, Kinderonkologie, Zahnklinik) konnten wir eine derartige Kooperation aufbauen, mit weiteren haben wir den Konsiliardienst intensiviert.

**Ein gescheitertes Projekt:
Intrapersonelle Integration und
Evolution der Institution**

Unser Engagement galt in besonderem Maße der vom Direktor der I. Medizinischen Klinik (Prof. Dr. V. Diehl) erbetenen Kooperation. Um die Schwierigkeiten des traditionellen Konsultations-Liaisondienstes zu vermeiden, schlug ich Herrn Diehl vor, mit unserer Unterstützung in der von ihm geleiteten Klinik, eine eigene kleine psychosomatische Einheit einzurichten. Zunächst sollte eine von insgesamt fünf Stationen nach dem fortgeschrittenen Ulmer Konzept arbeiten, später sollten von diesem Schwerpunkt aus die übrigen Stationen mitbetreut werden. Um zusätzliche Mitarbeiter für dieses Vorhaben zu gewinnen, stellten wir gemeinsam einen Antrag an die Robert-Bosch-Stiftung, den Herr Diehl unterzeichnete.

Aus der Zusammenfassung des Antrags: „Bei mindestens 30–50 % aller Patienten einer Medizinischen Universitätsklinik ist es nach dem heutigen Wissensstand ... erforderlich, psychosomatische Gesichtspunkte intensiver in die internistische Diagnostik und Therapie einzubeziehen. Der Internist kann diese Aufgabe nicht an den Fachpsychosomatiker delegieren; die Zahl der mitzuversorgenden Patienten ist zu groß, v.a. stehen in der Regel die somatischen und psychologischen bzw. sozialen Probleme in so enger Wechselwirkung, daß eine Aufteilung des Patienten in die Zuständigkeit verschiedener Fachgebiete nicht durchführbar erscheint". „... in Köln strebe ich an, in der Medizinischen Klinik eine eigenständige internistisch-psychosomatische Arbeitsgruppe aufzubauen." ... „Nach einer Förderungsphase von insgesamt 3 Jahren soll die internistisch-psychosomatische Arbeitsgruppe als ein Arbeitsschwerpunkt der I. Medizinischen Klinik aus der Grundausstattung der Klinik fortgesetzt werden." (6)

Entsprechend dem onkologischen Arbeitsschwerpunkt der I. Medizinischen Klinik sahen wir von Anfang an ein wichtiges Teilziel unseres Projekts darin, die *Rehabilitation von Malignomkranken* vom Aufnahmetag an zu unterstützen. Dies entspricht dem erklärten Selbstverständnis moderner Onkologie: therapeutische Fortschritte im biologischen Bereich sind nur dann sinnvoll, wenn die Betroffenen die gewonnene Lebenszeit auch als lebenswert erleben können. Rehabilitation strebt ein Maximum von Lebensqualität an, das der jeweilige Patient noch erreichen kann. Zusammengefaßt hat Rehabilitation zum Ziel, krankheitsbedingte Störungen in den Austauschprozessen zwischen dem Individuum und seiner Umwelt so gering wie möglich zu halten (1). Ein Beispiel soll die sich hieraus ergebenden Aufgaben in der klinischen Arbeit verdeutlichen:

Eine 24jährige Patientin, die an Morbus Hodgkin im Terminalstadium leidet, klagt während der Visite über andauernde Müdigkeit und sagt in diesem Zusammenhang zu ihrer Ärztin: „Ich möchte doch nicht immer schlafen." Bei biopsychosozialem Vorgehen wird die Ärztin versuchen, die Klagen der Patientin auf den verschiedenen Ebenen zu verstehen und hieraus Hilfestellungen für die Kranke abzuleiten.

Auf der körperlichen Ebene kann die Müdigkeit Folge des fortschreitenden Krankheitsprozesses, aber auch Folge der Chemotherapie sein. Auf der psychischen Ebene kann die Müdigkeit als Ausdruck eines depressiven Rückzugs, der Satz „Ich möchte doch nicht immer schlafen" als Ausdruck von Todesangst aufgefaßt werden. Während die Ärztin so die Klagen der Patientin bedenkt, spürt sie, daß sie sich von den mitenthaltenen Anklagen betroffen fühlt. Es trifft ja zu:

sie kann den Krankheitsprozeß nicht aufhalten, die Behandlung hat unangenehme Nebenwirkungen zur Folge. Die Ärztin nimmt die Enttäuschung der Patientin wahr und erkennt, daß auch diese Enttäuschung zum Rückzug in die Müdigkeit beigetragen haben kann.

Was kann die Ärztin nun während der Visite für die Patientin tun? Kann sie ihren Rückzug aufhalten, zu ihrer Rehabilitation beitragen, kann sie die Wiederaufnahme von Austauschprozessen mit ihrer Umwelt fördern? Zunächst benötigt die Patientin *Orientierungshilfe*. Die Ärztin informiert sie über Krankheitsverlauf, Wirkungen und Nebenwirkungen der Chemotherapie; sie knüpft dabei an Fragen und eigene Vorstellungen der Patientin an. So *stärkt* sie deren *Ich-Funktionen* und ihre Autonomie; sie ermöglicht ihr, mitzudenken und soweit möglich, mitzuentscheiden. Die Patientin benötigt die *Unterstützung* ihres krankheitsbedingt verminderten Selbstwertgefühls. Die Ärztin läßt sich durch die Rückzugstendenzen und die versteckten Vorwürfe der Patientin zunächst nicht irritieren. Sie weicht auch der Todesangst der Kranken nicht aus. Sie ist bereit, sich auch die Suizidfantasien der Patientin anzuhören und im einzelnen auf alle Befürchtungen einzugehen, die sich auf das Sterben beziehen.

Der Gesprächsverlauf zeigt, daß die Patientin die Beziehung während dieser Visite wieder daraufhin prüft, ob sie sich noch in ihr aufgehoben fühlen kann. Danach vermag sie, ihre Verleugnung zurückzunehmen: jetzt äußert sie offen ihre Befürchtungen über den Krankheitsverlauf und spricht über ihre depressive Verstimmung; jetzt kann sie im einzelnen und konkret über ihre Lebenssituation sprechen und auch wieder Beziehung zu ihrer Umwelt aufnehmen: während sie sich vorher verzweifelt in die Müdigkeit zurückzog, sucht sie jetzt zu klären, was sie noch selbst in ihrem Haushalt tun kann und inwieweit sie Hilfe anderer annehmen soll. Die *Gefühlsarbeit in der Beziehung* mit der Ärztin hat ihr ermöglicht, sich auf die verbliebenen Lebensmöglichkeiten einzustellen. Sie kann sich selbst wieder als Handelnde erleben, die andere für sich in Anspruch nimmt, die ihre Zeit und die Gestaltung des Alltags selbst strukturiert. Jetzt kommt bei ihr auch wieder angemessene Hoffnung auf.

Das Beispiel zeigt, daß sich die gestellte Aufgabe, die Berücksichtigung psychosozialer Probleme im Kontext der körperlichen Krankheit, nicht beliebig – etwa an Psychotherapeuten und Seelsorger – delegieren läßt. Dementsprechend war es ein Projektziel, instrumentelle und emotionale Tätigkeit „intrapersonell", d. h. in die eigene Tätigkeit von Ärzten und Krankenschwestern, zu integrieren. Dieses Ziel erfordert eine Weiterentwicklung der Institution als Ganzes, vor allem weitgehende Veränderungen der Arbeitsorganisation und – damit verbunden – eine dem Wandel der Funktionen entsprechende Veränderung der Machtverteilung, in erster Linie zwischen Schwestern und Ärzten.

Wir sind mit diesem Projekt gescheitert. Ich versuche, den Projektverlauf und die Gründe für unser Scheitern zusammenzufassen.

Neben den Planungsbesprechungen auf der Leitungsebene führten wir während einer halbjährigen Vorlaufzeit ein *Erstinterview-Seminar* für die beiden Stationsärzte durch. Die Modifikation der Stationsarbeit begannen wir mit der Einführung einer *täglichen Morgenbesprechung* vor der Visite. Wir bemühten uns darum, bei neuaufgenommenen Kranken oder bei Problempatienten, Informationen aus dem ärztlichen und pflegerischen Bereich zusammenzuführen, die biologischen, psychischen und sozialen Aspekte zu gewichten und einen integrierten internistischen Untersuchungs- und Behandlungsplan zu erarbeiten. Hinzu kam bald eine *wöchentliche Stationskonferenz*, in der wir exemplarisch Probleme in den Beziehungen zwischen Mitarbeitern und einem Patienten diskutierten. Die Begleitung der Visite sollte den Ärzten Anregungen zu einer patientenzentrierten *Visitengestaltung* unter Einbeziehung der Beobachtungen der Krankenschwestern geben. Mit Hilfe einer in Ulm ausgebildeten Schwester gelang die Einführung eines modernen *Dokumentationssystems* für Pflege und Behandlung; die Einführung des *Zimmerpflegesystems* wurde – von uns unerwartet – von den Schwestern abgelehnt. Hierzu trugen offensichtlich neben organisatorischen Schwierigkeiten Befürchtungen bei, die emotionalen Belastungen könnten bei der Intensivierung des Kontaktes zum Patienten zu- bzw. die Rückzugsmöglichkeiten abnehmen und die hierarchische Ordnung innerhalb der Schwestern/Pflegegruppe könnte sich zu sehr lockern.

Ein halbes Jahr nach Projektbeginn konnten aus inzwischen bewilligten Drittmitteln eine zusätzliche Schwester, ein weiterer Arzt und eine Sozialarbeiterin eingestellt werden. Da kein ausreichend kompetenter und motivierter Mitarbeiter zur Verfügung stand, nahm ich selbst an allen Besprechungen teil; mein Partner auf internistischer Seite war Herr Prof. Schaadt, der Oberarzt der Station. Prof. Diehl beteiligte sich nicht an der konkreten Durchführung des Projekts.

Im Verlauf des ersten Jahres erreichten wir eine einigermaßen stabile Verankerung der organisatorischen Neuerungen. Die Kommunikation mit den Patienten wurde intensiver. Parallel dazu nahm allerdings auch die psychische Belastung von Ärzten und Schwestern zu – unter den gegebenen unzureichenden Fortbildungsbedingungen leider unvermeidlich rascher als ihre Kompetenz für den Umgang mit diesen Belastungen.

Die Krankenschwestern artikulierten häufiger Probleme in der Teamarbeit. Sie erlebten ein Mißverhältnis zwischen der ihnen abverlangten Aufgabe, ihre Beobachtung am Patienten kritisch zu reflektieren und in den Besprechungen „öffentlich" zu formulieren und ihren positionsgebunden geringen Durchsetzungsmöglichkeiten. Sie hatten immer wieder den Eindruck, daß sie zwar die psychosozialen Aspekte der Patientenanliegen zunehmend vertreten sollten, sich im Konfliktfall aber mit ihrer Meinung nicht gegenüber den von den Ärzten vertretenen medizinischen Erfordernissen durchsetzen konnten[5].

In dieser Entwicklungsphase, die vorwiegend die Neudefinition der Rollen von Ärzten und Schwestern betraf, wurde das Projekt für gescheitert erklärt. Schwestern und Ärzte hielten zwar die Zielvorstellungen weiterhin erstrebenswert, unter den gegebenen Arbeitsbedingungen jedoch nicht realisierbar. Jetzt wurde auch deutlich, daß ihre Erwartungen nicht den anfangs vereinbarten Zielvorstellungen entsprochen hatten. Sie wünschten eine Entlastung von emotionaler Arbeit, eine direkte Mitbetreuung der Patienten durch uns Psychosomatiker. Wir hatten eine psychotherapeutische Behandlung nur bei wenigen Kranken, vor allem solchen mit entzündlichen Darmerkrankungen und Anorexia nervosa, übernommen.

Natürlich haben zu diesem Scheitern auch eine Reihe von prinzipiell vermeidbaren Unzulänglichkeiten auf beiden Seiten beigetragen. Entschieden über den Projektverlauf haben jedoch grundsätzlichere Inkonsequenzen und Fehleinschätzungen:

---

[5] Ich danke Herrn Prof. Dr. med. M. Schaadt/früher Medizinische Klinik I der Universität Köln für seine nachträglichen kritischen Anmerkungen zu unserem gemeinsamen Projekt, die hier eingearbeitet sind.

■ Unterschiedliche Erwartungen waren nicht geklärt worden. Die Internisten hatten entgegen unserer Vereinbarung erwartet, daß wir ihnen einen größeren Teil der emotionalen Arbeit abnehmen würden. Die Notwendigkeit, die Theorie der Heilkunde zu erweitern, haben sie nicht akzeptiert. Der hochdifferenzierte biotechnische Ansatz sollte lediglich durch eine Art „Psychologie des gesunden Menschenverstandes" ergänzt werden. Unser psychoanalytischer Verständnisansatz wurde „von der ärztlichen Seite grundsätzlich als unwissenschaftlich in Frage gestellt" (Schaadt). Dabei hat es mich allerdings überrascht, in welchem Ausmaß dieser Verständnisansatz bei einigen Kollegen heute noch Verunsicherung und Angst hervorruft. Auch beeindruckende Erfolge psychotherapeutischer Interventionen können solche Zweifel auslösen: ein 45jähriger Leukämiepatient klagte über Schlaflosigkeit und innere Unruhe, die seit der Diagnosemitteilung vor 2 Wochen, trotz Gabe eines Tranquilizers, bestand. Im Gespräch während des Interviewseminars konnte er seine Angst und Verzweiflung allen Beteiligten vermitteln, der Stationsarzt sprach abends noch einmal mit ihm. Danach konnte er erstmals wieder problemlos schlafen. In der Morgenbesprechung stellte der Oberarzt die postulierten Zusammenhänge in Frage: „Da müssen Sie erst eine Doppelblindstudie durchführen".

■ Die Praxis verlor damit ihren Halt in der Theorie: wenn die Beziehung zwischen Arzt und Patient als Erkenntnisinstrument nicht bedeutsam ist, kann z. B. der Erstkontakt auch unerfahrenen Studenten des Praktischen Jahres überlassen werden. Warum sollten hierarchische Strukturen abgebaut werden, wenn Beobachtungen der Schwestern über das Erleben von Patienten für den wissenschaftlich begründeten Umgang mit Patienten nicht wesentlich sind? Warum soll ein Arzt psychotherapeutische Kompetenz erwerben, wenn deren Grundlagen unwissenschaftlich sind und die Beschäftigung mit diesem Bereich zur eigenen Beunruhigung führt?

■ Die formalen und die persönlichen *Beziehungen zwischen* uns *Psychosomatikern* und den *Internisten* erwiesen sich angesichts dieser Probleme als unzureichend. Auf der Leitungsebene kam es im konkreten klinischen Alltag zu keiner Zusammenarbeit. Damit fehlten die Voraussetzungen für eine entschiedene Setzung von Prioritäten im Sinne der vereinbarten Zielvorstellungen. Wir konnten in Krisensituationen auch nicht auf bereits tragfähige, vertrauensvolle Beziehungen aus früherer Zusammenarbeit zurückgreifen. Als Gäste hatten wir keine formale Autorität zur Durchsetzung unserer Positionen; so war es nicht möglich, während der Zeit zunehmender emotionaler Belastungen, die klinischen Arbeitsanforderungen einzugrenzen, eine Art Schutzraum für die Mitarbeiter zu schaffen, und – vor allem im Konfliktfall – eine angemessene Bewertung emotionaler Probleme durchzusetzen.

■ Wir mußten anerkennen, daß die *Mitarbeiter* bereits in der Ausgangssituation vor allem durch die überwiegende Belegung der Station mit Malignomkranken *extrem belastet* waren. Die Freiräume für die Entwicklung neuer Arbeitsformen waren wesentlich geringer als erwartet; die Anforderungen der biotechnischen Medizin waren gegenüber der Ulmer Situation 10 Jahre vorher entscheidend gestiegen. Eine Abgrenzung gegen zusätzliche Anforderungen – kaum hatte unser Projekt begonnen, wurde noch ein experimentelles Therapieprojekt (Tumornekrosefaktor bei

„ausbehandelten" Malignomkranken) auf der Station eingerichtet – konnten wir als Gäste nicht durchsetzen.

■ Der Fehleinschätzung des Anliegens der Internisten entsprach ein *forciertes Vorgehen unsererseits*. Ich hatte eine konsequent strukturierte Realisierung unseres Arbeitsansatzes für vereinbart gehalten. Im Rückblick schätze ich den wissenschaftstheoretischen Standort der Beteiligten und ihre Kompetenz für den psychosozialen Bereich realistischer ein:

Unser Vorgehen hat die Internisten überfordert, bei den Mitarbeitern zusätzliche Belastungen hervorgerufen und zum Teil unnötige Widerstände ausgelöst. *Meine eigene Mitwirkung* vor Ort – aus Mangel an Mitarbeitern und gegen bessere Einsicht – hatte die zu erwartenden Nachteile. Vor allem die fehlende Symmetrie – Herr Diehl wirkte nicht vor Ort mit – erwies sich als dysfunktional. Ich selbst kam immer wieder in Konflikte zwischen Leitungsaufgaben und fehlender Weisungsbefugnis.

Im Rückblick läßt sich das Projekt zusammenfassend recht unterschiedlich bewerten. Bei genauer Kenntnis der gegebenen Voraussetzungen bzw. bei konsequenter Beachtung früher Warnzeichen hätten wir das Projekt wohl besser nicht begonnen. Allerdings wäre im Sinne der ursprünglich vereinbarten Zielvorstellungen und angesichts der im konkreten Alltag durchaus auch fruchtbaren Zusammenarbeit in der eingetretenen Krisensituation auch eine gänzlich andere Entscheidung denkbar gewesen: Zu diesem Zeitpunkt hätte eine ursprünglich nicht zumutbare Entscheidung nachgeholt werden können: nur mit solchen Mitarbeitern weiterzuarbeiten, die sich mit den Projektzielen hätten identifizieren können.

Mehrere Schwestern wechselten jetzt den Arbeitsplatz – teils aus privaten Gründen, teils weil sie sich von ihrer bisherigen Rolle emanzipierten und nach langjähriger Tätigkeit aus der Onkologie in einen anderen Bereich wechseln wollten. Sie betonten, daß sie im Projektverlauf vor allem gelernt hätten, ihre Bedürfnisse klarer zu erkennen und zu äußern.

Die Beendigung des Projekts war für alle engagiert Beteiligten schmerzlich. Eine Funktion scheint das Projekt jedoch erfüllt zu haben: im Gegensatz zu vorausgegangenen vorsichtigen Ansätzen zum Aufbau eines Liaisondienstes, hat es eine Bresche geschlagen, das Bewußtsein der Beteiligten für die gestellte Aufgabe geschärft und weitere notwendige Voraussetzungen für die derzeitige Kooperation geschaffen.

Das Kooperationsprojekt: psychoonkologische Liaisondienste in Köln und Essen (interpersonelle Integration)

Wir einigten uns darauf, den jetzt klarer artikulierten Zielvorstellungen der Mitarbeiter der Medizinischen Klinik I zu entsprechen: im Rahmen eines Liaisondienstes sollte auf jeder der drei Stationen (mit je 18 Betten) eine Sozialarbeiterin oder eine Psychologin in das Stationsteam integriert werden. Nach demselben Konzept richteten wir zusätzlich an der Inneren Abteilung des Evangelischen Krankenhauses Essen/Werden (Chefarzt Prof. Dr. W. Heit) einen psychosomatischen Liaisondienst ein. Hier werden ebenfalls drei Stationen mit je 18 Betten durch drei Mitarbeiter versorgt.

Zur Zeit (Februar 1991) sind in Köln eine Psychologin, eine Sozialarbeiterin und ein Heilpädagoge ganztags tätig, in Essen eine Psychologin, ein

Psychologe und eine Diplom-Pädagogin. Die Supervision aller Mitarbeiter erfolgt durch das Institut für Psychosomatik und Psychotherapie in Köln.

Die Tätigkeit der Projektmitarbeiter ist gleichermaßen unmittelbar *patienten- und teamorientiert.* Erste Ergebnisse der Begleitforschung zeigen, daß Gespräche mit Patienten 40 %, Besprechungen im Team 50 %, Supervision in Fallkonferenzen 10 % der Arbeitszeit der Mitarbeiter auf Station in Anspruch nehmen.

Das Prinzip des *Liaisondienstes,* die „interpersonelle Integration", d. h. die Aufteilung verschiedener Anteile der Krankenversorgung auf Mitarbeiter aus verschiedenen Berufsgruppen, erfordert einen hohen Aufwand an formalisierter und informeller Kommunikations- und Vermittlungstätigkeit. Die Bedingungen und die Organisation der Arbeit in der Klinik sind hauptsächlich auf instrumentelle Tätigkeit abgestimmt; von den Mitarbeitern des Liaisondienstes wird deshalb viel Anpassungsbereitschaft und Improvisationsfähigkeit verlangt. Die Dokumentation eines Tagesablaufes der Psychologin im Essener Teilprojekt soll einen Einblick in die Vielfalt der Arbeitsanforderungen geben.

Montag, 12. 11. 1990
7.45 Planung des Tagesablaufes; Dokumentation der Gespräche vom Freitag und vom Dienstag letzter Woche. Zwischendurch Begrüßung der Kollegin, Absprache über die Definition von Studienpatienten; Kopieren weiterer Dokumentationsformulare. Anruf in Köln – niemand erreicht.
9.00 Acht Gespräche sind dokumentiert; Sachen für die Station fertig machen; dann auf die Station.
9.15 Vier Patienten begrüßt, nach Befinden befragt.
9.20 Organisation der Balint-Gruppe; ich frage, wer kommt.
Anruf bei Herrn H. Vorverlegung des Termins.
Herrn M. auf dem Flur getroffen, frage ihn nach seinem Befinden: Patient ist ruhiger, fühlt sich nach dem Wochenendaufenthalt besser.
Herr F. fragt, ob der Brief an die Deutsche Krebshilfe schon abgeschickt ist. Ich verspreche, es heute zu erledigen.
9.35 Frühstück mit den Schwestern, dabei Besprechung des Umgangs mit Herrn M., der vom Pflegepersonal als sehr anspruchsvoll erlebt wird.

9.45 Herr H. fragt, wie er es anstellen kann, auf die Privatstation verlegt zu werden, da er mit Herrn M. nicht mehr auskomme.
10.10 Pfarrer H. getroffen, Austausch über Befinden der Patienten und über den Tod von Frau M.
10.15 Frau O. bringt Buch zurück, sagt, daß es ihr sehr geholfen hat.
10.20 Beginn der Visite; zwischendurch Anruf von Frau B.; ich kann nicht weg, verspreche zurückzurufen.
Während der Visite Konflikt mit Frau O. Sie will nicht bleiben. Der Oberarzt fängt an, mit der Patientin über Dinge zu reden, die ich ihm anvertraut hatte. Türkische Patientin ist verzweifelt, hat Schmerzen, nimmt Tabletten nicht; es ist schwer, sich mit ihr zu verständigen.
12.20 Ende der Visite, rüber in mein Zimmer; Telefongespräche mit Dr. K. und Frau B.; Dr. K. nicht erreicht. Arztbrief von Herrn F. kopiert und an Deutsche Krebshilfe geschickt.
12.35 Unterlagen für Erstgespräch zusammenpacken, wieder zurück auf die Station. Arzt bitten, ob ich ins Zimmer darf. Arzt möchte das Zimmer erst aufräumen. Suche der Akten von Herrn B.

Auf dem Flur spricht mich die Frau eines neuen Patienten an, der heute hierbleiben muß. Zufallsbefund: Plasmozytom. Ehefrau weint, ist sehr beunruhigt, möchte mit dem Arzt sprechen, Arzt hat keine Zeit. Terminabsprache für ein gemeinsames Gespräch Patient, Tochter und Ehefrau morgen Nachmittag. 12.55 Erstgespräch mit Herrn B. bis 13.50. Zurück zur Station, um medizinische Basisdokumentation auszufüllen und bei der Schichtübergabe kurz über den Patienten zu berichten. 14.05 Gespräch mit Frau F. 14.30 Schwester bittet mich, Frau D., einer türkischen Patientin, die Hand zu halten, während sie ihr eine Spritze gibt. Patientin soll zur gynäkologischen Operation, hat absolute Panik, versteht kein Wort deutsch, möchte nach Hause, will sich nicht operieren lassen. Beruhigung der Patientin, ich helfe der Schwester noch beim Fertigmachen. 14.50 Gespräch mit Frau U. 15.10 Gespräch mit Herrn B. 15.30 Gespräch mit dem Sohn von Herrn M. 15.45 Gespräch mit Herrn H. und seiner Frau. Zwischendurch erneuter Anruf bei der Knochenmarktransplantation, Dr. K. ist weiter nicht erreichbar. 16.10 zurück in mein Zimmer, Anruf bei Frau B. – belegt. 16.20 Frau B. telefoniert immer noch. Für heute Dienstende. Unerledigt blieb die Dokumentation von Gesprächen von Freitag und aller Gespräche von heute.

Patientenorientierte Tätigkeit

Alle erstdiagnostizierten stationär zur zytostatischen Behandlung aufgenommenen onkologische Patienten werden vom ersten Tag an betreut („Projektpatienten"). Die übrigen Kranken der Stationen werden nur dann mitbetreut, wenn sie selbst oder Mitglieder des Stationsteams dies wünschen („Konsiliarpatienten"). Die patientenorientierte Tätigkeit der Mitarbeiter des psychosomatischen Liaisondienstes läßt sich nach der jeweiligen Aufgabenstellung gliedern: Das *Erstinterview* dient dazu, Beziehung zum Patienten aufzunehmen und den Bedarf an psychosozialer Intervention abzuschätzen.

Nimmt der Patient das Angebot an, so versucht der Betreuer den Kontakt zu halten bzw. die Beziehung in weiteren Gesprächen zu vertiefen, auch dann, wenn zunächst keine gravierenderen Probleme vorliegen. Ziel ist es, eine *tragfähige Beziehung* aufzubauen. Die Pflege dieser Beziehung ist wesentlicher Teil einer kontinuierlichen, meist *supportiven Psychotherapie* bei diesen Kranken. Bei akut auftretenden Krisen im späteren Krankheitsverlauf kann auf diese Beziehung zurückgegriffen werden. Dies ist der entscheidende Vorteil gegenüber dem traditionellen Konsultationsdienst: der fremde Konsiliarius muß in der Krise erst einen Zugang zum Patienten finden. In zunehmendem Maße ergänzen wir die verbalen Interventionsformen durch *Entspannungsverfahren*. Sie bewähren sich bei Angst- und Schmerzzuständen, bei Schlafstörungen, bei Phobien, die sich auf instrumentelle Maßnahmen beziehen und bei unerwünschten Nebenwirkungen der Chemotherapie.

Die kontinuierliche Langzeitbetreuung der Patienten geht entsprechend ihrer oft ungünstigen Prognose häufig fließend in eine *Sterbebegleitung* über. Meist versuchen die Kranken, sich von Anfang an über das Ausmaß ihrer Gefährdung und ihres möglichen Leidens beim Sterben zu orientieren. Lange Zeit vor ihrem Tod – für Ärzte und Angehörige stehen oft noch die Themen Heilung und Hoffnung im Vordergrund – senden sie bereits Signale aus, die ihr Wissen um das Sterbenmüssen und ihr Bedürfnis, hierüber zu sprechen, enthalten. So spricht eine Kranke an einem stürmischen Herbsttag, an dem die Blätter bis zu den oberen Stockwerken des Krankenhaushochhauses gewirbelt werden, vom Verlauf der Jahreszeiten und stellt einen Bezug zu ihrem eigenen „Lebensherbst" her. Ein intensives Gespräch über ihre Vorstellungen zum eigenen Tod schließt sich an. Ein anderer Kranker erwähnt schon im Erstgespräch seinen bevorstehenden Gang über eine Brücke und meint, er wisse nicht, wie er „drüben" ankommen solle. Rückt das Sterben näher, so wird oft auch eine Hilfestellung bei der Lösung praktischer Probleme erforderlich, vor allem dann, wenn der Patient zu Hause sterben möchte. Dann sind manchmal auch Hausbesuche erforderlich. Für den Betreuer kann es – ebenso wie für die anderen Mitarbeiter auf der Station – schwer werden, die Ängste des Kranken, verstärkte körperliche Beschwerden, Schmerzen, Blutungen, Erbrechen, Infektionen und Verwirrtheitszustände auszuhalten. Neben Anteilnahme können auch beim Betreuer Gefühle wie Ekel und Abscheu auftreten. Sterbebegleitung bedeutet schließlich auch für ihn, Abschied zu nehmen, Trauer zuzulassen, um sie später bearbeiten zu können.

Für Patienten richteten wir – entsprechend den Ulmer Erfahrungen – *Gruppenveranstaltungen* ein.

In Köln treffen sich die Kranken einmal wöchentlich nachmittags zwanglos bei Kaffee und Kuchen („Patientencafé"). Neben den psychosozialen Betreuern nehmen zeitweise auch Schwestern und Ärzte teil. Diese Veranstaltung fördert Kontakte zwischen den Kranken und erlaubt ihnen, ungezwungener als während der Stationsroutine, Fragen zu stellen und Kritik zu äußern. Das Patientencafé wird besonders gut angenommen, immer wieder nehmen auch beurlaubte oder entlassene Patienten teil.

Zur Zeit sammeln wir Erfahrungen mit einer *offenen Patientengruppe,* deren Ziel es ist, die Kranken gezielter bei der Verarbeitung ihrer Erkrankung zu unterstützen.

Teamorientiertes Vorgehen

Eine interpersonelle Integration des psychosomatischen Arbeitsansatzes durch Kooperation verschiedener Berufsgruppen kann nur gelingen, wenn die Mitarbeiter ihre Tätigkeit sehr gut aufeinander abstimmen. Voraussetzung hierfür ist es, neben den informellen Kontakten, feste Veranstaltungen für diesen Austausch einzurichten. Dies ist bisher auf den einzelnen Stationen unterschiedlich gut gelungen: obligatorisch ist die Teilnahme der psychosozialen Mitarbeiter an der patientenzentriert modifizierten *Stationsvisite* und an der *Schichtübergabebesprechung* der Schwestern, die jeweils mindestens einmal wöchentlich stattfinden. Hinzu kommen zum Teil eine regelmäßige *Morgenbesprechung* und eine *Stationskonferenz,* regelmäßig oder im Falle des Auftretens besonderer Beziehungsprobleme.

Psychotherapie und Sozialarbeit

Traditionelle fürsorgerische Aufgaben – Antrag auf Schwerbehindertenausweis, Rentenantrag, Verlegung in ein Pflegeheim, Organisation häuslicher Pflege u. a. – lassen sich nur dann optimal lösen, wenn jeweils auch die subjektive Bedeutung dieser sozialrechtlichen Maßnahmen und ihr Stellenwert im Rahmen der Krankheitsverarbeitung berücksichtigt wird.

Dies ist heute unter den Bedingungen der Regelversorgung nur selten möglich: die zu geringe Zahl von Sozialarbeitern und der Mangel an psychotherapeutischer Ausbildung und Supervision erlauben keine Einbettung dieser Maßnahmen in eine längerfristige psychotherapeutische Betreuung. Wir legen auf diese Verbindung besonderen Wert. Die Aufgabenstellung läßt sich schon am Beispiel des Schwerbehindertenausweises illustrieren.

Der *Schwerbehindertenausweis* gewährt dem Patienten Vergünstigungen in bezug auf Kündigungsschutz, Urlaub, Steuerpflicht u.a.m. Viele Patienten erleben diesen Antrag oft als einzige „Entschädigung" für ihre Krankheit: „Hier kann ich wenigstens von meiner Erkrankung profitieren". So beantragen auch Kranke, die von ihrer Gesundung überzeugt scheinen, diesen Ausweis. Die Auseinandersetzung mit diesem Antrag kann einen ersten Schritt in der Auseinandersetzung mit der Krankheit darstellen. Häufig beginnt mit dem Gespräch über diesen Antrag eine intensive Beziehung zwischen Sozialarbeiter und Patient; oft schließen sich Äußerungen über die Veränderung der persönlichen und sozialen Situation, über Ängste, die sich auf eine Verschlechterung der Erkrankung oder auch auf das Sterben beziehen, an. Nicht selten scheint der Schwerbehindertenausweis Patienten ein Gefühl des Getragenseins durch ein soziales Netz zu vermitteln, die Sicherheit, trotz Krankheit gesellschaftlich aufgefangen und versorgt zu werden.

Sozialarbeit bedeutet im Rahmen unseres Liaisondienstes oft langfristige Betreuung einzelner Kranken. Ein Beispiel soll dies verdeutlichen:

Kasuistik: Ute, eine 27jährige Studentin leidet an einem Rhabdomyosarkom, mit Primärtumor in der rechten Kieferhöhle. Sie kommt voller Hoffnung auf die Kölner Behandlungsmöglichkeiten, scheint aber auch zu ahnen, daß sie nicht mehr geheilt werden kann. Die Chemotherapiezyklen nehmen sie stark mit: sie kann wochenlang nichts essen, muß parenteral ernährt werden. Oft kommen ihr Zweifel am Sinn der Therapie.

Die Sozialarbeiterin versucht, Ute in täglichen Kontakten so gut es geht zu unterstützen. Als die Nebenwirkungen der Therapie abnehmen und – nach zusätzlicher Bestrahlung – sich der Tumor verkleinert, wird Ute wieder sehr aktiv; sie will Erfahrungen sammeln, Menschen kennenlernen, Beziehungen knüpfen. Sie nimmt viele Kontakte zu Mitpatienten auf. Diese bewundern Utes Kraft, ihren Optimismus, ihre Ausstrahlung. Nach einem halben Jahr stirbt eine Mitpatientin; Ute beginnt, sich intensiv mit der Möglichkeit selbst sterben zu müssen, auseinanderzusetzen und denkt viel über das Weiterleben nach dem Tode nach. Eine kritische Phase beginnt, als eine Wirbelmetastase zu einer Querschnittlähmung führt. Die Sozialarbeiterin berichtet: „Ich werde nie die Tränen, die Verzweiflung und die Wut vergessen, die Ute bei den ersten Lähmungsanzeichen befallen haben". Selbstmordgedanken folgen. Nach einer kurzen Phase totaler Verleugnung kehrt Utes Optimismus zurück. Sie versucht, ihren Lebensmut an Mitpatienten weiterzugeben. Trotz fortschreitender Einschränkung durch die Krankheit findet sie immer wieder eine Möglichkeit, sich mit ihrer immer belastender werdenden Situation auseinanderzusetzen, immer mit dem Ziel, sich soviel Lebensqualität wie nur möglich zu bewahren. Schon im Rollstuhl sitzend, vermag sie, eine freundschaftliche Beziehung zu dem Bruder eines schwerkranken Mitpatienten herzustellen. Die beiden führen lange Gespräche, der junge Mann nimmt Ute auf „kleine Ausflüge", z.B. zum Einkaufen mit und bleibt mit ihr auch nach dem Tod seines Bruders in Verbindung.

Auf Station hat Ute eine für sie wichtige Lebensgemeinschaft gefunden. Sie besteht bis zum Schluß darauf, am wöchentlichen Patientencafé teilzunehmen, auch nachdem eine retrobulbäre, auf den Sehnerv drückende Metastase bei ihr zu Wahrnehmungen von beißenden, sie vernichtenden Schlangen führt. Sie setzt sich mit ihrem Wunsch gegen die Schwestern durch, die meinen, Utes Zustand könne anderen Patienten nicht mehr zugemutet werden. Utes Bedarf an Mitbetreuung wird so groß, daß auch die Sozialarbeiterin ihn nicht mehr in vollem Umfang decken kann. Ute hat zunehmend den Wunsch nach engen, freundschaftlichen Beziehungen, damit nimmt auch für die Sozialarbeiterin die Belastung zu. Oft fällt es ihr schwer, einerseits Ute gerecht zu werden, andererseits sich auch wieder von ihr abzugrenzen. „Als abzusehen ist, daß Ute bald wird sterben müssen, bekomme ich eine starke Bronchitis, die sich zu einer Lungenentzündung entwickelt, so daß ich für fast 2 Wochen krankgeschrieben werde. Vielleicht hatte ich es nicht mehr ausgehalten, den Todeskampf Utes mitansehen zu müssen. Ute ruft mich während dieser Zeit täglich zu Hause an; auch wenn sie verwirrt scheint, fragt sie immer wieder: „Wann kommst du zurück?". Von Brechanfällen geschüttelt, von angsterregenden Wahrnehmungen gequält, geht es ihr zunehmend schlechter. Jetzt lösen sich ihre Schwester und viele Freunde an ihrem Bett ab.

Was haben wir auf der Station zu Utes „Rehabilitation" beitragen können? Wir haben versucht, ihren Wunsch nach Autonomie bestmöglich zu unterstützen, ihre subjektiven Bedürfnisse zu erkennen und gemeinsam nach Möglichkeiten zu ihrer Befriedigung. zu suchen. Wir haben uns bemüht, über ihre Ängste, die sich auf das Sterben und den Tod bezogen, mit ihr zu sprechen, ihr Hilfestellung bei der Bewältigung unerledigter Dinge zu geben. Wir haben sie dabei unterstützt, ihre Beziehungen zu klären, insbesondere die Beziehungen auf der Station. Wir haben vermittelnde Gespräche mit dem Pflegepersonal geführt, das Ute zeitweise als eine unbequeme Patientin erlebte. Autonom sein hatte für sie immer auch bedeutet, Kritik zu üben, das Verhalten anderer zu hinterfragen, Auseinandersetzungen zu führen.

Zum Betreuungsbedarf

Eine erste Orientierung über den Bedarf ermöglicht die Inanspruchnahme unseres Konsultations-Liaisondienstes. Auf den drei Kölner Stationen wurden während eines Jahres (August 1989 bis Juli 1990) insgesamt 178 Patienten (69 Projektpatienten, 109 Konsiliarpatienten) betreut; mit diesen Kranken fanden insgesamt 2658 Gespräche statt. Mit den „Projektpatienten" wurden im Durchschnitt 18 Gespräche geführt, mit 25 % von ihnen 26 und mehr Gespräche; die Hälfte dieser Kranken wurde länger als 21 Wochen betreut. Mit den *„Konsiliarpatienten"* wurden dagegen im Durchschnitt nur vier bis fünf Gespräche geführt, 60 % schieden nach weniger als 5 Wochen aus der Betreuung aus. Die Betreuungsdauer bei den Konsiliarpatienten scheint abhängig vom Modus der Beziehungsaufnahme: sie ist kürzer, wenn die Beziehung auf Intervention von Ärzten, Schwestern oder Angehörigen zustande kommt, länger, wenn der Patient selbst den Kontakt aufgenommen hat.

Möglichkeiten und Grenzen des kooperativen (interpersonalen) Ansatzes

Die Beurteilung unseres Projekts kann nach einer Laufzeit von 2 Jahren nur vorläufig sein; eine befriedigende Institutionalisierung von Konsultations-Liaisondiensten beansprucht nach allgemeiner Auffassung eine Entwicklungszeit von mindestens 5 Jahren (s. Pontzen, S. 63). *Bewährt* hat sich die *Organisationsform* einer Arbeitsgruppe mit fester Zuordnung der einzelnen Mitarbeiter zu einer Krankenstation und die fachliche Anbindung dieser Arbeitsgruppe an das Institut für Psychosomatik und Psychotherapie. Alle Beteiligten ziehen dieses Konzept einem isolierten Einsatz von Sozialarbeitern und/oder Psychologen in der onkologischen Klinik entschieden vor. Die Mitarbeiterinnen und Mitarbeiter des Liaisondienstes werden auf den Stationen inzwischen *überwiegend gut akzeptiert;* dies gilt insbesondere für die Beziehung zu den *Krankenschwestern.* Eine Schwester[6]: „Aus meiner Sicht wurde es (das Projekt) eine dritte Säule neben dem Pflegepersonal und den Ärzten". Die verstärkte Artikulation psychosozialer Gesichtspunkte während der Besprechungen und der Visite erlebe sie als Bereicherung, die unmittelbare Arbeit mit den Kranken als Unterstützung der eigenen Tätigkeit.

Die Akzeptanz der Mitarbeiter des Liaisondienstes hängt dabei – zumindest anfangs – auch von ihrer Bereitschaft ab, sich unabhängig von ihrer fachspezifischen Rolle in das Stationsteam einzufügen, Hilfestellungen bei Pflegemaßnahmen oder instrumentellen Verrichtungen zu übernehmen, sich im allgemeinen Stationsbetrieb „nützlich" zu machen. Die persönliche kommunikative Kompetenz der Mitarbeiter spielt hier mindestens

eine ebensogroße Rolle wie ihre Fachkompetenz.

Etwas schwieriger erweist sich die Zusammenarbeit mit den *Ärzten.* Hier reicht das Spektrum der Reaktionen von intensiver Kooperationsbereitschaft über freundliche Duldung zu – gelegentlich – irritierter Distanzierung. Eine größere Zahl von Ärzten vollzieht zwischen der „medizinischen" und der psychosozialen Perspektive eine Spaltung: hier Wissenschaft, dort gesunder Menschenverstand, hier harte Daten, dort weiche Interpretation. Dies erschwert eine kontinuierliche Einbeziehung psychosozialer Gesichtspunkte in die Krankenversorgung.

Die Mitarbeit des Liaisondienstes wird oft erst gesucht, wenn es bereits zu ernsthaften Konflikten mit dem Patienten gekommen ist oder die medizinische Therapie versagt hat. Manche Ärzte befürchten offensichtlich eine Relativierung ihrer Position (und Macht) und zögern, nach ergänzender Unterstützung zu suchen; ihr Spielraum an Rollenflexibilität ist angesichts der mit der Behandlung Schwerstkranker verbundenen Unsicherheit häufig schon sehr eingeengt.
Insbesondere im Umgang mit Psychologen erscheinen die Ärzte leicht verletzbar. Oft geben sie zu verstehen, daß sie die dem Psychologen übertragenen Aufgaben eigentlich selbst durchführen könnten und möchten, wenn ihre Überlastung sie nicht daran hindern würde. Die Wahrnehmung der Kränkbarkeit schränkt manchmal die Kommunikation ein: die Psychologen fühlen sich nicht frei, ihre Kenntnisse vom Patienten mitzuteilen, um nicht zu zeigen, daß sie in psychosozialer Hinsicht die Patienten besser kennen als der zuständige Arzt. Man könnte in Anlehnung an das bekannte „Schwestern-Arzt-Spiel" auch von einem „Psychologen-Arzt-Spiel" sprechen. Andererseits gibt es auch deutliche Zeichen für ein wachsendes Vertrau-

---

[6] Diese Schwester wollte ungenannt bleiben.

en der Ärzte zu den Mitarbeitern des Liaisondienstes und einer Entwicklung zu fruchtbarer Teamarbeit mit offener Kommunikation. Zunehmend häufig bringen die Ärzte grundsätzliche Probleme zur Sprache, insbesondere die von ihnen nicht selten erlebte Diskrepanz zwischen den großen Erwartungen der Patienten und ihrer eigenen therapeutischen Ohnmacht. In letzter Zeit wird in gemeinsamen Gesprächen häufiger nach einer Reflexionsmöglichkeit für das mit der ärztlichen Rolle traditionell verbundene Omnipotenzideal gesucht. Dies entlastet auch die Mitarbeiter des Liaisondienstes von der unbewußten Erwartung der Ärzte, ihre Selbstidealisierung zu unterstützen. Die Kontinuität der Beziehungen zu den Ärzten wird an der Universitätsklinik durch die kurze Verweildauer der Stationsärzte (6 bzw. maximal 12 Monate) behindert. Die Kooperationsmöglichkeiten werden darüber hinaus durch die zum Teil extrem große Belastung der Ärzte und durch die Anforderungen der instrumentellen Arbeit eingeschränkt. Zu berücksichtigen ist auch, daß das Projekt selbst die Ärzte zum Teil zusätzlich belastet: sie fühlen sich durch die Projektmitarbeiter „wie auf offener Bühne beobachtet" und nicht selten zu einer zusätzlichen Begründung ihrer ärztlichen Entscheidungen aufgefordert.

Wenig Einfluß haben die Projektmitarbeiter auf *Konflikte zwischen ärztlichem Dienst und Pflegedienst,* welche die interpersonelle Integration der psychosomatischen Betrachtungsweise behindern. Eine verstärkte Berücksichtigung emotionaler Arbeit müßte konsequenterweise zu einer Aufwertung pflegerischer Tätigkeit und damit zu einer Veränderung in den hierarchischen Strukturen führen. Solche Veränderungen stoßen jedoch bei den Ärzten auf Widerstände. Dies hat auch für den psychosomatischen Liaisondienst gravierende Folgen.

Die Mitarbeiter des Liaisondienstes können angesichts dieses Konfliktpotentials selbstverständlich nicht Partei ergreifen. Diese Spannungen schränken jedoch die Wirkungsmöglichkeiten des Liaisondienstes ein; dies betrifft in besonderem Maße Fortbildungsangebote für das Pflegepersonal: die Durchführung von Balint-Gruppen ist z. B. kaum möglich, da sich erfahrungsgemäß die Gruppenarbeit nicht auf eine Reflexion der Beziehung zu Patienten beschränken läßt, sondern regelmäßig die institutionellen Probleme angesprochen werden. Würden, wie gewünscht, auch Probleme der Hierarchie in die Gruppenarbeit einbezogen, so würde der Gruppenleiter bald als Anstifter zum Konflikt identifiziert und aus der Institution ausgestoßen werden. Wir lehnen deshalb die Durchführung von Balint- oder gar Selbsterfahrungsgruppen für das Pflegepersonal durch Mitarbeiter unseres Projektes ab. In Essen werden auf drei Stationen Balint-Gruppen von unabhängigen Psychoanalytikern durchgeführt.

Die *Rolle der Projektmitarbeiter* verändert sich mit zunehmender Projektdauer. Bei dem raschen Wechsel der Ärzte und auch der Schwestern auf den Stationen werden die Projektmitarbeiter oft zu Mitbewahrern von Kontinuität in den Stationsgruppen.

Die *Rolle von Sozialarbeitern* wird auf den Stationen offenbar leichter akzeptiert als die von *Psychologen.* Sozialarbeitern gegenüber erscheint die Delegation von Aufgaben unkomplizierter, gegenüber Psychologen spielt die anstehende Auseinandersetzung zwischen den wissenschaftlichen Verständniskonzepten eine größere Rolle.

Hier wird deutlich, daß die individuelle Wirklichkeit des Patienten immer auch vom Umgang mit Ärzten und den anderen Mitarbeitern auf einer Krankenstation mitgeprägt wird; die Kranken suchen nach einer gemeinsamen Wirklichkeit bzw. werden in diese einbezogen. Schon wenn man einen Kranken seine Gedanken zu Ende denken und äußern läßt, verfestigen sich manche Vorstellungen und Wünsche, sie werden „wirklicher". Geschieht dies im Gespräch mit einer Psychologin, so wird der Patient dem Arzt oft ein wenig „verändert", mit ein wenig anders ausgerichteten Fragen, Vorstellungen und Wünschen begegnen, er wird versuchen, den Arzt in seine ein wenig veränderte Wirklichkeit einzubeziehen. Diese Veränderung wird der Arzt oft nicht ganz zu Unrecht, aber doch zu sehr im Sinne eines aktiven Einflußnehmens der Psychologin zuschreiben.

Die Spannung zwischen den verschiedenen wissenschaftlichen *Paradigmen* kann zu Verunsicherung, diese wiederum zu einem Schwanken zwischen idealisierender und entwertender Abwehr führen. Die Mitarbeiter des Liaisondienstes stehen so ständig auch vor der Aufgabe, ihre Arbeitsmöglichkeiten gegen eine Unter-, aber auch gegen eine Überschätzung realistisch zu deklarieren, ihre Position gegenüber Idealisierungs- vor allem aber Entwertungstendenzen und Enttäuschungsreaktionen zu behaupten. Hinzu kommt, daß die Möglichkeit zu eigenen Erfolgserlebnissen im Umgang mit schwerkranken Patienten eng begrenzt, die eigenen emotionalen Belastungen jedoch hoch sind. Für die *Arbeitszufriedenheit* kommt deshalb dem Rückhalt in einer eigenen Arbeitsgruppe große Bedeutung zu.

Unterricht und Supervision

Die Projektmitarbeiter nehmen an den Seminaren des Kölner Instituts für Psychosomatik und Psychotherapie sowie an externen Fortbildungsveranstaltungen, insbesondere denen der Deutschen Ar-

beitsgemeinschaft für Psychoonkologie (DAPO), teil. Einmal wöchentlich findet eine Supervision durch einen externen Psychoanalytiker statt.

Für die Krankenschwestern der Kölner Stationen konnten Fortbildungstage in vierteljährlichem Abstand eingerichtet werden, die eine im Ulmer Konzept ausgebildete Schwester durchführt.

Forschung

Die Projekte in Essen und Köln werden im Rahmen einer Verbundstudie systematisch evaluiert. Untersucht wird der Bedarf an psychosozialer Mitbetreuung der Patienten internistisch-onkologischer Abteilungen sowie die Entwicklung von „Lebensqualität" und Anpassungsprozessen (Coping) bei Malignomkranken. Durch die enge Verbindung von Betreuung und Forschung wird sich ein realistisches Bild von in der Institution behandelten Malignomkranken ergeben.

Notwendige weitere Schritte, Wünsche, Utopien

Übernahme des Projekts in die Regelversorgung

Die Fortsetzung der Liaisondienste in Essen und Köln über die Dauer des Forschungsprojekts hinaus ist nicht gesichert. Nach Abschluß des Projekts wird eine detaillierte Bedarfsanalyse vorliegen, an der sich die für die Regelversorgung zuständigen Träger orientieren könnten. Allerdings ist zuzugeben, daß die Effizienz solcher Liaisondienste im Rahmen traditioneller Verständnisansätze und Kostenrechnungen kaum objektivierbar ist. Die Überlebenschancen unseres Liaisondienstes werden weitgehend davon abhängen, welchen Stellenwert die beteiligten

Medizinischen Kliniken und die zuständigen Verwaltungen den subjektiven Bedürfnissen ihrer Patienten und den Merkmalen der Lebensqualität innerhalb der medizinischen Behandlung zugestehen – und ob sie sich mit einer entsprechenden Bewertung bei den Kostenträgern durchsetzen können. Immerhin ist ähnliches für den allerdings kleineren Bereich der Kinderonkologie in der Bundesrepublik gelungen: hier wird die Mitarbeit von Sozialarbeitern bzw. Psychologen von den Krankenkassen im Rahmen der Pflegesätze finanziert.

Integration versus Kooperation

Unseres Erachtens stellt der *kooperative Ansatz* von Konsultations-Liaisondiensten den *zweitbesten Lösungsversuch* für die Integration des psychosozialen Verständnisansatzes in die medizinische Versorgung dar. Gegenüber einem konsequenten Paradigmawechsel in der Medizin, einer vollkommenen Neustrukturierung der medizinischen Versorgung nach dem biopsychosozialen Konzept mit einer weitergehenden intrapersonalen Integration psychosomatischen Verständnisses, bleibt der kooperative Ansatz allerdings in vieler Hinsicht unbefriedigend.
Ein Beispiel hierfür ist die Informationspraxis gegenüber Patienten mit ungünstiger Prognose. Heute gehen Ärzte noch vielfach davon aus, daß die Aufrechterhaltung der Hoffnung des Patienten überwiegend von ihren Angaben zur Überlebensprognose abhängt. Übersehen wird dabei, wie stark Hoffnung mit einem positiven Selbstgefühl und dem Erleben von Akzeptiertsein in einer sozialen Gruppe abhängig ist; das Gespräch mit dem Arzt, der Austausch zwischen eigenen Vorannahmen und dem Expertenwissen, die Unterstützung bei der emotionalen Verarbeitung der Information wirken in dieser Richtung. Ein solches Vorgehen

würde die Ärzte vom heute wahrgenommenen Verpflichtungsdruck entlasten, Hoffnung – nicht selten in unrealistischer Weise – zu vermitteln und späterer Enttäuschung vorbauen. Gleichzeitig ließen sich kurative und palliative Ansätze in der Onkologie besser verbinden.
Vereinzelt beginnen Ärzte der betreuten Stationen in dieser Richtung zu experimentieren: sie nehmen z. B. zum „Aufklärungsgespräch" eine Krankenschwester und einen Sozialarbeiter mit.
Aus der Sicht des Medizinreformers kann man den kooperativen Ansatz auch sehr viel kritischer bewerten: man kann die Auffassung vertreten, daß unser Liaisondienst das System der biotechnischen Medizin unterstützt, da die Wahrscheinlichkeit, daß sich aus einem solchen Liaisondienst ein systematischer Neubeginn entwickeln kann sehr gering ist (2). Unseres Wissens ist dies unter völlig anderen Bedingungen bisher nur in Nürnberg gelungen (s. die Beiträge von Kappauf/Gallmeier S. 191 und Pontzen S. 63). Gelegentlich wird versucht, diese Situation mit Metaphern aus der Architektur zu veranschaulichen (s. auch Adler S. 211).

„Die rechtverstandene Psychosomatische Medizin hat einen umstürzenden Charakter. In einer solchen Situation wird dann öfters gesagt, ehe man etwas einreiße, solle man etwas Besseres an die Stelle setzen. Dieser Rat ist nicht ganz anschaulich, denn es ist nicht zu sehen, wie an dem selben Orte das Alte *und* das Neue stehen soll." (V. von Weizsäcker 1949)

Wahrscheinlich werden jedoch für die Breite des klinischen Alltags vielfältige *Abstufungen in den Ansätzen zur Integration des psychosozialen Verständnisses* in die Medizin benötigt. In der Onkologie geht es zunächst vor allem um Probleme der Krankheitsverarbeitung. Hier wird die Effektivität der Integration durch die Teilung der Aufgaben nicht im selben Maße behindert wie bei der Arbeit an psychischen Konflikten, die in der Verursachung oder der Aufrechterhaltung körperlicher Krankheit wirksam sind, etwa bei psychogenen Schmerzzuständen. In der Wohnungsnot können auch An- und Umbauten Entlastung bringen; manchmal entsprechen sie der individuellen Wirklichkeit der unmittelbar Betroffenen auch besser als ein von außen veranlaßter Umzug in einen Neubau. So neigen wir angesichts der Not der Patienten und der Belastung der auf der Station Tätigen schließlich doch auch zu einer positiven Bewertung des Kooperationsmodells, trotz unserer Trauer um den gescheiterten Versuch, im Zuge der Evolution einer Institution intrapersonelle Integration zu erreichen.

Wir schließen mit der Stellungnahme einer erfahrenen, dem Projekt zunächst recht kritisch-reserviert gegenüberstehenden Stationsschwester[7].

„Bis vor 3 Jahren war diese Station nur durch einen in konkreten Fällen herbeigerufenen Sozialdienst betreut. Die Rechte der Patienten mit schweren, langwierigen Krankheiten und ihr Hilfsbedürfnis bei der durch Krankheit bedingten veränderten sozialen Situation konnten nur ungenügend befriedigt werden. Die psychologische Betreuung blieb jedoch vollständig am Pflegepersonal und am ärztlichen Personal hängen. Wir waren durch wenig Personal, Unsicherheit und Zeitmangel nicht in der Lage, diesen von schwerer Krankheit betroffenen Menschen ausreichend zu helfen, so wie wir es gerne gewollt hätten. Durch die zusätzliche Vermittlerrolle zwischen Arzt und Patient waren wir emotional und psychisch total überlastet."

Die Schwester betont, durch den Liaisondienst sei eine deutliche Entlastung eingetreten. Der auf der Station tätige Heilpäd-

agoge habe ihnen viel Arbeit abgenommen: die „sozialarbeiterischen Fragen, die wir außerstande waren zu beantworten" und die „psychologische Betreuung der Patienten, was uns zu der aufwendigen pflegerischen Arbeit viel Zeit und Kraft kostete". Nachdem der zusätzliche Mitarbeiter sich flexibel an den Stationsablauf angepaßt habe (Informationsaustausch im Anschluß an die mittägliche Übergabe statt aufwendiger eigenständiger Besprechungen) funktioniere der Informationsaustausch gut.

„Wir fühlen uns sehr entlastet durch die Arbeit des psychosozialen Dienstes, dieser „Auffangschale" für Probleme, die wir in unserer nicht rosigen Arbeitssituation nicht lösen können oder mit denen wir überfordert sind (seelisch und berufsfremde Tätigkeit). Ich persönlich spüre diese Entlastung besonders deutlich, da ich den Vergleich habe in 15 Jahren auf dieser Station. In der Zeit vor 3 Jahren war die Belastung für mich viel größer und ich bin froh, einen Teampartner zu haben, der diese Probleme mit mir kennt. So fühle ich mich mit diesen Belastungen nicht allein gelassen. Da nach so langer Zeit der Arbeit mit Sterbenden die Resignation und das sogenannte „Ausgebranntsein" sich oft in den Vordergrund zu schieben drohen, ist trotz Erfahrung im Umfang damit eine Erleichterung über diese Entlastung da.

Zudem kommt eine große positive Resonanz von den Patienten. Sie sind sehr froh, einen Betreuer für diese wichtigen Sachen zu haben, der nur dafür und für sie da ist. Ich kann nur wünschen, daß uns diese große Hilfe erhalten bleibt und wir in einem solchen Team dem Schwerkranken einiges abnehmen und helfen können."

---

[7] Wir danken Frau Hanne Al-Shebib, Stationsschwester, I. Medizinische Klinik der Universität Köln für ihre Stellungnahme.

Literatur

1. Brackhane R. Behinderung, Rehabilitation, Rehabilitationspsychologie: Terminologische Vorbemerkungen und Begriffserklärungen. In: Koch U, Lucius-Hoene LG, Stegie R (Hrsg). Handbuch der Rehabilitationspsychologie. Berlin, Heidelberg, New York: Springer 1988: 20–34.
2. Köhle K, Simons C, Scholich B, Schäfer N. Critical theses concerning the future development of integrated psychosomatic departments. Psychother Psychosom 1973; 22: 200–204.
3. Köhle K, Simons C, Böck D., Grauhan A. Angewandte Psychosomatik. Die internistisch-psychosomatische Krankenstation – ein Werkstattbericht. 2. Auflage. Basel: Rocom, 1980
4. Köhle K, Kubanek B. Zur Zusammenarbeit von Psychosomatikern und Internisten – Erfahrungen aus 12 Jahren. In: Uexküll Th v (Hrsg) Integrierte psychosomatische Medizin, Modelle in Praxis und Klinik. Stuttgart, New York, Schattauer, 1981: 17–54.
5. Köhle K, Erath-Vogt A, Böck D. Das Erstgespräch für die Krankenpflege. Basel: Rocom, 1983.
6. Köhle K. Integrative psychosomatische Medizin in der Inneren Klinik: ein gescheiterter Versuch in Köln. In: Klußmann R (Hrsg). Stoffwechsel. Berlin, Heidelberg, New York: Springer, 107–16.
7. Köhle K, Joraschky P. Die Institutionalisierung der psychosomatischen Medizin im klinischen Bereich. In Adler R, Herrmann JM, Köhle K, Schonecke OW, Uexküll Th v (Hrsg). Psychosomatische Medizin. München: Urban & Schwarzenberg, 1990: 415–60.
8. Strauss A, Fagerhaugh S, Suczek B, Wiener C. Gefühlsarbeit – ein Beitrag zur Arbeits- und Berufssoziologie. Kölner Zschr Soz Sozialpsychol 1980; 32: 630–51.
9. Weizsäcker V. v. Psychosomatische Medizin. Psyche 1949/50; 3: 331–41.

Ansätze zu einer biopsychosozialen Rheumatologie

Rieke H. E. Alten

Biographisches

Gleich zu Beginn des Medizinstudiums im Jahre 1966 wurden wir mit schlechten Ausbildungsbedingungen konfrontiert. Wir erlebten einerseits z. T. desinteressierte Dozenten, zum anderen aber auch übervolle Kurse und Praktika. In der Funktion als gewählte Sprecherin des Fachbereichs Vorklinik der Freien Universität Berlin gelang es mir, teilweise mit Unterstützung z. B. durch den Pathologen Prof. Dr. Maßhoff, Tutorien einzuführen, die praktikumsbegleitend in Gruppen von 8–10 Studenten mit einem Tutor andere Lernformen erprobten. Aus diesen Gruppen, die auch gemeinsam die Prüfungen (damals noch mündliche Gruppenprüfungen neben Multiple-choice-Prüfungen) absolvierten, entwickelten sich persönliche Beziehungen und Freundschaften. Das Unbehagen am Studium betraf aber nicht nur die Form der Wissensvermittlung, sondern auch die Inhalte beziehungsweise Defizite.

Gemeinsam mit Studenten aus dem klinischen Studienabschnitt gründeten wir einen Arbeitskreis im Rahmen der „Kritischen Universität" zur Psychosomatik, in dem wir Texte lasen und diskutierten. Während der klinischen Ausbildung versuchten wir dann, unser angelesenes Wissen in das bedside-teaching einzubringen, mußten jedoch in aller Regel feststellen, daß ein derartiger Zugang von den meisten Dozenten nicht verstanden, als Außenseiterposition disqualifiziert oder sogar lächerlich gemacht wurde. In der Prüfung zum Staatsexamen in Innerer Medizin hatte ich selber als Examensfall eine 17jährige Patientin mit hochaktiver Colitis ulcerosa und „traute" mich, die erfragten psychosomatischen Zusammenhänge dieser Krankengeschichte im Prüfungskolloquium darzustellen. Dieses Vorgehen wurde zur großen Überraschung meiner Examensgruppe in diesem speziellen Fall von dem prüfenden Hochschullehrer akzeptiert und gewürdigt.

In der Medizinalassistentenzeit, die ich zunächst auf der Infektionsabteilung des Klinikums Charlottenburg der Freien Universität Berlin verbrachte, war die Mehrzahl der Patienten an verschiedenen Hepatitisformen erkrankt. Die Tätigkeit an dieser Klinik bot ausreichend Muße, um durch sorgfältige Anamnesen nähere Einzelheiten zu den jeweiligen Erkrankungsumständen zu eruieren. Es fiel mir auf, daß besonders belastende Lebenssituationen, wie Partnerkonflikte, Tod eines nahen Angehörigen, Trennungen oder Scheidungen sowie Arbeitsplatzprobleme der Manifestation der Hepatitis vorausgingen.

Ganz anders konfrontiert wurde ich mit der Wirklichkeit des medizinischen Alltags auf der chirurgischen Abteilung des Jüdischen Krankenhauses, das im Berliner Arbeiterbezirk Wedding liegt. Insbesondere in Wochenenddiensten häuften sich Platzwunden und ähnliche Verletzungen, die von Schlägereien nach Ehestreitigkeiten in alkoholisiertem Zustand herrührten. Unter diesen Umständen, in denen die Versorgung der Verletzungen wie unter Fließbandbedingungen erfolgte, gab es kaum Gelegenheit, nähere Einzelheiten von und über die verletzten Individuen zu erfahren.

Im Rahmen meiner wissenschaftlichen Arbeit an der Universität Zürich, die ich mit einer Promotion über die Entwicklung der Ovarien der thymusdefizienten Nacktmaus abschloß, studierten wir die Entwicklung des Immunsystems, ohne daß wir zum damaligen Zeitpunkt exakte Kenntnisse über die engen Verbindungen zwischen Immun- und Nervensystem hatten. Erst Ende der 70er und zu Beginn der 80er Jahre wurde die Neuroanatomie des lymphatischen Gewebes sowie das Netzwerk der neuroendokrinologischen Beziehungen beschrieben. In Zürich lernte ich sowohl im Institut als auch durch die Teilnahme an den regelmäßigen Fortbildungsveranstaltungen der Inneren und Pädiatrischen Klinik einen für mich bis dahin nicht gekannten konkurrenzfreien wissenschaftlichen Dialog als auch ein vorbildliches Fortbildungsinteresse von niedergelassenen Ärzten und Klinikärzten kennen.

Nach der Rückkehr aus Zürich im Jahre 1975 an die Medizinische Klinik der Freien Universität Berlin war diese in diverse Subspezialitäten mit selbständigen Abteilungsleitern diversifiziert und bestand nicht mehr als eine Einheit. Die Kooperation zwischen den verschiedenen Abteilungen gestaltete sich schwierig. Wir Assistenten mußten unser Interesse an einer möglichst breiten Ausbildung in der Inneren Medizin, das nur durch eine Rotation über alle Abteilungen der Inneren Klinik zu erwerben war, zum Teil gegen den Widerstand der einzelnen Abteilungsleiter durchsetzen. Offene Diskussionen, Toleranz und Kritikfähigkeit waren im Vergleich zu Zürich von zum Teil unversöhnlichen Antagonismen zwischen Hochschullehrern und der Assistentenschaft gekennzeichnet.

Das Niveau der wissenschaftlichen Arbeit ließ gegenüber Zürich zu wünschen übrig, ein Zustand, der sich erst änderte, als Prof. Meyer zum Büschenfelde im Jahre 1978 die Leitung der Medizinischen Poliklinik übernahm. Es fanden morgendliche Abteilungs- und Laborbesprechungen statt, die klinische Forschung wurde vorangetrieben und evaluiert.

Ich selber nahm die tierexperimentelle immunologische Forschung mit dem Modell der thymusaplastischen Nacktmaus wieder auf. Um Lebertumoren auf diesem Tier anzuzüchten und deren Empfindlichkeit gegenüber bestimmten Chemotherapeutika zu testen, mußte Lebergewebe von Patienten mit hepatozellulären Karzinomen gewonnen werden. Auch wenn diese Untersuchungen von der Vorstellung ausgingen, Patienten eine möglicherweise unwirksame Chemotherapie zu ersparen, versetzte mich die Gewinnung von Tumorgewebe von überwiegend Schwerkranken in einen derart gravierenden ethischen Konflikt, daß ich diese Art wissenschaftlicher Forschung nicht fortsetzen konnte und eine psychoanalytische Zusatzausbildung begann.

Aufgrund eines krankheitsbedingten längeren Ausfalls eines Kollegen wurde mir dann 1979 die Sprechstunde für Autoimmunerkrankungen der Medizinischen Poliklinik übertragen. Hier sah ich nun erstmals in größerem Umfang Patienten, die an autoimmunologischen Systemerkrankungen litten.

Infolge der sich rasch entwickelnden Immunserologie konnten einzelne Krankheitsbilder, wie zum Beispiel der systemische Lupus erythematodes, relativ früh eindeutig diagnostiziert werden und sie stellten sich in ihren Frühstadien völlig anders dar, als im Lehrbuch geschildert. Einige der Patienten, die ich in dieser Zeit kennenlernte, werden noch heute von mir betreut, ihre Krankengeschichten und ihre langjährige Begleitung wird anhand von Kasuistiken später dargestellt.

Ich beschloß, mich weiter dem Gebiet der Rheumatologie zuzuwenden, wollte mir dazu aber Kenntnisse aus der stationären Versorgung von Rheumakranken aneignen und wechselte im Jahre 1985 an das Immanuel-Krankenhaus in Berlin, einer Rheumaspezialklinik mit 220 Betten. Hatte ich zuvor nur die universitäre Auslese hochinteressanter rheumatologischer Fälle gesehen, wurde ich in der Klinik mit fortgeschrittener Deformierung, Invalidität und Bettlägerigkeit konfrontiert. Eine Herausforderung, die meinen Entschluß, Rheumatologin werden zu wollen, erneut auf eine Probe stellte.

Durch einen Vortrag war ich auf die Publikationen des Zürcher Rheumatologen Arnold Weintraub aufmerksam geworden, die mich veranlaßten, ihn um eine Hospitation in seiner Praxis zu bitten. Aus dieser ersten Begegnung entwickelte sich eine Mitgliedschaft in der Gesellschaft für Psychosomatische Forschung in der Rheumatologie, diverse Vortragsaktivitäten auf Tagungen und Symposien der Gesellschaft – und nicht zuletzt eine intensive kollegiale Freundschaft. Von Arnold Weintraub wurde ich bei meinen Beobachtungen über mögliche Wechselwirkungen von Lebenszusammenhängen, Erkrankungsmanifestation und -verlauf bestärkt und ermutigt, Krankengeschichten in Form von Einzelbiographien darzustellen. Ich machte dabei die Erfahrung, daß sich die Möglichkeit zur biographischen Arbeit bei vielen Patienten erst entwickelte, nachdem ihre Diagnose gesichert war und auch subjektiv eine Verbesserung in ihrem Befinden für sie spürbar geworden war.

Der Wechsel an die Schloßpark-Klinik Berlin zum Jahresbeginn 1990 zum Neuaufbau einer rheumatologischen Einheit mit stationärer und ambulanter Versorgung erforderte naturgemäß in einer solchen Aufbauphase zunächst die Etablierung einer soliden somatischen Medizin,

bietet gleichzeitig aber auch die Chance, psychosomatische Medizin nicht nur im Einzelfall zu praktizieren, sondern als immanenten Bestandteil ärztlichen Handelns der gesamten Institution und aller darin Tätigen einzusetzen.

Struktur der Einrichtung

Die Schloßpark-Klinik steht in privater Trägerschaft und verfügt über 373 Betten, die sich auf die Fachabteilungen Innere Medizin, Chirurgie, Augenheilkunde, Neurologie und Psychiatrie verteilen.

Weiterhin sind eine Anästhesiologische Abteilung, Röntgen- und Labordiagnostik sowie die Pathologie vorhanden. In der Inneren Abteilung (107 Betten) werden Patienten aus dem gesamten Spektrum der Inneren Medizin (mit den Schwerpunkten Endokrinologie-Stoffwechsel, Gastroenterologie, Kardiologie und Intensivmedizin) behandelt.

Der Funktionsbereich Rheumatologie wurde im Jahre 1990 neu gegründet und ist Bestandteil der Inneren Abteilung. Er besteht aus einem stationären Bereich mit 17 Betten sowie einer Rheumaambulanz. In der Rheumaambulanz stellen sich auf Überweisung durch niedergelassene Ärzte Patienten zur Abklärung entzündlicher rheumatischer Erkrankungen vor. Falls sich ein solcher Verdacht bestätigt, werden sie stationär aufgenommen und nach Entlassung kontinuierlich weiterbetreut.

Die Schloßpark-Klinik ist Akademisches Lehrkrankenhaus der Freien Universität Berlin. Die Abteilungsleiter und Oberärzte sind an der Duchführung von Lehrveranstaltungen in Form von Vorlesungen und Praktika beteiligt. Im Rahmen des praktischen Jahres werden Studenten auf der Inneren, Chirurgischen und Neurologischen Abteilung ausgebildet.

Die Schloßpark-Klinik liegt im Zentrum von Berlin, angrenzend an den Park des Schlosses Charlottenburg, zu dem ein eigener Zugang besteht, so daß dieser von den Patienten direkt zu Spaziergängen genutzt werden kann.

In unmittelbarer Nachbarschaft liegen die Universitäts-Frauen- und Kinderklinik sowie das Max-Bürger-Krankenhaus, eine geriatrische Spezialklinik.

Mitarbeiterstruktur

In der Inneren Abteilung sind neben dem Chefarzt drei Oberärzte sowie ein weiterer Facharzt für Innere Medizin tätig. Sechs Ärzte befinden sich bereits relativ weit fortgeschritten in der Weiterbildung zum Internisten, eine Stelle ist für einen Arzt im Praktischen Jahr vorgesehen.

Im Bereich Rheumatologie, der durch die nahezu ausschließliche Behandlung von Patienten mit autoimmunologischen Systemerkrankungen eine besondere Funktionseinheit darstellt, stehen für die ärztliche Betreuung 2,5 Mitarbeiter zur Verfügung. Die Leiterin des Funktionsbereiches hat eine abgeschlossene Psychoanalyse- sowie ein gruppentherapeutische Zusatzausbildung. Ein weiterer Mitarbeiter befindet sich in psychotherapeutischer Zusatzausbildung.

Das Schwesternteam (acht Schwestern) für diesen Funktionsbereich wurde zum Gründungszeitpunkt völlig neu zusammengestellt. Die leitende Schwester ist 24 Jahre alt, der Altersdurchschnitt der übrigen Schwestern bewegt sich um dieses Mittel. Die Schwestern kamen teilweise aus Ost-Berlin, aus den verschiedenen Bereichen (vorwiegend operative Fächer sowie Intensivmedizin), Erfahrung mit rheumakranken Patienten hatte nur eine Schwester. Eine der Schwestern ist vorwiegend für die Rheumaambulanz verantwortlich, die an drei Tagen der Woche stattfindet.

In der Abteilung für Krankengymnastik und physikalische Therapie (acht Mitarbeiter) werden Behandlungen nach herkömmlichen Verfahren durchgeführt. Darüber hinaus können durch Mitarbeiter mit speziellen Zusatzausbildungen auch unkonventionelle Methoden wie Akupressur, Fußreflexzonenmassage sowie Feldenkrais (Schulung der Körper- und Bewegungswahrnehmung nach dem israelischen Physiker Moshé Feldenkrais) angewandt werden. Im Schwimmbad der Klinik finden unter anderem Unterwasserbewegungsübungen statt, vor allem für Patienten mit neurologischen und rheumatischen Erkrankungen.

Eine Sozialarbeiterin berät die Patienten in Fragen im Zusammenhang mit dem Arbeitsplatz oder einer Berentung, sie vermittelt ihnen das notwendige Wissen zum Beantragen von Schwerbeschädigtenausweisen und organisiert die Anschlußheilbehandlung.

Einen weiteren Schwerpunkt unserer Arbeit sehen wir im Gelenkschutzunterricht, der für stationäre und ambulante Patienten einmal wöchentlich durch eine Ergotherapeutin stattfindet. Neben der Beratung über ergotherapeutische Hilfsmittel gibt es eine individuelle Versorgung, zum Beispiel mit Handschienen.

Einen besonderen Stellenwert nimmt in der Arbeit des Funktionsbereiches Rheumatologie die Mal- und Kunsttherapie ein, die von einer an der Hochschule der Künste Berlin im Studiengang Kunsttherapie ausgebildeten Kunsttherapeutin durchgeführt wird.

Patienten

In der Regel handelt es sich um Patienten, bei denen erstmalig entzündliche rheumatische Erkrankungen diagnostiziert wurden. Seit Januar 1990 wurden insgesamt 344 Patienten stationär behandelt, davon

266 Frauen und 78 Männer. Bei 116 Patienten wurde nach den ARA-Kriterien die Diagnose einer chronischen Polyarthritis gestellt, so daß eine Therapie mit Gold, Methotrexat oder anderen Basistherapeutika initiiert wurde. Die nächst größere Gruppe stellen diejenigen Patienten, bei denen auf Grund klinischer, serologischer, bioptischer sowie immunhistologischer Befunde eine klassische Kollagenose (systemischer Lupus erythematodes, Sklerodermie, Dermatomyositis, Sharp-Syndrom oder Sjögren-Syndrom) beziehungsweise noch undifferenzierte Immunvaskulitiden diagnostiziert werden konnten. Auch bei diesen Patienten wurde in den meisten Fällen eine immunsuppressive Behandlung eingeleitet. Dem rheumatologischen Verteilungsspektrum entsprechend sind die Patienten überwiegend Frauen (80 v.H.), mit einem Durchschnittsalter von 50 Jahren. Die Liegezeiten betragen vier bis sechs Wochen.

Die Patienten setzen sich aus drei etwa gleichgroßen Gruppen zusammen: Etwa ein Drittel wurde zunächst in der Immunologischen Sprechstunde der Medizinischen Poliklinik, dann in der Rheumasprechstunde des Immanuel-Krankenhauses und jetzt in der Rheumaambulanz der Schloßpark-Klinik kontinuierlich betreut. Beispielhaft für diese Gruppe ist die Patientin S. S.:

Frau S. wurde 1955 als unwillkommene dritte Tochter einer bäuerlichen Familie in Finnland geboren. Die Beziehung zu ihrer Mutter war kühl, sie erinnert sich, daß es ihr niemals erlaubt war, auf ihrem Schoß zu sitzen. Sie wurde im Alter von drei Jahren zu ihren Großeltern gegeben, dort wuchs sie auf. Im Haus der Großeltern herrschte ein eisiges Klima, ihr Verhältnis zueinander war nicht gut. Obwohl sie gerne mit ihrer Großmutter zusammen war, durfte die Patientin keine zärtlichen Gefühle zeigen, wenn der Großvater anwesend war. Im Jahre 1975 folgte sie einem Freund nach Berlin und begann ein Studium als Lehrerin. Ein Jahr später wurde sie von diesem Freund verlassen. Erstmals im Jahre 1977 fühlte sie eine allgemeine körperliche Schwäche, Muskelschmerzen sowie Atemnot, so daß sie sich in der Medizinischen Poliklinik der Freien Universität Berlin vorstellte. Obwohl zu diesem Zeitpunkt sehr eindrückliche Zeichen einer Sklerodermie, wie Tabaksbeutelmund, Verlust der normalen Hautfalten sowie eine symmetrische Induration der Haut an beiden Unterarmen bereits voll entwickelt waren, gab es auch gewisse Züge eines sogenannten „overlap" (gleichzeitiges Vorhandensein der klinischen Zeichen verschiedener Kollagenosen). Laborchemisch zeigte sich ein hoher Titer für antinukleäre Faktoren, ohne den Nachweis von Doppelstrang-DNS. Es wurde eine Prednisolon-Therapie begonnen, die zu einer raschen Besserung der Symptome führte, so daß die Dosis allmählich auf 15 mg pro Tag reduziert werden konnte. Die Patientin stellte sich regelmäßig in der Medizinischen Poliklinik vor, bis auf eine gewisse Schmerzhaftigkeit der Gelenke und rezidivierende Fingerkuppennekrosen fühlte sie sich wohl.
Nachdem die Patientin im Jahre 1981/1982 ihren zukünftigen Ehemann kennengelernt hatte, äußerte sie im April 1982 den Wunsch, schwanger zu werden. Wir vereinbarten eine weitere Prednisolon-Reduktion, Frau S. wurde unmittelbar nach diesem Termin schwanger (oder war bereits schwanger). Sie heiratete, hatte eine Schwangerschaft

ohne Probleme und wurde im Januar 1983 von einem gesunden Sohn entbunden.

Ungefähr 12 Wochen später entwickelte sich eine deutliche Verschlechterung ihres Befindens mit allgemeiner Schwäche, Muskelschmerzen, Schluckstörungen, zunehmender Atemnot sowie einem Gewichtsverlust von mehr als 10 kg. Laborchemisch zeigte sich ein erheblicher Anstieg der antinuklären Faktoren sowie eine massive Erhöhung der muskelspezifischen Fermente (CK bis 1.300 U/l). Auf eine erneute Steroidbehandlung sprach sie genauso gut an wie zu Beginn ihrer Erkrankung. Zu Beginn des Jahres 1984 hatte sie die verlorenen 10 kg wieder zugenommen und war in der Lage, sich um ihren Sohn zu kümmern sowie den Haushalt zu versorgen.

Im Jahre 1985 verstarb ihre Großmutter in Finnland.

Erst 1987 begann Frau S. über ihre Gedanken und Gefühle im Zusammenhang mit ihrer Erkrankung zu sprechen. Bereits als junges Mädchen ekelte sie sich vor ihrem eigenen Körper. Sie hatte das Gefühl, von niemandem außer ihrer Großmutter geliebt zu sein. Sie traute sich jedoch nicht, diese Gefühle in Gegenwart des Großvaters offen zu zeigen. Im Hause ihrer Großeltern fühlte sie sich wie in einem Gefängnis, so daß sie die erste Gelegenheit ergriff, Finnland zu verlassen. Viele Jahre später erkannte sie jedoch, daß sie mit der finnischen Landschaft eine starke Beziehung verband.

Die ersten Jahre ihrer Ehe bedeuteten für sie in ähnlicher Weise ein Gefängnis. Ihr Ehemann, ein Schriftsteller, brauchte viel Zeit für seine Arbeit, insbesondere wenn es galt, ein Stück rechtzeitig zu beenden. Es gab keinen warmen Kontakt zu seiner Familie, die aus einem wohlhabenden industriellen Milieu stammte und von der sich Frau S. nicht akzeptiert fühlte. In diesen Jahren träumte sie immer häufiger, ihre Mutter würde sterben, ohne daß sie jemals eine Beziehung mit ihr gehabt habe.

Im Jahre 1988 erwarb sie ein Grundstück in Finnland und baute sich ein eigenes Haus in einem Dorf in der Nähe ihrer Eltern und Schwestern. Zusammen mit ihrem Sohn verbringt sie alle Ferien dort, manchmal begleitet von ihrem Ehemann. Im Sommer 1991 entwickelte sie Angstzustände, die von Todesträumen begleitet waren. Wir nahmen Frau S. erneut stationär auf, konnten jedoch weder klinisch noch laborchemisch eine Aktivität der Grunderkrankung feststellen. In den Sommerferien 1991 reiste sie wieder für drei Monate nach Finnland und berichtete nach ihrer Rückkehr, daß sie während dieses Aufenthaltes erstmalig eine von Wärme geprägte Beziehung zu ihrer Mutter herstellen konnte. Sie brachte ihre große Trauer zum Ausdruck, daß es 36 Jahre gedauert habe, bis sie deren liebevolle Wärme kennenlernen konnte. Sie berichtete auch, daß die Erkrankung, insbesondere die schwere Erschöpfung im Sommer 1991, ihr geholfen habe, den Weg zu ihrer Mutter zu finden.

Unter einer täglichen Erhaltungsdosis von Prednisolon 7,5 mg ist ihre körperliche Konstitution derzeit relativ stabil, so daß eine weitere Reduktion möglich erscheint.

Anhand dieser Kasuistik wird deutlich, daß die Behandlung solcher Systemerkrankungen eine langfristige Begleitung darstellt. Das Fallbeispiel zeigt auch, wie erst durch den erneuten schweren Erschöpfungszustand im Jahre 1991 eine für die Patientin wichtige aber bis zum Alter von 36 Jahren ungelebte Beziehung zu ihrer Mutter beginnen konnte.

Neben dieser ersten Gruppe der Patienten, die seit vielen Jahren in rheumatologischer Langzeitbehandlung sind und von der Schloßparkklinik übernommen wurden, kommt ein weiteres Drittel unserer Patienten direkt zur ambulanten Voruntersuchung in die Rheumaambulanz, entweder auf Überweisung durch betreuende Hausärzte oder aus eigener Initiative. In der Rheumaambulanz wird jeder Patient eingehend internistisch und rheumatologisch untersucht, zusätzlich wird neben der somatischen auch eine fokussierende biographische Anamnese erhoben, und es wird mit dem Patienten das Resultat des Untersuchungsergebnisses besprochen.

Da sich jedoch die rheumatischen Erkrankungen insbesondere in ihrem frühen Verlauf sehr wechselhaft präsentieren können, ist es nicht immer möglich, allein auf Grund der klinischen Untersuchung eine eindeutige Diagnose zu stellen. Für den Fall, daß ein hochgradiger Verdacht auf das Vorliegen einer entzündlich rheumatischen Erkrankung oder eine abklärungsbedürftige Symptomatik vorliegen, wird dem Patienten ein stationärer Aufenthalt vorgeschlagen. So kann einerseits die notwendige Diagnostik durchgeführt, andererseits gegebenenfalls die Verträglichkeit einer medikamentösen Therapie unter stationären Bedingungen erprobt werden. Die Wartezeit bis zur stationären Aufnahme beträgt in der Regel vier bis sechs Wochen, handelt es sich jedoch um Akutfälle, werden diese, soweit möglich, sofort aufgenommen.

Für den Fall, daß Patienten aus besonderen Gründen nicht stationär aufgenommen werden können, erörtern wir mit ihnen diese Gründe (Versorgung kleiner Kinder oder älterer Angehöriger, Situation am Arbeitsplatz oder Verpflichtungen in der Schule) und versuchen, sie ambulant zu behandeln. In dieser Patientengruppe sind vor allem junge Mütter, beruflich stark engagierte Menschen und Schüler.

Ein weiteres Drittel unserer Patienten kommt durch eine hausärztliche Einweisung direkt auf die Station. In dieser Patientengruppe sehen wir häufig schwerkranke, fortgeschrittene Fälle sowie Patienten mit mehreren Begleit- beziehungsweise Vorerkrankungen. In diese Gruppe gehört auch die Patientin I. K:

Sie hat seit 15 Jahren rezidivierende, schmerzhafte Schwellungen der Hände und Füße, seit zwei Jahren auch der Extremitäten. Bisherige Abklärungen hatten keine eindeutige Diagnose erbracht. Zusätzlich kam es bei der Patientin zu mehreren stationären Behandlungen in psychiatrischen Kliniken wegen Nachtangst und Klaustrophobie. Körperlicher Untersuchungsbefund bei der Aufnahme: ausgeprägte Livedo reticularis der Haut, Schwellungen beider Handgelenke, links mehr als rechts, Schwellungen der Metakarpophalange- algelenke des 2. und 5. Fingers links sowie des 2. Fingers rechts. Die Kraft der linken Hand war deutlich herabgesetzt. Paravertebral rechts im thorakolumbalen Übergang ausgeprägter muskulärer Hartspann. Die übrigen internistischen Untersuchungsbefunde waren unauffällig. Sämtliche Routinelabor- sowie rheumatologische Spezialuntersuchungen zeigten Werte im Bereich der Norm. Röntgenologisch lag kein Nachweis arthritischer Direktzeichen vor, lediglich Weichteilschwellungen über den proximalen Interphalangealgelenken.

Obwohl in der Kapillarmikroskopie deutliche Zeichen der Vaskulitis nachweisbar waren, konte diese in der bioptischen Aufarbeitung einer Hautmuskelfaszien-Probeexzision nicht bestätigt werden.

Die Patientin hatte im Alter von 16 Jahren einen Suizidversuch unternommen, arbeitete dann bis zu ihrer Berentung vor drei Jahren als Verkäuferin in einer Fleischerei. Ihre Ehe mit einem Alkoholiker wurde vor fünf Jahren geschieden. Im Winter lebt die Patientin in einer ofenbeheizten Einzimmerwohnung, den Sommer verbringt sie in ihrer Laube in einer Kleingartenkolonie. Die Patientin nahm unser Angebot der Kunsttherapie an und beteiligte sich während ihres stationären Aufenthaltes regelmäßig daran. Sie malte in den ersten Sitzungen Landschaftsbilder mit großen schwarzen, steinähnlichen Wolken und roten Blitzen und äußerte, daß für sie die Wolken bedrohlich wirkten und die Blitze Symbole der Entzündung in ihrem Körper seien. In der dritten Sitzung zeichnete sie ein Beil (Abb. 1) und drückte ihre Wut und Enttäuschung

Ablauf der Behandlung

Am Aufnahmetag wird der Patient von der jeweils diensthabenden Schwester begrüßt, ins Zimmer geführt und mit den Mitpatienten bekannt gemacht. Ein erstes Aufnahmegespräch durch die Schwester, in dem die Patienten nach Lebensgewohnheiten, besonderen Wünschen im Hinblick auf Ernährung, Hilfe bei der Körperpflege befragt werden, folgt am Vormittag. Am frühen Nachmittag dieses Tages findet dann die Aufnahmeuntersuchung durch den Stationsarzt statt. In diesem ersten Gespräch wird versucht, bereits einen umfassenden Eindruck über den Patienten, sein Leiden und seine Lebensumstände zu gewinnen, dafür steht ausreichend Zeit zur Verfügung, äußere Störungen werden vermieden. Zusätzlich zum internistischen und rheumatologischen Status wird die aktuelle Funktionskapazität anhand des standardisierten Funktionsfragebogens Hannover festgehalten. Am Abend desselben Tages wird der Patient noch einmal gemeinsam vom Stationsarzt und der Leiterin des Funktionsbereiches gesehen, das Ergebnis der klinischen Untersuchung besprochen und ihm erklärt, welcher diagnosti-

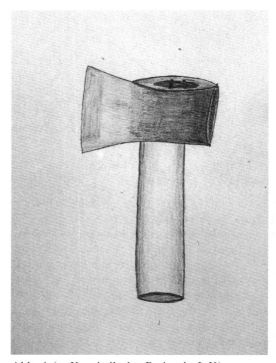

Abb. 1 (s. Kasuistik der Patientin I. K)

sche Weg in seinem speziellen Fall eingeschlagen werden wird.

Für den Fall, daß sich bereits aus dieser Untersuchung der Verdacht auf das Vorliegen einer rheumatoiden Arthritis er-

darüber aus, daß sie nicht mehr in ihrer Laube arbeiten könne. In der nächsten Sitzung stellte Frau K. als erstes sich selbst dar, wie ihr „Steine auf den Kopf fielen". Dabei wurde ihr heiß, sie drehte das Blatt um. Auf die andere Seite des Blattes zeichnete sie ihre linke Hand, die ihr die größten Beschwerden bereitete. Die Hand passe zu dem Beil, sagte sie und erzählte nun von autoagressiven Phantasien: Früher in der Fleischerei hätte sie sich die Hand abhacken wollen. In der nächsten Sitzung wagte sich die Patientin an die Darstellung einer traumatischen Kindheitssituation. Wenn sie ihrer Mutter einmal nicht gehorcht hatte, floh sie aus Angst vor Strafe in den Garten und setzte sich auf den Apfelbaum. Sie wartete dann darauf, daß der Vater nach Hause kam, der sie vor Strafe bewahrte. Er kam aber oft spät, was die Nacht auf dem Bild verdeutlichen soll. Die Flucht löste das Problem aber nicht, sie wies auf den bedrohlichen Stein links im Bild, denn die Mutter sperrte sie am darauffolgenden Tag in den Keller (Abb. 2). Sie erinnerte sich an die Koh-len und die an ihrem Körper krabbelnden Tiere. Das Gefühl lebte auf, wie sie sich gegen die Falltür des Kellers stemmte, vor der aber von außen eine schwere Kiste stand. Ihr Versuch, sich aus dem Keller zu befreien, war vergeblich.

Parallel zu der Kunsttherapie und den begleitenden Gesprächen wurde die Patientin auf eine kombinierte immunsuppressive Therapie mit Prednisolon und Azathioprin eingestellt. Unter dieser Behandlung bildeten sich die Schwellungen zurück. Die Patientin vertrug diese Medikation gut, bei ambulanten Wiedervorstellungen berichtete Frau K., daß sie die Arbeit an ihrer Laube hatte wieder aufnehmen können und daß die Schmerzen erträglich geblieben seien. Sie äußerte, daß sie die schweren Steine, die sie zu erschlagen drohten, „. . . an die Bilder abgeben" konnte.

Während sie zu Beginn des stationären Aufenthaltes nahezu unverständlich leise gesprochen hatte, war ihre Stimme bei den Wiedervorstellungen klar und deutlich artikuliert.

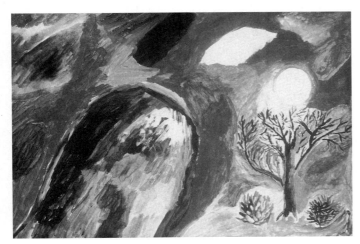

Abb. 2 (s. Kasuistik I. K)

gibt, wird die mögliche medikamentöse Therapie mit sogenannten Basistherapeutika und Immunsuppressiva sowie deren Erfolgsaussichten angesprochen.

Bei der Hälfte unserer Patienten, insbesondere bei der Gruppe der Kollagenosen, die initial mono- oder oligosymptomatisch, z. B. mit einem Raynaud-Syndrom beginnen, kann allein auf Grund der klinischen Untersuchung noch keine sichere Diagnose gestellt werden. Dies teilen wir dem Patienten ebenfalls mit. Wir erklären, welche zusätzlichen Untersuchungen wahrscheinlich durchgeführt werden müssen, falls die Diagnose nicht allein auf Grund des Autoantikörper-Profils gestellt werden kann.

Am Morgen des nächsten Tages wird in der Stationsbesprechung mit den Schwestern, der Krankengymnastin und der Sozialarbeiterin der Behandlungsplan und das Behandlungsziel für diesen individuellen Patienten festgelegt. In den ersten Tagen der stationären Aufnahme bewirken die Ruhe und die physikalische Therapie zunächst eine deutliche Entlastung der Patienten. In aller Regel treten jedoch bereits vorher vorhandene Ängste um den ungewissen Verlauf – auch durch die Konfrontation mit dem Leid von Mitpatienten – nach etwa einer Woche verstärkt wieder auf. Aus diesem Grunde haben wir die Visite am Donnerstag durch ausführliche Einzelgespräche zwischen Arzt, Schwester und Patient im Stationszimmer ersetzt, in denen die Sorgen und Zukunftsängste offenbart werden können.

Bevor der Patient auf eine differente Therapie eingestellt wird, erhält er eine schriftliche Patienteninformation über das jeweilige Präparat. Neben einer Einführung in die Wirksubstanz, den zu erwartenden Wirkungseintritt und die Erfahrungen beim Einsatz dieses Medikaments in der Therapie rheumatischer Erkrankungen gilt ein besonderes Augenmerk den unerwünschten Wirkungen sowie den notwendigen Kontrolluntersu-chungen. Nachdem diese Hinweise vom Patienten gelesen wurden, findet ein Gespräch statt, in dem alle seine Fragen zur Sprache kommen können. Wir versuchen, ihm zu verdeutlichen, daß es sich bei dieser Medikation um eine Dauertherapie handelt und daß nur durch kontinuierliche Einnahme des Medikaments ein langanhaltender Stillstand der Erkrankung zu erzielen sein wird. Die ersten Medikamentengaben erfolgen unter klinischer Beobachtung, zu der auch engmaschige Laborkontrollen vor allem hinsichtlich der Nebenwirkung auf die Blutbildung sowie die Nieren- und Leberfunktion gehören.

Bei stärkeren entzündlichen Schüben erhält der Patient anfangs begleitend Kortikosteroide, durch die die Entzündungsaktivität bis zum Wirkungseintritt der Basistherapie (frühestens nach 6–8 Wochen) wirksam überbrückend unterdrückt werden kann.

Beim Einsatz der Kortikosteroide begegnen wir sehr starken Vorurteilen der Patienten, so daß wir ihnen immer wieder verdeutlichen müssen, daß nach Wirkungseintritt der Basistherapie die tägliche Kortikosteroiddosis so weit gesenkt werden kann, daß für den Gesamtorganismus nicht mit schädlichen Wirkungen gerechnet zu werden braucht.

Hat der Patient in diesen Behandlungsplan eingewilligt, tritt er in eine für ihn sehr befreiende Phase ein. Dank der überbrückenden Steroidtherapie ist er seit Wochen oder oft seit Monaten erstmals ohne ständige Schmerzen. Das subjektive Erleben der Veränderbarkeit von Schmerz ist eine der wichtigsten Erfahrungen in einem möglichen Genesungsprozeß, durch die der Patient Kraft schöpft und die Hoffnung wiedergewinnen kann, daß er seine Lebensgestaltung wieder in die Hand nehmen kann.

Noch während des stationären Aufenthaltes tauchen viele Fragen zum Krankheitsverlauf, zur individuellen Prognose sowie zur möglichen und notwendigen medikamentösen Beeinflußbarkeit der rheumatisch verursachten Schmerzen auf. Die Bereitschaft und Fähigkeit des Teams von Schwestern, Ärzten und anderen Mitarbeitern, auf diese Probleme einzugehen und der Austausch zwischen den Mitarbeitern in der morgendlichen Besprechung über die unausgesprochenen Fragen ermöglichen es, dem Patienten gegenüber mit einer Sprache zu sprechen. Die jungen Schwestern haben in ihrer kurzen Erfahrung in der Rheumatologie nur wenige invalidisierende Verläufe gesehen, haben die Beeinflußbarkeit von schweren Entzündungsprozessen durch die Kombination von Steroidmedikation und Basistherapie erlebt und können diese Hoffnung und Zuversicht weitergeben.

Für die tiefergehende Bearbeitung biographischer Zusammenhänge reicht der Zeitraum von vier bis sechs Wochen stationärer Behandlung nicht aus. Diese Zeit ist viel zu kurz, um die Komplexität einer chronischen Erkrankung erarbeiten zu können. Die kompetente Intervention mit dem Ziel, einen Stillstand des entzündlich-rheumatischen Prozesses für die Patienten fühlbar zu machen durch die Befreiung von ständigen Schmerzen, Morgensteifigkeit und geschwollenen Gelenken steht ganz im Vordergrund.

Daß eine Befreiung von Schmerzen durch etwas anderes als nur durch Medikamente zu erreichen sein kann, erfuhren unsere Patienten in der Nacht vom 5. zum 6. Dezember vergangenen Jahres. Nachdem sie die notwendigen Materialien eingekauft hatten, schnitten sie gemeinsam mit der diensthabenden Schwester aus verschiedenfarbigem bunten Karton und Goldpapier Monde, Sterne, Wolken und Tannenbäume aus. In den frühen Morgenstunden befestigten sie diese mit Fäden und Tesafilm an der Decke. Keiner dieser Patienten konnte zuvor die Arme schmerzfrei über den Kopf erheben, alle litten an Steifigkeit und schmerzhaften Schwellungen. In der Visite am 6. Dezember 1990 berichteten sie uns, daß etwas für sie völlig Unerwartetes eingetreten sei. Während sie gemeinsam arbeiteten, hatten sie ihre Schmerzen vergessen. Für die meisten von ihnen stellte dies die erste Erfahrung dar, daß es möglich sein kann, Schmerzen aktiv zu beeinflussen – eine der Voraussetzungen für Patienten, die Sprache ihres Körpers wahrzunehmen und in ihrem Bedeutungszusammenhang verstehen zu lernen. Das Freisein von Schmerzen kann darüber hinaus einen vorsichtigen Öffnungsprozeß ermöglichen, in dem die Arzt-Patienten-Beziehung derart wächst, daß sich Vertrauen entwickelt und Gefühle angstfrei gezeigt werden können. Hierbei handelt es sich um einen Prozeß, in dem ähnlich wie beim Schälen einer Zwiebel behutsam nur einzelne Schalen nacheinander ablösbar sind. Körperkontakte, z.B. bei Injektionen oder physiotherapeutischen Maßnahmen stellen eine atmosphärisch gute Voraussetzung für den Beginn eines solchen Öffnungsprozesses dar.

Am Tage der Entlassung erfolgt eine eingehende Untersuchung, in der gemeinsam mit dem Patienten die veränderte Funktionskapazität gegenüber dem Zustand bei der Aufnahme, die Veränderung in Zahl und Ausmaß der entzündeten Gelenke sowie die Schmerzintensität dokumentiert werden. Der Patient erhält einen sogenannten Rheumapaß, in den die Diagnose, die Ergebnisse der durchgeführten Labor- und Röntgenuntersuchungen sowie die aktuelle Medikation eingetragen werden. Den Kurzarztbrief nimmt der Patient bei der Entlassung mit, der ausführliche Bericht an den Hausarzt wird innerhalb einer Woche schriftlich versandt.

Entwickelt sich bei den Patienten nach der Entlassung in der Phase der ambulanten Nachbetreuung der Wunsch nach einer tiefergehenden Bearbeitung biographischer Zusammenhänge, so wird ein Kontakt zu einem niedergelassenen Psychotherapeuten vermittelt.

Für etwa die Hälfte unserer Patienten vereinbaren wir eine Anschluß-Heil-Behandlung (AHB), in einer auf rheumatische Erkrankungen spezialisierten Klinik. Gemeinsam mit unserer Sozialarbeiterin haben wir zur Auswertung der AHB-Maßnahme einen Fragebogen entwickelt, den der Patient bei der ersten Wiedervorstellung in der Ambulanz ausgefüllt an uns zurückgibt. Die vorläufige Auswertung der Fragebogen (zirka 90 % Rücklauf) hat ergeben, daß unsere Bemühungen, die Patienten für eine kontinuierlich durchgeführte Basistherapie zu motivieren durch z. T. wiedersprüchliche Äußerungen der Ärzte in AHB-Kliniken erschwert werden.

In Abhängigkeit von der Akutheit des Krankheitsbildes wird bei der Entlassung ein fester Termin zur Wiedervorstellung in der Rheumaambulanz vereinbart. Dort erfolgen nicht nur die Therapiekontrollen, es wird auch versucht, den Prozeß der biographischen Bearbeitung fortzusetzen. Erst allmählich, im Erleben der Wandelbarkeit der eigenen Erkrankung und im Wachsen einer gemeinsamen Wirklichkeit von Arzt und Patient, gelangen wichtige Informationen an die Oberfläche. Die Preisgabe bedeutender „Geheimnisse" wird häufig über Jahre zurückgehalten. Oft werden diese unter Tränen geäußert und der darunterliegende „Lebensschmerz" kann sich offenbaren. Dann ist eine Voraussetzung gegeben, Beziehungen zu wichtigen Menschen und das Erleben dieser Beziehungen zu verändern. Es bedarf weiterer Forschung, auf welche Art und Weise dieses veränderte Erleben somatische Vorgänge wie ein fehlerhaft arbeitendes Immunsystem beeinflussen kann.

Widerstände und Schwierigkeiten

Innerhalb der Klinik ist der rheumatologische Funktionsbereich gut integriert, es finden regelmäßige Konsiliaruntersuchungen auf Anforderung der chirurgischen, neurologischen, psychiatrischen sowie Augenabteilung statt. In der Aufbauphase, in der die Etablierung einer soliden Rheumatologie im Vordergrund stand, war die Realisation des psychosomatischen Ansatzes durch die tägliche Routine gefährdet. Die herkömmliche Visite an einem Tag der Woche durch Einzelgespräche zu ersetzen, erscheint uns jedoch als Weg, den möglichen Öffnungsprozeß der Patienten günstig zu beeinflussen. Eine sehr fruchtbar begonnene Zusammenarbeit mit der Oberärztin der Psychiatrischen Abteilung im Hause fand durch deren Wechsel an eine andere Klinik ein jähes Ende, der Nachfolger konnte bisher für eine Zusammenarbeit nicht gewonnen werden.

Eine weitere Schwierigkeit stellt die bereits skizzierte Kooperation mit nachbehandelnden Ärzten in Kurkliniken der BfA und LVA dar. Insbesondere Verunsicherungen im Hinblick auf die Notwendigkeit einer Kontinuität der Einnahme einer immunsuppressiven Basistherapie stellen unsere diesbezüglichen Bemühungen in Frage.

Unterricht und Supervision

Es findet ein regelmäßiger Unterricht in rheumatologischem Grundwissen für alle Mitarbeiter statt. Außerdem werden Patienten, die in der Ambulanz weiterbetreut werden, auf die Station einbestellt, so daß ihr Krankheitsverlauf verfolgt werden kann. Nehmen Mitarbeiter an Kongressen oder Konferenzen teil, berichten sie darüber ausführlich in den morgendlichen Besprechungen.

Eine interne Supervision fand zunächst durch eine Kollegin der Abteilung für Psychiatrie im Hause statt. Durch deren Wechsel an eine andere Klinik ist eine Lücke entstanden, die jedoch voraussichtlich bald wieder ausgefüllt werden wird. Mehrere ärztliche Mitarbeiter nehmen an von der Ärztekammer Berlin durchgeführten Balint-Gruppen teil.

Forschung

Der Funktionsbereich Rheumatologie beteiligt sich am Arbeitskreis Qualitätssicherung des Fachbereiches Epidemiologie des Rheumaforschungszentrums Berlin. Nach mehrjähriger Vorlaufzeit mit regelmäßigen Treffen wurde eine von uns geplante Studie zur Kontinuität der Einnahme von Basistherapeutika bei Patienten mit rheumatischer Arthritis unter Berücksichtigung psychosozialer Faktoren in die Förderung des Bundesministeriums für Technologie aufgenommen.
Darüberhinaus arbeiten wir im regionalen Rheumazentrum Berlin mit, einer vom Bundesministerium für Gesundheit geförderten Initiative zur lokalen Gründung von Rheumazentren zur besseren Versorgung von Rheumakranken.
Im Rahmen der Betreuung von Dissertationen wird derzeit eine strukturierte Patienteninformation über Erkrankungsursache und medikamentöse Beeinflußbarkeit erarbeitet und deren Auswirkung auf Kontinuität der Medikamenteneinnahme und Krankheitsverlauf untersucht. Ein weiteres Projekt ist der Vergleich klinischer, serologischer und bioptischer Parameter in der Diagnostik und Differentialdiagnostik von Kollagenosen.

Notwendige weitere Schritte, Wünsche, Utopien

Wünschenswert wäre der Ausbau eines eigenen immunologischen Labors, um auch kurzfristig die Veränderung immunologischer Parameter während der Behandlung kontrollieren zu können. Ein besonderes Anliegen ist es, eine kontinuierliche Supervision einzurichten sowie die averbalen Therapieformen, insbesondere die Kunsttherapie, auszuweiten.

Literatur

Alten HE, Groscurth P. The postnatal Development of the Ovary of the "nude"-mouse. Anat Embryol 1975; 148: 35–46.

Alten HE, Bippus PH, Averdunk R. Xenotransplantation of thymomas induced in mg-deficient rats into nude mice. In: Thymusaplastic nude Mice and Rats in Clinical Oncology: Bastert GBA et al. (eds.): Stuttgart, New York: Gustav Fischer Verlag 1981: 229–304.

Alten HE. Biographische Anamnese – und Begleitung in Diagnostik und Therapie von Autoimmunerkrankungen. Zf Rheumatol 1986; 46: 189.

Alten HE. Biographische Anamnese und Begleitung einer Autoimmunerkrankung. Argument Sonderband 1987; AS 146: 68–73.

Alten HE. Biographie im Licht der neueren Forschungsergebnisse der Psychoneuroimmunologie. Psychosomatische Medizin 1990; 18: 67–72.

Arnett FC et al. The American Rheumatism Association 1987 revised criteria for the classification of rheumatoid arthritis; 1988; 31: 315–324.

Besedovski HO, Sorkin E. Network of immunneuroendocrine interactions. J Clin Exp Immunol 1977; 27: 1–12.

Bulloch, K, Moore, RY. Central nervous system projection to the thymus gland. Possible pathways for the regulation of the immune response. An Rec 1980; 196: 25 A.

Feldenkrais, M. Body and mature behaviour. International Press, New York 1949.

Weintraub A. Psychorheumatologie. Basel: Karger 1983.

Kinder- und jugendpsychiatrischer Liaisondienst an einer Kinderklinik

Dieter Bürgin

Biographisches

Bereits als Gymnasiast, vor allem später aber als Medizinstudent, wurde mein Interesse an der Kombination von Psychopathologie, Philosophie und Medizin in den Vorlesungen und Seminaren von Karl Jaspers geweckt. Während des Medizinstudiums zeichnete sich der Wunsch immer deutlicher ab, Medizin und Psychiatrie in irgendeiner Form zu vereinen. Das Interesse an der Psychoanalyse war bereits in den Jahren vor der Matur erwacht und dann vor allem dadurch gefördert worden, daß die Ausführungen des so verehrten Karl Jaspers, die er im Zusammenhang mit Freud und der Psychoanalyse machte, ganz im Gegensatz zu der sonst üblichen Brillanz glanzlos und von gehässigen Affekten durchdrungen erschienen. Diese Tatsache bestärkte meine Neigung, mich näher mit der Psychoanalyse zu befassen. So begann ich meine psychoanalytische Ausbildung, der eine ausgiebige Beschäftigung mit Hypnose parallel lief, bereits während der ersten 3 Jahre Innerer Medizin, die nach dem Staatsexamen folgten. Danach schloß sich eine Ausbildung zum Psychiater und Psychotherapeuten für Erwachsene an. Einen größeren Teil dieser Zeit verbrachte ich auf einer neu eröffneten psychosomatischen Abteilung der Psychiatrischen Universitätsklinik und konnte beim Aufbau eines psychophysiologischen Forschungsteams (Untersuchung vegetativer Funktionen im Schlaf bei verschiedenen psychiatrischen Störungen) mitwirken.

Sowohl in der Inneren Medizin als auch in der Psychiatrie konnte ich hautnah die Hilflosigkeit beim Umgang mit psychosomatisch kranken Patienten erleben. Dies traf ganz besonders für Patientinnen mit Anorexia nervosa zu, die oft viele Monate lang ohne Konzept und Erfolg hospitalisiert waren und deren starke Projektionen ganze Abteilungen in Aufruhr und Fehlfunktion brachten, ein Agieren der Gegenübertragungen nach sich zogen (z. B. in der Form, daß die Wut über die auferlegte Hilflosigkeit in einen Machtkampf umgewandelt wurde) und diese somit nicht mehr für einen therapeutischen Prozeß nutzbar machten. Während der nachfolgenden kinder- und jugendpsychiatrischen Tätigkeit schloß ich die psychoanalytische Ausbildung ab und konnte auch über ein Jahr lang als Vollzeitmitarbeiter mit psychiatrisch-psychotherapeutischer Ausbildung im onkologischen Team der Universitäts-Kinderklinik tätig sein. Im Laufe eines Studienaufenthaltes in London an der Hampstead Clinic bei Anna Freud vertiefte ich die psychoanalytischen Kenntnisse am British Institute for Psychoanalysis und konnte mich an der Tavistock Clinic intensiv mit der Familientherapie auseinandersetzen. Nach der Rückkehr in die Schweiz versuchte ich als Chefarzt der Kinder- und Jugendpsychiatrischen Universitäts-Poliklinik in Basel die psychoanalytischen Tätigkeiten und die familientherapeutischen Aktivitäten (regelmäßige Kontakte zu I. Boszormenyi-Nagy) zu kombinieren und strebte einen Aufbau der psychosomatischen Behandlung in der Kinderklinik im Sinne eines Liaisondienstes an. In den Jahren danach galt es, als Ordinarius für Kinder- und Jugendpsychiatrie auch in Lehre und Forschung sozialpsychiatrische, internistische und psychotherapeutische (psychoanalytische und familientherapeutische) Interessen auf einen gemeinsamen Nenner zu bringen. Dies ist eine stets von neuem zu leistende Integrationsarbeit, die sich u. a. auch in einer über zehn Jahre andauernden Leitung einer Balint-Gruppe mit frei praktizierenden Pädiatern niederschlug.

Struktur der Einrichtung

Die Kinder- und Jugendpsychiatrische Universitätsklinik und -Poliklinik Basel (KJUP) arbeitet eng mit der Universitäts-Kinderklinik von Basel zusammen. Die Kosten von beiden Institutionen werden vom Kanton und der Universität von Basel-Stadt getragen. Neben einer Poliklinik und einer stationären kinderpsychiatrisch-psychotherapeutischen Abteilung (10 Betten für Kinder von 0 bis 12 Jahren) belegt die KJUP bis zu acht kinder- und jugendpsychiatrische Betten auf der I. Medizinischen Abteilung der Kinderklinik im Sinne eines *psychosomatischen Liaisondienstes*. Der Kinder- und Jugendpsychiatrie kommt in der Kinderklinik damit eine ähnliche Position zu wie den pädiatrischen Spezialgebieten (z. B. Onkologie, Neurologie, Kardiologie etc.). Gleichzeitig bekleidet sie aber auch eine besondere Stellung. Die bestehende Lösung erlaubt nämlich einen fließenden Übergang von primär somatischer zu primär psychischer Behandlung mit einem breiten intermediären psychosomatischen Ansatz, der durch eine *geregelte Kooperation* von pädiatrischen und psychiatrischen Stationsärzten zustande kommt. Auf der ärztlichen Ebene besteht somit

eine konstante Notwendigkeit zur Verzahnung und Abgleichung somatischer und psychologisch-psychiatrischer Perspektiven, maßgeschneidert für jeden Einzelfall und mit wechselnder Gewichtung im jeweiligen Verlauf. Während beim Kinderarzt die Beziehungsaspekte und sozialen Gegebenheiten weitgehend ein Hilfsmittel für die Behandlung des kranken Körpers der Patienten darstellen, versteht der Kinder- und Jugendpsychiater die körperlichen Abläufe in erster Linie in ihrer (symbolischen) Bedeutung für intrapsychische, interpersonale oder soziale Abläufe. Bei einem Teil der psychosomatischen Patienten erfolgt die gesamte Betreuung durch den Pädiater, der den Kinder- und Jugendpsychiater dort zuzieht, wo ihm dies für die Patienten und ihr Umfeld nützlich erscheint. Bei anderen sind Psychologe oder Kinder- und Jugendpsychiater gleich von Anfang an, in wechselndem Ausmaß, miteinbezogen. Bei wieder anderen Patienten liegt die Federführung klar im psychiatrischen Bereich mit einem starken pädiatrischen Einbezug, und schließlich gibt es auch eine Gruppe von Patienten, bei denen der Pädiater nur konsiliarisch zugezogen wird. Das Schwesternteam ist pädiatrisch ausgebildet, wird aber durch die regelmäßigen wöchentlichen Patientenbesprechungen im Team, durch postgraduate Kurse und schließlich durch regelmäßige abendliche und auf freiwilliger Basis erfolgende Schwesternbesprechungen mit dem Chefarzt der Kinder- und Jugendpsychiatrie in monatlichen Abständen sowohl für Beziehungsprozesse sensibilisiert als auch in die kinder- und jugendpsychiatrische Diagnostik und Therapie eingeführt.

Die psychosomatische *Konsiliartätigkeit* dehnt sich auf die gesamte Universitäts-Kinderklinik aus. Sowohl mit den Neurologen wie mit den Onkologen werden regelmäßig Patienten aus dem großen Zwischenbereich der Psychoonkologie und der Neuropsychologie in bezug auf

Diagnostik und therapeutisches Vorgehen besprochen. Ansätze ähnlichen Vorgehens bestehen auch im Bereich der Gastroenterologie. Eltern- und Geschwistergespräche werden sowohl vom pädiatrischen als auch vom kinder- und jugendpsychiatrischen Stationsarzt geführt. Eigentlich psychotherapeutisch ausgerichtete Familien- und Einzelgespräche allerdings obliegen klar dem Kinder- und Jugendpsychiater/-psychologen. Die Kindergärtnerinnen/Heilpädagoginnen, die auf den Medizinischen Abteilugen tätig sind, sind fachlich der Kinder- und Jugendpsychiatrie angegliedert.

Mitarbeiterstruktur

Neben den Mitarbeitern der Pädiatrie [Assistenzarzt, Oberarzt, Spezialisten (Onkologie, Neurologie, Kardiologie, Pulmonologie, Gastroenterologie etc.), Kinderschwestern, Lehrerin, Kindergärtnerin, Heilpädagogin, Sozialarbeiter, Logopädin, Physio- und Ergotherapeutin] sind auf der entsprechenden Abteilung auch ein psychiatrischer Assistenzarzt (50 %), ein kinder- und jugendpsychiatrischer Oberarzt (50 %) und ein klinischer Kinderpsychologe (50 %) tätig. Die 24 Monate, die der kinder- und jugendpsychiatrische Assistent auf dieser Abteilung verbringt, werden ihm als stationärer Teil seiner kinder- und jugendpsychiatrischen Ausbildung angerechnet. Während der anderen 50 % seiner Arbeitszeit ist er in der kinder- und jugendpsychiatrischen Poliklinik tätig. Auch dem pädiatrischen Assistenzarzt wird die Zeitspanne, für die er auf dieser Abteilung eingesetzt ist (meistens drei Monate), voll als pädiatrische Ausbildung angerechnet.

Aufgabenfeld einzelner Mitarbeiter

Auf der I. Medizinischen Abteilung werden hauptsächlich drei Patientengruppen behandelt: onkologische, neurologische und kinder- und jugendpsychiatrische bzw. psychosomatische Patienten, vereinzelt auch gastroenterologische und endokrinologisch erkrankte Kinder und Jugendliche. Entsprechend den individuellen Bedürfnissen (Art und Schwere der Krankheit, Alter der Patienten) sind sie in Einer-, Zweier- oder Sechserzimmern untergebracht. Dabei sind die genannten Patientengruppen gemischt. Die Kinderschwestern haben somit die höchst brisante Aufgabe, sich auf alle diese verschiedenen Krankheits- und Patientenarten einzustellen, was zum Teil außerordentlich schwierig ist, insbesondere wenn es abzuwägen gilt, ob sie die neben den üblichen Pflegeleistungen noch verfügbare Zuwendung in erster Linie z. B. einem an einem Malignom sterbenden Kind, einem Jugendlichen mit schwerem Morbus Crohn oder einer Anorexiepatientin, die auch ausgeprägte Depressionen zeigt, schenken sollen. Die Kindergärtnerin und die Heilpädagogin bieten zusammen in einem Spezialatelier einen Werkunterricht an, bei welchem in kreativem Gestalten, das den jeweiligen Möglichkeiten der Kinder und Jugendlichen angemessen ist, sowohl die Beziehungen zu den beiden Werklehrerinnen als auch diese in der Kinder- und Jugendlichengruppe selbst diagnostisch und therapeutisch genutzt werden. Die entsprechenden Patienten genießen bei dieser Tätigkeit einen größtmöglichen Freiraum, finden aber Ermutigung, Anregung und sorgfältig konfrontierende Auseinandersetzung. Der Diplompsychologe untersucht gezielt einzelne Patienten testpsychologisch, beteiligt sich an Elterngesprächen und führt, insbesondere auch im Bereich der Psychoonkologie, Therapien mit Kindern und Jugendlichen (z. B. im Isolierzelt während der Knochenmarktransplantation) oder auch Sterbebegleitungen durch (2, 3). Der Einsatz der Lehrerin wird für jeden Patienten einzeln im Team diskutiert und das Für und Wider

einer Leistungsanbahnung bzw. -forde-
rung abgewogen. Sozialarbeiterin,
Physio- und Ergotherapeutinnen werden
eher punktuell zugezogen, dann aber auch
in die vernetzte Struktur des Betreuungs-
teams eingegliedert.

Das Behandlungsteam

Jeder Patient wird vom gesamten *Behandlungsteam* (Assitenzärzte der Pädiatrie
und der Kinder- und Jugendpsychiatrie,
entsprechende Oberärzte, andere pädiatrische Spezialisten, Kinderschwestern,
Lehrerinnen, Kindergärtnerinnen, Sozialarbeiter und auch Logopädinnen sowie
Physio- und Ergotherapeutinnen) wöchentlich einmal detailliert besprochen,
sowohl was seine physische als auch was
seine psychische Situation angeht, welches
die Beziehungserfahrungen aller Mitarbeiter mit ihm und seinem Umfeld sind
und welche weiteren Behandlungsziele
angestrebt werden. Das Team gilt hierbei
als ein sensibles Instrument, das verschiedene, fraktionierte Aspekte der Patienten
und ihrer Angehörigen widerspiegelt und
zur Aufgabe hat, nicht nur eine An- und
Abgleichung dieser Perspektiven vorzunehmen, sondern auch jeweils ein integriertes Bild des Patienten, wie es sich im
gegenwärtigen Moment präsentiert, entstehen zu lassen. Die Gruppendynamik
im Team wird so für den Behandlungspro-
zeß genutzt; die persönlichen Gesichtspunkte werden, ohne Aufgabe des jeweils
eigenen Standpunktes, im interdisziplinären Team relativiert. Es wird auf diese
Weise ein gemeinsames Bezugssystem
geschaffen, das die Planung verbindlicher
Handlungsrichtlinien und Beziehungsan-
gebote ermöglicht. Die Mechanismen der
projektiven Identifikation und das *falsche
Selbst* müssen bei jedem einzelnen Teammitglied und der Gruppe als Ganzem
erkannt und verändert werden. Magische
Erwartungen und diffuse Ängste sowie

latente Entwertungen zwischen Patienten
und Teammitgliedern oder innerhalb des
Teams lassen sich auf diese Weise abbauen
(5). Eine solche Arbeit ist natürlich nur
möglich, sofern eine gewisse Konstanz der
wichtigsten Mitarbeiter besteht und Ver-
laß ist auf den gegenseitigen Willen zur
Kooperation (d. h. auf einen kooperativen
Kontext) und auf den Respekt vor den
anderen Fachgebieten. Nur so lassen sich
Rivalitäten vermeiden und eine interdisziplinäre Verständigung erreichen. Das bei
diesen Besprechungen festgehaltene Prozedere ist für alle bindend und wird nur in
Notfällen verändert. Bei diesen Besprechungen muß auch klar werden oder sein,
ob die pädiatrische oder die kinder- und
jugendpsychiatrische Seite die Hauptver-
antwortung für den Behandlungsablauf
trägt, damit dies auch gegenüber den
Patienten und ihren Angehörigen deutlich
wird.

Patienten

Zu den häufigsten psychosomatischen
Patienten gehören solche mit diversen
Konversionssymptomen (Kopfweh,
Bauchweh, psychogene Lähmungen,
psychogene Bewußtseinsveränderungen,
psychogene Anfälle), schweren Tics, Gil-
les-de-la-Tourette Syndrom, allen Formen
von Eßstörungen (Anorexia nervosa,
Bulimarexie, Bulimie, Adipositas), Jugendliche mit Kolitis, Morbus Crohn,
Automutilationen und Kinder mit fragli-
chen oder bereits gesicherten körperlichen und sexuellen Mißhandlungen. Das
Alter der Kinder und Jugendlichen reicht
von etwa 2 bis maximal 20 Jahre. Die
durchschnittliche Aufenthaltsdauer beträgt 3 bis 4 Wochen, bei Anorexiepatientinnen meist 3 bis 5 Monate.
Für die Eltern besteht eine Besuchszeit
rund um die Uhr, von der auch häufig
Gebrauch gemacht wird; Nicht-Familien-

angehörige können dreimal pro Woche für 2 Stunden kommen. In Einzelabsprachen sind, was die Besuchszeiten angeht, viele Ausnahmen möglich. Regelmäßig finden auch Seelsorgerbesuche statt.

Hauptansprechpartner für die Eltern ist der jeweils federführende Arzt, manchmal werden aber auch die zuständige Kinderkrankenschwester oder die Stationsschwester in erster Linie kontaktiert. Als Teammitglieder erfüllen die Kinderkrankenschwestern wohl eine Kotherapeutenfunktion im weitesten Sinne, sind aber bei eigentlichen therapeutischen Gesprächen mit Eltern oder der ganzen Familie eher selten anwesend. Bei einer nicht kleinen Zahl von psychosomatischen Patienten wird während des Spitalaufenthaltes die später bei der Anorexie erwähnte, psychoanalytisch orientierte Maltherapie (zwei Stunden wöchentlich) angeboten, die von einer zwar zum Team gehörigen, dennoch aber sehr eigenständigen Maltherapeutin in einem eigens hierfür ausgestatteten Atelier durchgeführt wird.

Psychosomatische Patienten treten in die Universitäts-Kinderklinik entweder über die Pädiatrische oder über die Kinder- und Jugendpsychiatrische Poliklinik ein. In seltenen Fällen werden sie direkt durch einen frei praktizierenden Kollegen auf die Abteilung eingewiesen. Jugendliche müssen mit dem Spitaleintritt einverstanden sein, bei Kindern entscheiden meist die Eltern. Die I. Medizinische Abteilung der Kinderklinik ist gemischt-geschlechtlich geführt. Jugendliche verschiedenen Geschlechts kommen aber nicht ins gleiche Zimmer. Manchmal dauert die Abklärungsuntersuchung im somatischen Bereich nicht so lange wie im psychischen. Besteht in solchen Fällen keine klare Notwendigkeit für eine weitere Hospitalisierung, so können die weiteren psychosozialen Abklärungen ambulant in der in unmittelbarer Nähe der Kinderklinik

gelegenen Kinder- und Jugendpsychiatrische Universitäts-Poliklinik erfolgen.

Die Entlassungen der Patienten werden individuell im Behandlungsteam besprochen und geplant. Ein Klinikaufenthalt kann möglicherweise verlängert werden, wenn dies zur Anbahnung von therapeutischen Prozessen, zur Klärung der psychosozialen Situation oder zur Verhinderung von Rückfällen notwendig erscheint. Aber gerade solche nicht direkt medizinischen Indikationen bedürfen einer von allen Seiten getragenen Zustimmung, damit in dieser Zeit auch innerhalb der Klinik eine einigermaßen klare und aufeinander abgestimmte pädagogische Haltung eingenommen werden kann. Dies ist von besonderer Bedeutung, wenn eine starke Neigung zur Regression und damit möglicherweise auch die Notwendigkeit zur Förderung progressiver Verhaltensweisen besteht.

Bei *HIV-positiven* Kleinkindern bedürfen vor allem die Eltern oder Pflegeeltern der intensiven Betreuung. Ein quer durch alle Abteilungen aufgebautes Team, bestehend aus den pädiatrischen Spezialisten für HIV-Erkrankungen, besonders interessierten Kinderkrankenschwestern, spezialisierten Sozialarbeitern und dem Chefarzt der Kinder- und Jugendpsychiatrie, bespricht die Maßnahmen, welche neben der somatischen Behandlung der Kinder im psychosozialen Bereich für das gesamte Umfeld des betroffenen Kindes ergriffen werden müssen. Auch hierzu sind regelmäßige Zusammenkünfte und enge Kooperation mit klaren Funktionsabgrenzungen und -verteilungen erforderlich, soll nicht einer Verzettelung des Behandlungsangebotes Vorschub geleistet werden.

Für die Behandlung von körperlich und sexuell mißhandelten Patienten wiederum gibt es ein besonderes Team, das bei der Aufnahme solcher Kinder in der Kinderklinik zusammengerufen wird. Es besteht aus dem stellvertretenden Direktor der Pädiatrischen Universitätsklinik, einer Sozialarbeiterin und dem kinder- und jugendpsychiatrischen Oberarzt. Dieses Team wird vom entsprechenden Stationsarzt zugezogen und bespricht mit diesem die biopsychosozialen diagnostischen Schritte und die daraus folgenden therapeutischen Maßnahmen. Zu Beginn der diagnostischen Phase ist oft der Pädiater fürs erste federführend, danach wechselt die Verantwortung häufig an die Kinder- und Jugendpsychiatrie. Der Kinder- und Jugendpsychologe ist meist in beiden Behandlungsabschnitten beteiligt. Auch hier geht die Langzeitbetreuung in der überwiegenden Zahl der Fälle an die Kinder- und Jugendpsychiatrische Universitäts-Poliklinik über, wo sie von den gleichen Mitarbeitern, die in der Universitäts-Kinderklinik tätig sind (Psychologe, kinder- und jugendpsychiatrischer Assistenzarzt, Oberarzt), durchgeführt wird. Auch ausgewählte gastroenterologische und psychoonkologische Patienten und ihre Familien werden, wenn sie keiner stationären Behandlung mehr bedürfen, neben den Kontrollen auf den entsprechenden pädiatrischen Spezialpolikliniken im Rahmen der Kinder- und Jugendpsychiatrischen Universitäts-Poliklinik nachbehandelt.

Therapiekonzept

Das Funktionieren der beschriebenen Strukturen soll am Beispiel der *stationären Anorexiebehandlung* erläutert werden: Patientinnen, die an einer Anorexia nervosa leiden, sind, strukturell gesehen, eine inhomogene Gruppe, auch wenn sie nach den Kriterien der DSM-III-R diagnostiziert wurden. Das Spektrum anorektischer Erscheinungen reicht von der einfachen anorektischen Reaktion über die voll ausgebildete Anorexia mentalis mit unterschiedlichster Ich- und Bezie-

hungsentwicklung bis zur schweren, chronifizierten Anorexie, die invalidisierenden Charakter hat. Als allgemeines *Ziel* kann gelten: ambulante Behandlung, wenn möglich, stationäre Behandlung, wenn nötig.

Die *ambulante Behandlung* ist, außer in Bagatellfällen, äußerst schwierig. Im abgemagerten Zustand besteht bei den Patientinnen nur wenig Fähigkeit zu psychotherapeutischer Arbeit. Dies gilt nicht nur für das Individuum, sondern auch für die Familie im akut krisenhaften Zustand. Mit dem Terminus „psychotherapeutische Arbeit" ist diejenige innerseelische oder interpersonale Tätigkeit gemeint, die einen Funktionswandel, eine Funktionsveränderung psychischer Abläufe umfaßt und mit der Zeit eine Strukturveränderung nach sich zieht. Psychotherapeutische Arbeit kann nur von den bestehenden Kompetenzen und Ressourcen, d. h. den funktionalen Teilen des Individuums (konfliktarme Zonen des Ichs, Funktionen, die eine Erhöhung oder Stabilisierung des Selbstgefühls ermöglichen) oder den funktionalen Teilen der Familie (interaktionale Bereiche mit freiem emotionalem Austausch und flexiblem Wechsel von dyadischen zu triadischen Beziehungsmodalitäten) geleistet werden.
Das Ziel einer ambulanten Behandlung besteht ganz allgemein im Erreichen eines autonomeren intrapsychischen oder interpersonellen Funktionierens der Patientin und/oder ihrer Familie, der Eröffnung von psychischen, somatischen und sozialen Entwicklungswegen (Adoleszenz) und der kontrollierten Restitution des Gewichts mit Normalisierung des Eßverhaltens. Dieser letzte Punkt nötigt zu Settingsforderungen, damit die beiden ersten Punkte überhaupt erreicht werden können: regelmäßige Gewichtszunahmen in abgesprochener Form mit genauer Gewichtskontrolle sind nötig und ebenso eine Hospitalisation, wenn die Abma-

chungen nicht eingehalten werden können.

Die *stationäre Behandlung* wird im allgemeinen für schwere Formen der Krankheit gewählt, seien diese körperlich (notfallmäßige Einweisung über die Medizinische Poliklinik des Kinderspitals wegen somatischer Alarmzeichen wie Bradykardie, Elektrolytstörungen etc). oder psychisch (z. B. Scheitern der ambulanten Behandlung, schwere depressive Verstimmung mit Suizidalität, schwere Lern- oder Verhaltensstörungen). Eine stationäre Behandlung in einem primär somatischen Spital bedarf, um nicht zu einem Fiasko zu werden, eines spezifischen Settings. Wir bezeichnen diese umgreifend als unser „Konzept". Hierzu bedarf es eines umschriebenen theoretischen Verständnisses der Anorexie, das explizit gemacht werden muß, sich in praktische Handlungen umsetzen läßt und auch einer angemessenen Kosten-Nutzen-Relation Rechnung trägt. In diesem konzeptuellen, biopsychosozialen Dreiländereck ist es unumgänglich, daß sich alle Mitglieder des interdisziplinären Behandlungsteams mit den Grundstrukturen des Settings/Konzepts identifizieren und diese gleichzeitig auch flexibel und persönlich authentisch handhaben. Dies gilt in gewisser Weise auch für die Patientinnen und ihre Eltern, nämlich in dem Sinne, daß eine stationäre Behandlung nur möglich ist, nachdem Eltern und Patienten im Detail über das Vorgehen orientiert worden sind, ihr Einverständnis dazu gegeben haben und

zuvor eine umfassende somatische Abklärung stattgefunden hat.

Eine Kinderklinik ist nicht dasselbe wie eine psychotherapeutische Abteilung. Ein rein psychotherapeutisches Konzept ist deshalb nicht angebracht. Durch die konzeptuell fixierte Zusammenarbeit mit den somatisch tätigen Ärzten und Schwestern bewegen wir uns in einem psycho-somatischen Übergangsbereich par excellence. Dieses labile Gleichgewicht bedeutet eine anhaltende Herausforderung und setzt eine hohe Beweglichkeit aller Beteiligten sowie die Bereitschaft zur Konsensfindung voraus.

Das Alter unserer Anorexiepatientinnen reicht von 11 bis 20 Jahren. Diese Spanne umfaßt somit die gesamte Adoleszenz. Das In-Erscheinung-Treten eines eigenständigen Selbst ist, je nach psychischer Struktur der Patientin, durch eine unterschiedlich ausgeformte Kruste eines falschen Selbst in variablem Ausmaß erschwert. Fraktionierte Anteile der Selbst- und Objektrepräsentanzen werden externalisiert und die verschiedenen Mitglieder des Behandlungsteams zu unterschiedlichen projektiven Identifikationen genötigt. Solche Aufspaltungen müssen im Team reflektiert werden, und es braucht die Struktur von regelmäßigen gemeinsamen Besprechungen, um aus den verschiedenen Puzzleteilen wieder ganze Bilder zu erarbeiten und nicht einfach nur durch die verschiedenen emotionalen Bewegungen zu re-agieren. Dasselbe gilt auch für das familiäre System.

Was ist nun das Ziel eines längerdauernden stationären Aufenthaltes?
1. Die *Restitution des Gewichts* unter Wahrung einer größtmöglichen Autonomie der Patientin und Übernahme des von ihr nicht zu leistenden Teilbereichs einer Fürsorge, die sich auch auf den Körper bezieht. Damit auch Behebung aller sekundären Hungerzustandssymptome.
2. Hierdurch *Verhinderung der Chronifizierung* eines anorektischen Prozesses, da dann die Prognose bezüglich weiterer psychischer und somatischer Entwicklung in hohem Maße ungünstiger ist.

3. *Nicht-Übernahme der Ohnmacht* gegenüber dem Krankheitsprozeß, die von der Patientin und ihrer Familie zumeist geteilt wird und gleichzeitig Angebot von Strukturen, die eine *Bearbeitung aggressiver Impulse* innerhalb von Beziehungen in dem Sinne ermöglichen, daß weniger re-agiert als reflektiert wird.

4. *Anbahnung von psychotherapeutischen Abläufen und Prozessen* bei der Patientin selbst und ihrer Familie. Damit Schaffung von Voraussetzungen für langzeitige psychotherapeutische und psychosoziale Veränderungen.

Um diese Ziele zu erreichen, haben wir ein Setting/Konzept entwickelt, das seit über 15 Jahren in Anwendung und Entwicklung ist. Es geht davon aus, daß alle diese Patientinnen ein gestörtes Körperselbst aufweisen und die Selbst-Objektgrenzen außerordentlich durchlässig sind. Diese Patientinnen haben wie keine Haut, introjizieren jeglichen Erwartungsdruck, weichen gleichsam vor jedem Übergriff zurück, können sich nicht wehren und bringen das Schrumpfen des wahren Selbst wie direkt am eigenen Körper mittels der Anorexie zur Darstellung. Hat dieser regressive Zusammenbruch in der Adoleszenz erst einmal begonnen und sich dann etabliert, so ist in diesem Stadium eine Rückstrukturierung aus eigenen Kräften zumeist nicht mehr möglich. Die Patientinnen bedürfen deshalb einer Anerkennung der Durchlässigkeit ihrer Grenzen, d. h. ihrer hohen Empfindsamkeit und Aufopferungsbereitschaft und auch des daraus entstandenen Wunsches, Veränderungen in der Außenwelt bewirken zu können, die mit der Hoffnung auf mehr Selbstentfaltung verbunden sind. Das Sich-Ausdrücken mittels des Körpers wird auf diese Weise sehr ernst genommen.

Was wird praktisch getan?
Errechnung eines Zielgewichts und einer oberen Gewichtsgrenze zur Sicherung gegen das Umkippen der Symptomatik in Bulimie und Adipositas.
Angebot einer kalorienmäßig angepaßten *Normalkost*, die eine Gewichtszunahme von mindestens 500 und maximal 2000 Gramm pro Woche erlaubt.
Kein Kampf ums Essen, hingegen objektive Gewichtsüberprüfung zweimal pro Woche ohne Kleider, mit zweimaligem Messen des spezifischen Gewichts des Urins (damit nicht im Sinne eines Selbst- und Umweltbetrugs Wasser angetrunken und dadurch eine Gewichtszunahme vorgetäuscht wird.)
Freie Besuchszeit für Eltern und Familienangehörige. Für alle anderen nur Besuche zu den üblichen Besuchszeiten (dreimal pro Woche).
Begrenzung des freien Bewegungs- und Explorationsraumes auf die Räumlichkeiten der Station; dies bis zum Erreichen des Zielgewichts.

Gelingt es nicht, mit diesem Grundangebot die geforderte Gewichtsmenge ohne Antrinken von Wasser zuzunehmen, so verstehen wir dies als eine averbale Mitteilung der Patientin, daß sie eines geringeren explorativen Raumes bedarf, d. h. überschaubarere äußere Grenzen braucht, um funktionieren zu können. In Wochenschritten können solche Reduktionen zu Zimmerruhe, Bettruhe und Magensondierung (und umgekehrt) fortschreiten. Ausgehend von einem angenommenen optimalen Funktionsniveau der Patientin und sich kontinuierlich anpassend an suboptimale Funktionsweisen, übernimmt aufgrund dieser averba-

len Kommunikation der Patientin das Spital in flexibler Weise Verantwortung für den Prozeß oder gibt diese wieder an die Patientin zurück.

Therapieangebot
Das psychotherapeutische Angebot besteht aus einer psychoanalytischen Maltherapie von 2 Stunden pro Woche, das nach 2 Probestunden von der Patientin ergriffen oder verworfen werden kann. Regelmäßige diagnostisch-therapeutische Familiengespräche und meist auch Gruppengespräche der Anorektikerinnen zusammen ergänzen das Angebot. Bei Vorliegen ausgeprägter depressiver Verstimmungen werden im Sinne einer

pharmakotherapeutischen Hilfe Antidepressiva eingesetzt.
Tägliche *Physiotherapie* (einzeln oder in Gruppe) dient zur Wahrnehmungssteigerung des eigenen Körpers und zu seinem lustvolleren Bewohnen.
Handwerkliche Aktivitäten im „Werk"-Atelier und Schulunterricht helfen nicht nur, den Tag zu gliedern, sondern sind ebenso Felder interaktionellen Geschehens.

Die detaillierte Kenntnis dieses Gesamtangebots ermöglicht der Patientin, sich in einer überschaubaren Situation zu bewegen, Grenzen auszutesten, ein institutionelles Holding zu erfahren, kontrolliert zu regredieren und vor allem wieder zu progredieren. Erst in der settingsbedingten Eingrenzung der Pseudoautonomie wird experimentierend die Möglichkeit geschaffen, eine bisher unbekannte Autonomie des Ich gegenüber der Umwelt und gegenüber dem Es zu erfahren. Selbstverantwortung kann in kleinen, erfolgsgepaarten Schritten erworben werden. Der Krankheitsprozeß wird zunehmend als etwas Ich-Dystones erlebt und damit überhaupt als ein solcher erst wahrgenommen. Hinter den Abwehrformationen des falschen Selbst tritt das auf infantiler Stufe fixierte eigentliche Selbst zuerst zögernd, dann aber zunehmend deutlicher erkennbar hervor. Projektionen werden durch die regelmäßigen Teambesprechungen aufgefangen und eingegrenzt, und es kann allmählich ein vermehrter Gebrauch der verbalen Sprache gemacht werden. Auf der biologischen Ebene bewirkt der Wechsel von einer katabolen zu einer

anabolen Stoffwechsellage ein allmählich wieder auftretendes Hungergefühl, das zunehmend zur Selbstregulation Anlaß gibt. Im sozialen Bereich muß geklärt werden, ob die gegenwärtigen Schutzmechanismen der Patientin und das momentane Interaktionsmuster innerhalb der Familie eine geographische Distanzierung als wünschenswert oder eher als Vermeidungshaltung erscheinen läßt und ob schulische Veränderungen angebracht sind.
Nach Erreichen des Zielgewichts geht es darum, die Aufgabe der Stabilisierung des Gewichts und der übrigen Funktionen zu einer permanenten Aufgabe der Patientin zu machen. Die Patientin schöpft sich das Essen selbst, erweitert nun den explorativen Raum auf Gebiete außerhalb des Spitals, geht eventuell stundenweise zur Schule und wird, zusammen mit den Eltern, in die Planung des weiteren Vorgehens einbezogen. Sie kann die Maltherapie weiterführen, sofern sie bereit ist, regelmäßige Gewichtskontrollen über 6 bis 12 Monate zu akzeptieren. Sie kann auch eine andere Form der Psychotherapie wählen oder ganz auf eine psychotherapeutische Begleitung verzichten. Fa-

miliengespräche lassen sich in eine eigentliche längerfristige Familientherapie umwandeln. Vor Austritt muß die schulische und die Wohnsituation geklärt sein. Schließlich wird eine untere und eine obere Gewichtsgrenze festgelegt. Sollte diese unter- oder überschritten werden, so wird vereinbart, daß so rasch wie möglich der Wiedereintritt in die Klinik stattfindet. Die somatische Nachkontrolle kann im Spital bzw. in der Poliklinik oder bei einem Arzt freier Wahl, mit welchem das Prozedere abgesprochen worden ist, vorgenommen werden. Auf diese Weise ist, sofern die Patientin und ihre Familie das Angebot ergreifen möchten, die Kontinuität der Behandlung bis zum Abschluß der Adoleszenz gewährleistet.

Widerstände und Schwierigkeiten

Sowohl die Universitäts-Kinderklinik als auch die Patienten mit ihren Familien und ihrem spezifischen sozialen und kulturellen Hintergrund bilden je ein lebendiges „System“. Jedes lebendige System (7) hat eine eigene Funktionsstruktur, Rückkopplungs-, Stabilisierungs- und Regulationsmechanismen, die eine Dynamik mit mehr oder weniger Spielraum und Entwicklung ermöglichen. Das „System Klinik“ (SK) hat mit dem „System Patient/Familie/Umfeld“ (SPFU) gewisse Ähnlichkeiten. In beiden existieren implizite und explizite Glaubensauffassungen und Überzeugungen darüber, was der Mensch ist, welche Wertvorstellungen zentral sind, was Krankheit bedeutet, welche Wertigkeit die biologischen Gesetze des Körpers, die psychologischen Vorgänge im und zwischen den Menschen und die soziokulturellen Gegebenheiten haben und wie das Zusammenspiel dieser Bereiche verläuft. Im System Klinik muß in den Behandlungsteams eine Art Minimalkonsens über diese Auffassungen bestehen,

damit es seinen Aufgaben angemessen nachkommen kann. Insbesondere bei Fragen der ätiologischen und der kausalen Zusammenhänge pflegen dabei größere Divergenzen aufzutauchen. Dies ist auf einer Station, in der hinsichtlich Pflegeleistung somatisch hoch anspruchsvolle und sterbende, aber auch psychosomatische und schließlich ebenso rein psychiatrische Patienten nebeneinanderliegen, besonders offensichtlich. Widerstände und Schwierigkeiten entstehen in der Institution dort, wo diesbezüglich nicht genügend Integrationsarbeit geleistet wurde. Dann nämlich divergieren die gegenseitigen Vorstellungen und Erwartungen zu sehr, und bei den verschiedenen Teammitgliedern tritt eine Tendenz zu autistisch-undiszipliniertem Denken (1) und Handeln in Erscheinung. Probleme manifestieren sich aber auch beim Abgleich der genannten Vorstellungen zwischen dem System Klinik und dem System Patient/Familie/Umwelt, der für einen erfolgreichen Verlauf der Hospitalisation unerläßlich ist. Dies gilt besonders für die Erarbeitung eines gemeinsamen kooperativen Kontextes bezüglich Behandlungszielen und gegenseitigen Erwartungen. Obwohl zwischen den beiden Systempartnern (SK und SPFU) infolge des fachlichen Wissens und Könnens der Institutionsmitarbeiter eine Asymmetrie besteht, bedarf es der Erarbeitung (und bei Störung der Wiederherstellung) einer fairen Balance zwischen den beiden Systemen, damit nicht latente Machtkämpfe unnötiger Art die konstruktive Strukturierung der gegenseitigen Beziehungen behindern.
Innerhalb des Systems Klinik sind für die Behandlung von Patienten mit speziellen psychosomatischen Krankheitsbildern gemeinsam erarbeitete Behandlungsschemen notwendig, die aber jeweils, entsprechend dem Patienten, seiner Familie und seiner Umwelt wie auch gemäß der Persönlichkeitsstruktur der Teammitarbeiter

flexibel-elastisch und auf den jeweiligen Einzelfall zugeschnitten zur Anwendung kommen müssen. Solches erfordert anhaltende psychisch-integrative Arbeit. Wird die Bereitschaft hierzu gestört oder ist sie bereits von vorneherein zu gering, so besteht die Gefahr einer starr-schematischen oder einer undiszipliniert-diffusen Behandlung, bei welcher Parteien entstehen, die sich gegenseitig des Aufbaus von Widerständen bezichtigen.

Die Hospitalisation und psychiatrische (Mit-)Behandlung von psychosomatisch kranken Kindern und Jugendlichen in der Universitäts-Kinderklinik hat einerseits den Vorteil, daß damit der Etikettierung der Patienten und ihrer Familien Einhalt geboten und eine stationäre Behandlung somit oft besser angenommen wird. Andererseits kann wegen des interdisziplinären Teams, das eine primär von der somatischen Pflege her betonte Erfahrung mitbringt, nicht ein rein psychotherapeutisches Prozedere gewählt werden. Ein gegenseitig eng verzahntes Vorgehen ist aber zeit- und personalaufwendig, was die Tendenz der Krankenkassen, für die Behandlung von psychosomatischen Patienten geringere Tagessätze zu bezahlen als für medizinisch intensiv betreute Kinder und Jugendliche, besonders widersinnig erscheinen läßt.

Unterricht und Supervision

In der Universitäts-Kinderklinik werden die Patienten, mit ihrem Einverständnis und auch dem der Eltern, Medizinstudenten im Rahmen des pädiatrischen und des kinder- und jugendpsychiatrischen Gruppenunterrichtes vorgestellt. Mitarbeiter der Kinder- und Jugendpsychiatrie unterrichten in der Schwesternschule innerhalb der postgraduaten Vorlesungen und Kursen der Kinderklinik. Ihre eigene Fortbildung erfolgt neben dem Besuch der Staff-

Meetings im Rahmen der internen Fortbildungsveranstaltungen der Kinder- und Jugendpsychiatrischen Universitäts-Poliklinik, wo auch wöchentlich Gruppensupervisionen für Einzel- und Familientherapien stattfinden. Die Besprechungen der verschiedenen Behandlungsteams dienen nicht nur dem Austausch von Informationen, sondern auch einem anhaltenden Living-Learning-Prozeß.

Die Schwestern, die Heilpädagogin und die Kindergärtnerin der I. Medizinischen Abteilung treffen sich, auf freiwilliger Basis, als Team einmal pro Monat für eine zweistündige Supervisions-Weiterbildungssitzung in der Kinder- und Jugendpsychiatrischen Universitäts-Poliklinik. Andere, nicht direkt mit der Kinder- und Jugendpsychiatrie zusammenarbeitende Teams der Universitäts-Kinderklinik sind in Balint-Gruppen mit spitalexterner Leitung organisiert.

Forschung

Bisher haben vor allem im Bereich der Psychoonkologie gemeinsame pädiatrisch/kinder- und jugendpsychiatrische Forschungsvorhaben bestanden (2, 4, 6, 8). Eine retro- und eine prospektive Studie über Langzeitverläufe von Kindern und Jugendlichen mit Eßstörungen (vor allem Anorexia nervosa) sind in Planung.

Notwendige weitere Schritte, Wünsche und Utopien

Die außerordentlich aufschlußreichen Ergebnisse der Säuglings- und der Mutter-Kind-Forschung in den vergangenen 10 Jahren mit der Entwicklung einer eigentlichen Baby/Mutter-Psychosomatik machen es wünschenswert, die beschriebene

Funktionsart der Zusammenarbeit auch auf weitere Abteilungen der Universitäts-Kinderklinik, insbesondere die Säuglings- und die Neugeborenenabteilung, auszudehnen. Von gezielten Kurzinterventionen darf bei einer Vielzahl von funktionalen Störungen (z. B. der Säuglingsanorexie) und auch bei Gedeihstörungen (z. B. dem psychosozialen Minderwuchs) sowohl präventiv wie auch therapeutisch viel erwartet werden.

Für besonders interessierte Kinderkrankenschwestern sollte eine geregelte Weiterbildungsmöglichkeit im Bereich der Psychosomatik angeboten werden, die mit dem Erwerb eines Zweitdiploms abschließt. Somit könnten sich diese nicht nur zu Spezialistinnen der körperlichen, sondern auch der gesamten psychosozialen Pflege weiterentwickeln.

Wenn uns im Bereich der klinisch psychosomatischen Forschung mehr personelle und materielle Mittel zur Verfügung stünden, könnten die Gewichtungen und Wechselwirkungen der verschiedenen Einflußgrößen (systemische, interpersonale, intrapsychische, biopsychosoziale) genauer erfaßt und das vorhandene Behandlungsangebot gezielter genutzt werden. Schließlich streben wir auch eine vertiefte psychosomatische Ausbildung der angehenden Pädiater in Kinder- und Jugendpsychiatrie/-psychotherapie an, da uns eine solche in der heutigen kinderärztlichen Praxistätigkeit unentbehrlich erscheint.

Literatur

1. Bleuler E. Das autistisch-undisziplinierte Denken in der Medizin und seine Überwindung. Berlin: Springer, 1966.
2. Bürgin D. Das Kind, die lebensbedrohliche Krankheit und der Tod. Bern: Huber, 1978.
3. Bürgin D. Begleitung sterbender Kinder. In: Die Begleitung Sterbender. Spiegel-Rösing I, Petzold H. (Hrsg). Paderborn: Junfermann, 1984: 377–90.
4. Bürgin D, Hubrich R. Begleitung todkranker Kinder in der Klinik. Kind und Umwelt 1988; 59: 1–14.
5. Bürgin D. Liaisonpsychiatrische Aspekte im Bereich der Kinder- und Jugendpsychiatrie. Schweiz Rundschau Med (Praxis) 1990; 79: 804–8.
6. Merk H R. Kurz- und langfristige Auswirkungen des Verlustes eines Kindes auf Eltern (und Geschwister). Diss. Basel; 1981/82.
7. Miller J G. Living systems. New York: McGraw-Hill Book, 1978.
8. Schuppli-Delpy M. Prospektiver Aussagewert spontaner Zeichnungen von Kindern mit malignen Erkrankungen. Diss. Basel, 1989.

Schwerpunkt psychosomatische Neurologie

Mechthilde Kütemeyer

Biographisches

Meine berufliche Biographie verlief „zwischen den Stühlen" der Neurologie, Psychoanalyse und Medizingeschichte. Für meine weitere Orientierung spielt die Auseinandersetzung mit dem Nationalsozialismus und seinen Wurzeln, das Studium des Judentums und des Urchristentums und deren Spuren in der modernen Architektur, Malerei, Literatur und in alternativen Lebensformen eine entscheidende Rolle.

Mein Vorsatz, dem ärztlichen Ethos der Familie durch das Studium der Architektur zu entgehen, wurde – nach der Tätigkeit beim Schreiner und Zimmermann und den ersten Semestern – durch die Begegnung mit einer Anfallskranken im elterlichen Hause zunichte, deren dramatische Krankengeschichte als Schlüsselerlebnis meine späteren Erfahrungen im Medizinstudium und als Ärztin prägte:

Kasuistik 1: Die damals 19jährige Ungarin hatte seit ihrem 14. Lebensjahr unter häufigen „kleinen" und „großen" Anfällen gelitten (primär generalisierte Epilepsie mit pyknoleptischen Absencen und Aufwach-Grand-mal). Sie hatte nur sporadisch die Schule besucht und zuletzt bei hoher antiepileptischer Medikation mehrere psychotische Episoden durchgemacht („forcierte Normalisierung"). Der Aufenthalt in der Familie galt der Rehabilitation mit psychotherapeutischer Hilfe. Ich konnte die Beziehung vieler ihrer kleinen und großen Anfälle mit konfliktbesetzten Situationen erleben, ebenso ihre psychotischen Verwandlungen, in denen sie latente Personenanteile und ungelebte Möglichkeiten gleichsam „durchspielte": Als geistreiche Dame mit französischem Akzent, als von einem Mann verfolgt, von ihrem Bruder geschwängert, dann als ein wildes Tier. Während der anfallsfreien psychotischen Phasen agil und wortgewandt, versank die Patientin in den epileptischen Phasen, angekündigt durch einen beißenden Körpergeruch, in dumpfe Lethargie. Es gelang der Patientin allmählich, etwas von ihrer psychotischen Beweglichkeit in ihren „epileptischen" Alltag zu integrieren, was ihr unerwartete Wirk- und Kommunikationsmöglichkeiten verschaffte.

Nach dieser Erfahrung konnte ich nie mehr an die Zufälligkeit epileptischer Anfälle und die Zwangsläufigkeit epileptischer „Wesensänderung", an die Undurchdringlichkeit der Psychose und – auch die Schweißdrüsen „schwätzten" mit – an die Autonomie körperlicher Vorgänge glauben.

Bereits im Medizinstudium in Heidelberg lernte ich die anthropologische Medizin Viktor von Weizsäckers und seiner Schüler kennen: die psychosomatische Neurologie Paul Vogels, die Psychophysiologie Paul Christians sowie die Biographik und Psychotherapie Wilhelm Kütemeyers in der Inneren Klinik, die psychoanalytische Psychosomatik Alexander Mitscherlichs[1]. Nachdem ich in der Schweiz neben psychiatrischer Tätigkeit und Dissertation über die „Geschichte der Heidelberger Schule" (6) eine psychoanalytische Ausbildung absolviert und in Stühlingen/Nähe Bodensee „probeweise" eine kleine psychosomatische Klinik geleitet hatte, habe ich mich ab 1975 noch einmal auf die „Schulbank" einer neurologischen Ausbildung in Berlin bei Dieter Janz – einem Weizsäcker-„Enkel" – begeben und mich dabei – unter Fortsetzung psychoanalytischer Selbsterfahrung und Supervision (Simenauer, Beland, Melitta Mitscherlich) – der psychosomatischen Neurologie gewidmet. Die Wahl der Neurologie als klinisches Fundament erwies sich als besonders ergiebig: Die psychoanalytisch-psychosomatischen Vorerfahrungen zeigten sich bei der Lösung vieler neurologischer Alltagsprobleme als nützlich, die neurologischen Untersuchungsmethoden bei der Abklärung von Konversionen und anderen funktionellen Körperbeschwerden als unverzichtbar; die neurologischen Erkrankungen stellten sich überhaupt als überraschende psychosomatische Fundgruben heraus. Dieser „Versuch der Integration psycho-somatischer Medizin in eine Neurologische Universitätsklinik" ist bereits beschrieben (7, 8).

1985 erfolgte mein Wechsel nach Köln, in eine psychosomatische Abteilung: eine Entscheidung auf Kosten der „Integration"? Wie die Antwort auch ausfallen mag, ein Vergleich der Arbeit in Berlin und Köln erlaubt eine Darstellung der Vor- und Nachteile, der Chancen und Grenzen beider „Integrations"-Formen.

Struktur der Abteilung

Die psychosomatische Abteilung (40 Betten), einzige psychosomatische Einrichtung mit Betten in Köln, ist in das St. Agatha-Krankenhaus (190 Betten) im Norden der Stadt integriert. Es wird, zusammen mit anderen Häusern, von der Genossenschaft der Cellitinnen aus dem Orden der Augustinerinnen – seit Jahrhunderten in der Betreuung Schwerstkranker tätig – getragen. Beim Träger wuchs der Entschluß, eine psychosomatische Abteilung einzurichten – tatkräftig angeregt durch den ärztlichen Leiter des Hauses, Peter Krebs – aus dem Bedürfnis, eine „andere Medizin" im traditionellen und progressiven Geist des Ordens, d. h. unter Einbeziehung psychoanalytischer Grundlagen, im Krankenhaus St. Agatha und in den übrigen Häusern des Ordens (in Köln knapp 1 000 Betten) zu betreiben. Es lag also eine genuin „integrierte" Idee zugrunde[2].

Eine Kernzelle von 14 Betten arbeitete unter der Obhut von Peter Krebs, Leiter der Inneren Abteilung, seit Ende 1980 und wurde unter meiner Mitwirkung 1985 auf 40 Betten erweitert und konzeptuell umstrukturiert. Es entstanden eine neurologisch-psychosomatische „Station Monika" im Obergeschoß des Haupthauses (19 Betten) und, durch Umbau eines früheren

---

[1] Zu den verschiedenen Entwicklungslinien in der Psychosomatik, die sich in der psychosomatischen „Szene" in Heidelberg, wenn auch mit besonderem Akzent, widerspiegeln, siehe die Beiträge von Th. v. Uexküll S. 17 und A. E. Meyer S. 35 (dort auch weiterführende Literatur), wobei Meyer die „holistische", „integrative" Linie wenig differenziert beschreibt und würdigt. Siehe außerdem die Darstellungen von Schultz (17), Schultz und Hermanns (18, 19, 20), Kütemeyer (6, 7, 16).

[2] Mit „Integration" sind alle Aktivitäten und strukturellen Initiativen gemeint, die die Wirksamkeit psychosomatischer Aspekte in den verschiedenen Alltagsbereichen der Medizin fördern.

Schweinestalles, eine psychosomatische „Station Ambrosius" im Landhausstil (21 Betten)[3]. Eine dritte, für die „Integration" besonders wichtige Möglichkeit ergibt sich durch die psychosomatische Mitbehandlung von Patienten auf der Inneren und chirurgischen Abteilung, wobei sich zwei interne „Muster"-Stationen als besonders geeignet erwiesen haben. Die psychosomatische Abteilung besitzt die Ermächtigung zur ambulanten Voruntersuchung und Nachbetreuung.

Mitarbeiterstruktur

Wegen der mit dem integrierten Konzept und der neurologischen Ausrichtung verbundenen vermehrten und speziellen ärztlichen Aufgaben legen wir bei der Auswahl der ärztlichen Mitarbeiter, auch auf Kosten weiterer Psychologen, Wert auf klinische Vorerfahrung und auf neurologische Kompetenz (inzwischen von fünf Ärzten drei mit Gebietsbezeichnung Neurologie und Psychiatrie – Chefärztin, Oberärztin, Assistenzarzt –, ein Psychologe; für schwierige internistische Probleme stehen die Internisten des Hauses zur Verfügung). Wegen der Dramatik der therapeutischen Prozesse auf der Station bei den meist schwer traumatisierten – häufig früher sexuell mißbrauchten – Patienten und Patientinnen müssen wir gleichzeitig auf psychische Stabilität und eine Basis an

psychoanalytischer Selbsterfahrung und Weiterbildung achten. Letztere bringen, in unterschiedlichem Maß, auch unsere Krankenschwestern/Pfleger mit (fünf Vollkräfte pro Station), ebenso die nonverbalen Therapeuten (ein Gestaltungstherapeut, eine Musiktherapeutin, eine Therapeutin für konzentrative Bewegungstherapie mit je einer halben Stelle) und bilden sich, wie die Ärzte, berufsbegleitend weiter. Ein Sozialarbeiter und eine Krankengymnastin sind auch im übrigen Haus tätig und machen sich, wie eine der Physiotherapeutinnen, durch Teilnahme an unseren Teamsitzungen mit unseren Patienten und unserer Arbeitsweise vertraut. Die physiotherapeutische Abteilung des Hauses, wie das Labor und alle diagnostischen Einrichtungen, werden mitbenutzt.

Wir arbeiten stationsintern als therapeutische Gemeinschaft und achten dabei auf klare Rollenverteilung. Jeder Arzt betreut seine (maximal 10) Patienten ärztlich und psychotherapeutisch; nur der Psychologe gibt die ärztlichen Aufgaben an die Oberärztin ab. Neben den Supervisionsaufgaben auf beiden Stationen leitet die Oberärztin eine Kleingruppe auf der neurologisch-psychosomatischen Station, beteiligt sich an der medizinischen Sprechstunde und betreut einzelne, besonders schwierige Patienten. Jeder Patient hat, von der ersten Begegnung im ambulanten Vorgespräch an, seine Betreuungsschwester, die mit ihm regelmäßige „Fazitgespräche" führt. Die Schwestern/Pfleger, die sich an Visiten, Großgruppen und Familiengesprächen, nicht an den verbalen und präverbalen Kleingruppen beteiligen, haben die Aufgabe des täglichen und abendlichen Umgangs mit den Patienten außerhalb der „Therapien"; sie beobachten, oft genauer als die Ärzte, die Kommunikation der Patienten untereinander und liefern von daher im Team oft die adäquatere Einschätzung über Abwehr-

---

[3] Die Namen sind für die Geschichte der Augustinerinnen und für unsere Arbeit bedeutsam: *Monika*, die Mutter des späteren Hl. Augustinus, wußte zur rechten Zeit zu reden, zu schweigen und, wenn beides nicht half, zu weinen, und ermöglichte so ihrem Mann und dem Sohn, die den christlichen Glauben ablehnten, eine Wandlung aus freier Entscheidung, die bei Augustinus durch Selbstanalyse, die „Bekenntnisse", eingeleitet wurde. *Ambrosius*, Kirchenvater und Lehrer des Augustinus, war in der Seelsorge ein Anwalt der Unterdrückten, theologisch und politisch – und als Naturforscher – ein Kämpfer für die athanasianische (gegen die arianische) Lehre: Alle Menschen und Lebewesen sind Gott gleich nahe, d.h. gleich wertvoll, in ihrer Verschiedenheit sinnvoll.

formen, Agieren, Regressionsgrad und Reifungsschritte der Patienten. Ihre Arbeit ist zum Teil bewußt pädagogisch akzentuiert, vor allem bei jugendlichen, dissozialen, eßgestörten und angstneurotischen Patienten.

Patienten

Daß überwiegend Frauen sich zur Behandlung bei uns entschließen, mag darauf hinweisen, daß Männer von ihrer Sozialisation her größere Schwierigkeiten haben, die „weiblichen" psychosomatischen Therapieangebote zu akzeptieren. Durch die Einbettung im Allgemeinkrankenhaus ist es möglich, Patienten im akuteren Stadium ihrer Erkrankung mit schweren körperlichen Symptomen aufzunehmen. Durch das integrative Konzept besteht die Möglichkeit einer gestuften psychosomatischen Betreuung je nach Krankheitsstadium und Bereitschaft der Patienten:

1. Gehfähige Patienten, die für eine psychosomatische Behandlung gut motiviert sind, werden nach ambulanter Voruntersuchung und Wartezeit im „Landhaus" aufgenommen.
2. (Zeitweilig) bettlägerige und weniger motivierte sowie „neurologische" Patienten werden auf der Station im Haupthaus, die mit Klinikbetten ausgestattet ist, behandelt. Die durchschnittliche Liegezeit auf beiden Stationen beträgt 70 Tage.
3. Patienten, die aufwendige somatische Diagnostik *und* psychosomatische Betreuung brauchen, durch die aufdeckenden Psychotherapieverfahren aber überfordert wären, werden auf der Inneren oder chirurgischen Abteilung konsiliarisch mitbetreut (s. Kasuistik 6).
4. Patienten, die einer psychosomatischen Behandlung bedürfen, diese aber ablehnen, können, unter psychosomatischer Supervision, auf der Inneren oder chirurgischen Abteilung vom zuständigen Arzt selbst durch Gespräche betreut werden.

Eine zweiphasige Therapie – Beginn auf der Inneren Abteilung unter psychosomatischer Mitbetreuung, Fortsetzung der Behandlung auf der psychosomatischen Abteilung unter internistischer Mitbetreuung – hat sich vor allem bei Patienten mit Diabetes mellitus, Asthma bronchiale, Colitis ulcerosa und anderen Magen- und Darmerkrankungen, Kollagenosen und schweren Anorexien bewährt.

Bei Patienten mit Diabetes mellitus z. B. kann durch diese Kooperation das häufige Agieren mit Nahrung und Insulin – mit der Folge wechselnder Hyper- und Hypoglykämie – von psychosomatischen *und* internistischen Mitarbeitern allmählich verstanden werden: als versteckter Hilferuf, Beziehungsangebot, Autonomieversuch, als unbewußte Selbstbestrafung oder Todessehnsucht, wobei im Maße des Verstehens die selbstinduzierten Blutzuckerschwankungen überflüssig werden.

Umgekehrt entsteht bei schwerkranken Patienten – besonders mit Asthma bronchiale und Anorexie –, die auf die Zumutungen der Psychotherapie mit körperlicher Verschlechterung reagieren, nicht selten die Notwendigkeit einer zeitweiligen (Rück-)Verlegung auf die Innere oder Intensivabteilung des Hauses, wobei sie durch die Mitarbeiter der psychosomatischen Abteilung konsiliarisch weiterbetreut werden, bei engmaschiger Kommunikation mit den Ärzten und dem Pflegepersonal der jeweiligen Station.

In der psychosomatischen Abteilung werden jährlich 180 Patienten behandelt. Der Konsiliardienst umfaßt die Behandlung weiterer 25 Patienten sowie die Untersuchung von 100 Patienten. Ambulant sehen wir durchschnittlich 300 Patienten pro Jahr.

Besonderheit der Abteilung ist der *neurologische Schwerpunkt* mit der Möglichkeit der Aufnahme von Patienten mit Encephalomyelitis disseminata, Myasthenia gravis, Epilepsien und anderen Anfallskrankheiten, extrapyramidalen Hyperkinesen, Morbus Parkinson, schweren Konversionssyndromen, neurologischen Schmerzsyndromen (Thalamusschmerz, Neuralgien, Kausalgien, Wurzelkompressionssyndromen), wobei fast alle neurologischen Syndrome durch gravierende funktionelle Ausgestaltungen kompliziert sind (s. Kasuistik 2 und 4).

Ablauf der Behandlung

Ambulante Diagnostik und Therpaie

Bei einer *ambulanten Voruntersuchung* – wegen unklarer Vorstellungen über Psychosomatik bei Patienten und Ärzten unerläßlich – wird die Krankengeschichte und fokussierend die biographische Anamnese erhoben, die Einweisungsdiagnose, auch durch körperliche (neurologische) Untersuchung, geprüft. Es wird vor allem die Motivation des Patienten zur aktiven Mitarbeit geklärt, wobei eine erste Begegnung mit der Krankenschwester mit Besichtigung der Station, Erläuterung der therapeutischen Angebote und der Stationsordnung eine wichtige Rolle spielt.

Für den zweiten Aufnahmemodus – nach konsiliarischer Betreuung der Patienten auf der Inneren oder Chirurgischen Abteilung – gelten, abgewandelt, dieselben Gesichtspunkte.

Das von uns praktizierte neurologisch-psychosomatische Vorgehen bei der Erstuntersuchung erfordert eine oszillierende Gleichzeitigkeit der Wahrnehmung auf diagnostischer und psychodynamischer Ebene und setzt neurologische und psychoanalytische Kompetenz voraus. Bestandteile dieser Untersuchung sind: Genaue Rekonstruktion der Krankheitsanamnese auf dem Boden der biographischen Angaben, die neurologisch-penible Beachtung der Körperbeschwerden, einschließlich der Art und Bildersprache, mit der diese geschildert werden, nicht zuletzt die körperliche (neurologische) Untersuchung, bei der wir, neben dem Registrieren pathologischer Befunde, die Mimik und Pantomimik des Körpers im Sinne szenischer Mitteilung beachten (zusammen mit den wechselnden Gefühlen, welche die verbalen und nonverbalen Äußerungen des Patienten in *uns* auslösen). Diese Untersuchungsmethode (10) erweist sich in verschiedener Hinsicht als besonders ergiebig. Sie deckt, selbst bei mehrfach durchuntersuchten Patienten, nicht selten neue diagnostische Aspekte auf, z. B. unerkannte neurologische Erkrankungen, Psychosen oder Suchtprobleme; sie erlaubt eine klare Differenzierung organischer und funktioneller Beschwerden (s. Kasuistik 3), bei neurologischen Erkrankungen eine Unterscheidung des organneurologischen Kerns und der funktionellen Ausgestaltung (s. Kasuistik 4), einschließlich einer Rekonstruktion der zeitlichen Abfolge (ab wann und unter welchen biographischen Bedingungen kam die funktionelle Ausgestaltung dazu? s. Kasuistik 2, 3 und 4). Nicht zuletzt mildert das Ernstnehmen der körperlichen Beschwerden und der Austausch bei der körperlichen Untersuchung die Abwehr der Patienten gegen „Psychisches" und fördert, wie von selbst, verdrängte Erinnerungen und Gefühle zutage, gefolgt von der Bereitschaft, die psychosomatische Diagnose und Behandlung zu akzeptieren.

> *Kasuistik 2:* Eine 45jährige verheiratete Sekretärin mit persistierender, ausgestalteter Lumboischialgie – sie geht wegen ihrer schmerzhaft „spastischen" funktionellen Lähmung des rechten Beines, die vor der Heirat ihrer Tochter zu den episodischen Ischiasbeschwerden hinzugekommen ist, am Stock – stellt sich im Erstgespräch als unermüdliche „Mutter" und Wohtäterin dar, die keiner Hilfe bedarf. Als ich ihr bei der neurologischen Untersuchung, beim Betasten des Rückens, hinter ihr stehend, ohne Blickkontakt, meinen Eindruck von ihrer überaufrechten, kaum beweglichen Wirbelsäule mitteile, höre ich sie plötzlich, mit verhaltenem Groll und tränenerstickter Stimme sagen: „Das habe ich von meinem Vater gelernt, die Zähne zusammenzubeißen, bis sie oben wieder herauskommen".
>
> Meine Probedeutung (mit der Heirat der Tochter wurden Liebeswünsche, auch ödipale, wieder bei ihr wach, gleichzeitig verborgene Auflehnung gegen den fordernden lustfeindlichen Vater) kann sie jetzt aufnehmen und das Angebot einer psychosomatischen Therapie aufgreifen.

Durch das minutiöse Registrieren von Beschwerdeschilderungen konnten wir, neben den von Adler (1, 2) genannten Anhaltspunkten, neurologische Kriterien zur Differenzierung „organischer" und „psychogener" Schmerzen sammeln (10). In unserer „Schmerzwerkstatt" – zu der auch der stationäre Umgang mit Schmerzpatienten gehört (s. S. 335f) –, lernten wir darüberhinaus verschiedene Formen psychogener oder psychogen ausgestalteter Schmerzen zu unterscheiden (Tab. 1):

Tabelle 1: Differenzierung psychogener Schmerzen
(Schmerzwerkstatt St. Agatha-Krankenhaus Köln-Niehl)

Konversionsschmerz	Depression	Angst	Hysterie	Zwang
Charakter	brennend	kribbelnd vibrierend	phantomartig scharf	„Druck"
Verlauf	chronisch	anfallsweise	undulierend	chronisch
Lokalisation	diffus	symmetrisch	einseitig	oben
Ausbreitung	kontinuierliche Generalisierung	multilokal aufsteigend	„Kleiderordnung"	nach oben
Globus	++	+++	+	–
Schwindel	–	+++	–	–

Der „Depressionsschmerz" wird als anhaltend, brennend mit Generalisierungstendenz (Ganzkörperschmerz) beschrieben, der „Angstschmerz" als unruhig, kribbelnd, anfallsweise zunehmend, besonders nachts, mit sprunghaft-multilokaler oder, im Anfall, symmetrisch aufsteigender Ausbreitung. Der „hysterische" Schmerz wird als phantomartig, in Richtung anorganisch („wie ein Klumpen") oder, paroxysmal, als messerscharf charakterisiert mit Ausweitung nach der Kleiderordnung. Der „Zwangsschmerz", als „Druck" angegeben, tendiert nach oben. Begleitbeschwerden wie Globusgefühl mit Schluckstörung finden sich in absteigender Häufigkeit beim Angst-, Depressions- und hysterischen Schmerz. Diffuser Schwindel gehört zum Angstschmerz, nicht zu den anderen Formen psychogener Schmerzen (13, 842 f., 14, 984 ff., 15).

Durch genaue Beachtung der Selbstwahrnehmung der Patienten bei der Erstanamnese wurden wir außerdem auf die schon von Freud (4, 5) beschriebene täuschende Ähnlichkeit von Angstäquivalenten mit neurologisch bedingten Beschwerden aufmerksam (11, 15). Im folgenden Beispiel blieb die Angst durch „neurologische" Verkleidung lange Zeit unentdeckt.

Kasuistik 3: Eine 26jährige Medizinstudentin ist seit eineinhalb Jahren wegen zunehmender Schwäche und Steifigkeitsgefühl, Kälte und Wärmeparästhesien in Armen und Beinen wiederholt in der Universitätsklinik untersucht worden, ohne daß die Befunde (einschließlich NMR) den Verdacht auf MS bestätigten. Inzwischen – das dritte Staatsexamen steht bevor – steigern sich die Beschwerden tageweise derart, daß sie kaum gehen kann und ihr die Gegenstände aus der Hand fallen. Bei der kräftig gebauten, verunsicherten Patientin ergibt die neurologische Untersuchung lediglich eine diskrete Tonuserhöhung im rechten Bein. Als einziges Kind zweier körperbehinderter Eltern hat sie sich bis dahin als übergesund und leistungsfähig gezeigt; die Aussicht auf Erfolg im Examen und Autonomie als Ärztin hat bei ihr Schuldgefühle geweckt, sich unerlaubt weit von der beschränkten Lebensweise der Eltern zu entfernen. Nach der Mitteilung, daß es sich bei den neurologisch anmutenden Phänomenen vermutlich um somatisierte Angst in einer Ablösungskrise handelt, gefolgt von fünf ambulanten Gesprächen und einer neurologischen Abschlußuntersuchung – die Tonusdifferenz ist nicht mehr nachweisbar – sind die Beschwerden anhaltend verschwunden (Katamnese dreieinhalb Jahre).

Die Kenntnis der verschiedenen Formen psychogener Schmerzen und anderer Beschwerden erweist sich als besonders hilfreich bei der Motivierung der Patienten zur psychosomatischen Behandlung. Die unbestimmte – und stigmatisierende – Diagnose („Ihre Beschwerden sind ,*psychogen*'") steigert erfahrungsgemäß die Abwehr der Patienten; die differenzierte, gezielte, symptom- und affektbezogene Deutung hingegen („Ihr Schmerz *ist* Angst") führt zu Erstaunen, Nachdenken, zu einer Art Wiedererkennen latenter Gefühle und zum Austausch darüber mit dem Arzt. Mit der gefühls- und körperbezogenen Deutung („Ihr Symptom ist Trauer, ist Angst") kommt die entscheidende motivierende Selbstreflexion im Erstgespräch in Gang[4].

Für die Wartezeit (je nach Anmeldungsliste oder Situation des Patienten 1 Woche bis 6 Monate) erhalten die Patienten Auflagen (Gewichtsvertrag, Klärung finanzieller Probleme, Sammeln der somatischen Befunde, Schreiben eines Lebenslaufs), von deren Erledigung unter anderem die stationäre Aufnahme abhängt.

---

[4] Als eine weitere „Provokationsmethode" mit ähnlich motivierendem Effekt kann im Erstgespräch der Szeno-Test (und andere projektive Verfahren) benutzt werden.

Das stationäre Konzept

Die ersten Tage des *stationären Aufenthaltes* dienen der somatischen und biographischen Diagnostik, dem bei uns sehr konsequent gehandhabten Medikamentenentzug und der „Anwärmung" der Patienten auf der Station. Danach ist der Ablauf auf beiden Stationen verschieden.

Im *„Landhaus"* sind die Patienten ab der zweiten Woche in ein festes Setting verbaler und nonverbaler, überwiegend in Gruppen stattfindender Behandlungen eingebunden, an das sich, nach Bedarf und Indikation, die anderen Angebote (medizinische Sprechstunde, Physiotherapie, Gespräche mit dem Sozialarbeiter, geplante Ausgänge mit der Betreuungsschwester, Familiengespräche) angliedern.

Aus der gemeindenahen Lage der Abteilung ergeben sich Berührungen mit dem sozialen Umfeld, mit Arbeitgebern, Ärzten und den Angehörigen der Patienten, die therapeutisch genutzt werden. Die Wochenenden und Feiertage, die die Patienten ab der dritten Woche im Konfliktfeld zu Hause verbringen, oft mit der Folge der Symptomverstärkung, fördern die Einsicht in die krankmachenden Momente und in die Notwendigkeit der Familientherapie. Die Familiengespräche, an Effektivität einer intensivmedizinischen Maßnahme vergleichbar, erfordern besondere Kompetenz und Vorbereitung sowie nachträgliche Aufarbeitung durch mehrere Mitarbeiter unter spezieller Supervision.

Auf der *neurologisch-psychosomatischen* Station spielen somatische Diagnostik und Therapie (z. B. Medikamente bei Epilepsien und Myasthenie) und individuelle Betreuung mit der Möglichkeit der Verwöhnung, des gewährenden Abwartens eine größere Rolle. Durch dosierte, therapeutisch begleitete Regression werden scheinbar „therapieunfähige" Patienten auf ein konfliktzentriertes Arbeiten vorbereitet, das in den späteren Behandlungsphasen dominiert. Langjährige, scheinbar erschöpfend diagnostizierte „organische" Erkrankungen zeigen sich dabei in einem neuen Licht: Neben der „organischen" Erkrankung, mit dieser verbunden oder vermischt, wird ein „funktioneller" Anteil sichtbar, der die Patienten oft mehr behindert als die Grunderkrankung. Da diese funktionelle Störung die Symptomatik der Grunderkrankung aufgreift, „benutzt" und imitiert, ist sie als gesonderte „zweite Krankheit" nur schwer zu erkennen und häufig erst im Umgang mit dem Patienten auf der Station von der „ersten" Krankheit zu unterscheiden.

Unter den regressiven und kommunikativen Bedingungen der Station werden latente Bedürfnisse und Konflikte reinszeniert, anfangs überwiegend in Form der Somatisierung; unter dem „Schutz" der funktionellen Beschwerden können die Patienten die mit ihrem Selbstbild unvereinbaren Bedürfnisse angst- und konfliktfreier äußern. Erst in einem zweiten Schritt kann das Symptomverhalten „übersetzt", mit Hilfe komplementärer Erfahrungen in den verbalen und nonverbalen Therapien als „Mitteilung" im einzelnen verstanden werden. Dieses Abgrenzen und allmähliche Übersetzen funktioneller Ausgestaltung körperlicher Krankheiten – im folgenden Beispiel erläutert – geschieht auch auf der anderen Station, jedoch weniger deutlich in Stadien.

Kasuistik 4: Eine 24jährige begabte Kunststudentin hat nach postpubertärem Beginn ihrer Myasthenie mit hohen Antikörpertitern und nach Thymektomie mehrere myasthene Krisen und zwei neunmonatige Krankenhausaufenthalte durchgemacht und nimmt seit Jahren wegen „Unwirksamkeit" von Mestinon und Imurek zusätzlich Prostigmin ein. Zum Vorgespräch erscheint sie im Rollstuhl, begleitet von ihrer überfürsorglichen Mutter. Bei der neurologischen Untersuchung sind die myasthenen Erscheinungen überraschend gering. Auf der Station bleibt sie wegen – für Myasthenie ungewöhnlich – besonders am Morgen empfundener Schwäche mit Übelkeit und Schwindel immer wieder im Bett, obwohl ihr durch wiederholte neurologische Untersuchung ihre motorische Belastbarkeit demonstriert wird. Ihre jungenhafte Wildheit als Kind hatte nach Beginn der Myasthenie einer zunehmenden Abhängigkeit von den einengenden Eltern Platz gemacht, die sich, nach einem mißglückten Ablösungsversuch, zu einer rollstuhlbedürftigen Asthenie ausgestaltete. Diese funktionelle – morgendliche, angstbedingte – Schwäche lernt die Patientin nur mühsam und widerstrebend von den milden myasthenen Ermüdungen zu unterscheiden. Mit Hilfe der „Myasthenie" versucht sie noch lange, von den Schwestern Hilfeleistungen und von den Therapeuten „Erholungspausen" zu bekommen. Auch heftige Angriffe der Mitpatienten, sie verhalte sich infantil, oder wie „schon tot", vermögen sie nicht in Bewegung zu bringen. In der Gestaltungstherapie malt sie Mauern, Käfige, den engen Räumen zu Hause vergleichbar, phantasiert sich dahinter als Dornröschen, vermittelt dem Therapeuten weniger den Eindruck des Leidens, als des Wohlfühlens in ihren Grenzen. Während sie in der konzentrativen Bewegungstherapie (KBT) ebenfalls noch anhaltend über Beschwerden klagt und ihr kauerndes Körperbild mit Schmerzen füllt, kommt in einem späteren Körperbild unter den angezogenen Knien in der Magengegend ein großer Ball von „Wohlgefühl" zum Vorschein. Für die „orale" Zuwendung auf der Station – die sie trotz Fürsorge bei der Mutter vermißt und durch immer mehr Kranksein versucht hat zu erzwingen – kann sie sich so, fast heimlich, bedanken und, vorerst nur in der KBT, Farbigkeit und Festigkeit zeigen. Das Team beginnt etwas von der Bedeutung ihrer „oralen" Unersättlichkeit zu verstehen. Erst Wochen später, nach einem Traum (anfangs von der Mutter gestützt, nimmt die Patientin diese plötzlich energisch bei der Hand und führt sie über die unfertigen Stufen eines neugebauten Hauses), wagt sie, auf ihre Kräfte zu bauen und auf Rollstuhl und Prostigmin zu verzichten. Eine Phase heftiger Auseinandersetzungen mit den Eltern, auch in Familiengesprächen, schließt sich an. Von anstehenden Entscheidungen wird sie aber jetzt durch tagelang anhaltende quälende Schulter-Nacken- und Kopfschmerzen abgehalten. Diese neue – gegenüber der früheren Asthenie eher übersthenische – Form der funktionellen Ausgestaltung („Angst im Nacken") verliert sich erst in einer anschließenden ambulanten Psychotherapie, die ihr weitere Autonomie und künstlerische Entfaltung ermöglicht.

Bei Patienten mit Schmerzen sind die Stadien durch ein strenges Setting voneinander abgegrenzt: Einer ersten regressiven Phase mit Bettruhe und Wärmeanwendungen (Schwitzbett, Lichtbogen) – um körperliche und psychische Spannungen zu lösen und „Primärprozesse" zu ermöglichen – folgt eine halbregressive

Phase mit Physiotherapie (Massagen, Atemübungen), in einer dritten Phase Krankengymnastik und Übergang in Psychotherapie im engeren Sinne, einzeln und in der Gruppe sowie nonverbal. Die Patienten durchleben in gedrängter Form gleichsam die Entwicklungsstadien vom Kleinkind bis zum Erwachsenen. Die dosierte Regression der entscheidenden ersten Phase, wegen des pflegerischen Aufwandes und der bei den Patienten in Gang kommenden heftigen emotionalen Prozesse ebenfalls einer intensivmedizinischen Maßnahme vergleichbar, hat verwöhnende, wiedergutmachende, durch die Strenge der Abgeschiedenheit aber auch „strafende" Wirkung, die, einer Bußhandlung ähnlich, Schuldgefühlen und Selbstbestrafungswünschen der Schmerzpatienten entgegenkommt. Die beiden Aspekte werden häufig gespalten und auf verschiedene Betreuer „übertragen": Der Arzt wird als restriktiv erlebt („Ich möchte lieber in den Klingelpütz[5], da ist es schöner" – „eine gute Ärztin mögen Sie sein, ein Mensch sind Sie nicht"), die Schwestern als mütterlich, oder umgekehrt.

Dieses dreiphasige Therapieprogramm, das schon in Berlin entwickelt wurde (7, 9, 13), kann exemplarisch die Berliner und Kölner Situation vergleichend erläutern. Während die Patienten in Berlin ihren Widerstand, z. B. gegen die Zumutung der ersten Phase, durch bloßen Einspruch, Klagen oder Nichtbefolgen der verordneten Bettruhe agierten, können sie in Köln, unter dem Schutz des Teams (ohne Ablenkung durch die vielseitigen diagnostischen Aufgaben einer Universitätsklinik), ihre freiwerdenden Emotionen und Erinnerungen verbal mitteilen („so wurde ich früher ins Bett gesteckt, wenn ich ‚bös' war"), traumatische Erlebnisse in der Übertragungsbeziehung reinszenieren, die eine vorläufige karthartische Lösung

---

[5] Kölner Gefängnis.

erfahren: Sie können eine Wandlung in verdichteter Form proleptisch erleben, die in den späteren Therapiephasen schrittweise wiedererlebt und durchgearbeitet wird.

In Hinsicht auf die Schmerzen zeigen sich dabei einige Gesetzmäßigkeiten:

■ Der Prozeß der Erinnerung, die einzelnen Phasen der emotionalen „Wiederholung" sind immer wieder mit vorübergehender Schmerz*zunahme* verbunden, die die Patienten und Betreuer irritiert und zu medizinischem Agieren verleitet, wenn sie nicht als Gesetzmäßigkeit, als Beweis für beginnende Wirkung der Behandlung, als Hinweis auf geweckte, in Bewegung geratene unbewußte Gefühle und Gedanken erkannt und gedeutet wird (3; 5, 212 f.; 12, 188). Diese Schmerzkrisen machen einer Entspannung und Linderung Platz, wenn der Arzt, nach Vergewisserung durch eine neurologische Untersuchung, dem Patienten deren positive Bedeutung vermittelt.

■ Die Schmerzkrisen während der Behandlung gehen häufig mit Veränderungen des Schmerz*charakters* einher. Ein brennender „depressiver" Schmerz kann in Bewegung geraten und sich in einen vibrierenden, springenden „Angstschmerz" mit Schwindel und Parästhesien verwandeln, wenn der Patient beginnt, sich (beängstigenden) Phantasien und Erinnerungen gegenüber zu öffnen. Der Schmerz kann sich nach kranial verlagern, zum drückenden zervikalen oder Kopfschmerz werden, wenn im therapeutischen Prozeß die kontrollierende, anankastische Abwehr überwiegt (Tab 1). Der Arzt kann diese Schmerzveränderungen als „Kompaß" verwenden, als seismografische Hinweise für die momentane Richtung des therapeutischen Geschehens, noch bevor klarere verbale und emotionale Äußerungen der Patienten ihm eine Einschätzung ermöglichen. (Über deutungsabhängige Veränderungen von Schmerzen siehe auch Kämmerer S. 269 ff).

Ein Beispiel zeigt den Übergang von einem anankastischen Schmerz in einen Angstschmerz, der durch Trauerarbeit gelöst wird:

Kasuistik 5: Eine 45jährige Patientin hat während der jahrelangen Betreuung ihres schwerkranken Mannes persistierende drückende Nackenschmerzen entwickelt. Als in der zweiten Phase der stationären Behandlung, nach dem Schwitzbett, neben ihrem Helferideal beängstigende „egoistische" Wünsche auftauchen – in der Gestaltungstherapie z. B. malt sie sich, aus einem Boot ins Wasser springend: „Mein Mann und ich sitzen in einem Boot" –, klagt sie wiederholt über Schwindel mit Übelkeit, Schwäche und aufsteigende Schmerzen mit Parästhesien in den Beinen. In der dritten Phase kommt tiefe Trauer über verlorene Entfaltungsmöglichkeiten auf, wobei die „zwanghaften" zervikalen und die wandernden Angstschmerzen sich mildern.

Ein weiteres Beispiel – aus der konsiliarischen Betreuung – mag die Verwandlung eines chronischen Angstschmerzes in passageren anankastischen Schmerz erläutern:

Kasuistik 6: Eine 45jährige Sekretärin, die in den letzten Jahren neben ihrer Scheidung den Tod ihrer Mutter an Karzinom mit schmerzhaften Metastasen im Bauchraum tapfer überstanden hat, erleidet eine akute Lumbago mit typischer Angstausgestaltung in Form unruhig wechselnder Ausstrahlung in verschiedene Körperregionen, u. a. in die Herzgegend, vor allem in die Leiste und den rechten Unterbauch, wo die Mutter ihre stärksten Schmerzen gehabt hat. Jahrelange Untersuchungen verschiedener Körperhöhlen können das Rätsel dieser wandernden Schmerzen nicht lösen, bis sie zu uns überwiesen wird. Ein drückender zervikaler Schmerz während der ersten regressiven Phase der stationären Behandlung, für uns ein Hinweis auf kontrollierendes „Festhalten", lindert sich erst, als sie ein peinlich gehütetes Geheimnis (die Alkoholabhängigkeit und den Suizid ihres Mannes) mit unserer Hilfe ihren halbwüchsigen Kindern gegenüber gelüftet und dem 16jährigen Sohn ihre Angst mitgeteilt hat, er könne „so werden wie der Vater".

Auf beiden Stationen wird, komplementär zu den regressiven Möglichkeiten, früh die Ablösung, die Entlassung vorbereitet (z. B. Vorbereitung ambulanter Behandlungen) und diese schließlich, als Schritt in die Autonomie, von den Patienten auf individuelle Weise rituell-festlich gestaltet. Die Patienten erhalten mindestens zwei Nachgespräche und haben die Möglichkeit, sich in kritischen Situationen an ihre Betreuungsschwester oder ihren Arzt zu wenden.

Widerstände und Schwierigkeiten

Im Zuge der Erweiterung hat die Abteilung an Autonomie gewonnen, für alle Beteiligten im Haus auch mit schmerzlichen Phasen verbunden. Zu diesen gehörte die ernüchternde Einsicht, daß mit besserer Ausstattung die Bedächtigkeit von Entscheidungen in der psychosomatischen Abteilung und die Langwierigkeit sichtbarer Erfolge nicht abnimmt, daß eine „Medizin der Langsamkeit" in einem

Krankenhaus der Akutversorgung immer „anstößig" bleiben wird und daß wegen unterschiedlicher Voraussetzungen eine Rotation der Assistenten zwischen Innerer und Psychosomatischer Abteilung nur in Ausnahmefällen möglich ist. Mit der Stationsordnung, dem Maß an Strenge und Gewährung, hatten wir innerhalb der Abteilung lange zu kämpfen. Seit wir selbstbewußter unsere Ordnung den Patienten gegenüber vertreten, erleben wir weniger Reibungen mit den Ordnungsprinzipien des übrigen Hauses; stattdessen mehr neugierigen Respekt vor unserer Andersartigkeit.

Gegenseitige Konsiliararbeit, gemeinsame Besprechungen und Fortbildungen bieten Gelegenheit, die komplementären Sicht- und Arbeitsweisen der Abteilungen gegenüberstellend zu erfahren. So können wir auch Patienten in körperlichen Krisen rechtzeitiger verlegen, ohne einen Abbruch des therapeutischen Prozesses befürchten zu müssen.

Eine bedrohliche Krise entstand, als bei den Pflegesatzverhandlungen für 1989 die renovierte Intensivstation günstig „wegkam", für unsere Abteilung aber veraltete Psychiatrie-Anhaltszahlen zugrundegelegt und nicht unsere ambulanten und konsiliarischen Tätigkeiten berücksichtigt wurden, was eine Kürzung der ärztlichen Mitarbeiter um fast die Hälfte bedeutet hätte. Zähe und faire Auseinandersetzungen führten zu einer vorläufig rettenden Lösung: Die Psychosomatik bekam, als Entgelt für konsiliarische Tätigkeit, eine Assistentenstelle der Inneren Abteilung abgetreten; eine zusätzliche Stelle für einen Arzt im Praktikum konnte mit einer als Krankenschwester psychosomatisch erfahrenen Ärztin besetzt werden. Das Solidaritätsprinzip hatte gesiegt.

Der Austausch mit den übrigen Krankenhäusern des Ordens ist, entgegen der Erwartung, bisher dürftig geblieben. Mit den anderen Kliniken Kölns und Umgebung dagegen sind die Beziehungen, hin und her, überraschend reibungslos. Bei dem Respekt vor den psychosomatischen Gesichtspunkten ist es möglich, die technische Ausstattung anderer Häuser – auf die wir bewußt weitgehend verzichtet haben – in einer kommunikativen Weise konsiliarisch zu nutzen, die sich nicht störend auf den therapeutischen Prozeß unserer Patienten auswirkt. Die am meisten unsere Kompetenz herausfordernden Patienten bekommen wir aus neurologischen, orthopädischen und neurochirurgischen Abteilungen, besonders den Unikliniken, mit denen in bescheidenem Rahmen auch ein wissenschaftlicher Austausch möglich ist.

Eine erneute Krise droht durch die Forderung an unsere Abteilung, den neurologisch-psychiatrischen Konsiliardienst für die übrigen Abteilungen des Hauses bereitzustellen. Es bedarf einer Selbstreflexion und Selbstdarstellung in Verhandlungen, die noch im Gange sind, um deutlich zu machen, daß diese Aufgabenerweiterung unsere eigene Arbeit empfindlich stören würde, daß psychosomatische Neurologie im geschützten Raum der therapeutischen Gemeinschaft mit neurologisch-psychiatrischer Konsiliartätigkeit kontrastiert und letztere nicht ohne Schaden für erstere „nebenbei" erledigt werden kann.

Unterricht und Supervision

Die dichteste gegenseitige Unterweisung geschieht in den täglich einstündigen stationsinternen Teambesprechungen. Eine fallbezogene psychoanalytische Supervision (pro Station 14tägig) und Familientherapie-Supervision (14tägig) werden ergänzt durch themen- und literaturbezogene abteilungsinterne Fortbildung einmal pro Woche und Fortbildung zusammen mit den Internisten und Chirurgen einmal pro Monat. Die Schwestern haben eine gemeinsame Balint-Gruppe, die zur Hälfte aus den Einkünften der Ambulanz bezahlt wird. Alle Mitarbeiter stehen in berufsbegleitender Weiterbildung und besuchen die psychosomatische Vorlesung von Prof. Köhle. Die Ärzte und der Psychologe beteiligen sich am psychosomatischen Studentenunterricht.

Forschung

Durch die langjährig gewachsenen Beziehungen, auch überregional, zu früheren Kollegen aus der Berliner neurologischen Abteilung, die an *psychosomatischer Neurologie* interessiert sind, ist es möglich, auf diesem Gebiet wissenschaftlich weiterzuarbeiten, zeitweilig mit Hilfe von ABM-Psychologen. Die in Arbeit befindlichen Themen sind:
■ Neurologische Quellen der Psychosomatik. Historische Aufarbeitung (Charcot, Freud, Schilder, Simmel, Ferenczi, Goldstein, von Weizsäcker und andere).
■ Psychoanalytische Schmerzauffassungen. Historische Aufarbeitung, einschließlich psychoanalytischer Archive (12).
■ Bedingungen der Chronifizierung akuter Rückenschmerzen.
■ Angstneurotische, hysterische und anankastische Ausgestaltung von Schmerzsyndromen, Epilepsien und anderen neurologischen Erkrankungen.
■ Uterus- und Mamma-Phantomschmerz.
■ Status pseudoepilepticus. Phänomenologie, Differentialdiagnose, Psychodynamik und Natural history anhand von Langzeitkatamnesen.
■ Katamnesen von Patienten mit Myasthenia gravis nach stationärer und ambulanter Psychotherapie.
■ Veränderungen extrapyramidaler Hyperkinesen während der stationären Psychotherapie.

■ Die vegetative Anamnese als „Einstieg" in die Psychosomatik.
■ Die Narbe als „Einstieg" in die Psychosomatik.
■ Die körperliche Untersuchung als Einstieg in die Psychosomatik.
■ Der Szeno-Test als Einstieg in die Psychosomatik.

Notwendige weitere Schritte, Wünsche, Utopien

Für unsere konsiliarische Tätigkeit, die neben psychosomatischen und neurologisch-psychosomatischen Untersuchungen psychosomatische Mit*behandlungen* auf den anderen Abteilungen sowie Liaisontätigkeit einschließt, brauchen wir dringend eine Verbesserung der personellen Ausstattung. Erst dann können das eigene Haus und die übrigen Häuser des Ordens angemessen psychosomatisch versorgt werden.

Die Wünsche nach räumlicher Erweiterung der Abteilung wurden durch den geglückten Ausbau einer Scheune teilweise erfüllt.

Durch überraschende Ergebnisse in Einzelfällen entstand die Idee, die Möglichkeiten der nonverbalen Psychotherapie regelmäßig auf der Inneren und chirurgischen Abteilung einzusetzen, etwa die konzentrative Bewegungstherapie bei Patienten mit Asthma bronchiale und Colitis ulcerosa oder die „Musiktherapie bei Bewußtlosen", wie sie im Gemeinschaftskrankenhaus Herdecke bereits praktiziert wird (5a). Der bisherige Stellenplan der nonverbalen Therapeuten müßte dafür annähernd verdoppelt werden. Um unsere wissenschaftlichen Themen zügiger zu bearbeiten, bräuchten wir dringend weitere – notfalls aus Drittmitteln finanzierte – methodenerfahrene Mitarbeiter.

Hinsichtlich unserer Utopie, zur Aufklärung und Behandlung körperlicher Erkrankungen und neurologischer Syndrome einen spezifischen Beitrag zu leisten, greife ich abschließend den Vergleich zwischen Berlin und Köln auf. Der Vorteil der neurologischen Abteilung einer Universitätsklinik lag, wenn auch oft „gestört" durch Divergenz der Aufgaben, in der Breite und Vielfalt neurologisch-psychosomatischer Erfahrung und in der Diskussionsmöglichkeit mit Andersdenkenden. Die Arbeit in Köln ist durch Konzentration der Fragestellungen und Vertiefung der Krankengeschichten gekennzeichnet. Das geschützte Kommunikationsfeld der Station – das „Labor" der Psychosomatik –, in dem die oszillierende Gleichzeitigkeit neurologischer Kompetenz und psychodynamischer Sensibilität, auf verschiedene Personen verteilt, wirksam wird, bietet die Möglichkeit, sowohl neurologisch verkleidete psychogene als auch psychogen ausgestaltete neurologische Syndrome, die mit den üblichen Werkzeugen neurologischer und psychosomatischer Diagnostik häufig nicht erfaßt werden, in ihrer Eigenart und Genese zu verstehen und angemessener zu behandeln.

Literatur

1. Adler R. Psychosomatische, diagnostische und therapeutische Überlegungen zum Gesichtsschmerz. In: Bergener M, Herzmann CE (Hrsg). Das Schmerzsyndrom – eine interdisziplinäre Aufgabe. Weinheim: Edition Med, 1987: 169–77.
2. Adler R. Schmerz. In: von Uexküll Th (Hrsg). Psychosomatische Medizin. 4. Aufl. München, Wien, Baltimore: Urban & Schwarzenberg, 1990: 527–48.
3. Ferenczi S. Über passagere Symptombildungen während der Analyse. Zentralbl Psychoanal 2 1912. Und in: Bausteine zur Psychoanalyse. Bd II. Bern, Stuttgart: Huber, 1984: 9–25.
4. Freud S. Über die Berechtigung von der Neurasthenie einen bestimmten Symptomenkomplex als „Angstneurose" abzutrennen. GW I 1895: 313–42.
5. Freud S. Studien über Hysterie. GW I, 1895: 75–312. Frankfurt: Fischer.
5a. Gustorff D. Lieder ohne Worte. Musiktherapie mit komatösen Patienten auf der Intensivstation. Umsch 1990; 11: 120–26.
6. Kütemeyer M. Anthrophologische Medizin oder die Entstehung einer neuen Wissenschaft. Zur Geschichte der Heidelberger Schule. Med Diss. Heidelberg 1973.
7. Kütemeyer M. Versuch der Integration psycho-somatischer Medizin in eine Neurologische Universitätsklinik. In: von Uexküll Th (Hrsg). Integrierte psychosomatische Medizin. Modelle in Praxis und Klinik. Stuttgart, New York: Schattauer, 1981: 187–226.
8. Kütemeyer M, Masuhr KF. Psychosomatische Aspekte in der Neurologie. In: Jores A (Hrsg) Praktische Psychosomatik. Ein Lehrbuch für Ärzte und Studierende der Medizin. 2. Aufl. Bern, Stuttgart, Wien: Huber, 1981: 353–70.
9. Kütemeyer M. Akutes lumbales Wurzelkompressionssyndrom – Neue Aspekte der konservativen Behandlung. Die Wirbelsäule in Forschung und Praxis, Bd. 97. Stuttgart: Hippokrates, 1984: 89–93.
10. Kütemeyer M. Früherkennung psychogener Schmerzen. Berliner Ärzte 1988; 10: 544–50.
11. Kütemeyer M. Neurologische Beschwerden bei Angstneurose. Vortrag auf der Tagung „Psychogene Störungen in der Neurologie" am 11.11.1988 in Mainz.
12. Kütemeyer M, Schultz U. Frühe psychoanalytische Schmerzauffassungen. Psychother med Psychol 1989; 39: 185–92.
13. Kütemeyer M, Schultz U. Lumbago-Ischialgie-Syndrome. In: von Uexküll Th (Hrsg). Psychosomatische Medizin. 4. Aufl., München, Wien, Baltimore: Urban & Schwarzenberg, 1990: 835–47.
14. Kütemeyer M, Schultz U. Neurologie. In: von Uexküll Th (Hrsg). Psychosomatische Medizin. 4. Aufl., München, Wien, Baltimore: Urban & Schwarzenberg; 1990: 975–99.
15. Kütemeyer M. Das Chronic-fatigue-Syndrom: Eine Form der Angstneurose. Akt Neurol 1991; 18: 188–91 (Nervenarzt 1991; 62: 64–6).
16. Kütemeyer M. Die Sprache der Psychosomatik im Nationalsozialismus. In: Bohleber W, Drews J (Hrsg). „Gift, das Du unbewußt eintrinkst …". Der Nationalsozialismus und

die deutsche Sprache. Bielefeld: Aisthesis, 1991: 61–82.

17. Schultz U. Fragmente zur Geschichte der deutschen Psychosomatik von 1920–1945. In: Evangelische Akademie Bad Boll (Hrsg). Medizin und Nationalsozialismus. Protokolldienst 1982; 23: 170–87.

18. Schultz U, Hermanns LM. Das Sanatorium Schloß Tegel Ernst Simmels – Zur Geschichte und Konzeption der ersten psychoanalytischen Klinik. Psychother med Psychol 1987; 37: 58–67.

19.. Schultz U, Hermanns LM. Die Entdeckung der Psychosomatik. Ernst Simmels psychoanalytische Klinik in Berlin-Tegel. In: Aly G, Pross C (Hrsg). Der Wert des Menschen. Medizin in Deutschland 1918–45. Berlin: Edition Hentrich, 1989: 50–66.

20. Schultz-Venrath U, Hermanns LM. Gleichschaltung zur Ganzheit. Gab es eine Psychosomatik im Nationalsozialismus? In: Wirsching R, Richter HE (Hrsg). Neues Denken in der Psychosomatik. Frankfurt: Fischer, 1991: 83–103.

3.2 Rehabilitation

Das Albertinen-Haus – ein Modell für geriatrische Rehabilitation

Hans-Peter Meier-Baumgartner

Einführung

Die Anfrage, „Das Konzept des Albertinen-Hauses" im Buch „Integrierte Psychosomatische Medizin" zu publizieren, schien mir zuerst recht fragwürdig. Das Hinterfragen meiner alltäglichen Arbeit und der Stellung der Geriatrie in der etablierten Medizin macht mir jedoch klar, daß ich selbstverständlich das geriatrische Rehabilitationskonzept als integriertes Behandlungskonzept im Gegensatz zur „Barbarei" des Spezialistentums darzustellen habe.

Die Geriatrie, wie sie im Albertinen-Haus verstanden wird, versucht eine umfassende Betrachtungsweise, die sowohl psychosoziale als auch somatische Aspekte einschließt, in die Praxis umzusetzen. Dies sollte für die Geriatrie selbstverständlich sein, da Selbständigkeit im Alter ohne Betrachtung von Psyche, sozialem Hintergrund und Soma nicht möglich ist. Zudem stellt der alte Mensch in seiner Erscheinung nicht nur einen gealterten Körper dar, sondern er ist gewissermaßen die Summe einer Vielzahl von Auseinandersetzungen zwischen seinem Soma, seiner Psyche und seiner Umgebung. Die Geriatrie, die sich mit dem erkrankten alten Menschen befaßt, zeigt eine Vielzahl von körperlichen und auch seelischen Erkrankungen als Folge des gelebten Lebens. Eine Patientin hat mir diesbezüglich einmal gesagt: „An den Scherben sehen Sie, was der Krug einst gewesen."

Interessanterweise spielt – dies wurde mir auch erst bei genauer Betrachtung klar – die Geriatrie in der etablierten Medizin eine ähnliche Rolle wie die Psychosomatik. Während die etablierte Medizin immer moderner, technisch immer perfekter, vielleicht aber menschlich eher fragwürdiger wird, hat es die klinische Geriatrie schwer, ihre Rolle nicht nur zu erobern, sondern dann auch noch zu behaupten. Fragen wie: „Wieviel Arzt braucht der Patient, wenn die Diagnostik abgeschlossen ist, wieviel Krankenschwestern braucht der Patient, wenn er nur noch ein Pflegefall ist?" sind bisher stark zu Ungunsten der Geriatrie und damit, wie ich meine, der Patienten entschieden wurden. Dieses Schicksal teilt die Geriatrie natürlich auch mit der Rehabilitation und all den Teammitgliedern, die in der Rehabilitation arbeiten. Geriatrie wie Psychosomatische Medizin sehen sich nicht im Gegensatz zur hochentwickelten technischen Medizin. Sie sind eine Ergänzung und oft auch als Alternative zu sehen. Geriatrie und Psychosomatische Medizin werden hierzulande oft im Sinne von Eigeninitiativen in Kliniken betrieben. Sie dienen den Patienten, für welche die klassische kurative Medizin, außer in den akuten Krankheitsphasen, wenig zu bieten hat. Die meiste Ablehnung erfährt die Geriatrie ebenso wie die Psychosomatische Medizin durch die eigenen Standesorganisationen. Patienten werden ihr oft erst dann überwiesen, wenn Organspezialisten beschlossen haben, daß hier nichts mehr zu bessern ist.

Geriatrie leidet, wie die Medizin überhaupt, unter einer Teilung, die das Gesundheitssystem seit Bismarck in Deutschland unglaublich belastet. Während die Einteilung der klassischen Medizin in eine Medizin für Körper und Seele erfolgte, wurde sie im geriatrischen Bereich in einen Krankenhaus- und einen Pflegeheimteil gegliedert. Es wurde der unselige Begriff des Pflegefalls geschaffen, der den Patienten gewissermaßen zum Versager stempelt, für den nur noch ein kleiner Teil der Krankenhauskosten aufgebracht werden kann und der durch diese Kosten zum Sozialhilfeempfänger wird.

Die Geriatrie ist auf dem Weg, gegen diese organ- und heilorientierte, etablierte Medizin anzutreten. Wie die Psychosomatik versucht sie, Gesamtdiagnosen bei multimorbiden und psychosozial verunsicherten Patienten zu stellen und durch Teamarbeit der Beteiligten zur Wiedererlangung von Selbständigkeit beizutragen. Obwohl die Effektivität solcher Bemühungen inzwischen nicht mehr angezweifelt wird, gibt es noch sehr viele Widerstände in der klassischen Diagnose und in der auf kurative Therapie fixierten berufspolitischen Umgebung. Dies gilt auch für Überlegungen der Gesundheitspolitik und der Krankenkassen. Während für die Akutmedizin, für Diagnostik und Behandlung lebensbedrohlicher Zustände Apparate und Stellen sehr leicht bewilligt werden, sind Hilfsmittel für die Pflege und Therapie, sind Stellenpläne für die Geriatrie immer wieder zu verteidigen.

Während gesellschaftspolitisch das spezielle Wissen eines Organspezialisten und seiner Mitarbeiter, z.B. der Intensivschwestern, eine große Rolle spielt, ist die geriatrische Pflege – obwohl sie die Grundlage der geriatrischen Rehabilitation ist – bis heute ohne nennenswerten Stellenwert in der medizinischen Versorgung. Die Grundpflege, die eigentlich die Grundlage jeder Krankenpflege sein sollte, wird gerade von dieser Berufsgruppe als notwendiges Übel und als Last empfunden. Dabei ist sie, aus der Sichtweise eines biopsychosozialen Ansatzes, ein therapeutisches Instrument, das über die heilende Funktion hinaus auch Freude und Befriedigung für die Ausübenden bringen könnte. Allerdings sind dafür auch entsprechende Stellenpläne zu fordern.

Klinische Geriatrie, wie ich sie zeigen werde, gehört in das Krankenhaus. Sie hat die Möglichkeit, als integrierende Funktion die Disziplinen in ein Gesamtkonzept einzubinden. Geriatrie ist nicht Innere Medizin am alten Menschen, sondern sie ist eine *Geisteshaltung*. In ihrer Arbeitsweise liegt ein Teamansatz, in ihrem Ziel die Selbständigkeit und in ihrer Philosophie ein Bild des Menschen als Einheit von Körper, Psyche und sozialer Einbettung.

Biographisches

Schon meine Eltern leiteten ein Alten- und Pflegeheim. So waren für mich Altern und Alter, aber auch Alter, Krankheit und Tod seit frühester Kindheit Wirklichkeit. Der Weg in die Medizin – und hier in die Betreuung des alten und kranken Menschen – wurde durch das Vorbild der Eltern und des Hausarztes gebahnt und durch meine späteren Chefärzte vertieft. Meine medizinische Ausbildung begann ich bei Dr. Paul Jucker in der Geriatrischen Klinik des Bürger-Spitals Basel. Hier lernte ich, daß geriatrische Medizin eine ganzheitliche Betrachtung erfordert, die die Persönlichkeit des Patienten in den Mittelpunkt der therapeutischen Bemühungen stellt und mit dem Patienten ein gemeinsames Ziel erarbeiten muß. Dieses Ziel ist in der Regel die Wiedererlangung und Erhaltung der Selbständigkeit.

Nach einem sechsmonatigen Auslandsaufenthalt zum Studium geriatrischer Institutionen in den USA und England setzte ich meine Ausbildung in der Psychiatrischen Universitätsklinik bei Professor Paul Kielholz fort. Es folgten 2 Jahre bei Professor Bernhard Steinmann im Lori-Spital Bern. Hier lernte ich die speziellen Grundlagen der Schlaganfallrehabilitation kennen. Hier wurde auch der Grundstein zu meinem Interessengebiet, der Erforschung und Behandlung des Hemiplegiesyndroms, gelegt. Für den Abschluß meiner Ausbildung zum Facharzt für Innere Medizin wechselte ich dann an die Universitätsklinik Zürich, anschließend war ich im Stadtärztlichen Dienst der Stadt Zürich tätig.

Die medizinische Betreuung alter Menschen, ihre Rehabilitation bei Erkrankung und ihre Langzeitbetreuung wie auch die Betreuung Sterbender, das gesamte Gebiet der Geriatrie, waren von Anfang an mein Ausbildungsziel. Insofern war es ein Glücksfall, daß ich 1979 als medizinischer Leiter in die geplante Modellklinik – Albertinen-Haus – nach Hamburg berufen wurde. Hier entstand außerdem durch Zusammenarbeit und Freundschaft mit dem Ehepaar Bobath in den letzten Jahren ein Zentrum für Schlaganfallrehabilitation.

Altern als lebenslanger Prozeß, der die Einheit von Psyche und Soma deutlich zeigt, übt auf mich eine große Faszination aus. Altern und Krankheit sind für mich oft ebenfalls eine Einheit, eine Lebensbilanz. So ist Geriatrie die Medizin des alten und kranken Menschen, die eine ganzheitliche Betrachtung erfordert. Im Altern wird deutlich, daß eine vordergründig somatische Erkrankung immer auch ein psychosoziales Problem darstellt. Diesbezüglich bieten sich Gebrechen im Alter zum Austragen einer psychischen Problematik an.

Gerade im Alter ist die Verflechtung von Körper, Psyche, sozialem Umfeld und dessen gegenseitige Abhängigkeit außerordentlich deutlich. Bei vielen somatischen Erkrankungen spielen psychische Faktoren, man denke z.B. an den Diabetes, die Hypertonie, eine große Rolle, umgekehrt sind psychische Erkrankungen Folge von organischen Erkrankungen, man denke an eine Behinderung durch Arthrosen und Amputationen, die zur Vereinsamung geführt haben.

Auch die wichtigste, häufigste und folgenschwerste Erkrankung im Alter, der Schlaganfall, zeigt über die Risikofaktoren (Hypertonie, Diabetes, Nikotinabusus, Adipositas) Beziehungen zur Psychosomatik. Der Schlaganfall, die unwiderruflich geschädigte Integrität des Körpers, bedeutet zudem eine schwere psychosoziale Belastung für den Betroffenen selbst wie auch für seine Familie.

Die Behandlung des Schlaganfallpatienten wiederum fordert ein ganzes Team von Behandlern heraus. Der Arzt ist hier als integrierende Leitung eines Behandlungsteams gefordert, wobei jedes Teammitglied in seinem Bereich selbstverantwortlich arbeiten muß. Aber auch auf rein ärztlichem Gebiet erfordert Geriatrie ein Team. So ist der Geriater auf die Mitarbeit von Konsiliarärzten fast aller Disziplinen angewiesen.

Wir haben im Altertinen-Haus, das ich seit zehn Jahren leite, durch unser Behandlungskonzept versucht, möglichst vielen Aspekten der Erkrankungen im Alter gerecht zu werden. Arbeit im Team, Beachtung einer ganzheitlichen Medizin, Betrachtung des psychosozialen Umfelds, aber auch eine saubere somatische Medizin, sind in unserem Haus Grundpfeiler einer ganzheitlichen Therapie.

Struktur der Einrichtung

Die Medizinisch-Geriatrische Klinik und Tagesklinik sind Teil des Albertinen-Krankenhauses. Träger beider Einrichtun-

Tab. 1. Statistische Angaben

Die mittlere Verweildauer der
- Klinikpatienten lag 1989 bei 40,4 Behandlungstagen
- Tagesklinikpatienten   bei 20,6 Behandlungstagen.

Der Pflegesatz betrug
- in der Klinik   331,83 DM
- in der Tagesklinik   219,00 DM

Die Belegung betrug
- in der Klinik   1989   99,9 %
- in der Tagesklinik   1989   97,5 %

Das Durchschnittsalter betrug
- in der Klinik   1989   76,2 Jahre
- in der Tagesklinik   1989   71,5 Jahre

Die Aufnahmen – 1989 insgesamt 1 083 Patienten – kamen
- von zu Hause   20,9%
- aus einem Krankenhaus   74,1%
- aus der Tagesklinik   0,7%
- aus einem Altenheim   0,7%
- aus einem Pflegeheim   3,6%

Die Entlassungen der 1989 insgesamt 1 083 Patienten erfolgten
- nach Hause   61,9%
- in ein anderes Krankenhaus   9,1%
- in die Tagesklinik   8,3%
- in ein Altenheim   2,0%
- ins Pflegeheim   13,5%
- verstorben waren   5,2%

Folgende Hauptdiagnosen lagen den Behandlungen zugrunde
- Halbseitenlähmung   38,1%
- Psychiatrische Erkrankungen   1,3%
- Erkrankungen des Nervensystems/Sinnesorgane   8,6%
- Erkrankungen des Bewegungsapparates   29,8%
- Herz-Kreislauf-Erkrankungen   10,7%
- Stoffwechselerkrankungen   1,6%
- Lungenerkrankungen   1,2%
- Karzinome   5,4%
- Übrige Erkrankungen   3,3%

gen ist das Albertinen-Diakoniewerk. Rechtlich gesehen ist das Albertinen-Haus ein Krankenhaus für Innere Medizin der Grund- und Regelversorgung. Die Klinik verfügt über 118 Krankenhausbetten und 30 Tagesklinikplätze. Da die Patienten der Tagesklinik nicht regelmäßig fünfmal pro Woche anwesend sind, sondern auch in einem Rhythmus von zwei- und dreimal pro Woche, werden hier in der Regel bis zu 50 Patienten betreut.

Da die Geriatrie ein Teilgebiet der Medizin ist, das dringend der Verbreitung bedarf, wird im Albertinen-Haus der Ausbildung starke Beachtung geschenkt. 1985 wurde der Klinik ein Schulungszentrum für Bobath-Therapie angegliedert, in dem Pflegekräfte, Ärzte, Krankengymnasten, Ergotherapeuten und Logopäden fortgebildet werden. 1989 kam eine Fachpflegeschule für klinische Geriatrie und Rehabilitation hinzu. In ihr werden Krankenpflege- und Altenpflegekräfte in einer einjährigen Weiterbildung zur Fachpflegekraft weitergebildet. Für diese Ausbildung besteht eine staatliche Anerkennung.

Für Diagnostik und Therapie steht das ganze Erdgeschoß der Klinik zur Verfügung. Das therapeutische Angebot der Medizinisch-Geriatrischen Klinik umfaßt Pflege, Krankengymnastik, physikalische Therapie, Ergotherapie, Sozialarbeit, Logopädie, Psychologie und Seelsorge. Ein so großes therapeutisches Angebot ist nur sinnvoll, wenn sich alle Mitglieder wirklich auch als Team verstehen, wenn die Grundlage der Arbeit eine *„aktivierend-therapeutische Pflege"* ist und eine umfassende Betreuung des Patienten sowie eine Orientierung nach außen im Therapiekonzept Platz haben.

Die Sicherung der in der Klinik erlangten Selbständigkeit kann nur erreicht werden, wenn die Geriatrische Klinik in ein Gesundheitssystem integriert ist, das sowohl stationäre als auch ambulante Dienste umfaßt. Die Klinik muß nach außen offen sein, d. h. eine Zusammenarbeit mit Tagesklinik, Hausärzten, Sozialstation, Gemeindeschwestern und Tageszentren anstreben. Nur dieses Verbundensein von stationären und ambulanten Diensten garantiert die Stabilisierung des Erfolges.

Aufgaben der Einrichtung

Wir nehmen rehabilitationsfähige geriatrische Patienten aus Akutkrankenhäusern und direkt von zu Hause auf und klären eine Pflegebedürftigkeit ab. Unsere wichtigste Aufgabe ist die Übernahme rehabilitationsfähiger geriatrischer Patienten aus Akutkrankenhäusern. Wir wollen dabei vermeiden, daß ein Patient, der infolge einer Akuterkrankung in Gefahr gerät, pflegebedürftig zu werden, unnötigerweise in ein Pflegeheim eingewiesen wird, bevor seine Chancen der Rehabilitation genutzt werden. Um diese Chancen zu erkennen und zu nutzen, sollte jedes große Krankenhaus mit einer Geriatrischen Klinik oder geriatrischen Abteilung ausgestattet sein, die aufgrund der Ausbildung der Ärzte und des Stellenplans sowie der baulichen Einrichtung den speziellen Bedürfnissen alter Patienten Rechnung trägt.

Die *Geriatrische Tagesklinik* ermöglicht der Klinik, jeden Patienten, der keiner 24-Stunden-Betreuung mehr bedarf, zu entlassen und ihn tagsüber weiter zu therapieren, während er nachts und am Wochenende zu Hause sein kann. Die Tagesklinik ist eine Erfindung der englischen Geriatrie. Sie dient auch in der Psychiatrie als halbstationäre Einrichtung. Von einer Poliklinik bzw. ambulanten hausärztlichen Behandlung unterscheidet sich die Tagesklinik durch ganztägige Betreuung, Transportsicherung, Teamarbeit, Verpflegung und ganzheitliche Medizin. Die Tagesklinik kann den stationären Aufenthalt verkürzen. Die weitere Betreuung dient zur Festigung der erworbenen Fähigkeiten. Daneben kann die Tagesklinik auch alternativ zum stationären Aufenthalt zur sogenannten „halbstationären" Rehabilitation eingesetzt werden (Krankenhausvermeidungsfall).

Das *Ziel* der geriatrischen Behandlung ist die Wiederherstellung der Fähigkeit zu einer *selbständigen Lebensführung*. Das Ziel heißt also primär nicht Heilung oder Erreichung der Erwerbsfähigkeit, wie in der Jugend, sondern die Selbständigkeit des Menschen. Darunter verstehen wir einerseits eine möglichst große körperliche Unabhängigkeit, andererseits aber

auch eine soziale und finanzielle Sicherung. Eine erfolgreiche Behandlung besteht nicht nur in der größtmöglichen
körperlichen Wiederherstellung, der Vermittlung von Hilfsmitteln oder der Anpassung der Wohnung. Vielmehr ist sie die
Schaffung von Verhältnissen, die unter
Rücksicht auf körperliche, psychische,
soziale und finanzielle Aspekte das Weiterleben unter möglichst hoher Lebensqualität ermöglichen.
*Geriatrische Behandlung ist somit keine
spezielle Methode, sondern eine Geisteshaltung.* Sie sieht im Alter nicht nur einen
geistigen und körperlichen Abbau, sondern ein *Anderssein*, und dies ist in vieler-
lei Hinsicht ein Gewinn. Sie sieht in
Sterben und Krankheit zum Leben gehö-
rende und somit zu integrierende Zeitab-
schnitte.

Mitarbeiterstruktur

Aufgaben der Teammitglieder in der
geriatrischen Rehabilitation

Der Pflegedienst

– Grundpflege (therapeutisch aktivierend, Hand-
  ling nach Bobath)
– Behandlungspflege
– Interaktion (Unterstützung der Beziehung zwi-
  schen Patient, allen anderen therapeutischen und
  diagnostischen Diensten und Angehörigen)
– Administration (Beziehung zu Verwaltung, Kü-
  che, Hauswirtschaft)
– Verantwortung für 24 Stunden (Grundlage für das
  Rehabilitationsmilieu)
– Pflegeschlüssel 1:1,6 (inklusive Nachtwachen)

Der ärztliche Dienst

– Medizinische Diagnostik und Therapie des Pati-
  enten (somatische, psychische und soziale Kom-
  ponenten)
– Rehabilitative Beurteilung
– Verordnung der Therapien
– Leitung des Rehabilitationsteams
– Beratung der Angehörigen

– Verantwortung für Rehabilitationsverlauf und
  Weichenstellung
– Personalschlüssel 1:15 (plus ein Arzt im Prakti-
  kum)

Die Psychologie

– Neuropsychologische Diagnostik (vorwiegend mit
  psychometrischen Testverfahren) im Bereich:
  Intelligenz, Gedächtnis, Konzentration, Raum-
  verarbeitung, Praxie, Problemlösungsfähigkeit,
  Planungsvermögen
– Neuropsychologische Therapie (therapeuten- und
  computergestützt)
– Psychotherapeutische Gespräche mit Patienten
– Beratungsgespräche mit Angehörigen
– Entspannungstraining
– Personalschlüssel: 2 Stellen

Die Krankengymnastik

– Mobilisation des Patienten
– Schmerzlindernde Maßnahmen
– Kontrakturprophylaxe und Behandlung
– Tonusregelung
– Anbahnung physiologischer Bewegungsmuster
– Funktionelles Training
– Gleichgewichtsschulung
– Hilfsmittelversorgung (in bezug auf Fortbewe-
  gung)
– Anleitung von Angehörigen
– Personalschlüssel 1:12 (plus drei Praktikanten)

Die Ergotherapie

– Funktionelle Verbesserung mittels konstruktiver
  Tätigkeiten
– Gleichgewichtsschulung
– Training der Aktivitäten des täglichen Lebens
– Tonusregulierung und Anbahnung von Bewe-
  gung
– Grunddiagnostik neuropsychologischer Störun-
  gen
– Training mnestischer Funktionen (therapeuten-
  und computergestützt)
– Hausbesuche (mobile Ergotherapie)
– Wohnungsadaptation
– Beratung von Angehörigen
– Hilfsmittelabgabe (ADL-Bereich)
– Personalschlüssel 1:16

Die Sprachtherapie

– Diagnose und Therapie erworbener Sprach-,
  Sprech- und Stimmstörungen wie Aphasien, Dys-
  arthrien, Sprechapraxien und Dysphonien

- Behandlung von Kau- und Schluckstörungen
- Beratung der Familienangehörigen und des Teams
- Personalschlüssel 4 Stellen (pro Stelle ist die Behandlung von bis zu acht Patienten möglich)

Die Seelsorge

- Regelmäßige Besuche
- Gesprächsführung (Verlustverarbeitung, Angebot geistlicher Begleitung)
- Beratung von Angehörigen
- Gespräche mit Mitarbeitern
- Gottesdienste
- Begleitung Sterbender
- Personalschlüssel 1 Stelle

Die Massage- und Badeabteilung

- Verschiedene Massagearten
- Thermotherapie
- Hydrotherapie
- Elektrotherapie
- Kryotherapie
- Lymphdrainage
- Personalschlüssel 1:30 (plus zwei Praktikanten)

Der Sozialdienst

- Patienten- und Angehörigenberatung
- Unterstützung bei Verarbeitungsprozessen
- Entlassungsvorbereitung
- Beratung und Vermittlung häuslicher Hilfen
- Heimberatung und Vermittlung
- Beratung über Sozialhilfeleistungen
- Zusammenarbeit mit anderen Einrichtungen des Gesundheits- und Versorgungssystems
- Hausbesuche
- Kostenregelungen
- Personalschlüssel 1 : 75 (plus 1 ABM-Stelle für anschließende Hausbesuche)

Die klinische Soziologie

- Patientendokumentation
- Entwicklung, Durchführung und Auswertung von Forschungsprojekten
- Evaluation der Rehabilitationsmaßnahmen
- Transformation innovativer Ergebnisse in den Klinikalltag
- Literaturdokumentation
- Gesprächsgruppentherapie (Soziotherapie, Social support)
- Personalschlüssel 1 Stelle

Die Familie

- Da jede Therapie zeitlich immer beschränkt ist und schlußendlich das therapeutische Milieu von der Familie übernommen werden muß, ist die Familie als Teammitglied zu betrachten. Nur so gelingt es, aus den Kurzzeit-Rehabilitationserfolgen dauerhafte Erfolge zu machen.

Aktivierend-therapeutische Pflege

In einer geriatrisch-rehabilitativen Klinik wird die zentrale Bedeutung der Krankenpflege bewußt. Die wichtigste Fachgruppe in der geriatrischen Rehabilitation ist, was leider immer wieder vergessen wird, der *Pflegedienst*. Die Haltung des Pflegedienstes, das Klima, das von ihm ausgeht, entscheidet über das Wiedergewinnen der Selbständigkeit.

Besondere Aufgabe des Pflegepersonals ist es, neben der notwendigen Grund- und Behandlungspflege der Gefahr der körperlichen sowie geistigen Regression des Patienten im Krankenhaus entgegenzuwirken. Die Patienten sind zu ermuntern, Dinge, die sie selbst tun können, gegebenenfalls mit Hilfestellungen, auch selbst durchzuführen. Diese Hilfestellung und erklärende Gespräche führen zu einem weit höheren Zeitaufwand als die herkömmliche Krankenpflege; darüber hinaus muß über 24 Stunden hinweg ein geeignetes Rehabilitationsmilieu geschaffen und aufrechterhalten werden. Diese Aufgabe umfaßt auch die Wahrnehmung und Unterstützung von Interaktionen der Patienten untereinander, ihrer Angehörigen sowie anderer therapeutischer und diagnostischer Bereiche.

Die Pflege des alten Menschen ist grundsätzlich schwieriger als die der jungen Patienten. Multimorbidität und mangelhafte, altersbedingte Adaptationsfähigkeit erschweren sie. *Aktivierend-therapeutische Pflege* ist die Grundlage der Rehabilitation und Therapie zugleich, wenn sie in Zusammenarbeit mit der Krankengymnastik, Ergotherapie und anderen Therapeuten durchgeführt wird. Dafür werden die heutigen Pflegemitarbeiter nicht genügend ausgebildet. Das Wissen, daß jede pflegerische Handlung Therapie ist, muß in einer Weiterbildung zur Fachpflegekraft erlernt werden. Nur so werden sich die Pflegenden ihrer therapeutischen Rolle bewußt, die ein hohes Maß an Verantwortung voraussetzt.

Ziele wie „trocken, sauber, satt, angezogen, im Rollstuhl sitzen", müssen unter Beteiligung des Patienten erreicht werden. Jede Handlung ist dabei unter Einbezug des Patienten auf ihren therapeutischen Inhalt zu prüfen. Der Patient muß seinen Fähigkeiten gemäß bei einer Pflegehandlung gefordert werden. Therapeutische Pflege heißt, die Ressourcen des Patienten zu erkennen und ihm immer etwas weniger Hilfestellung zu geben, als er von sich aus fordert. Nur so kann er lernen, nur so wird Pflege zur Therapie. Forderung darf nur sein, wo sie motivierend ist. Es darf nicht zur Überforderung und damit zur Frustration kommen, dies würde dem Patienten schaden. Dieses Vorgehen erfordert eine sorgfältige Beobachtung des Patienten. Der Patient zeigt durch sein Verhalten, ob das Vorgehen der Pflege ihn therapiert oder schädigt.

Voraussetzung für eine aktivierend-therapeutische Pflege ist die Bezugspflege, bei der eine Pflegekraft für alle Belange des Patienten zuständig ist. Auf einer Station wird dabei nicht mehr, wie in der Funktionspflege üblich, durch eine Pflegekraft der Blutdruck aller Patienten gemessen, sondern es werden, wie z. B. in unserem Haus, von einer Pflegekraft sieben Patienten sowohl durch Grundpflege als auch Behandlungspflege versorgt. Da eine solche Pflege sehr zeitintensiv ist, ist eine Neuplanung der Stellenschlüssel erforderlich.

Nur durch ein solches Vorgehen bekommen die Pflegenden ihren angestammten Platz wieder zurück und werden zu echten Kotherapeuten. Um diesen Prozeß zu beschleunigen, haben wir am Albertinen-Haus eine Fachpflegeschule für Geriatrie und Rehabilitation gegründet, die – als Bundesmodell entstanden – seit 1990 in Hamburg als Fachpflegeweiterbildung anerkannt ist.

Die Rolle des Arztes

Ärzte, die in geriatrischen Rehabilitationseinrichtungen arbeiten, sind nicht nur für medizinische Diagnostik und Therapie zuständig; sie müssen auch fähig sein, ein Rehabilitationsteam zu führen. Dieses Team ist stationsbezogen zu organisieren, hat alle Fachgruppen zu umfassen und trifft sich jeden Tag unter der Leitung des Stationsarztes. Es ist wichtig, daß jede Fachgruppe von der anderen lernt und weiß, daß nur durch Kooperation erfolgreich gearbeitet werden kann, und daß eine Überweisung in eine andere Fachgruppe nicht ein Abstellen, nicht ein Delegieren des Patienten ohne Beachtung des Verlaufs bedeutet, sondern Mitarbeit in einem Konzept, das vom Arzt für und mit dem Patienten entworfen und geplant wurde. Der geriatrisch tätige Arzt muß seine Patienten jeden Tag sehen.

Die Erkrankung, mit der in der Regel Unselbständigkeit und die Angst vor Pflegebedürftigkeit einhergeht, ist eine schwere Belastung für die Patienten. Die Anforderung durch die Pflege und die Therapie, die nicht verwöhnend, sondern *fordernd* sind, bringt zudem Konflikte. Es ist wichtig, daß es im Gespräch zwischen Patient und Arzt sowie Familie und Arzt gelingt, eine aktive Auseinandersetzung zwischen dem Patienten und seiner Erkrankung entstehen zu lassen. Hierbei gilt es, einen Weg zwischen Regression und Resignation einerseits und einer betont leistungsorientierten Verarbeitung andererseits zu finden.

Kommt es trotz Rehabilitation zu einer dauernden Pflegebedürftigkeit, so muß dies mit dem Patienten besprochen und verarbeitet werden. Ziel ist dabei zu erreichen, daß der Patient sich aktiv mit seinem Zustand auseinandersetzt. Er ist behutsam zu einer innerlichen Umstellung im Sinne einer akzeptierenden Haltung zu führen. Klagen über die Verschlimmerung alter Leiden oder das Auftreten neuer Beschwerden müssen vom Arzt bezüglich ihres Aussagewerts hinterfragt werden. Durch Erkrankung im Alter rücken Abhängigkeit von Mitmenschen und Sozialhilfe sowie Pflegebedürftigkeit bedrohlich in den Vordergrund. Dies erzeugt Angst und führt zu Verunsicherung. Der alte Körper, der oft mehrere „Schwachstellen" hat, bietet sich hier zum Austragen von Ängsten geradezu an. So ist z. B. das Auftreten von Magengeschwüren während der geriatrischen Rehabilitation sehr häufig.

Der Arzt wird diesbezüglich durch den Psychologen unterstützt, der im Bedarfsfall zugezogen wird. Auch die Arbeit des Seelsorgers wirkt sich hier segensreich aus. Wichtig ist, daß alle versuchen, Symptome, über die ein Patient klagt, zu verstehen.

Das Rehabilitationskonzept am Beispiel des Schlaganfallpatienten

Jede geriatrische Einrichtung muß, wenn sie erfolgreich arbeiten will, ein straff geführtes Konzept aufweisen, das von der Aufnahme bis zur Entlassung reicht. Vor Aufnahme in unser Haus erfolgt in der Regel eine schriftliche Anmeldung mit Hilfe eines sogenannten Arztzeugnisses, das Auskunft gibt über Diagnosen, Behinderungen und psychosoziale Aspekte. Erscheint eine Aufnahme sinnvoll und – was leider nicht immer der Fall ist – ist ein Bett frei, so wird der Patient aufgenommen. Die Aufnahme in die Klinik erfolgt über den Stationsarzt, der dem Patienten aufgrund seiner Befragung und Untersuchung die notwendigen diagnostischen Maßnahmen und Therapien verordnet.

Da die Hauptdiagnose in unserem Haus die Hemiplegie, und unser Haus auch gleichzeitig *Schulungszentrum für Bobath-Therapie* ist, nehme ich als Beispiel für eine Behandlung den Schlaganfallpatienten. Das Bobath-Konzept ist für mich so wichtig geworden, weil es ein ganzheitliches Konzept darstellt, das den ganzen Menschen und auch alle Teammitglieder berücksichtigt. Beim *Bobath-Konzept* handelt es sich um ein freies therapeutisches Angebot, das davon ausgeht, daß beim halbseitengelähmten Patienten durch Lagerung und Therapie Spastizität verhindert und durch Förderung der Restaktivität die betroffene Seite in ihren Funktionen wieder geschult und verbessert werden kann. Folgende Dinge sind mir dabei besonders wichtig:

■ Das Hirn kann lebenslang lernen; wir nennen dies Plastizität.

■ Der Ansatz, daß eine Therapie darauf abzielt, die beiden unterschiedlich gewordenen Körperhälften wieder zu integrieren und dabei von der betroffenen Seite ausgeht.

■ Die Betonung, daß dieser Anspruch auf Integration und Reorganisation der betroffenen Seite nicht in einzelnen Therapiestunden, sondern *dauernd* erfolgen muß (24 Stunden).

■ Die Beobachtung, daß eine zu starke und zu frühzeitige Kompensation durch die nicht betroffene Seite der anderen Schaden zuführt im Sinne einer vermehrten Spastik.

■ Die Kunst echter Therapie liegt im Grenzgebiet zwischen Hemmung von Krankhaftem (in der Regel Spastik) und Bahnung von Gesundem (in der Regel funktionelle Bewegung); Lernen bedeutet dabei Differenzieren einer Handlung.

■ Das Zentralnervensystem ist vor allem ein Organ der Reizaufnahme und ihrer Integration, wobei die Reize aus der Umgebung das Gehirn in seinem anatomischen Aufbau und seinen Reaktionsmöglichkeiten beeinflussen; d.h. unser Hirn wird in seiner Ausbildung durch unser Leben anatomisch und funktionell geformt. Unsere Handlungen sind in der Regel Reaktionen auf Reize von außen.

Für mich war dieses neurophysiologische Denken, hinter dem die Organisationsstruktur unseres Zentralnervensystems steht, ein Schlüsselerlebnis, eine Philosophie, die wir durch Kurse an alle Mitarbeiter des Albertinen-Hauses weitergegeben haben.

Für den Patienten heißt dies nun konkret, daß er durch die Pflege immer von der betroffenen Seite angesprochen wird, daß er spastikhemmend gelagert wird, und seine Mobilisierung möglichst symmetrisch erfolgt. Dies wird durch das Falten der Hände erreicht. Dies ist eine spastikhemmende Stellung und führt zur Integration und damit Wahrnehmung der betroffenen Seite. In der Krankengymnastik wird primär so gearbeitet, daß sich der Muskeltonus möglichst auf eine normale Stufe einreguliert. Bei Flaccidität muß stimuliert werden, bei Spastizität muß der Tonus gesenkt werden. Die Haltungs- und Gleichgewichtsreaktionen, die beim Schlaganfallpatienten oft verlorengegangen sind, müssen wieder geschult werden, da sie die Grundlage für eine willkürliche Bewegung darstellen. Sind Haltungs- und Gleichgewichtsreaktionen verloren, sind willkürliche Bewegungen nicht in einen Haltungsmechanismus integriert, verliert der Patient bei spontaner Bewegung seine Haltung. Die zentrale Lähmung führt zur Spastik und erlaubt Bewegungen nur noch in sogenannten spastischen Mustern. Es ist Aufgabe der Krankengymnastik, differenzierte funktionelle Bewegungen unter Hemmung dieser pathologischen Bewegungsmuster wieder zu bahnen.

In der *Ergotherapie* werden vor allem drei Ziele verfolgt. Die durch die *Krankengymnastik* angebahnte Bewegung wird weiter funktionell trainiert und, wenn immer möglich, in Tätigkeit umgesetzt. Meist geschieht das mit Hilfe der Herstellung eines Produkts, wobei der Prozeß, der bei der Produkterstellung stattfindet, therapeutisch wirkt. Zusätzlich kann das Produkt, das in einem Bild, einem selbstgeflochtenen Korb oder auch einer Mahlzeit bestehen kann, dem Patienten wieder Vertrauen in seine Leistungsfähigkeit bringen. Das zweite Ziel ist das Training im großen Bereich der Aktivitäten des täglichen Lebens. Hier geht es um Körperpflege, Essensvorbereitung, Essenseinnahme wie auch um Hilfsmittelversorgung. Die adäquate Hilfsmittelversorgung, das dritte Ziel, erfordert ein Spezialwissen. Einerseits müssen Hilfsmittel an die Bedürfnisse und die Körpergröße des Patienten angepaßt sein, andererseits auch an die Umgebung, die den Patienten zu Hause erwartet. Dazu und zur möglichst realistischen Planung der Zeit nach der Entlassung hat sich ein Hausbesuch durch die Ergotherapeuten während des Krankenhausaufenthaltes bewährt. Hier kann der Lebensraum des Patienten auf seine Tauglichkeit geprüft, Stolperfallen können entfernt werden. Die Adaptation der Wohnung durch Hilfsmittel erfolgt vor der Entlassung. Durch die mobile Ergotherapie kann sehr viel für die Zeit nach dem stationären Aufenthalt vorbereitet werden. Probeweise Beurlaubungen über das Wochenende ergänzen dieses Training.

In der *psychologischen Abteilung* des Albertinen-Hauses werden vor allem neuropsychologische Diagnostik und Therapie durchgeführt. Es geht dabei vor allem um das große Gebiet der Raumverarbeitung, der Agnosie und der Apraxie. Unter Apraxie verstehen wir die Unfähigkeit, erlernte zweckmäßige Bewegungen auf Befehl auszuführen, obwohl die Motorik dies erlauben würde. Computergestützt werden neuropsychologische Therapien durchgeführt, und natürlich finden psychotherapeutische Gespräche mit Patienten und Angehörigen sowie auch Entspannungstraining statt.

Der Schlaganfall bedeutet eine starke narzistische Kränkung. Die körperliche und geistige Integrität ist verlorengegangen. Es besteht in der Regel eine über Nacht aufgetretene schwere Abhängigkeit. Die Rolle in der Familie und in der Gesellschaft ist eine total andere geworden. Der Ausgang der Erkrankung ist ungewiß. Regelmäßige Gespräche in Einzeltherapie und Gruppentherapie sind deshalb unbedingt erforderlich.

Je nach Bedürfnis kommt auch der *Masseur* und *medizinische Bademeister* zum Einsatz. Sei es durch Lymphdrainage bei Ödem auf der betroffenen Seite, sei es, daß Zusatzerkrankungen aus dem Bereich des rheumatologischen Formenkreises vorliegen. Nicht vergessen möchte ich hier auch die wertvolle Mitarbeit der Massage- und Badeabteilung durch die im besten Sinne verwöhnende Therapie, die dem Patienten den Rückzug in das warme Badewasser und die Zuwendung durch Massage schenkt. Nirgends wie in der Arbeit des Masseurs und Bademeisters sind für mich die Aspekte gleichzeitiger körperlicher und psychischer Behandlung so eindeutig integriert zu sehen.

Ein schwerer Schlaganfall hat meist soziale Konsequenzen. Die Beratung der Patienten und ihrer Angehörigen in finanziellen Fragen, die Unterstützung bei Verarbeitungsprozessen und die Entlassungsvorbereitung durch Vermittlung von ambulanten Diensten findet durch den Sozialdienst statt.

Ergänzende Gespräche werden durch den *Seelsorger* durchgeführt, der unsere Patienten regelmäßig besucht. Hier geht es vor allem um Verlustverarbeitung und gelegentlich auch um die Begleitung Sterbender. Die Entlassung wird vom Behandlungsteam vorbereitet und im Zweifelsfall werden Nachkontrollen durch den Sozialdienst zu Hause durchgeführt. Über das Therapiekonzept in seinem zeitlichen Ablauf gibt Abbildung 1 Auskunft.

Widerstände und Schwierigkeiten

Die größten Widerstände und Schwierigkeiten erfährt die klinische Geriatrie leider immer wieder durch ärztliche Kollegen. Es geht dabei um ein Nichtwissen, an dem wir Geriater durch mangelnde Fortbildungsbemühungen sicher mitschuldig sind. Einerseits wird die klinische Geriatrie nur als Ort der Pflege und Verwahrung von Hoffnungslosen gesehen, andererseits macht sie den Internisten und niedergelassenen Ärzten Angst, weil sie die Geriatrie als Konkurrenz empfinden. Es muß deshalb deutlich gesagt werden, daß Geriatrie keine Konkurrenz zur herkömmlichen Medizin darstellt, sondern eine Ergänzung. Ich denke, es sollte an der Zeit sein, daß wir das *Krankenhaussystem den Bedürfnissen der Patienten anpassen und nicht länger versuchen, Patienten zu suchen, die in unsere Betten passen.* Diesbezüglich ist das Wort der Fehlbelegung in internistischen Abteilungen falsch. Es sollte heißen: „Fehlplanungen in internistischen Abteilungen", und

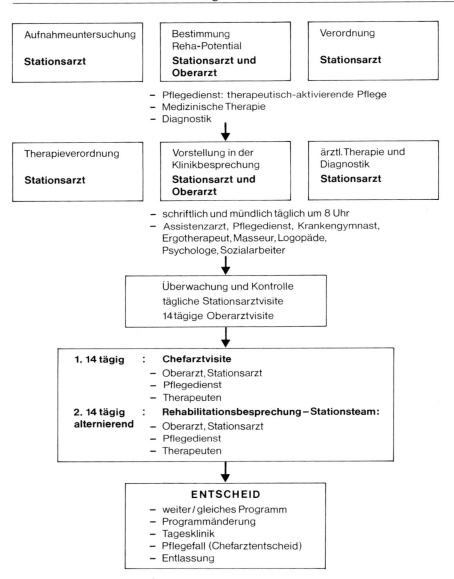

Abb. 1. Therapiekonzept des *Albertinen-Hauses*.

man sollte schnellstens daran gehen, diese „fehlbelegten" Abteilungen in Geriatrische Kliniken umzuwandeln. Dies ist allerdings nur möglich, wenn diesen Einrichtungen die nötige Kompetenz und die nötigen Mittel gegeben werden. Türschildgeriatrie darf nicht entstehen.

Weniger Schwierigkeiten hat die Geriatrie mit den Krankenkassen und der Politik. Hier ist erfahrungsgemäß mehr Verständnis zu finden.
Wenn es gelingt, trotz Widerständen aus der herkömmlichen Medizin die Geriatrie als Teilgebiet der Inneren Medizin zu

integrieren, wobei nicht nur klinische Geriatrie, sondern auch ambulante Geriatrie und Heimgeriatrie verbessert werden könnten, ist viel gewonnen. Unser Haus hat diesbezüglich die Anerkennung für zwei Jahre Weiterbildung in Innerer Medizin erhalten.

Unterricht und Supervision

Fortbildung ist das A und O der Geriatrie, damit Worte wie „aktivierende therapeutische Pflege" und Behandlungsstandards wie die „Bobath-Therapie" nicht Schlagworte bleiben. Fortbildung ist wichtig, da keine Aus- und Weiterbildung in Geriatrie und geriatrischer Pflege und Therapie institutionalisiert sind. Davon ausgenommen ist unsere Fachkrankenpflegeschule für klinische Geriatrie und Rehabilitation. Hier ist auch unser Schulungszentrum für Bobath-Therapie zu erwähnen, das regelmäßig Kurse für Therapeuten und Ärzte des eigenen Hauses wie auch auswärtige Teilnehmer anbietet. Außerdem findet wöchentlich eine Fortbildung in jeder therapeutischen Abteilung statt. In der Mitarbeiterakademie werden kostenlos ein- bis mehrtägige Seminare angeboten. Diese stehen in der Regel unter der Leitung eines Theologen oder Psychologen und befassen sich schwerpunktmäßig mit Fragen nach dem eigenen Sein, den Spannungen zwischen Mitarbeitern am Arbeitsplatz und zwischen Patient und Mitarbeitern. Fortbildung aus eigener Initiative wird durch Freistellung und 50%ige anteilmäßige Kostenbeteiligung durch den Träger unterstützt. Über 90% unserer Mitarbeiter, die Ärzte eingeschlossen, sind im Bobath-Konzept fortgebildet. Regelmäßige Supervision ist bisher weitgehend der Initiative der Mitarbeiter überlassen. Im ärztlichen Bereich findet sie bei einigen Mitarbeitern auch beim Leiter statt. Einige Jahre lang bestand

eine Balint-Gruppe im Bereich der Krankengymnastik. Neue Balint-Gruppen im Bereich der Pflege und therapeutischer Abteilungen werden momentan aufgebaut. An den Kosten beteiligt sich der Träger mit 50%.

Forschung/Lehre

Dank der Stelle „Klinische Soziologie" findet in unserem Haus ständige Begleitforschung statt. Es handelt sich dabei vor allem um eine Evaluation der Rehabilitationsmaßnahmen, die schon zu verschiedenen Publikationen geführt hat. Es wurde dabei ein Fragebogen erarbeitet, der bei jedem Patienten ausgefüllt wird. Dieser Fragebogen wurde publiziert, damit er auch in anderen Häusern eingesetzt werden kann. Damit wird es möglich, Ergebnisse zu vergleichen. Weitere Forschung im Sinne von Prävention durch Beachtung von Risikofaktoren wäre sicher indiziert. Zudem sollten Katamnesen der Rehabilitierten durchgeführt werden, um die Effizienz der Maßnahmen auf lange Sicht zu kontrollieren und im Bedarfsfall weitere stützende Therapien auch zu Hause zu verordnen.
Neuerdings findet das Albertinen-Haus, und damit die Geriatrie, sehr viel Verständnis bei der Universität. So findet im Albertinen-Haus regelmäßig eine Vorlesung für Medizinstudenten statt. Außerdem ist das Albertinen-Haus an den Vorlesungen der Medizin-Soziologie beteiligt.

Notwendige weitere Schritte, Wünsche, Utopien

An jedem großen Krankenhaus ist die Institutionalisierung der Geriatrie im Sinne einer ganzheitlichen Medizin dringend erforderlich, um sowohl Fragen der Beurteilung (z.B. in Assessment units) als auch rehabilitative Aspekte der geriatrischen Medizin entsprechend zu berücksichtigen. Den Besonderheiten geriatrischer Pflege und Therapie muß in den Ausbildungskonzepten von Pflegekräften und Ärzten Rechnung getragen werden. Zudem ist ein gezieltes Fort- und Weiterbildungsangebot für Geriatrie vonnöten, um eine Anerkennung der Geriatrie als Teilgebiet der Inneren Medizin zu erlangen. Die Gerontologie sollte mit ihrer interdisziplinären Arbeit in universitären Zentren etabliert werden. Von diesen Zentren aus könnten Impulse im Sinne von Forschung und Lehre ausgehen.

Sehr wichtig ist in der Geschichte des Albertinen-Hauses, das nun fast 11 Jahre besteht, die Identitätsbildung. Die Geriatrie hat immer noch etwas Revolutionäres, es haftet ihr eine „Trotzdem-Haltung" an. Dies führt zur Bildung einer – wie ich gerne sage – „Verschworenen Bande" jener, die sich engagieren, in deren Herzen ein „Feu sacré" brennt.

Die Geriatrie im Pflegeheim, die ich hier nicht behandeln kann, muß dringend von der reinen Verwahrung wegkommen. Hier muß sicher viel geschehen. Pflegeheime müssen einen ganz anderen Stellenplan in der Pflege und ein therapeutisches Instrument zur Erhaltung des Satus quo bekommen. Der schlechte Ruf der Pflegeheime, der auch durch die Medien verbreitet wird, ist nur vordergründig berechtigt, da ihnen die Mittel für eine an den Bedürfnissen der Patienten orientierte Arbeit bislang fehlen.

Biopsychosoziale Rehabilitation

Jörg Michael Herrmann, Werner Geigges, Wolfgang Stiels

Biographisches

Während der letzten Gymnasialjahre gehörten Freud und Camus zur Pflichtlektüre und waren Gegenstand dauernder Auseinandersetzung mit Eltern und Lehrern; ein Hinterfragen von deren immer noch vorhandenen nationalsozialistischen Denkkonzepten. Mein ursprünglicher Berufswunsch, Dramaturg oder Journalist zu werden, begann mit dem Studium von Germanistik, Philosophie und Psychologie. Die germanistischen Pflichtseminare über Lessing und Hölderlin in Tübingen endeten für mich mit der Enttäuschung, daß lediglich Textinterpretationen und sprachlicher Perfektionismus gefragt waren und weniger kritische Neugier oder Lebendigkeit. Positiv erlebte Seminare über Platon und Viktor von Weizsäcker und menschlich negative Erfahrungen als Regieassistent in dem Stück „Die Irre von Chaillot" von Giraudoux verunsicherten die beruflichen Träume vollends. Während des zweiten Studiensemesters an der Philosophischen Fakultät fand ich in einem Buchladen die „Grundfragen der psychosomatischen Medizin" von Thure von Uexküll. Beim Lesen dieses Buches wurde alles klar: Psychologie ohne Medizin oder Medizin ohne Psychologie war nicht möglich. Nach dem Wechsel von der Philosophischen Fakultät zur Medizinischen Fakultät förderten Studenten- und APO-Bewegung in den Jahren 1967 und 1968 sowie psychosomatische Seminare in studentischen Gruppen diese Idee.

Nach dem Physikum fuhr ich mehrfach zur neugegründeten Universität nach Ulm, um mich um eine Stelle an der psychosomatischen Abteilung für Innere Medizin und Psychosomatik bei Thure von Uexküll zu bewerben. Nach längeren Gesprächen mit Oberärzten und der Klinikverwaltung erhielt ich 1972 eine Stelle als Assistenzarzt. Die kritische Begeisterung für die junge Universität und die vielen ideenreichen Anregungen in der klinischen und wissenschaftlichen Tätigkeit durch Thure von Uexküll haben meinen beruflichen Lebensweg bestimmt. Während der einzelnen Stufen der internistischen Ausbildung erlebte ich hautnah die kollegialen und institutionellen Widerstände gegenüber dem Erlernen einer integrierten medizinischen Auffassung. Diese inneren und äußeren „Spaltungsmechanismen" waren durch eine institutsunabhängige und berufsbegleitende psychotherapeutische Weiterbildung überwindbar. Die von Thure von Uexküll angeregte Auseinandersetzung mit der Hochdruckkrankheit und deren psychophysiologischen Grundlagen wurde – nach der Emeritierung von Thure von Uexküll – durch den beruflichen Wechsel an die Medizinische Abteilung Lory (Inselspital Bern) bei Rolf Adler durch tiefenpsychologische Fundamente ergänzt, insbesondere auch durch langjährige Teilnahme an einer Selbsterfahrungsgruppe bei Peter Hahn (Heidelberg). Die sehr engagierte schweizerische Arbeitsgemeinschaft für katathymes Bilderleben und die entsprechende Ausbildung lenkten mein wissenschaftliches Interesse auf Entspannungsverfahren für die kommunikations- und aggressionsgehemmten Hochdruckpatienten.

Nach meiner Rückkehr nach Ulm versuchte ich, innerhalb der Medizinischen Klinik eine Ambulanz für Hochdruckpatienten mit einem integrierten Ansatz aufzubauen. Die Integration des biopsychosozialen Modells in die tägliche klinische Arbeit, insbesondere in die Betreuung der ambulanten Hochdruckpatienten – jetzt von einer höheren Warte aus – faszinierte mich und erlaubte, viele Ideen in die Praxis umzusetzen. Die Auseinandersetzung mit Studenten im psychosomatischen Praktikum, in Anamnesegruppen, Supervision und Junior-Balint-Gruppen stand ebenfalls im Vordergrund.

Die Wahl zum ärztlichen Leiter einer Rehabilitationsklinik eines Rentenversicherungsträgers (LVA Württemberg) erlebte ich zuerst sehr ambivalent. Der Abschied von der Hochschule fiel mir nicht leicht. Inzwischen sind Prävention und Rehabilitation von Patienten mit chronischen internistischen Erkrankungen zu einer Aufgabe geworden, deren theoretische und praktische Umsetzung mich immer wieder aufs neue fasziniert.

Struktur der Einrichtung

Die Klinik für Rehabilitation Glotterbad ist eine Einrichtung der Landesversicherungsanstalt Württemberg. Aufsichtsbehörde ist das Sozialministerium Baden-Württemberg. Entsprechend dem Auftrag des Rentenversicherungsträgers werden auf acht Stationen mit jeweils 20 bis 21 Betten (Gesamtbettenzahl: 164) Patienten mit vorwiegend chronisch-internistischen Erkrankungen nach einem biopsychosozialen Konzept behandelt. Jähr-

lich werden etwa 1 600 Patienten (durchschnittliche Aufenthaltsdauer 5 Wochen bei etwa 98 %iger Belegung) aufgenommen. Bei entsprechender Indikation werden auch Patienten anderer Kostenträger (gesetzliche und private Krankenkassen, andere Rentenversicherungsträger etc.) stationär aufgenommen.

Mit der Medizinischen Fakultät der Universität Freiburg besteht eine enge Zusammenarbeit über den Lehrstuhl für Psychotherapie und Psychosomatik (Leiter: Michael Wirsching), insbesondere auf dem Gebiet der Ausbildung. Zwei bis drei Gruppen mit 12 bis 14 Studenten werden pro Semester im Rahmen des Pflichtkurses „Psychosomatisches Praktikum" in der Klinik unterrichtet.

Mitarbeiterstruktur

In der Klinik sind 4 Psychologen und 13,5 Ärzte mit unterschiedlichem Ausbildungsstand beschäftigt, und zwar 9,5 Assistenzärzte, 3 Oberärzte und der leitende Arzt. Der leitende Arzt und zwei Oberärzte haben die Qualifikation „Arzt für Innere Medizin" mit dem Zusatztitel „Psychotherapie". Vier Assistenzärzte befinden sich in psychotherapeutischer Weiterbildung. Zwei akademische Mitarbeiter (Ärzte und Psychologen) sind im Rahmen von Forschungsprojekten in der Klinik angestellt.

Zum therapeutischen Team gehören weiterhin 16 Krankenschwestern, ein Gestaltungstherapeut, ein Ergotherapeut, drei Krankengymnasten sowie vier medizinische Bademeister/Masseure und Praktikanten für Krankengymnastik und physikalische Therapie. Der Personalschlüssel beträgt im Verhältnis von Patient zu Arzt 1:13,1 und im Verhältnis Patient zu Pflegepersonal 1:10,3; das Verhältnis von Patient zu Psychologe beträgt 1:41.

Patienten

Im wesentlichen lassen sich die Erkrankungen der Patienten, die an einer Rehabilitationsklinik für Innere Medizin/Psychosomatik aufgenomen werden, unter ganzheitlichen Gesichtspunkten folgendermaßen unterteilen:

■ Patienten mit chronischen internistischen Erkrankungen, bei denen psychosoziale Faktoren für die Genese, Verarbeitung und den Verlauf relevant sind (z.B. Herz-Kreislauf- oder Krebserkrankungen),

■ Patienten, die sich durch Risikoverhalten selbst schädigen (z.B. Adipositas oder Anorexia nervosa),

■ Patienten mit körperlichen Beschwerden, die Folge einer psychosozialen Überlastungssituation sind (z.B. sogenannte „Bereitstellungskrankheiten" wie essentielle Hypertonie oder Ulcus ventriculi),

■ Patienten, deren körperliche Beschwerden Ausdruck von Affekten sind, die nicht wahrgenommen werden können (z.B. funktionelle Syndrome),

■ Patienten mit Schmerzsyndromen, die Folge unbewußter psychischer Konflikte sind, die nicht verbalisiert werden können, sondern wegen der psychischen Homöostase körperlich ausgedrückt werden (z.B. Konversionsneurose) und

■ Patienten mit psychogenen Reaktionen, Neurosen und Persönlichkeitsstörungen.

Zu den Kontraindikationen gehören insbesondere Patienten mit psychiatrischen Erkrankungen.

Die Einweisung und die Überweisung der Patienten erfolgt zumeist über die LVA Württemberg aufgrund eines hausärztlichen Gutachtens. Ein Teil der Patienten wird direkt von einer Klinik oder von den Hausärzten überwiesen.

Ablauf der stationären Rehabilitationsmaßnahme

Patientenaufnahme: Ausgangspunkt für die Behandlung sind die biographische Anamnese und eine ausführliche körperliche Untersuchung. Diese Daten werden ergänzt durch die Reflexion der Beziehungsgestaltung zwischen Arzt und Patient sowie der szenischen Darstellung und der Übertragungs- und Gegenübertragungsphänomene in der aktuellen Situation. Die Zusammenfassung, Verarbeitung und Integration dieser Informationen und Phänomene führt zu einer vorläufigen ganzheitlichen Diagnose. Die daraus abgeleiteten therapeutischen Möglichkeiten werden mit dem Patienten besprochen und es wird ein Therapieschwerpunkt erarbeitet.

Verlauf: Durch das Gesamt-Setting der Klinik wird dem Patienten ein therapeutisches Feld eröffnet, in dem er seine Störung inszenieren kann. Die Arbeit an der Beziehung des Patienten zu unterschiedlichen therapeutischen Mitarbeitern wird durch spezifische psychotherapeutische Maßnahmen ergänzt und unterstützt. Bei Visiten und therapeutischen Einzelgesprächen werden die Hypothesen aus der Gesamtdiagnose überprüft und die Therapie angepaßt bzw. modifiziert. Durch die Teamgespräche und die interne Supervision werden Beziehungs-Facetten des Patienten sichtbar und der Behandlung zugänglich.

Entlassung: Die Vorgänge des gesamten Behandlungsablaufs werden zusammengefaßt und mit dem Patienten in einem Abschlußgespräch thematisiert. Die vorläufigen Diagnosen und Hypothesen werden überprüft und modifiziert. Im Entlassungsbericht legt sich der Arzt auf eine Diagnose fest, trifft Entscheidungen zur Arbeitsfähigkeit sowie sozialmedizinischen Fragen, regt weitere diagnostische bzw. therapeutische Schritte an und stellt eine Prognose zum weiteren Verlauf.

Der Rehabilitationserfolg zeigt sich häufig am Ende in einem veränderten subjektiven Krankheitserleben mit der Chance für Neuorientierungen, nicht zuletzt auch hinsichtlich der Beziehung zwischen den Patienten und ihren Hausärzten, einer Beziehung, die zum Überweisungszeitpunkt häufig ärztlicherseits durch Hilflosigkeit und „Abschiebungsimpulse" geprägt ist. Es wird versucht, den während des stationären Aufenthalts begonnenen Therapieprozeß in den vorhandenen ambulanten Arzt-Patienten-Beziehungen weiter fortzusetzen. Oft erwächst durch die stationären Therapie die Motivation für eine anschließende ambulante psychotherapeutische Weiterbehandlung, darüber hinaus wird Patienten und Hausärzten die Möglichkeit einer stationären Intervallbehandlung angeboten.

Zur Veranschaulichung des geschilderten Behandlungsablaufs ein Beispiel aus unserer Klinik.

Kasuistik: Herr A., ein 58jähriger Patient, wird uns von seinem Hausarzt und dem mitbetreuenden Onkologen überwiesen. Die Notwendigkeit einer stationären Rehabilitation wird mit „der psychosomatisch notwendigen Schwerpunktbehandlung bei derzeit „Völliger Tumorremission" begründet.

Die Einweisungsdiagnosen lauten: Zentroblastisches Lymphom im Stadium III B, Hyperlipidämie, Hyperurikämie, kompensierte Niereninsuffizienz bei Zustand nach Nephrolithiasis links, Status Varicosis beidseits.

Seit Mitte Oktober 1989 leidet Herr A. an Hals- und Ohrenschmerzen sowie zunehmendem Müdigkeitsgefühl und Nachtschweiß. Eine Tonsillektomie Anfang 1990 zeigte histologisch ein hochmalignes Non-Hodgkin-Lymphom, neben der Tonsilleninfiltration fanden sich auch befallene zervikale und inguinale Lymphknoten. Bis zum Sommer erfolgten insgesamt acht Chemotherapiezyklen teils stationär, teils ambulant in einem onkologischen Zentrum. Seither ist von einer Vollremission des hochmalignen Lymphoms auszugehen, bei allerdings relativ hohem Rezidivrisiko. Zwischenzeitlich suchte der Patient mehrfach Hilfe bei seinem Hausarzt bzw. der Klinikambulanz mit Beschwerden im Oberbauch und starken Kopfschmerzen, ohne daß sich eine organische Ursache finden ließ.

Bei der stationären Aufnahme klagt Herr A. über Übelkeit, Blähungen, Appetitlosigkeit und Völlegefühl, über gelegentliche Herzschmerzen, Schmerzen im Nacken und Druckschmerz im Kopf sowie Taubheitsgefühl in beiden Füßen und Beschwerden von seiten eines Krampfaderleidens. Der Patient bezieht seit Mitte 1990 eine Erwerbsunfähigkeitsrente. Zuvor hat er 38 Jahre als Angestellter in einer Bilderrahmenwerkstatt gearbeitet. Er schildert diese Tätigkeit als emotional sehr belastend („Einzelhaft"), weil er stets allein in einem kleinen Raum gearbeitet hat und viel Ärger schlucken mußte.

Biographisches: Herr A. wuchs als zweitjüngstes von insgesamt vier Kindern (einem 11 Jahre älteren Bruder, einer 9 Jahre älteren Schwester sowie einer 7 Jahre jüngeren Schwester) bei seinen Eltern auf. Der Vater war bei der Bundesbahn in einem Stellwerk beschäftigt und wird als ängstlich und wenig arbeitsam geschildert; er starb 1960 (mit 62 Jahren), nachdem er bereits 13 Jahre zuvor einen zerebralen Insult mit Halbseitenlähmung bei bekannter Hypertonie erlitten hatte. Die Mutter des Patienten starb 1961 (64jährig) bei bekanntem Altersdiabetes; sie wird als ängstlich, gehemmt und kontaktscheu geschildert. 1952 heiratete Herr A.; aus der Ehe mit der um ein Jahr älteren Ehefrau ging ein Sohn hervor mit jetzt 23 Jahren. Nach einer Totgeburt 1961 wurden zwei Pflegekinder angenommen, zeitweise lebten sogar sieben Personen im gemeinsamen Haushalt. Derzeit lebt Herr A. mit seiner Frau und der 23jährigen Pflegetochter im eigenen Haus, das er bereits mit 23 Jahren selbst gebaut hat. 1978 erlitt der jetzt 23jährige Sohn einen schweren Autounfall mit Wirbelfrakturen und schweren Gesichtsverletzungen; jetzt arbeitet er wieder als Steuergehilfe. Vor 7 Jahren baute Herr A. diesem Sohn ebenfalls ein eigenes Haus. Der Sohn ist inzwischen verheiratet und hat ein dreijähriges Kind. Herr A. und seine Frau fühlen sich sehr belastet, weil die Schwiegertochter ebenfalls nach einer Beinamputation und Lungen-Operation wegen eines Knochentumors behindert ist. Das Enkelkind wird oft von Herrn A. und seiner Frau mitversorgt.

Herr A. wird gemeinsam mit seiner Ehefrau stationär aufgenommen. Bei Frau A. besteht ein degeneratives Wirbelsäulensyndrom mit entsprechenden schmerzhaften Bewegungseinschränkungen.

Aufnahmestatus: Herr A. weist bei der Erstuntersuchung einen relativ guten Allgemein- und Ernährungszustand auf. An beiden Beinen findet sich ein ausgeprägter Status Varicosis mit Stauungsekzem links; bei der neurologischen Untersuchung zeigt sich ein diskret abgeschwächtes Vibrationsempfinden an beiden Unterschenkeln und bei der Untersuchung der Wirbelsäule eine BWS-Kyphose, schmerzhafte Myogelosen im HWS- und LWS-Bereich mit einge-

schränkter BWS-Beweglichkeit. Beim Hyperventilationstest über 2 Minuten lassen sich ein ungerichteter Schwindel sowie ein Taubheitsgefühl in den Fingern reproduzieren – Beschwerden, die der Patient auch im Alltag kennt. Elektrokardiographisch sind eine ventrikuläre Extrasystolie Lown II sowie eine seit der Chemotherapie bekannte leichte ST-Hebung in II/III/aVF, ohne sonstige Ischämiezeichen bzw. Hinweise auf eine Perikarditis nachweisbar. Laborchemisch ist eine Hypercholesterinämie und mäßige Erhöhung der gamma-GT als möglicher Ausdruck einer medikamentös-toxischen Leberparenchymschädigung und Mitursache der vom Patienten beklagten Verdauungsstörungen auffällig. Trotz entsprechender diätetischer Maßnahmen kommt es im Therapieverlauf zu keiner wesentlichen Änderung dieser Laborwerte.

Beim Erstinterview mit der Stationsärztin wirkt Herr A. deutlich depressiv, betont seine frühere Leistungsfähigkeit und spricht resignativ von seiner jetzt raschen Ermüdbarkeit, seinem Konzentrationsmangel, den Stimmungsschwankungen und Einschlafstörungen und von seinen hohen Therapieerwartungen.

Therapieverlauf: In den ersten Teamgesprächen, an denen die Stationsärztin, die Stationsschwester, die Ergotherapeutin, eine Krankengymnastin, ein Masseur, der Psychologe und der Oberarzt teilnehmen, wird der hohe Erwartungsdruck des Patienten an die Therapeuten thematisiert. Dieser wird vor allem bei der Krankengymnastik, der Ergotherapie und beim autogenen Training spürbar.

Kurzzeitig wirkt Herr A. optimistischer, spricht bereits über Ferien und Zukunftspläne und äußert sich in der Stationskonferenz vor den Mitpatienten sehr positiv über das Therapeutenteam.

Nach 10 Tagen kommt es zu einer plötzlichen Krise, schon frühmorgens wird die Stationsschwester von der Ehefrau zu ihrem Mann geholt: Herr A. klagt über Übelkeit, Brechreiz, Nackenschmerzen, später über diffuse Schmerzen linksthorakal und im Oberbauch, Schwindelgefühl sowie Kopfschmerzen. Bei der gründlichen körperlichen Untersuchung finden sich außer einer leichten Hyperventilationssymptomatik keine weiteren auffälligen Befunde, auch eine spätere abdominelle Sonographie sowie elektrokardiographische Untersuchungen erbringen einen insgesamt unauffälligen Befund. Im Laufe des Tages kann Herr A. seine Beschwerden wieder etwas relativieren, er spricht von seiner Angst vor einem Tumorrezidiv und seiner Beunruhigung durch jede unbekannte Körperwahrnehmung.

In den nachfolgenden therapeutischen Gesprächen wird von den Therapeuten dem Patienten gegenüber Verständnis für seine Gefühle der Angst und Resignation signalisiert sowie auch der Enttäuschung der Ärztin gegenüber, die nicht über das erhoffte „Heilmittel" verfügt. Dabei wird auch der Erwartungsdruck von seiten der überweisenden Ärzte an den Patienten sichtbar: Die erreichte Tumorremission sollte beim Patienten möglichst rasch zu einem korrespondierenden Gefühl der Dankbarkeit und der Zuversicht führen. Herr A. spürt hierin eine unbewußte Loyalität dem onkologischen Behandlungsteam gegenüber, fühlt sich andererseits mit seiner Angst und Resignation dort eher allein gelassen.

Um so mehr sorgt sich seine Frau während solcher depressiv-ängstlicher Krisen – auch im Stationsalltag – um ihn. Das Patientenzimmer wurde von ihr zum gemütlichen Wohnzimmer umgerüstet. An solchen Tagen weicht sie keinen Schritt von der Seite ihres Mannes.

Von den einzelnen Therapeuten wird Herr A. immer wieder ermuntert, seine resignativ-ängstliche Stimmung auszudrücken. Er kann allmählich zulassen, sich auch in solchen emotional schwierigen Situationen akzeptiert und angenommen zu fühlen. Mehr und mehr sieht er selbst Zusammenhänge zwischen seinen Ängsten und einer vermehrten körperlichen Selbstbeobachtung sowie typischen körperlichen Spannungszuständen. Dennoch kommt es immer wieder zu „Schwäche-Perioden" mit diffusen körperlichen Mißempfindungen.

Gegen Ende des stationären Aufenthalts erfolgen zwei therapeutische Paargespräche: Herr A. spricht von seinen neuen Lebensplänen, er möchte ein Wohnmobil kaufen und zwei bis drei größere Reisen im Jahr zusammen mit seiner Frau durchführen. Er zeigt sich zu „80 % zuversichtlich", daß ihm „ein zweites Leben geschenkt" wurde. Seine Frau, die ihn während seiner Krankenhausaufenthalte stets gestützt und aufgemuntert hatte, nimmt nun eine sehr konträre Position hierzu ein: Sie zeigt sich zutiefst skeptisch über das anhaltende Wohlbefinden ihres Mannes, rät eher vom Autokauf und den Reiseplänen ab, damit er sich jederzeit schnell wieder in verläßliche medizinische Hilfe begeben kann. Das ängstliche Kontrollbedürfnis der Ehefrau steht im Zusammenhang mit ihrem starken Bedürfnis nach Sicherheit und Geborgenheit, das aus ihrer Biographie verständlich wird: Sie verlor mit 8 Jahren ihre Mutter, der Vater fiel im Krieg: „Mir ist nichts geschenkt worden".

Die Paargespräche werden vor allem ressourcenorientiert geführt: Herr A. wird ermuntert, seine starke, verständnisvolle und haltgebende Seite seiner Frau gegenüber zu mobilisieren. Deren Rolle als Hilfsbedürftige und gesundheitlich ebenfalls Gefährdete erscheint immer deutlicher und bringt die Chance mit sich, das zuletzt sehr starre, komplementäre Rollenmuster des Ehepaares zumindest partiell zu verändern.

Beim Entlassungsgespräch am Ende des stationären Aufenthalts wirken beide Ehepartner sehr zuversichtlich. Körperlich fühlte sich Herr A. wohl, die initialen Verdauungsprobleme verschwanden fast vollständig, vorhanden blieb ein inkonstant auftretender Druckschmerz am Hinterkopf.

Rehabilitationsziele

Die Rehabilitationsziele bei psychosomatischen Krankheiten und Störungen werden vom Verband der Deutschen Rentenversicherungen wie folgt formuliert: „Die psychische und psychosoziale Stabilisierung und mögliche Behebung oder Kompensation begleitender Organschäden und Funktionsstörungen sind die Voraussetzungen dafür, daß die Anforderungen des Alltags- und Berufslebens wieder bewältigt und damit eine erhebliche Gefährdung oder bereits eingetretene Minderung der Leistungsfähigkeit behoben oder wesentlich gebessert werden kann (3)."

Diesen Zielen wird am ehesten ein ganzheitliches patientenzentriertes Behandlungskonzept gerecht, das versucht, psychische, soziale und körperliche Belange des Patienten zueinander in Beziehung zu setzen und individuell zu gewichten. Struktur und Arbeitsweise einer psychosomatischen Rehabilitationsklinik unterscheiden sich grundlegend von denen anderer – insbesondere auch psychotherapeutischer – Institutionen. Die Voraussetzungen einer gründlichen somatopsychischen Simultan- bzw. Komplementärdiagnostik (d.h. die Möglichkeit einer soliden organmedizinischen Funktionsdiagnostik mit entsprechend apparativer Ausstattung der Klinik, ebenso wie eine gründliche Psychodiagnostik und fundierte Sozialanamnese) sind ebenso erforderlich wie ein breites Spektrum therapeutischer Möglichkeiten, da nur selten die endgültige therapeutische Indikationsstellung bereits bei der Voruntersuchung am Heimatort möglich ist. Das geforderte ganzheitliche Behandlungskonzept wird effektiv durch ein mehrdimensionales Therapieangebot realisiert, das medikamentöse Therapie, balneo-physikalische Maßnahmen und Bewegungstherapie, gezielte Krankengymnastik, Entspannungstherapieverfahren, Gestaltungs- und Ergotherapie, Einzel- und Gruppenpsychotherapie sowie Familien- und Paartherapie beinhaltet (s. Abb. 1).

Dieses breite therapeutische Spektrum ist auch notwendig, weil die Patienten, die in psychosomatischen Rehabilitationskliniken aufgenommen werden, häufig für Psychotherapie wenig motiviert sind und das Heilverfahren mit traditionellen „Kurvorstellungen" antreten: „mal abschalten", „zur Ruhe kommen", „sich vom Streß erholen", „Bäder und Massagen verordnet bekommen". Psychotherapieangebote werden zunächst diskriminierend und ängstigend erlebt, da diese weitgehend mit Psychiatrie gleichgesetzt werden („ich hab's nicht im Kopf, sondern im Bauch!").

Therapie

Die Ausgangsproblematik der meisten Patienten liegt auf somatischer Ebene. Das heißt, der Patient formuliert sein „Problem" mittels körperlicher Symptome. Ein „Psychotherapiepatient" im klassischen Sinn ist selten.

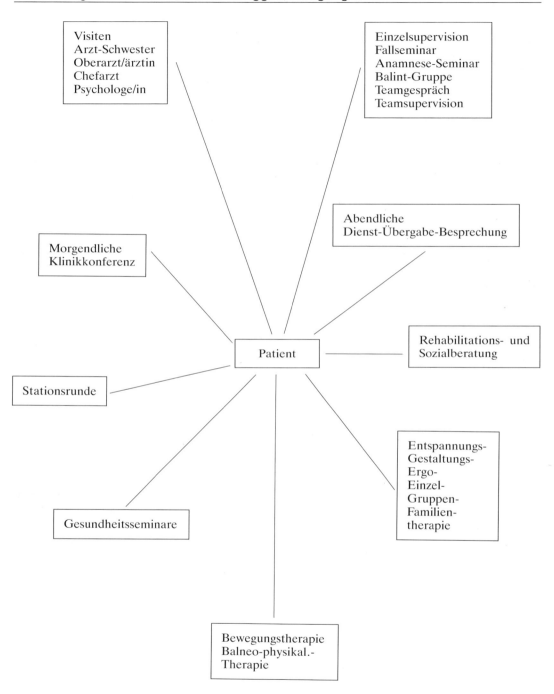

Abb. 1. Organisationsebenen der Klinik für Rehabilitation Glotterbad.

Die Kliniksituation ermöglicht dem Patienten, seinen gewohnten Umgang mit sich und seiner Umwelt zu konstellieren sowie (neurotische) Beziehungsmuster zu reinszenieren. Damit wird die individuelle Wirklichkeit des Patienten deutlich. Diese Sichtweise ermöglicht eine ganzheitliche Betrachtung, in der die Bedeutung von Symptomen und Konflikten für den einzelnen Patienten deutlich und therapeutisch angehbar wird. Psychotherapie kann dem Patienten nicht aufgezwungen werden. Sie muß sich nach entsprechender Information und Motivation hinsichtlich der Wahl der Methoden auch an der Eignung und Bereitschaft des Patienten orientieren, der häufig in seiner Erwartungshaltung dem Heilverfahren gegenüber an der Vorstellung eines „Kururlaubs" orientiert ist. Der relativ hohe Anteil an Ausländern mit Sprachschwierigkeiten schränkt die Anwendung psychotherapeutischer Maßnahmen zusätzlich ein. Die gängigen psychotherapeutischen Behandlungsverfahren und Techniken können nicht einfach übernommen und übertragen werden, – sie bedürfen der Anpassung und Modifikation. Häufig kommt es darauf an, den Patienten für den psychosozialen Bereich und biopsychosoziale Zusammenhänge zu sensibilisieren, ihn zu interessieren und Motivationsarbeit für weitere psychotherapeutische Schritte zu leisten. Der ganzheitliche Ansatz begünstigt die Sensibilisierung des Patienten, dessen Widerstand und Abwehr ernstgenommen und für ihn in seiner jetzigen Situation als sinnvoll interpretiert werden. Gemeinsam mit dem Patienten kann nun überlegt werden, welche therapeutischen Möglichkeiten sich unter diesen Voraussetzungen für ihn ergeben.

Die Indikation zur tiefenpsychologisch orientierten Einzel- oder Gruppentherapie wird von tiefenpsychologisch und gruppentherapeutisch erfahrenen Mitarbeitern (Arzt/Psychologe) gestellt (1). Neben einzel- und gruppentherapeutischen Verfahren kommen zunehmend systemische (z. B. familientherapeutische) Ansätze zur Anwendung, die dem Rehabilitationsziel einer Re-Integration des Patienten in seinen biopsychosozialen Kontext besonders Rechnung tragen. Bei einem Teil der Patienten wird die körperbezogene Therapie mehr im Vordergrund stehen, wobei auch hier die Ansätze von gezieltem Herz-Kreislauf-Training über Gruppen- und Einzelgymnastik bis hin zum Körperwahrnehmungstraining und Arbeit am Körperschema reichen, z. B. bei Patienten mit Pubertätsmagersucht oder Hyperventilationssyndrom. Allerdings kann die Internalisierung der Klinik als „multipel spendendes und allzeit zur Verfügung stehendes Objekt in vielen Funktionen" (2) es dem Patienten schwermachen, sich auf einen ambulanten Therapeuten, der nicht in so vielen Funktionen und auch nicht kontinuierlich zur Verfügung steht, um- und einzustellen. Aufgabe des klinischen Therapeuten ist es, diese Probleme zu antizipieren und mit dem Patienten zu besprechen.

Widerstände und Schwierigkeiten

Die Neukonzeptualisierung der Klinik und der Aufbau eines integrierten Ansatzes mit Teamarbeit wurden begleitet von der Angst der Talbewohner vor einer „Psychiatrisierung". Politisches Engagement im Dorf und viele Gespräche mit insbesondere politisch verantwortlichen Bürgern konnten diese Angst vermindern.

Die Erwartungen des Patienten sind zu Beginn der Rehabilitationsmaßnahme meist diffus und in erster Linie von einem somatischen Krankheitsangebot geprägt. Diese Haltung entspricht der bisherigen Erfahrung des Patienten mit medizinischer Versorgung und Hilfestellung. Die Thematisierung psychosozialer Fakten und möglicher Zusammenhänge mit den geklagten Beschwerden lösen häufig Ängste und Abwehrmaßnahmen des Patienten aus. Die Befürchtung, als psychisch krank oder gestört angesehen zu werden, ist besonders bei Patienten der Unterschicht verbreitet. Auch die landläufige Auffassung von Rehabilitationsmaßnahmen als „Kur" löst bei Patienten die Assoziation von Ausruhen, passiven Anwendungen, Ablenkung und Vergnügen aus. Verbunden mit der Konfliktabwehr eines neurotischen Geschehens steht dieser „Gesamtwiderstand" zunächst einem ganzheitlichen Ansatz entgegen.

Mit den Kollegen und Kliniken im Raum Freiburg entwickelte sich eine gute und konstruktive Zusammenarbeit, insbesondere mit der Abteilung für Psychotherapie und Psychosomatik und der Medizinischen Fakultät der Universität Freiburg.

Unterricht und Supervision

Klinikinterne Weiterbildung

Alle Mitarbeiter werden in patientenorientierter Medizin weitergebildet. Mittelfristig wird ein entsprechendes Curriculum mit definierten Lernzielen erarbeitet. In einem ersten Schritt wurde bereits ein Pilotprojekt für den Pflegedienst erstellt. Für Ärzte, Psychologen, Gestaltungstherapeuten und Gesundheitserzieherin findet 14tägig eine Balint-Gruppe mit einem klinikunabhängigen Leiter (Thure von Uexküll) statt. Gegenstand der Gruppenarbeit ist die Bearbeitung schwieriger Arzt-Patient- und Mitarbeiter-Interaktionen, die den therapeutischen Prozeß stark behindern können.

Für die Mitarbeiter der physikalischen Therapie, die Krankengymnasten und für die Schwestern findet ebenfalls 14tägig jeweils eine Balint-Gruppe unter der Leitung eines Diplom-Psychologen statt.

Die Gruppenarbeit der Gesundheitsberater wird ebenfalls von einem Diplom-Psychologen supervidiert. Weiterbildung auf den Gebieten der Inneren Medizin, Psychosomatik und Psychotherapie findet 14tägig (außerhalb der Dienstzeit) in Seminarform statt.

Darüber hinaus werden mehrfach pro Jahr Weiterbildungsveranstaltungen (Innere Medizin und Psychosomatik, z.B. Hypertonie, Psychoonkologie, katathymes Bilderleben, Familientherapie etc.) in Vortrags- und Seminarform für die Mitarbeiter durchgeführt.

Klinikexterne Weiterbildung

Für alle psychotherapeutisch tätigen Mitarbeiter ist die Selbsterfahrung in einer psychotherapeutischen Technik unabdingbare Voraussetzung. Psychotherapeutische Selbsterfahrung wird von Assistenzärzten und Psychologen erwartet und ist bei Schwestern und anderen Mitarbeitern erwünscht.

Die Teilnahme an psychosomatischen und psychotherapeutischen Tagungen wird gefördert, um die Qualität der psychotherapeutischen Betreuung der Patienten zu optimieren und den fachwissenschaftlichen Austausch zu ermöglichen.

Eine wichtige Supervisionsmöglichkeit für die Klinikmitglieder, durchgeführt von einem klinikexternen Leiter, ist die Teamsupervision. Dabei werden Interaktions- und Kommunikationsstrukturen im Mitarbeiterteam besprochen und bearbeitet. Damit wird eine sich einstellende Betriebsblindheit verhindert, tabuisierte Problem- und Konfliktbereiche unter den Mitarbeitern werden sichtbar gemacht und angesprochen.

Lehre und Forschung

In der Klinik für Rehabilitation Glotterbad werden Praktikanten der Fächer

„Masseur/med. Bademeister" und „Krankengymnastik" sowie Medizinstudenten
ausgebildet. In enger Kooperation mit der
Abteilung Psychotherapie und Psychosomatik der Medizinischen Fakultät der
Universität Freiburg wird während des
Semesters für zwei bis drei Gruppen das
obligate psychosomatische Praktikum abgehalten. Darüber hinaus wird fakultati-
ver Unterricht in Form von „Anamnesegruppen" und medizinischen Dissertationen angeboten.

Die in der Klinik durchgeführte Forschung bezieht sich im wesentlichen auf
Therapiebegleitforschung und wird über
Drittmittel finanziert. Folgende For-
schungsprojekte werden bereits durchgeführt:

■ Respiratorisches Feedback bei Pati-
enten mit essentieller Hypertonie (LVA
Württemberg)
■ Nebenwirkungen von Psychopharma-
ka (Bundesgesundheitsamt Berlin)
■ Psychophysiologische Forschung

Geplant sind folgende Projekte:

■ AIDS und Ethik
■ Psychoonkologie
■ Begleitende Therapieforschung
■ Schwesternweiterbildung

Notwendige weitere Schritte, Wünsche, Utopien

Im Vordergrund steht der weitere Aus-
und Aufbau des ganzheitlichen Konzepts,
insbesondere die patienten- und therapie-
bezogene Forschung. Die weitere Betreuung und Ausbildung von Studenten und
Praktikanten (psychosomatisches Praktikum, Anamnesegruppe, Doktoranden,
Praktikanten der in der Klinik vertretenen
Berufssparten) ergänzen das Spektrum.
Darüber hinaus soll die Zusammenarbeit
mit den niedergelassenen Ärzten und Klinikärzten der Region weiter ausgebaut
werden. Dies wird durch die intensive
Mitarbeit an der psychosomatischen
Grundversorgung der Bezirksärztekam-
mer und der „Psychotherapeutischen Weiterbildung" angestrebt.

Literatur

1. Geigges et al. „Gruppentherapeutischer An-
satz in der stationären Rehabilitation". 31.
Arbeitstagung des Deutschen Kollegiums für
Psychosomatische Medizin 1989.
2. König K. „Stationäre Psychotherapie im
Gesamtbehandlungsplan" Prax Psychother
Psychosom 1987; 32: 294–300.
3. „Empfehlungen für die sozialmedizinische
Beurteilung von psychisch Kranken und
Behinderten" Deutsche Rentenversicherung.
Heft 4; 1985; 207–36.

Verhaltenstherapie

Manfred Zielke, Norbert Mark

Biographisches

Die verhaltenstherapeutische Arbeitsweise ist, besonders im klinischen Bereich, weniger von der Biographie des Leiters oder der Leitung bestimmt als vielmehr von den diagnostischen und therapeutischen Methoden dieses Wissenschaftsbereichs. Kennzeichnend für die Verhaltenstherapie ist die Integration verschiedener Fachdisziplinen sowohl in der Forschung als auch in der Anwendung. Diese Integration muß sich auch in der Leitung einer Klinik widerspiegeln.

Manfred Zielke als einer der leitenden Psychologen der Klinik beschäftigte sich nach seinem Studium der Psychologie an der Universität Kiel und der anschließenden Tätigkeit in einer psychologischen Beratungsstelle, in der er als wissenschaftlicher Assistent am Psychologischen Institut der Universität Kiel von 1973 bis 1981 arbeitete, insbesondere mit der klinischen Psychologie. Aus den Erfahrungen mit ambulanten Behandlungen „leichterer" neurotischer Störungen in der Beratungsstelle des Instituts erwuchs der Wunsch, psychologische Behandlungsstrategien in medizinische Behandlungskonzepte von organischen Erkrankungen zu integrieren. Die nur punktuell mögliche Kooperation beider Disziplinen und die fehlende Tradition gemeinsamer Behandlungsansätze im universitären Bereich veranlaßten ihn, Arbeitsbereiche zu entwickeln, in denen Kooperation ohne standespoliti-

sche Konkurrenz ermöglicht werden sollte. Die noch in der theoretischen Planungsphase befindliche Klinik bot hierfür alle Chancen.

Die universitäre Klinische Psychologie der beginnenden 80er Jahre war gekennzeichnet – und ist es im wesentlichen auch noch heute – durch mangelnde Praxiserfahrung der Hochschullehrer in der Regelversorgung von unselektierten Kranken. Damit einher gehen theoretisch überfrachtete Behandlungskonzepte sowie ideologisch und berufspolitisch einseitige Vorurteilsbildung gegen traditionelle medizinische Behandlungskonzepte. Hier mußte für beide Berufsgruppen durch Zusammenarbeit am Patienten eine pragmatische Brücke geschlagen werden, die das Kennenlernen der verschiedenen Behandlungsansätze ermöglichte.

Auch für den ärztlichen Leiter der Klinik, Norbert Mark, war dies ein wesentlicher Beweggrund, sich in das Experimentierfeld der stationären Verhaltensmedizin zu wagen.

Dem Medizinstudium an der Universität Heidelberg folgten die Weiterbildung zum Arzt für Psychiatrie und Neurologie sowie die Promotion über die Betreuung und Auswertung einer sozialpsychiatrisch orientierten Projektarbeit und die traditionell tiefenpsychologisch orientierte Weiterbildung in Psychotherapie. Die verhaltensmedizinisch orientierte Psychosomatik bot ihm anschließend die Möglichkeit, die angewandte verhaltenstherapeutisch ausgerichtete Klinische Psychologie im Praxisfeld der Krankenversorgung kennenzulernen, ohne sein Selbstverständnis als Arzt aufgeben zu müssen. Neben der Entwicklung integrierter verhaltensmedizinischer Behandlungskonzepte ist er insbesondere bemüht, die Erfahrungen der Zusammenarbeit in der Krankenversorgung in die Gremien hineinzutragen, die sich mit den formalen und gesetzgeberischen Regelungen der psychotherapeutischen Krankenbehandlung befassen. Darüber hinaus liegt es in seinem Interesse, Fort- und Weiterbildungsgänge für Ärzte und Psychologen zu institutionalisieren, in denen neben interdisziplinärer fachbezogener Kompetenz – sei es als Arzt oder Psychologe – die Möglichkeiten interdisziplinärer Kooperation als unverzichtbar erfahren werden können.

Zur Entwicklung der Einrichtung

Ausgangspunkt der konzeptionellen Überlegungen war es, eine Klinik für stationäre Psychotherapie und Psychosomatik zu entwickeln, deren verhaltenstherapeutisch ausgerichtetes Angebot auch für die Patienten plausibel und transparent ist. Wir konnten uns dabei auf Vorarbeiten einer Planungsgruppe um Brengelmann und Kanfer aus den Jahren von 1974 und 1976 stützen, die bis hin zur Architektur Überlegungen für eine derartige lerntheoretisch orientierte Modellklinik durchspielte. Im hufeisenförmigen Grundriß der Klinik mit dem urbanen Innenhof findet sich die Idee der Planungsgruppe wieder, die sich eine in den städtischen Lebensbereich integrierte Klinik vorstellte.

In das Therapiekonzept wurden die notwendigen Erweiterungen der „klassischen Verhaltenstherapie" integriert wie sie sich aus den besonderen Erfordernissen der klinischen Praxis im Laufe der 70er Jahre

ergaben. Damit ist nicht nur die „kognitive Wende" angesprochen, sondern auch die Tatsache, daß vor allem Einrichtungen der allgemeinen Gesundheitsversorgung ihr psychotherapeutisches Angebot in zunehmendem Maße lerntheoretisch fundierten und deshalb die Erfahrungen kumulierten. Aufbauend auf diesen Erfahrungen wurde ein Konzept entwickelt, das als wesentliches therapeutisches Ziel anstrebt, die eigenen Möglichkeiten des Patienten zu fördern, damit dieser mit seinen körperlichen, seelischen und sozialen Problemen besser umgehen kann. Wir gingen davon aus, daß Patienten mit ausgeprägten Versorgungswünschen und einer passiven Erwartungshaltung in die Klinik kommen, so daß in einem Vorgespräch oder in der ersten Therapiephase zunächst die Voraussetzungen zur aktiven Gestaltung des Klinikaufenthaltes geschaffen werden müssen. Um eine hochgradige Individualisierung der Therapie zu erreichen, sollte der Einstieg in die Therapie immer durch intensive Einzelgespräche mit einem Therapeuten (Arzt oder Psychologen) erfolgen, um dann im Verlauf der Therapie zunehmend die besonderen therapeutischen Möglichkeiten der Gruppenarbeit zu nutzen. Wichtig war und ist aber, daß die eigentliche Therapie im wesentlichen *zwischen* den therapeutischen Veranstaltungen stattfinden sollte, d. h. wir versuchten von Anfang an, darauf hinzuarbeiten, daß der Patient lernt, therapeutische Fortschritte an seinem Verhalten außerhalb der therapeutischen Veranstaltungen zu erproben und zu bewerten. Das therapeutische Konzept ist an den neueren Entwicklungen der klinischen Verhaltenstherapie orientiert, die sich als ein Psychotherapieverfahren mit breiter Indikation in der Psychosomatik, Medizin und Psychiatrie entwickelt hat. Nach 30 Jahren experimenteller und klinischer Arbeit hat sich die Theorie und Praxis der Verhaltenstherapie wesentlich verändert. Sie basiert nach wie vor auf

Erkenntnissen der Lernpsychologie, ist aber auch zunehmend durch Fortschritte der psychologischen Grundlagenforschung und durch Entwicklungen und Erkenntnisse anderer theoretischer und therapeutischer Richtungen geprägt: vor allem durch die Sozialpsychologie, Verhaltensmedizin und durch system- und kommunikationstheoretische Richtungen innerhalb der Psychotherapie. Bis vor einigen Jahren wurde Verhaltensmedizin allenfalls an wenigen, vorwiegend psychologischen Universitätsinstituten jenseits der allgemeinen Gesundheitsversorgung ausgeübt. Verschiedene psychiatrische Universitätskliniken und Fachkliniken haben jedoch in den letzten Jahren erfolgreich verhaltenstherapeutisch fundierte Therapien durchgeführt und deren Effektivität bei vielen Störungen katamnestisch belegt (27, 36, 37).

Die lerntheoretische Orientierung ist dadurch gewährleistet, daß das Problem des Patienten unter diesen theoretischen Annahmen formuliert und durch die Struktur und die inhaltliche Gestaltung der Einzel- und Gruppentherapie auf der Basis der lerntheoretischen Bedingungsanalyse weiter bearbeitet wird. Unbenommen davon bleibt, daß der Therapeut seinen Ausbildungs- und Erfahrungshintergrund aus anderen Therapiemethoden sowohl in der Gestaltung der Einzelkontakte wie auch als Interventionsstrategie in der Gruppentherapie einsetzen kann. Deshalb war nicht nur die oben erwähnte Plausibilität des therapeutischen Vorgehens für den Patienten entscheidend für die lerntheoretische Orientierung unserer therapeutischen Arbeit, sondern wir wollten auch eine gemeinsame theoretische Grundlage haben, der sich die therapeutischen Mitarbeiter verpflichtet fühlen und auf der sie sich untereinander verständigen können. Die gemeinsame empirisch-psychologische Grundlage eröffnet unseres Erachtens eher als bei anderen Therapiemethoden die Möglichkeit, unser therapeutisches Handeln auf seine Wirksamkeit zu überprüfen.

Behandlungsziel: Abbau des „chronischen Krankheitsverhaltens"

In der Klink werden sämtliche Krankheitsbilder behandelt, die man unter den

Indikationsbereiche	
Neurosen und neurotische Störungen wie z.B. Depressionen Angstzustände und Phobien Zwangsneurosen	C H R O N I S C H E S
Psychovegetative bzw. funktionelle Störungen sämtlicher Organsysteme wie z.B. funktionelle kardiovaskuläre Störungen Schlafstörungen Kopfschmerzen und andere chronische Schmerzzustände sexuelle Störungen	K R A N K H E I T S V E R H A L T E N
Klassische psychosomatische Erkrankungen wie z.B.: Colitis ulcerosa M. Crohn Ulkusleiden Asthma bronchiale *Eßstörungen* wie z.B.: Anorexia nervosa Bulimie Adipositas	
Psychische Störungen im *Zusammenhang* mit *schweren* oder *chronischen Erkrankungen* wie z.B.: bei Krebsoperationen andere schwere Operationen chronisches Gelenkrheuma, Diabetes Zustände nach Unfällen mit Körperbehinderung	

Abb. 1. Indikationsbereiche.

Begriffen „Neurose", „vegetative Störung" und „psychosomatische Erkrankung" einordnet sowie psychische Störungen, die im Zusammenhang mit chronischen Krankheiten oder körperlichen Beeinträchtigungen auftreten (s. Abb. 1). Wir wissen aus zahlreichen Untersuchungen (30), daß viele der körperlichen und psychiatrischen Beschwerden und Beeinträchtigungen, wie sie mit der o. a. „klassischen" Nomenklatur beschrieben werden, bereits über Zeiträume von 6 bis 12 Jahren bei den Patienten bestehen.

Es stellt sich die Frage, was die Patienten während einer derartigen Krankheitskarriere von 6, 10 oder mehr Jahren lernen. Wir haben in den letzten Jahren bei unseren Patienten einige Verhaltensauffälligkeiten beobachtet, die wir „chronisches Krankheitsverhalten" (30) nennen und die wir für ein Kennzeichen dieser Krankheitskarriere halten, unabhängig

davon, was seitens der Patienten zu Beginn dieser Karriere als Beschwerden bzw. „Symptome" genannt wurde. Nicht jede langwierige Krankheit oder Beeinträchtigung – sei sie psychiatrischer oder organmedizinischer Art – hat chronisches Krankheitsverhalten zur Folge. Von chronischem Krankheitsverhalten sprechen wir dann, wenn das subjektive Krankheitsgefühl von Patienten und das daraus resultierende Verhalten in keiner angemessenen Relation zu den medizinischen Befunden steht, wenn also die Folgerungen, die der Patient in seinem Denken, Fühlen und Handeln im Zusammenhang mit der Vorbehandlung gezogen hat, sich als eigene spezifische Verhaltensauffälligkeit verselbständigt haben. Patienten mit chronischem Krankheitsverhalten zeigen Auffälligkeiten in den nachfolgenden Bereichen:

■ Eingeschränkte Selbsthilfemöglichkeiten im Umgang mit der Erkrankung, ausgeprägte Passivität und häufig demonstrierte Hilflosigkeit.

■ Nahezu ständig vorhandener Wunsch nach medizinischen Interventionen und die nachdrückliche Forderung, daß diese medizinischen Hilfen stets unmittelbar zur Verfügung stehen müssen.

■ Vordergründige Kooperationsbereitschaft; vorgegebene Anweisungen werden befolgt, jedoch keine eigenständigen Veränderungsbemühungen.

■ Persistieren von Aufmerksamkeit

und Fürsorge durch die Umgebung für die Krankenrolle.

■ Ausgeprägtes Vermeidungsverhalten, unangenehme und beschwerdeninduzierende Situationen werden nicht aufgesucht.

■ Übertragung (Abgabe) der Verantwortung für die eigene Gesundheit bzw. deren Wiedererlangung an Vertreter des Gesundheitssystems.

■ Nachhaltige Konsequenzen der Symptomatik in Richtung auf Einschränkung der Leistungsfähigkeit und weitgehender sozialer Rückzug.

Wesentlich für die Entwicklung dieser Verhaltensmuster ist die Art und Weise wie die Umgebung mit dem Kranken umgeht. Dabei spielt der Arzt, in den der Kranke seine Heilerwartungen setzt, eine

besondere Rolle. Insbesondere bei funktionellen Störungen kann man regelrecht von einer durch die Behandlung erzeugten Erkrankung bzw. Chronifizierung (sog. iatrogene Erkrankungen) sprechen. Ärzte behandeln körperliche Mißempfindungen zu lange und oft wie schwerwiegende organische Erkrankungen, indem sie (wiederholt) umfangreiche technische Diagnostik betreiben, symptomatische Medikation ansetzen und Schonungsempfehlungen aussprechen. Sie bringen den Patienten einseitig organmedizinisch orientiertes Interesse und Verhalten entgegen, was deren Auffassung, körperlich krank zu sein bestärkt. Patienten und Ärzte bestätigen sich so gegenseitig in ihren organmedizinisch ausgerichteten Behandlungsvorstellungen. Mehr oder weniger intensive Ausprägungen dieser Verhaltenscharakteristika zeichnen den häufig beschriebenen „schwierigen" Patienten aus. Die Identifizierung solcher problematischer Verhaltensweisen erleichtert die Entwicklung von gezielten Verhaltensalternativen. Gleichzeitig sind die therapeutischen Methoden und Strategien innerhalb eines Behandlungskonzepts so auszuwählen und zu organisieren, daß sie eine Veränderung einzelner Verhaltensaspekte dieses chronischen Krankheitsverhaltens ermöglichen.

Daraus lassen sich die Behandlungsziele für die Therapie ableiten. So ist es vorrangiges Behandlungsziel einer stationären Behandlung, das chronische Krankheitsverhalten abzubauen und einen gesundheitsfördernden Umgang mit den subjektiv erlebten Beschwerden und objektiv bestehenden Organerkrankungen zu erlernen. Die stationären Behandlungsbedingungen sind so zu organisieren, daß sie folgende Verhaltensbereiche des Patienten fördern:

■ Erlernen von Selbsthilfemöglichkeiten im Umgang mit der Erkrankung durch aktives Experimentieren mit eigenen Bewältigungsstrategien.

■ Selbstinitiiertes Aussetzen bzw. Verzögern von unangemessenen medizinischen Interventionen (unangemessene diagnostische Wiederholungsuntersuchungen) und Absetzen unnötiger medikamentöser Behandlungen. Gleichzeitig – bei jedoch anderer Problemkonstellation – gilt es, das gezielte Inanspruchnehmen notwendiger medizinischer Untersuchungen und Kontrollen sowie medikamentöser Maßnahmen zu fördern.

■ Eigenständige, selbstentwickelte Änderungsaktivitäten nach fachlicher Beratung.

■ Verzicht auf Aufmerksamkeit und Fürsorge durch die Krankenrolle; statt dessen Erlangung von Zuwendung durch Bewältigungsverhalten.

■ Gezieltes Aufsuchen unangenehmer, beschwerdeninduzierender Situationen.

■ Übernahme der Verantwortung für die eigene Gesundheit bzw. deren Wiedererlangung.

■ Aufbau positiver Konsequenzen für die Besserung der Symptomatik.

Nach Möglichkeit sind die therapeutischen Angebote und auch die medizinischen Versorgungsnotwendigkeiten dem Patienten so zu präsentieren, daß er sie insbesondere durch Eigeninitiative erlangen kann. *Therapie kann jedoch nicht mehr erreichen als der Patient erreichen will.* Insofern ist es Aufgabe des Therapeuten, bei dem Patienten sowohl die Entwicklung von Therapiezielen herauszuarbeiten als auch fördernd und beratend die Umsetzung dieser gemeinsam entwickelten Strategie zu begleiten. Die therapeutischen Vorgehensweisen werden dementsprechend möglichst offen und transparent gestaltet, um den Patienten für eine aktive und verantwortliche Mitarbeit zu motivieren. In wertschätzendem Rahmen soll eine vertrauensvolle Zusammenarbeit möglich werden, wobei zu Beginn der Behandlung die Beschäftigung mit dem Krankheitsmodell des Patienten und seinen Therapieerwartungen und -motivationen im Vordergrund steht. Dies gilt besonders für Patienten mit chronifiziertem Krankheitsverhalten, deren passiv-phobisch-depressive Einstellungs- und Verhaltensmuster der Entwicklung und Erfahrung der eigenen Fähigkeiten oft im Wege stehen. Aus konzeptionellen Gründen wurden die medizinischen Aktivitäten im wesentlichen in einer medizinischen Zentrale gebündelt und der übrige Klinikbereich von Attributen medizinischer Versorgung (Ärztekittel, Schwesternkleidung, Stationsschwesternzimmer mit Medikamentenschränken etc.) freigehalten. Diese medizinische Zentrale liegt deutlich abseits von Kommunikationsbrennpunkten des Hauses. Wir wollen zum einen damit erreichen, daß die neurotisch und funktionell gestörten Patienten, nachdem sie sich von der primär erwarteten „medizinischen" Versorgung abgenabelt haben, nicht den ständigen Reizen für die Inanspruchnahme medikamentöser Hilfen ausgesetzt sind, die sie gegebenenfalls in ihrer passiven Erwartungshaltung fixieren. Umgekehrt sollen die Patienten, für die die Indikation einer Pharmakotherapie besteht, sich aktiv um die Einnahme ihrer Medikamente bemühen, damit sie sich an eine regelmäßige Einnahme gewöhnen.

Struktur der Einrichtung

Die Psychosomatische Fachklinik Bad Dürkheim ist eine Vorsorge- und Rehabilitationseinrichtung gemäß § 107 SGBV und befindet sich in privater Trägerschaft. Hauptzielsetzung ist eine überwiegend regionale Versorgung an der Schnittstelle von drei Bundesländern (Rheinland-Pfalz, Baden-Württemberg, Hessen) im Einzugsbereich mehrerer Großstädte (Kaiserslautern, Ludwigshafen, Mannheim, Frankfurt, Heidelberg, Karlsruhe). Die Belegungszielsetzung bestand darin, eine möglichst breit gestreute Belegerverteilung zu erreichen, um einerseits keine eindeutigen Abhängigkeiten einzugehen, und um andererseits auf dem Hintergrund einer regionalen Versorgung alle relevanten Beleger der Region zu integrieren. Aus Tabelle 1 ist ersichtlich, daß diese Zielsetzungen im wesentlichen erfüllt wurden. Die Landesversicherungsanstalten (LVA) und die Bundesversicherungsanstalt für Angestellte (BfA) sind als Kostenträger mit jeweils 35 % vertreten; die Krankenkassen stellen insgesamt ebenfalls etwa ein Drittel der Kostenträger.

Interessant ist bei der Analyse der einweisenden Institutionen (s. Tab. 2), daß etwa bei der Hälfte der Patienten die Einweisung in die Klinik durch den ambulant tätigen Arzt erfolgt.

Tab. 1. Häufigkeitsverteilung der Variablen *„Kostenträger"*.

	N	%
Kostenträger		
Trifft nicht zu	3	.3 %
AOK IKK BKK	128	13.3 %
BEK DAK sonst EK	99	10.3 %
BFA	338	35.2 %
LVA	344	35.8 %
Post Bahn	12	1.3 %
Bundeswehr	1	.1 %
BSHG-Berufsgenossenschaft	2	.2 %
Privatversicherung	28	2.9 %
Andere	5	.5 %
Total	960	100.0 %

Basisdokumentation Bad Dürkheim

Tab. 2. Häufigkeitsverteilung der Variablen *„Formale Einweisung"*.

	N	%
Formale Einweisung		
Unbekannt	19	2.0 %
Allgemeinarzt Prakt Arzt	221	23.0 %
Nervenarzt	168	17.5 %
Internist	65	6.8 %
Andere Fachgebiete	12	1.3 %
Leistungsträger (Kasse-BFA)	446	46.5 %
Verlegung von anderer Klinik	12	1.3 %
Fremde Klinikambulanz	15	1.6 %
Eigene Klinikambulanz	1	.1 %
Andere	1	.1 %
Total	960	100.0 %

Basisdokumentation Bad Dürkheim

Mitarbeiterstruktur

Das therapeutische Team

Das therapeutische Team, in dem die Autoren tätig sind, setzt sich aus 15 Ärzten, 15 Diplom-Psychologen, drei Soziologen/Sozialarbeitern und ca. 40 weiteren Mitarbeitern der Sport- und Beschäftigungstherapie und der Kotherapie (Krankenschwestern und Krankenpfleger) zusammen. An fachlicher Kompetenz sind die Bereiche Psychiatrie, Neurologie, Innere Medizin und Gynäkologie vertreten. Die Diplom-Psychologen sind überwiegend als psychologische Verhaltenstherapeuten durch die jeweilige kassenärztliche Vereinigung anerkannt.

Das medizinische Angebot (15, 20) besteht in einer gebietsärztlichen Betreuung im Rahmen des angegebenen Spektrums. In bezug auf die Diagnostik ist die Klinik mit EKG, Ergometrie, Spirometrie und EEG ausgestattet. Die Laborleistungen werden durch ein externes Labor erbracht. Für verhaltensmedizinische Fragestellungen steht ein psychophysiologisches Labor mit Biofeedback-Einrichtungen zur Verfügung. Darüber hinaus verfügt das Haus über Sport- und Bewegungstherapie und Krankengymnastik; alle angezeigten physiotherapeutischen Maßnahmen können im baulich angegliederten Kurmittelhaus durchgeführt werden; gleichfalls in Kooperation mit diesem Kurmittelhaus kann ein Thermal-Sole-Bad genutzt werden.

Die therapeutischen Mitarbeiter im engeren Sinne sind auf acht interdisziplinär zusammengesetzte Behandlungsteams verteilt, die jeweils 25 bis 30 Patienten betreuen. Bei insgesamt 230 Therapieplätzen beträgt die Relation Patient und Therapeut (Arzt oder Psychologe) rund 7:1. Die therapeutischen Teams bilden gleichzeitig eine Supervisions- und Ausbildungseinheit zum Erlernen interdisziplinär entwickelter therapeutischer Konzepte. Die hausinterne Fort- und Weiterbildung orientiert sich u.a. an den Richtlinien des Fachverbands für Klinische Verhaltenstherapie und an den Vorgaben der Weiterbildungsordnung für Ärzte hinsichtlich der Gebiete Psychiatrie, Innere Medizin und des Bereichs Psychotherapie. Die Tätigkeit in der Klinik wird auf die ärztliche Weiterbildung in Innerer Medizin und Psychiatrie angerechnet, darüber hinaus kann die Zusatzbezeichnung „Psychotherapie" erworben werden. Die Klinikleitung setzt sich aus den Supervisorentandems (je ein Facharzt und ein Klinischer Psychologe) sowie aus der Pflegedienstleitung, dem leitenden Arzt und der Geschäftsführung zusammen.

Organisationsstruktur

Jedes Behandlungsteam wird von einem der Ärzte des Leitungsteams und einem leitenden Psychologen supervidiert. Die fachärztliche Spezialität des ärztlichen Supervisors bestimmt den medizinischen Schwerpunkt der Arbeit des Behandlungsteams. Der ärztliche bzw. psychologische Supervisor ist gleichzeitig in einem der beiden Teams mit seinen eigenen Patienten als therapeutischer Mitarbeiter integriert. Ein solches Behandlungsteam setzt sich aus Stationsarzt, Diplom-Psychologe, einem der beiden Supervisoren und einem weiteren „Funktionstherapeuten" zusammen, d. h. einem Mitarbeiter, der neben der Mitarbeit im Behandlungsteam eine spezielle Aufgabe in der Klinik erfüllt (z. B. Leitung von Ergo-, Sozio- und Sporttherapie) oder einer halbtags beschäftigten Ärztin/Psychologin sowie einem postgraduierten Psychologen. Die Integration der leitenden Mitarbeiter und der Leiter der Funktionsbereiche geschieht in der Absicht, daß auch diese Mitarbeiter die Probleme der individuellen Therapie als alltägliche Erfahrung an ihren eigenen Patienten erleben und dadurch in ihrem Verantwortungsbereich als leitender Mitarbeiter differenzierter agieren und reagieren können.

In bezug auf die Einzelversorgung der Patienten ist dafür gesorgt, daß in der Regel kein Psychologe mehr als zehn, kein Arzt mehr als acht und kein Funktionstherapeut mehr als vier Patienten versorgt. Jedes Team wird durch drei Kotherapeuten ergänzt (Krankenschwester und andere funktionsentsprechende Berufe).

Die Sicherstellung der Zusammenarbeit zwischen verschiedenen Berufsgruppen und Kompetenzen erfolgt über das für den damaligen Konzeptionszeitraum 1980/81 revolutionäre Arbeitsmodell des „Bezugstherapeuten", das inzwischen in nahezu allen etablierten verhaltenstherapeutischen Kliniken umgesetzt ist. Der „Bezugstherapeut" – gleich, ob Arzt oder Psychologe – ist für alle Probleme seines Patienten zuständig und für deren Lösung verantwortlich. Das bedeutet nicht, daß er alles können muß! Vielmehr muß er sich ständig darum bemühen, für die Diagnose von Problemstellungen und für die Entwicklung von therapeutischen Strategien die jeweiligen Kompetenzen der anderen Berufsgruppen anzufordern und für die

Handlungsplanung und -umsetzung nutzbar zu machen. Außer in lebensbedrohlichen Notfällen ist der Bezugstherapeut einziger Ansprechpartner für den Patienten. Diese Konzeption schließt jede Konkurrenz aus, wer denn jetzt für die Behandlung eines z. B. akut anstehenden Problems zuständig sei. Die Spannbreite reicht von der Klage über Kopfschmerzen, Probleme mit der Zimmernachbarin bis hin zur Anforderung von Konsiliaruntersuchungen. Die Planung verschiedener Einzel- und Gruppenmaßnahmen gehört ebenso dazu wie das Schreiben des kompletten Entlassungsbriefes.

Der Bezugstherapeut muß also bei Fragestellungen, die nicht in seinem eigenen fachlichen Kompetenzbereich liegen, wissen, erkunden und anfordern, wen er konsiliarisch zur Problemdefinition (Diagnostik) und zur Problemlösung (Therapie) heranzieht. Die Notwendigkeit, sich gegen andere Kompetenzen abzugrenzen, wird von der Notwendigkeit, sich deren Kompetenzen nutzbar zu machen, abgelöst. So sehr der verwunderte Leser auch Zweifel entwickeln mag, dieses Ergänzungsmodell funktioniert hervorragend!

Leitung und Kommunikation

Die leitende Konferenz ist das verantwortliche Gremium für Konzeptentwicklung und -umsetzung. Sie hat sich eine Geschäftsordnung gegeben, in der die einzelnen Aufgaben verteilt sind. Tagesordnungspunkte können von den Mitarbeitern bis zum Vorabend angemeldet werden. Relevante Ansprechpartner, z. B. Leiter der Funktionsbereiche etc., werden zu den Sitzungen hinzugezogen, wenn die Themen deren Funktionsbereiche betreffen. Von jeder Sitzung wird ein Protokoll erstellt, damit die Umsetzung der vereinbarten Schritte nachgeprüft werden kann. Den Vorsitz der leitenden Konferenz führt der leitende Arzt.

Auf der wöchentlich stattfindenden Teamsprecherkonferenz werden die aufzunehmenden Patienten der kommenden Woche den jeweiligen Therapeuten zugeordnet. Außerdem werden Fragen, die für die Therapeuten allgemein von Belang sind, diskutiert. Kritische Fragen aus der leitenden Konferenz werden gegebenenfalls noch einmal mit den Teamsprechern näher erläutert. Für die Umsetzung der in der Konferenz gefaßten Beschlüsse und vorgegebenen Richtlinien sind die Supervisoren verantwortlich. Für die werktägliche Morgenkonferenz um 8.30 Uhr ist die Teilnahme aller Therapeuten obligatorisch. Neben der Dienstübergabe des Bereitschaftsarztes sehen wir in dieser Versammlung die Möglichkeit, aktuelle Tagesprobleme anzusprechen und mit einzelnen Mitarbeitern, die tagsüber wegen ihrer therapeutischen Arbeit (z.B. Gruppenarbeit) oft nicht direkt zu erreichen sind, Termine zu vereinbaren, um anstehende Probleme zu lösen. Bei der abendlichen Dienstübergabe bleibt es den Therapeuten überlassen, ob sie selbst den Dienstarzt über ihre Patienten informieren oder diese Aufgabe einem Kotherapeuten übertragen, falls keine besonderen Probleme im Rahmen des Bereitschaftsdienstes zu erwarten sind. Die Dienstübergaben werden von dem ärztlichen Hintergrunddienst geleitet, der nach Dienstschluß in Rufbereitschaft ist. Häufigkeit, Dauer und Inhalte der einzelnen Konferenzen haben sich im Rahmen der praktischen Arbeit entwickelt. Ziel dieser Konferenzen ist es, den Informationsfluß in beiden Richtungen der Klinikhierarchie intensiv zu gestalten (s. Abb. 2).

Ziel der leitenden Mitarbeiter ist es, möglichst alle relevanten Entscheidungen mit den betroffenen Mitarbeitern zu diskutieren. Gleichzeitig sehen wir uns auch an einen konkreten Versorgungsauftrag gebunden und versuchen deshalb, bei diesen

Instrumente der Leitung und Kommunikation

Name	Mitarbeiter	Tagungshäufigkeit
Leitende Konferenz	Leitende Ärzte und Stellvertreter, psychologische Supervisoren	jeden Mittwoch 10.30 bis 12.30 Uhr
Teamsprecherkonferenz	Leitende Ärzte und psychologische Supervisoren, Team und Bereichsleiter	jeden Freitag 14.00 bis 15.00 Uhr
Klinikkonferenz = Plenum	alle Mitarbeiter	jeden ersten Donnerstag im Monat 13.00 bis 14.00 Uhr
Morgenkonferenz	alle Therapeuten	Montag bis Freitag um 8.30 Uhr
Dienstübergabe	Dienstarzt, Rufbereitschaft, je ein Teammitarbeiter	Montag bis Freitag um 16.45 Uhr

Abb. 2. Instrumente der Leitung und Kommunikation.

Entscheidungsprozessen in inhaltlicher und zeitlicher Dimension diesem Versorgungsauftrag gerecht zu werden. Wir sind der Ansicht, daß in einer Klinik, in der der Patient zu selbständigem Handeln angeregt wird, auch der Mitarbeiter ein Höchstmaß an Mitbestimmungsmöglichkeiten haben sollte. Wir sind uns aber auch bewußt, daß die Verantwortlichkeiten und die Organisationsstruktur so aufgebaut sein müssen, daß auch schnelle Entscheidungen möglich und durchsetzbar sind.

Patienten

Vorgespräch

Mit etwa 40 % der Patienten führen wir vor der stationären Aufnahme ein Gespräch, in dem die Behandlungsmodalitäten besprochen und Motivationsarbeit geleistet wird. Eine Selektion der Patienten findet nur unter dem Gesichtspunkt der Kontraindikation statt. Prozentual ist sie zum Zeitpunkt des Vorgesprächs gering. Die Selektion erfolgt in der Regel schon bei der Anmeldung aufgrund des Einweisungsbriefes oder nach telefonischer Rücksprache mit dem einweisenden Arzt, da auf diesem Wege schon ausreichend Entscheidungskriterien gewonnen werden können.

Das Vorgespräch wird mit allen Patienten geführt, die vom niedergelassenen Arzt überwiesen werden und bei denen die Krankenkasse Kostenträger für die stationäre Behandlung ist. Bei Patienten mit Anorexia nervosa und Zwangserkrankungen bitten wir generell, auch bei Patienten der Rentenversicherungsträger, um ein Gespräch, da sich bei diesen Krankheitsbildern eine verbindliche Vereinbarung mit dem Patienten über die Behandlungsmodalitäten vor der stationären Aufnahme als unentbehrlich erwiesen hat.

Von der Einladung zum Vorgespräch nehmen wir Abstand, wenn die vorliegenden Informationen eine ausreichende Motivation für eine stationäre Therapie und eine angemessene Erwartungshaltung in bezug auf die therapeutischen Inhalte und Möglichkeiten erkennen lassen.

Einführungstraining

Alle Patienten einer Aufnahmewoche (das sind in der Regel etwa 30 Patienten) nehmen am Donnerstagnachmittag (14.00 bis 16.30 Uhr) und am Freitagvormittag (9.00 bis 11.00 Uhr) an einem Einführungstraining teil. Ziel dieses Einführungstrainings ist die Vermittlung von Informationen und Handlungswissen über unterschiedliche Therapieziele, über Wege und Möglichkeiten der Therapieplanung und über einzelne Therapiebausteine. Wir versuchen, dies über Rollenspiele in der Kleingruppe, Demonstration von Videoausschnitten und Bildung von Arbeitsgruppen zu erreichen, die durch Interviews mit „älteren" Patienten Grundlagenbausteine verhaltenstherapeutischen Handelns aktiv erarbeiten und die Ergebnisse zusammentragen. Zum Abschluß dieses Einführungstrainings zeigen wir die Videoaufzeichnung einer „Fallbesprechung" in einem Behandlungsteam. Durch die mit dieser aktiven Einführung erreichte Transparenz ist es dem informierten Patienten eher möglich, die für ihn wichtigen Therapiebausteine auszuwählen und gezielt zu nutzen. Unsere Evaluationen hierzu (9) zeigen nachhaltige Effekte dieses Trainings über 6 bis 8 Wochen- unabhängig von den sonstigen therapeutischen Einflußnahmen. Offenbar entwickeln die Patienten hierbei Einsichten in die konzeptionelle Gestaltung der Klinik und die Form des Arrangements der therapeutischen Maßnahmen, die es ihnen ermöglichen und erleichtern, einzelne therapeutische Vorgehensweisen und Umgangsformen transparenter sehen und nutzen zu können (9, 36).

Das therapeutische Angebot

Bei der Planung der Gestaltung des therapeutischen Angebots galt es, verschiedene Erfordernisse und Bedürfnisse zu berücksichtigen. Die Forderung nach einer jeweils individuellen Behandlung und einer gleichzeitig maximalen Ausnutzung einzelner Fachspezifitäten unterstützt die Notwendigkeit zur Entwicklung einer vertrauenschaffenden, therapeutischen Beziehung und der gleichzeitigen Delegation von therapeutischen Aufgaben an kompetente Gruppenleiter und andere Fachbereiche innerhalb der Klinik (s. Tab. 3).

Einzeltherapie

Jeder Patient erhält bei der Aufnahme einen Bezugstherapeuten, der für alle Aspekte, die diesen Patienten betreffen, zuständig ist. Zur Anamneseerhebung und zur Erstellung einer ersten Bedingungsanalyse führt der Bezugstherapeut zunächst einmal Einzelgespräche mit seinem Patienten. In diesen ist es zunächst wesentlich, ein therapeutisches Arbeitsbündnis zu erstellen und die Entwicklung einer tragfähigen Vertrauensbasis und Beziehung zu fördern. Die Auswahl des Bezugstherapeuten erfolgt nach Vorlage der Einweisungs- und Anmeldungsunterlagen in einer Verteilungskonferenz der ärztlichen und psychologischen Supervisoren in der Aufnahmevorwoche. Wesentliche Entscheidungskriterien hierbei sind
■ die jeweils freiwerdenden Behandlungsplätze der/des Therapeutin/en,
■ besondere Erfahrungen der jeweiligen Therapeuten mit bestimmten Krankheitsbildern,
■ die aktuelle Belastbarkeit der in Frage kommenden Therapeuten und

Tab. 3. Struktur des therapeutischen Angebots.

Die Einzelgespräche bzw. Problemlösungsgruppen finden beim Bezugstherapeuten statt.	Einzelkontakte		Problemlösungsstrategie	
Innerhalb eines jeden Behandlungsteams werden diese Standardgruppen angeboten.	soziale Kompetenz	depressives Verhalten	Entspannungstraining	Umgang mit körperlichen Beschwerden
Jedes Team bietet eine themenzentrierte Gruppe für die Gesamtklinik an.	Emotionstraining, Angstbewältigung, chronischer Schmerz, Probleme bei Krebs, sexuelle Probleme, Körperwahrnehmung usw.			
Diese speziellen Therapiebausteine werden von den Funktionstherapeuten als Angebot für die gesamte Klinik betreut.	Ergotherapie	Sporttherapie	Soziotherapie	
Dieses Angebot soll im Kurmittelhaus stattfinden und steht den Klinkpatienten, Kurgästen und anderen Interessenten offen.	Physiotherapie	Informationsgruppen (gesundheitsbewußtes Verhalten)	Präventivgruppen	

■ besondere Eigenheiten der Therapeuten, mit bestimmten Patienten erfahrungsgemäß besser oder schlechter zurechtzukommen sowie
■ der Grad an therapeutischer Erfahrung.

Da die Supervisoren ihre Therapeuten und deren aktuelle Situation gut kennen und die Zuordnung auch mitverantworten müssen, werden sie bemüht sein, die „Stimmigkeit" dieser Verteilung möglichst zu optimieren.

Während des gesamten Aufenthalts führt der Bezugstherapeut Einzelgespräche (etwa zwei pro Woche) mit seinem Patienten durch, deren Dauer, Intensität und Häufigkeit jedoch nach den einzelnen Erfordernissen unterschiedlich gestaltet werden müssen.

Wir möchten jedoch betonen, daß eine individuelle Therapie nicht ausschließlich Einzeltherapie bedeutet. Wir gehen davon aus, daß die therapeutischen Einzelkontakte der Vorbereitung und Entwicklung individueller Zielsetzungen und individueller Therapieschritte dienen, die dann auch in gruppentherapeutischen Aktivitäten umgesetzt werden können. Ausgangspunkt und fortlaufender Ankerpunkt für die therapeutische Planung und fortlaufende Betreuung sind regelmäßige Einzelkontakte des Patienten mit seinem Bezugstherapeuten und – in der Regel – mit dem zuständigen Kotherapeuten. Die therapeutische Qualität dieser Beziehung hat wohl einen entscheidenden Einfluß auf die Intensität und Tragfähigkeit in der Zusammenarbeit und das Ausmaß an Kooperation und Integration in das Lernfeld Klinik. Wohl kann der hemmende Effekt einer mißglückten Gruppe durch eine gute therapeutische Einzelarbeit aufgefangen werden, eine umgekehrte Kompensation ist nach unseren Erfahrungen jedoch kaum möglich. Eine gute einzeltherapeutische Beziehung erfordert daher auch von dem Bezugstherapeuten ein star-

kes Ausmaß an Einfühlungsvermögen, um den Patienten in seiner Sichtweise der Situation zu verstehen und kennenzulernen, gleichzeitig aber auch konzeptionelle Stringenz, die verhindert, daß sich in einer individuellen Therapie letztlich eine Verunsicherung seitens des Patienten entwickelt, wenn er merkt, daß die therapeutischen Strategien seines Bezugstherapeuten erheblich von denen anderer Therapeuten oder der Arbeitsweise in einer Gruppe abweichen. Über das Besagte hinaus bestehen die Zielsetzungen der Einzelgespräche darin, mit dem Patienten die Möglichkeiten zur Nutzung unterschiedlicher Gruppenaktivitäten zu erörtern und zu gemeinsamen Entscheidungen zu gelangen.

Gruppentherapie

Das Gruppenangebot in der Klinik ist differenziert gestaltet und wirkt auf den neuaufgenommenen Patienten zunächst eher verunsichernd. Daher muß in den therapeutischen Einzelgesprächen zunächst Planungsarbeit geleistet werden, in welcher der Patient mit seinem Therapeuten die individuellen Veränderungsziele herausarbeitet und beide dann in eine Beratung darüber eintreten, durch welche therapeutischen Aktivitäten diese Ziele erreicht werden können. Dabei kann es niemals Ziel einer solchen Beratung sein, den Patienten in eine Gruppe zu „schikken". Vielmehr sollte sich aus der Plausibilität der individuell erstellten Lernziele und den Lernmöglichkeiten in dieser spezifischen Gruppe – die durch die konzeptionelle Kontinuität der jeweiligen Gruppe absehbar sind – eine Eigenmotivation des Patienten zur Teilnahme an eben dieser Gruppe ergeben.

Solange ein Patient nicht selbst von dem Nutzen einzelner therapeutischer Elemente für seine beschriebene Problemsituation überzeugt ist, halten wir eine

„Verordnung" dieser Maßnahmen für eher schädlich. Eine kontinuierliche Beratung ermöglicht dem Patienten, solche Ziel-Mittel-Relationen zu erkennen, aktiv eigene Entscheidungen zu fällen und Bewältigungsstrategien zu entwickeln. Dies ist nach unseren Erfahrungen eine wesentliche und zugleich schwierige Aufgabe des Bezugstherapeuten.

Entsprechend der Angebotsstruktur unterscheiden wir zwischen *Standardgruppen* und *themenzentrierten Gruppen*. In den Standardgruppen werden Problembereiche bearbeitet, die sich „standardmäßig" bei nahezu allen Patienten – sicher mit unterschiedlicher Ausprägung – im Verlauf ihrer psychosomatischen Entwicklung ergeben haben. Diese Standardgruppen werden innerhalb der eigenen Teams von den Therapeuten dieses Teams durchgeführt.

Standardgruppen

Standardgruppen werden in jedem Behandlungsteam angeboten. Sie sind in der Regel offen, können aber auch über eine jeweils festzulegende Zeit geschlossen durchgeführt werden. Die Themen der Standardgruppen haben zwar oftmals nur am Rande mit der Einweisungsdiagnose des Patienten zu tun bzw. sie arbeiten nicht direkt am „Leitsymptom"; trotzdem zeigt die Erfahrung, daß Erfolge durch bewährte Standardmethoden den therapeutischen Prozeß insgesamt intensivieren und durch den Aufbau von Motivation die grundsätzliche Haltung des Patienten zu eigenen Veränderungsmöglichkeiten positiv beeinflussen können. Die *Problemlösegruppe* (PLG) besteht aus allen Patienten eines Bezugstherapeuten; dieser ist gleichzeitig Gruppenleiter. Die Gruppenorganisation ist damit zwangsläufig offen. Hier werden auf der Basis lerntheoretisch orientierter gruppenthe-

rapeutischer Konzepte die besonderen Bedingungen der Gruppe zur Weiterentwicklung und Erprobung der individuellen Therapiepläne genutzt. Die Patienten werden angeleitet, mit alternativen Problemlösestrukturen zu experimentieren. Dieses Konzept geht auf die wissenschaftlich belegte Erfahrung zurück, daß neurotische Patienten in ihrer kognitiven Komplexität bzw. in ihrem Problemlöseverhalten sehr eingeschränkt sind. Die Gruppe soll für den einzelnen Patienten das Spektrum seiner Lösungsmöglichkeiten erweitern. Patienten mit unterschiedlichen Diagnosen können an dieser Gruppe teilnehmen, deren Ziel darin besteht, angemessenes Problemlösungsverhalten für jeweils individuelle Problemsituationen zu entwickeln. Im Unterschied zu spezifischen Trainingsgruppen ist die Problemdefinition nicht von vornherein festgelegt, da Definition und Analyse ein erstes Ziel des therapeutischen Vorgehens darstellen. Neben dem Erlernen einzelner Problemlösungsschritte beginnen Patienten in der PLG früher oder später, ihr problematisches interpersonales Verhalten auch in der Therapiegruppe zu zeigen und zu bearbeiten. Daher eignen sich Problemlösungsgruppen besonders gut zur Behandlung von komplexen zwischenmenschlichen Beziehungsstörungen, wobei die Analyse der Gruppeninteraktion als wichtiges diagnostisches Instrument für die Definition des Problemverhaltens und für die Planung von Änderungsschritten eingesetzt werden kann.

Nach unseren statistischen Erhebungen nehmen nicht alle Patienten generell an der PLG teil. Wie erwähnt, hängt es von der gemeinsam entwickelten Bedingungsanalyse und den Beratungen zwischen dem Patienten und seinem Bezugstherapeuten ab, ob ein Patient an dieser Gruppe teilnimmt. Dabei sind wichtige Entscheidungskriterien, daß die individuell erarbeiteten Ziele nicht in dieser Gruppe erreicht werden können, oder daß Patienten nicht oder noch nicht in der Lage sind, konstruktiv in einer Gruppe mit etwa sechs bis acht Teilnehmern mitzuarbeiten.

Das *Entspannungstraining* (progressive Muskelentspannung) wird als weitere Standardgruppe ebenfalls teamintern organisiert. Wie wir festgestellt haben, nehmen 80 % der Patienten regelmäßig am Entspannungstraining teil. Nach einer Einzeleinführung durch den Bezugstherapeuten oder den Kotherapeuten erlernen die Patienten in Gruppen von sechs bis zehn Patienten schrittweise die sogenannte Langentspannung mit einer maximalen Dauer von 35 bis 45 Minuten. Etwa 2 Wochen vor der Entlassung erfolgt dann eine Umstellung auf die sogenannte Kurzentspannung von 10 bis 15 Minuten. Ergänzend zum Entspannungstraining in der Gruppe wird es dem Patienten freigestellt, bei entsprechender Indikation mit Hilfe von Tonbandkassetten in Selbstorganisation Entspannungstraining durchzuführen. Dies ist jedoch nur sinnvoll, wenn die Entspannungselemente gut beherrscht werden und keine schmerzhaften Einschränkungen, z. B. starke Verkrampfungsschmerzen oder andere Irritationen wie Schwindel, Übelkeit, Gedankenkreisen usw., mehr auftreten.

Unsere Erfahrungen mit der Integration von Standardtherapieprogrammen – wie u. a. das *Selbstsicherheitstraining* – in unser klinisches Behandlungs-Setting waren am Beginn unserer Arbeit sehr zwiespältig. Einerseits wurde die feste Struktur des Trainingsablaufs als hilfreich und effizient erlebt. Andererseits traten bei einer allzu starren Handhabung der Abfolge der Übungssituationen immer wieder Trainingsphasen auf, die von den Patienten als irrelevant für ihre eigene Selbstunsicherheit angesehen wurden. Wir sind dann sehr bald dazu übergegangen, dieses Therapieelement an unsere klinischen Bedin-

gungen anzupassen. Das bedeutet, daß lediglich die Einführung (lerntheoretischer Hintergrund, Kennenlernen der Trainingsmethoden wie Rollenspiele, Videoaufnahmen usw.) standardmäßig durchgeführt wird und danach die Patienten der jeweiligen Gruppe die für sie relevanten Problemsituationen beraten und eine Trainingsabfolge und einen individuellen Plan zusammenstellen. Nach unseren Erfahrungen trägt eine solche immer wieder neu durchzuführende Anpassung wesentlich dazu bei, die Motivation zur Teilnahme an der Gruppe aufrechtzuerhalten und das kooperative Engagement der Patienten zu verbessern. Etwa 25 % aller Patienten nehmen am Selbstsicherheitstraining in der Gruppe teil. Unabhängig davon führen die Bezugstherapeuten, unterstützt durch die Kotherapeuten, immer wieder einzelne Übungen aus diesem Programm mit ihren Patienten im Rahmen der einzeltherapeutischen Kontakte durch – insbesondere bei sehr stark selbstunsicheren Patienten, die noch nicht in der Lage sind, von der Arbeit in einer Gruppe zu profitieren – oder verabreden mit einzelnen Patienten ein von dem Patienten in eigener Regie durchgeführtes Selbstsicherheitstraining entsprechend der vorhandenen Trainingsanleitung.

Themenzentrierte Gruppen

Diese Art von Gruppen werden im Hinblick auf spezifische Störungen zusammengestellt und stellen ein Angebot an alle Patienten dar. Das heißt, über das teaminterne Angebot „Problemlösungsgruppen" und „Standardgruppen" hinaus werden Gruppen teamübergreifend angeboten. Als Organisationsform handelt es sich um geschlossene Gruppen, oft mit festem Zeitplan und inhaltlich vorstrukturiertem Programm. Inzwischen etablierte themenzentrierte Gruppen:

■ *Angstbewältigungstraining:* hauptsächlich bei angstbesetzten vegetativen Herz-Kreislauf-Störungen; das Programm besteht aus kognitiver Umstrukturierung, zunehmendem Belastungstraining in der Sporttherapie sowie individuell abgestimmten Expositionsübungen.

■ *Emotionsgruppe:* bessere Wahrnehmung *von* Emotionen, bessere Differenzierung, Echtheit im Gefühlsausdruck, Reduktion automatisierter Verhaltensweisen wie unkontrolliertes Verhalten.

■ *Körperwahrnehmungsgruppen:* Bewegungsübungen unter verschiedenen Instruktionen, anschließend Bearbeitung der Erfahrung in der Gruppe: zunächst auf Frauen begrenzt. Indikation: vor allem anorektische Patientinnen sowie Patientinnen mit negativer Einstellung zum eigenen Körper.

■ *Soziotherapeutische Gruppe:* für Patienten, bei denen Fragen der Berufs- und Ausbildungsfindung sowie die dazu gehörenden Fertigkeiten im Vordergrund stehen.

■ *Junggesellengruppen:* für Patienten, die auf Alleinleben vorbereitet werden sollen; Fertigkeiten wie Kochen, Waschen, eigene Konto- und Haushaltsführung etc. werden geübt.

■ *Adipositasgruppe* (29)

■ *Genuß-Gruppe:* derzeit hauptsächlich für depressive Patienten, die im Rahmen von Wahrnehmungsübungen zur Sensibilisierung verschiedener Sinnesbereiche Anleitung zu positivem Erleben und Handeln erhalten (11).

■ *Sexualtherapiegruppe:* (31) für Frauen mit Orgasmusstörungen (31).

■ *Therapiegruppe* für
– *sexuell deviantes Verhalten* für Männer.
– *Asthma bronchiale* (12).
– *Bulimiepatientinnen*
– *Anorexiepatientinnen*
– *Borderline-Störungen* (24)

■ *Depressionsgruppe*

■ *Schmerzbewältigungsgruppe*

■ *Frauengruppe:* Diskussion und Bearbeitung frauenspezifischer Probleme: Sexualität, Entbindung, Menopause, Einstellung zum eigenen Körper etc.

In der Regel nimmt ein Patient neben den Standardgruppen höchstens an zwei themenzentrierten Gruppenangeboten teil. Die Arbeit der Klinik ist so organisiert, daß Gruppen nicht verordnet werden, sondern die Patienten aufgrund des aktivierenden Arbeitsstils der Klinik sich um die Teilnahme in einer Gruppe bemühen. Im Verlauf der Therapie wird der Akzent der Arbeit von den Einzelkontakten auf die Gruppentherapien verlagert. Dieses eher psychotherapeutisch thematisierte Gruppenangebot wird von Einzel- und Gruppenmaßnahmen der Funktionsbereiche Ergotherapie, Sporttherapie und Soziotherapie flankiert. Ergänzt und unterstützt werden diese Bausteine durch indizierte physiotherapeutische Maßnahmen, die auf ärztliche Verordnung im Kurmittelhaus durchgeführt werden.

Funktionsbereiche

Neben im engeren Sinne psychosomatischen/psychotherapeutischen Gruppen werden in den Funktionsbereichen Ergotherapie, Sozio- und Sporttherapie, Einzel- und Gruppenmaßnahmen angeboten, bei denen deren Spezifika und besonderen Lern- und Erfahrungsmöglichkeiten für die Behandlung genutzt werden. Die Vorteile dieser Angebote bestehen darin, daß es z.B. möglich ist, psychologische Themen zu aktivieren und psychische Fertigkeiten zu üben, ohne daß die Gruppe a priori einen „Psycho-Touch" hat. Eine ausführliche inhaltliche Darstellung würde den hier gesteckten Rahmen sprengen. (Näheres ist der Literatur 3–6, 32, zu entnehmen). Gerade für Ärzte und Psychologen ist es lohnenswert, sich detailliert über die psychosomatischen

Ansatzmöglichkeiten innerhalb dieser Funktionsbereiche zu informieren. Gleichzeitig sind einzelne Elemente aus diesen Funktionsbereichen in die themenzentrierten Gruppenkonzepte (z.B. Sport in der Angstbewältigung, der Depressions- oder Anorexiebehandlung) integriert.

Medizinische Versorgung

Ausgangspunkt der medizinischen Versorgung ist nach der Sichtung der Vorbefunde die gründliche körperliche Aufnahmeuntersuchung (inkl. Erhebung der Anamnese) durch den Teamarzt in enger Zusammenarbeit mit dem Bezugstherapeuten (falls er dies nicht selbst ist). Hier werden die eventuell notwendigen Schritte zur Abklärung differentialdiagnostischer Fragen eingeleitet, Vorschläge zum Anfordern relevanter Vorbefunde gemacht sowie die notwendigen medikamentösen, diätetischen oder physikalischen Maßnahmen festgelegt. Der Teamarzt betreut die Patienten seines Teams während des gesamten Aufenthalts weiterhin allgemeinärztlich. Im Rahmen der wöchentlich stattfindenden Supervision durch jeweils ein Supervisionstandem unter Hinzuziehung der Funktionstherapeuten und der wichtigen Daten, die die Kotherapeuten zur Verhaltensbeobachtung beitragen, wird eine umfassende Sichtweise der komplexen psychosomatischen Problematik gewährleistet. In enger Absprache mit dem zuständigen medizinischen Supervisor werden die Ergebnisse der Routinediagnostik ausgewertet, es werden intern oder extern durchzuführende Zusatzuntersuchungen veranlaßt und Indikationen bzw. Kontraindikationen für eine medikamentöse Therapie besprochen. Schwerpunkte liegen gemäß der an der Klinik vertretenen fachärztlichen Kompetenz in der differentialdiagnostischen Sicherung funktioneller gegenüber organischer Störungen im Bereich der Inneren Medizin sowie psychiatrisch-neurologischer Erkrankungen gegenüber neurotischen und funktionellen Störungen im Gebiet der Nervenheilkunde. Hinzu kommen gesundheitserzieherische Maßnahmen, d.h. der Bezugstherapeut muß dem Patienten die medizinische Seite seiner Problematik so weit plausibel machen, daß dieser lernen kann, damit angemessen umzugehen. Durch die Erfahrungen, die jeder Arzt auch als Psychotherapeut seiner „eigenen“, im allgemeinen sieben bis acht Patienten macht, ist er imstande, seine ärztlichen Interventionen im Sinne des psychotherapeutischen Konzepts der Klinik zu vermitteln. Auf eine Formel gekürzt heißt das: *Soviel ärztliche Hilfe und Information wie nötig, soviel Förderung der Selbsthilfe wie möglich.*

Zur konkreten Umsetzung auf der Grundlage einzelner Behandlungsfälle siehe Olivet und Limbacher (15, 20). Die Analyse eines Gesamtbehandlungsplans unterstreicht zwei Sachverhalte: Es gibt erstens keine isolierte psychologische Behandlung in der Psychosomatik, sondern immer nur eine psychosomatische Behandlung, und zweitens ist der psychosomatische Behandlungsansatz kein uniformes Geschehen, sondern ein sehr detailliert entwickelter, aus verschiedenen Bausteinen- je nach der Art der Erkrankung und den jeweiligen Problembereichen- mit dem Patienten gemeinsam erarbeiteter Behandlungsansatz (im einzelnen verweisen wir auf die Übersichten von Zielke und Mark, 35–37).

Kotherapie

Als Kotherapeuten gelten alle auf den Stationen im therapeutischen Team tätigen Mitarbeiter, die keine selbständige therapeutische Funktion ausüben. Der Kotherapeut arbeitet als Assistent des Therapeuten unter dessen Supervision bei

Maßnahmen der Gruppen- und Einzeltherapie. Da sich die Patienten in unserer Klinik selbständig versorgen müssen und bis auf wenige Ausnahmen nicht pflegerisch zu betreuen sind, können wir die Kotherapeuten in der Kernarbeitszeit von 8.30 Uhr bis 17.00 Uhr einsetzen. So bleibt die Kontinuität in der täglichen Betreuung weitgehend gewahrt. Um eine Versorgung rund um die Uhr aufrechtzuerhalten, arbeitet ein Kotherapeut im Frühdienst, zwei Kotherapeuten im Spätdienst. An den Wochenenden und Feiertagen arbeiten je zwei Kotherapeuten im Früh- und im Spätdienst.

Der Kotherapeut informiert den ihm zugeordneten Patienten bei der Aufnahme über die Abläufe in der Klinik und koordiniert für ihn die Termine mit seinem Arzt bzw. Psychologen. Er bleibt für die Dauer der Behandlung Ansprechpartner für organisatorische Fragen des Patienten. Wenn der Verdacht des Alkohol- und Medikamentenabusus besteht, führen die Kotherapeuten Zimmerkontrollen durch. Sie übernehmen pflegerische Maßnahmen, soweit dies im Einzelfall notwendig ist. Zu einem großen Teil der Zeit erfüllen Kotherapeuten therapeutische Teilfunktionen. Sie begleiten die Patienten zu Einzel-, Partner- und Familiengesprächen und erhalten die dafür notwendigen Informationen. Auf diese Weise nutzen sie auch die Gelegenheit, den Umgang mit Patienten in Gesprächen zu erlernen. Aus diesen Sitzungen ergeben sich häufig Aufgaben, die der Kotherapeut dann auch selbständig durchführen kann, wie z.B. Teilaufgaben in der Anorexiebehandlung, Therapieverträge, Teilanamnesen, Desensibilisierung, Feedback-Techniken, Tests und Verhaltenserprobung und deren Vorbereitung im Rollenspiel. Kotherapeuten beteiligen sich aktiv an Problemlösungsgruppen. Ein Schwergewicht liegt auf der verantwortlichen Teilnahme oder auch Führung von Standardgruppen wie beispielsweise dem Entspannungstraining

mit verschiedenen Techniken und dem Selbstsicherheitstraining.

Im Wochenenddienst werden spezielle therapeutische Maßnahmen fortgesetzt, z.B. die Einzelbetreuung von anorektischen Patientinnen während und nach den Mahlzeiten. Kotherapeuten sind Ansprechpartner in Krisensituationen oder besprechen Tagespläne mit Patienten. Neben diesen Tätigkeiten geben sie zu festgesetzten Zeiten die Medikation in der medizinischen Zentrale aus und kontrollieren Blutdruck und Gewicht. Als teamübergreifende Aufgaben unterstützen sie die Tätigkeiten der Nachtwachen und des Dienstarztes.

Die Aufgaben der Nachtwachen beinhalten die Betreuung und Beobachtung der Patienten während der Nacht. Die Nachtwachen geben die verordnete Nachtmedikation und die Bedarfsmedikation aus. Sie führen allgemeine und speziell angeordnete Zimmerkontrollen durch. Sie übernehmen Einzelbetreuung bei Patienten mit Anorexien, Zwängen und Schlafstörungen. Zu ihren Aufgaben gehört auch die Durchführung von Alkoholtests. Sie achten auf das Einhalten der Hausordnung.

Beschreibung der Klientel

Statistik der Entlassungsdiagnosen: In einem 18monatigen Übersichtszeitraum wurden insgesamt 2287 Patienten in der Klinik behandelt. Es wurden rund 5400 Diagnosen gestellt, pro Patient durchschnittlich zwei Diagnosen. Die nachfolgende Statistik der Entlassungsdiagnosen beruht auf der Basisdokumentation, in der je drei Diagnosen aus dem psychiatrischen und aus dem somatischen Bereich angegeben werden können. Die Diagnosen wurden vom Therapeuten gemäß der neunten Revision der ICD verschlüsselt. Erst-, Zweit- und Drittdiagnosen sind in der nachfolgenden Statistik nicht getrennt. Am häufigsten wurden Diagnosen aus dem Bereich ICD 300 (Neurosen) genannt, nämlich insgesamt 1 374mal. Depressive Neurosen und depressive Reaktionen (ICD 3004, 3090, 3091) wurden insgesamt 693mal genannt, funktionelle Störungen (ICD 306), 587mal und Angstneurosen, Phobien und Herzneurosen sowie psychogene Herz-Kreislauf-Störungen (ICD 3000, 3002, 3062) 468mal. Diese Zahlen entsprechen den Schwerpunkten unserer psychotherapeutischen Arbeit. Doch darf nicht übersehen werden, daß über 1000mal somatische Diagnosen genannt werden, d.h. daß an die medizinische Diagnostik und Therapie in unserer Klinik erhebliche Anforderungen gestellt werden. Psychosen sowie Alkohol- und Medikamentenabhängigkeit bzw. -mißbrauch werden relativ häufig genannt, obgleich sie eine Kontraindikation für die Aufnahme in die Klinik darstellen. Zum einen wurden uns Patienten überwiesen, die nach einer akut psychotischen Phase einer psychotherapeutischen Behandlung bedurften, zum anderen konnte bei einem Teil der in den Kategorien ICD 290 und ICD 295 genannten Patienten die Diagnose erst hier unter stationärer Beobachtung gestellt werden. Akut produktiv psychotische Patienten werden in der Regel in psychiatrische Kliniken weitergeleitet. Bei milderen Verlaufsformen werden die Patienten hier in der Klinik behandelt, wenn aufgrund der Verhaltensanalyse eine stationäre psychotherapeutische Behandlung in unserer Klinik als sinnvoll erachtet wurde. Bei den Patienten mit einem problematischen Umgang mit Medikamenten und Alkohol handelte es sich meistens um sekundäre Probleme, d.h. daß diese Patienten beispielsweise Tranquilizer oder Alkohol zur Angstminderung eingesetzt hatten. Zu einem nicht geringen Teil wurden uns jedoch auch Patienten zugewiesen, deren Abhängigkeitsproblematik erst unter den kontrollierten stationären Bedingungen offenbar

wurde. Bei diesen Patienten wird versucht, sie in eine entsprechende Weiterbehandlung zu vermitteln. Da bei diesen Patienten häufig die Abhängigkeit erst im Zusammenhang mit disziplinarischen Problemen (Nichteinhaltung einer vereinbarten Alkoholkarenz) zur Sprache kam, endete der stationäre Aufenthalt oft mit einem Abbruch aus disziplinarischen Gründen. Die nachfolgende Statistik zeigt, bei jeweils wieviel Patienten eine Diagnose aus der entsprechenden Gruppe genannt wurde. Die Prozentzahl gibt an, welchen Anteil diese Patienten an der Gesamtklientel der Klinik ausmachen (s. Tab. 4).

Betrachtet man den Anteil von Patienten mit körperlichen Erkrankungen und mit „klassischen" psychosomatischen Erkrankungen, ist dieser naturgemäß deutlich geringer im Vergleich zu der Gruppe der neurotischen Störungen. Die auch zahlenmäßig belegte ärztliche Kompetenz in der Klinik (insgesamt 15 Ärzte, davon zwei Internisten und drei Nervenärzte) und die ebenfalls vorhandenen Krankenhausbetten mit allen akutmedizinischen Versorgungseinrichtungen erlauben auch die Behandlung schwerer erkrankter Patienten mit höherer Pflegebedürftigkeit. Die Spannbreite reicht von der chemotherapeutischen Weiterbehandlung von Patienten mit Krebserkrankungen in der Krebsanschlußheilbehandlung (AHB) bis zur Behandlung von Patienten mit Asthma bronchiale inklusive der Notfallversorgung bei einem Asthmaanfall. Aus dem Bereich der Herz-Kreislauf-Erkrankungen behandeln wir Patienten mit Zustand nach Herzinfarkt und Bypass-Operationen oder mit implantierten Herzschrittmachern und dem Krankheitsereignis nachfolgenden psychischen Störungen wie Herzängsten, Ängsten vor körperlichen Belastungen, Depressionen und Erschöpfungszuständen. Aus dem Bereich der Stoffwechselkrankheiten bestehen Indikationen z.B. für Diabetes in

Tab. 4. Verteilung der Diagnosen (N = 2287 Patienten).

Diagnose		Häufigkeit	Patienten
Medizinischer Bereich			
1. Bösartige Neubildungen	ICD 140-234	4,2 %	95
2. Endokrinopathien, Ernährungs- und Stoffwechselkrankheiten sowie Störungen im Immunsystem	ICD 240-279	7,8 %	178
3. Krankheiten des Blutes und der blutbildenden Organe	ICD 280-289	1,0 %	24
4. Krankheiten des Kreislaufsystems	ICD 390-459	4,0 %	101
5. Krankheiten der Atmungsorgane	ICD 400-519	3,4 %	77
6. Krankheiten der Verdauungsorgane	ICD 520-579	4,2 %	95
7. Krankheiten der Harn- und Geschlechtsorgane	ICD 580-629	3,1 %	71
8. Funktionelle Störungen psychischen Ursprungs (psychovegetative Syndrome)	ICD 306	25,6 %	587
9. Krankheiten der Haut und der Unterhautzellgewebe	ICD 680-709	0,8 %	18
10. Krankheiten des Skeletts, der Muskeln und des Bindegewebes	ICD 710-739	10,6 %	234
11. Symptome und schlecht bezeichnete Affektionen	ICD 780-796	1,0 %	24
12. Verletzungen und Vergiftungen	ICD 800-999	1,6 %	36
Psychiatrisch-neurologischer Bereich			
1. Krankheiten des Nervensystems und der Sinnesorgane	ICD 320-389	7,8 %	178
2. Psychosen	ICD 290-299	12,2 %	279
3. Neurosen	ICD 300	60,1 %	1374
4. Persönlichkeitsstörungen (Psychopathien, Charakterneurosen)	ICD 301	7,7 %	178
5. Sexuelle Verhaltensabweichungen und Störungen	ICD 302	1,6 %	36
6. Alkohol- und Medikamentenabhängigkeit und -mißbrauch	ICD 303-305	10,4 %	237
7. Spezielle, nicht anderweitig klassifizierbare Symptome oder Syndrome (z.B. Stottern, Anorexia nervosa, Ticks)	ICD 307	10,4 %	237
8. Psychogene Reaktionen	ICD 308-309	9,8 %	225
9. Sonstige Diagnosen, die zum Teil auch anderweitig klassifiziert werden können		4,4 %	101

Verbindung mit Eßstörungen (insbesondere mit bulimischen Störungen). Patienten mit Morbus Crohn und Colitis ulcerosa können behandelt werden, solange keine länger dauernde Bettlägerigkeit und Sondenernährung notwendig ist und die Patienten bis zu einem gewissen Grad den Belastungen der Psychotherapie gewachsen sind. Bei adipösen Patienten mit Schlaf-Apnoe-Syndrom ist eine nächtliche Sauerstoffversorgung möglich. Die Behandlung von Anorexiepatientinnen – insbesondere in bezug auf das Mindestgewicht – ist abhängig von dem körperlichen Allgemeinzustand der jeweiligen Patientin. Das bisher empirische Minimalgewicht lag bei 25 Kilogramm, wobei die Indikationsstellung unterhalb von 30 Kilogramm zunehmend enger erfolgen muß. Da wir aus konzeptionellen Erwägungen heraus keine Sondenernährung durchführen und keine kalorienangereicherte Zusatznahrung (Astronautenkost) verabreichen, erfolgt bei entsprechender Indikationsstellung für solche Maßnahmen die Verlegung auf die Innere Abteilung des örtlichen Krankenhauses mit einer entsprechend vereinbarten Wiederaufnahme. Aus dem Bereich neurologischer Störungen bestehen besondere Indikationen zur stationären Verhaltenstherapie für extrapyramidale Krankheiten wie z. B. Torticollis spasmodicus und andere motorische Störungen wie Blepharospasmus und Schreibkrampf.

Verhaltensmedizinisch begründete Behandlungsverfahren werden nach den spezifischen Erfordernissen des Einzelfalls entwickelt und nach einem Bausteinprinzip zusammengestellt. Die Basis hierfür stellt die zwischen Bezugstherapeut und Patient gemeinsam entwickelte Bedingungs- und Verhaltensanalyse dar. Diese unterscheidet sich inhaltlich unter Bezug auf verschiedene Störungen und auch innerhalb einzelner Krankheitsgruppen. Insofern halten wir es nicht für möglich, einen „typischen" Krankheitsverlauf darzustellen, weil es ihn nach unserer Einschätzung nicht gibt. Wir möchten vielmehr auf einige detailliert publizierte Behandlungsverläufe verweisen, in denen die Differenziertheit verhaltensmedizinischer Behandlungen dargelegt ist: Torticollis spasticus (33), Anorexia und Bulimia nervosa (23), Spielsucht (26), Zwangsneurose (13, 17), Sprechstörungen (25), komorbide Störungen im beruflichen Aussteuerungsprozeß (3), Diabetes und Eßstörungen (19), Adipositas permagna (7, 10), Asthma bronchiale (19, 28), Borderline-Störungen (15), Störungen bei Kindern und Jugendlichen (1), sexueller Mißbrauch (22), Krebserkrankungen (19) und Morbus Crohn (2).
Wie aus Tabelle 5 ersichtlich ist, reichen die übergeordneten Behandlungsbaustei-

Tab. 5. Bausteine und Zielsetzung psychosomatischer Behandlungen.

- Der Patient wird zum Experten im Umgang mit seiner Erkrankung
- Förderung von Aktivität und Selbsthilfemöglichkeiten
- Der Patient wird mit den Grundlagen seiner Erkrankung vertraut gemacht.

Bausteine
- Information, Aufklärung, Beratung
- Wiedererwerben von Vertrauen in die Funktionstüchtigkeit des eigenen Körpers
- Wiedererwerben von Vertrauen in die psychische und soziale Funktionstüchtigkeit
- Abbau von Schon- und Vermeidungsverhalten im sozialen und körperlichen Bereich
- Umgang mit Gefühlen und kritischen sozialen Situationen
- Aufgeben der Krankenrolle
- Erlernen von Entspannung
- Kritischer Umgang in der Inanspruchnahme von medizinischen Hilfen, Medikamenten und Suchtmitteln
- Rückfallprophylaxe

ne von der Informationsaufklärung und Beratung bis hin zur Rückfallprophylaxe (34). Die Bedeutung der jeweiligen Elemente wechselt im Verlauf der Behandlung und variiert zwischen den jeweiligen Erkrankungsbildern erheblich.

Aufenthaltsdauer

Neben dem therapeutischen Anspruch des jeweiligen Klinikkonzepts hängt die Aufenthaltsdauer in starkem Ausmaß von der Verteilung der Diagnosen der Patienten ab. Eine Reihe von Krankheitsbildern (z. B. Anorexia und Bulimia nervosa, Zwangserkrankungen) machen einen langen Klinikaufenthalt notwendig; eine Zunahme solcher Erkrankungen in einem Behandlungsklientel führt automatisch zu einer Erhöhung der mittleren Verweildauer einer Klinik. Die nachstehende Tabelle 6 gibt einen Überblick über die Verteilung

Tab. 6. Häufigkeitsverteilung der Variablen „Verweildauer".

Verweildauer	N	%	cum. %
bis 1 Woche	28	2.9 %	2.9
2–3 Wochen	36	3.8 %	6.7
4 Wochen	50	5.2 %	11.9
5 Wochen	30	3,1 %	15.0
6 Wochen	221	23.0 %	38.0
7 Wochen	100	10.4 %	48.4
8 Wochen	68	7.1 %	55.5
9 Wochen	62	6.5 %	62.0
10 Wochen	74	7.7 %	69.7
11–12 Wochen	87	9.1 %	78.8
14–16 Wochen	53	5.5 %	84.3
17–20 Wochen	103	10.7 %	95.0
21–24 Wochen	28	2.9 %	97.9
Über 24 Wochen	20	2.1 %	100.0
Total	960	100.0 %	

Mittelwert : 63.56   Median : 51.00

der Verweildauer in unserer Klinik auf der Basis einer Stichprobe von N = 960 Patienten (was etwa dreiviertel einer Jahresbehandlungsquote entspricht). Bei einer mittleren Verweildauer von 63 Tagen ist unter Berücksichtigung der gewählten Kategorien lediglich die 6-Wochen-Kategorie relativ häufig (23 %) vertreten.

Bis 1 Woche	——28
2–3 Wochen	——36
4 Wochen	——50
5 Wochen	——30
6 Wochen	——————————221
7 Wochen	——————100
8 Wochen	——68
9 Wochen	——62
10 Wochen	——74
11–12 Wochen	——87
14–16 Wochen	——53
17–20 Wochen	——103
21–24 Wochen	——28
Über 24 Wochen	——20

Abb. 3. Verteilung der Variablen „Verweildauer".

Berücksichtigt man als Wert für die zentrale Tendenz einer Verteilung den Median, zeigt sich, daß 50 % der Patienten nach 51 Tagen entlassen werden (s. Abb. 3). Die detaillierte Verteilung der einzelnen Kategorien ist in Tabelle 6 dargestellt. Leider gibt es kaum systematische Arbeiten über die differentiellen Einflußgrößen auf die stationäre Behandlungsdauer. Die ausführliche Erörterung dieser Thematik würde jedoch den hier gesteckten Rahmen unzulässig erweitern. Nach unseren eigenen Untersuchungen, die sich zur Zeit in der Auswertung befinden, verdichten sich die Hypothesen, daß neben der spezifischen Diagnose die soziale Integration (bzw. Isolation) des Patienten und die Entfernung zwischen Klinik und Wohnort des Patienten einen Einfluß auf die Aufenthaltsdauer haben.

Soziodemographische Daten

Eine systematische Beschreibung der aufgenommenen und behandelten Patienten ist eine wesentliche Voraussetzung dafür, die eigene Arbeit transparent zu gestalten und die Vergleichbarkeit mit anderen Behandlungsinstitutionen zu ermöglichen. Als Datenquelle hierfür steht uns eine Basisdokumentation zur Verfügung, die in Zusammenarbeit mit weiteren psychosomatischen Kliniken im Rahmen der „Arbeitsgemeinschaft verhaltenstherapeutische Psychosomatik" entwickelt wurde. Sie wird von jedem Bezugstherapeuten erstellt und ermöglicht eine rasche Systematisierung der Schwerpunkte innerhalb unseres Klientels und der Behandlungsmodalitäten.

Die Übersicht über die Altersverteilung der Patienten weist darauf hin, daß es keine eindeutig dominierende Altersgruppe in unserer Klientel gibt. Die Altersgruppen (in 5-Jahres-Abständen) von 20 bis zu 54 Jahren sind etwa gleich häufig vertreten, wobei die Gruppe der 40- bis

44jährigen mit 18,1% am stärksten in Erscheinung tritt. Das Durchschnittsalter liegt bei 39 Jahren. Der älteste Patient war 69 Jahre alt, wobei es nach oben keine Altersbegrenzung gibt, der jüngste Patient 15 Jahre, wobei in der Regel Patienten unter 18 Jahren nicht aufgenommen werden. Im Vergleich zu den Verteilungen aus dem statistischen Jahrbuch ist die Altersgruppe bis zu 45 Jahren deutlich überrepräsentiert und die Gruppe der über 60jährigen deutlich geringer vertreten. Unter den Patienten der Klinik sind Frauen mit 56,6% häufiger vertreten als Männer (s. Tab. 7).

Der Bildungsstand unserer Patienten erlaubt eindeutige Aussagen darüber,

inwieweit die therapeutische Konzeption dem Vorwurf, psychosomatische Fachkliniken stellten eine besondere Form von „Edelpsychiatrie" dar, begegnen kann. Den größten prozentualen Anteil bilden Hauptschüler mit Abschluß (67,6%), die im Vergleich zu den Schulabgängern des Jahrgangs (das statistische Jahrbuch enthält hier keine repräsentativen Vergleichszahlen) in unserer Klinik deutlich stärker vertreten sind. Patienten mit Mittlerer Reife und Abitur sind wesentlich geringer vertreten. Die Zahlen spiegeln *nicht* den normalerweise erwarteten leichteren Zugang höherer Bildungsschichten zu psychotherapeutischer Behandlung wider, sie unterstützen den konzeptionellen An-

Tab. 7. Altersverteilung.

Altersverteilung		Vergleichszahlen		
bis 19 Jahre	2,9%	Klinik	Statistisches Jahrbuch	
20–24 Jahre	8,8%			
25–30 Jahre	13,2%	70,4%	54%	15–45 Jahre
30–34 Jahre	12,4%	25,6%	22%	45–60 Jahre
35–39 Jahre	15.0%	4,0%	25%	über 60 Jahre
40–44 Jahre	18,1%			
45–49 Jahre	12,4%			
50–54 Jahre	9,6%			
55–59 Jahre	3,6%			
über 60 Jahre	4,0%			

durchschnittliches Alter M = 39 Jahre

Geschlechterverteilung: weiblich 56,6%; männlich 43,4%

Tab. 8. Bildungsstand.

Schulbildung		Vergleichszahlen	
		Klinik	Schulabgänger
Sonderschule und Hauptschule ohne Abschluß	2,6%	2,6%	9%
Hauptschule mit Abschluß	67,6%	67,6%	45%
Mittlere Reife oder Fachschulreife	18,6%	18,6%	30%
Abitur (ohne Studium)	1,6%		
Studium (ohne Abschluß)	3,1%	9,1%	16%
Studium mit Abschluß	5,4%		
Sonstige	0,5%		

spruch verhaltenstherapeutischer Arbeit in unserer Klinik, ein pragmatisches Therapieangebot auch für Angehörige mit weniger hohem Bildungsniveau zu leisten (s. Tab. 8).

Über die Hälfte der Patienten (56 %) ist verheiratet. Auffallend ist der in bezug auf die Vergleichszahlen geringere Anteil an ledigen und der fast dreimal höhere Anteil an geschiedenen Patienten in unserem Klientel. Zählt man die Gruppierungen mit problematischen Ehesituationen – a) verheiratet, getrennt lebend; b) in Scheidung und c) geschieden – zusammen, ergibt sich ein Anteil von 13,2 % aller Patienten (s. Tab. 9).

Arbeiter (36,5 %) und Angestellte (37,0 %) bilden die beiden größten Gruppen in unserer Klientel, wenn man den zuletzt ausgeübten Beruf betrachtet. Die nächstfolgende Gruppe sind Hausfrauen (s. Tab. 10). Die Vergleichszahlen aus dem statistischen Jahrbuch (hier wurden die Prozentangaben in unserer Klinik um „Hausfrauen" und „kein Beruf" korrigiert, da in den Jahrbuchangaben diese Kategorien nicht genannt werden) unterstützen zumindest die Repräsentativität unseres Patientenguts in bezug zur Gesamtbevölkerung.

Tab. 9. Familienstand.

Familienstand		Vergleichszahlen	
		Klinik	Statistisches Jahrbuch
ledig	30,6 %	30,6 %	39 %
verheiratet (zusammenlebend)	51,6 %	56,0 %	49 %
verheiratet (getrennt lebend)	4,4 %		
verwitwet	3,1 %	3,1 %	9 %
in Scheidung	0,5 %		
geschieden	8,3 %	8,3 %	3 %
sonstige	0,8 %	–	–

Tab. 10. Zuletzt ausgeübter Beruf.

Letzter Beruf		Vergleichszahlen	
		Klinik*	Statistisches Jahrbuch
Ungelernter Arbeiter	17,6 %	45 %	42,2 % Arbeiter
Facharbeiter/Handwerker	18,9 %	46 %	37,0 % Angestellte
Selbständige	2,1 %	3 %	8,5 % Selbständige
Landwirt	0,5 %	7 %	8,5 % Beamte
Beamte	5,4 %		
Angestellte	37,0 %		
Leitende Angestellte	0,9 %		
Hausfrau	11,1 %		
kein Beruf bekannt	4,7 %		

* Die Vergleichszahlen der Klinik sind korrigiert in bezug auf die Angaben zu „Hausfrauen" und „kein Beruf". Hierüber fehlen im Jahrbuch Angaben.

Widerstände und Schwierigkeiten

In Anbetracht der inzwischen 10jährigen Arbeit der Klinik (eröffnet April 1981) bestehen Abstimmungsprobleme mit den umliegenden Versorgungseinrichtungen (niedergelassene Ärzte, Krankenhäuser, Beratungsstellen, Beleger u. a.) nur noch in seltenen Einzelfällen. Die Identitätsfindung der Klinik wurde wesentlich durch den nach wie vor bestehenden Modellcharakter unserer verhaltenstherapeutischen Klinik geprägt, der viele Mitarbeiter zu einem ausgeprägten Konzeptengagement motiviert.

Unterricht und Supervision

Die interne Fortbildung umfaßt wöchentlich jeweils 90 Minuten gemeinsame (Ärzte, Psychologen, Funktionsbereiche) Fortbildung zu aktuellen Themenbereichen und jeweils 60 Minuten Fortbildung getrennt für Ärzte, Psychologen und die Kotherapie. Daneben wird in einem mit der Klinik assoziierten Institut die Fort- und Weiterbildung in Verhaltenstherapie gemäß den geltenden Curricula zur Kassenanerkennung für Ärzte und Psychologen angeboten. Die Supervision wird im Sinne einer Fallsupervision in jedem Behandlungsteam unter Leitung der klinikinternen Supervisoren (Facharzt und Klinischer Psychologe) in einem Umfang von 4 Stunden durchgeführt.

Allgemeine Charakterisierung des Supervisionskonzepts

Kernstück der Supervision ist die einmal in der Woche stattfindende rund vierstündige Teamsupervision, an der alle Teammitglieder teilnehmen und die unter der Leitung des ärztlichen und psychologischen Supervisors (Facharzt und Klini-

scher Psychologe) gemeinsam durchgeführt wird. Wir verstehen psychotherapeutische Supervision in diesem Rahmen als gemeinsames Bemühen, die Vorbereitung, Durchführung und Auswertung verhaltenstherapeutischer Maßnahmen bei Patienten mit zum Teil erheblichen psychosomatischen oder psychiatrischen Störungen, möglichst erfolgreich zu gestalten und die therapeutische Behandlungskompetenz der Beteiligten stetig zu verbessern.

Während der Teamsupervision werden zu gegebenen Zeitpunkten zu jedem Patienten die relevanten Informationen und Beobachtungen aus medizinischer, psychotherapeutischer und kotherapeutischer Sicht zusammengetragen, gesichert und im Hinblick auf ihre Bedeutung für Diagnose und Therapie überprüft. Auf dem Hintergrund dieser komplexen Datensammlung und -analyse wird über die weiteren Maßnahmen medizinischer oder therapeutischer Art entschieden. Im Hinblick auf die psychotherapeutische Supervision kann dies auch bedeuten, daß weitere Termine für Einzelsupervision zwischen Therapeut und Kotherapeut bzw. Kotherapeut und Supervisor vereinbart werden.

Neben dieser kontinuierlichen und geplanten Form findet psychotherapeutische Supervision auch ungeplant statt als eine Art Krisenintervention, wenn der Therapeut den Supervisor wegen aktueller Ereignisse zu Rate zieht (z. B. wenn ein Patient suizidale Absichten äußert).

Praktische Durchführung

Wenn in der Supervision Veränderungsstrategien aus der Problemanalyse im Rahmen der individuellen Indikation reflektiert werden müssen dabei immer verschiedene Variablen und ihre Wechselwirkung berücksichtigt werden, z. B., „sind die Probleminterpretationen (hypothetisches Bedingungsmodell) angemessen, sind die für eine bestimmte Problemstellung ausgewählten therapeutischen Methoden effektiv?" (Frage der prinzipiellen Therapieplanung). „Welche Maßnahmen sollten tatsächlich und in welcher Reihenfolge und Kombination durchgeführt werden und wie sollte konkret vorgegangen werden?" (Fragen der konkreten Therapieplanung). Jeder Patient wird ein bis zwei Wochen nach seiner Aufnahme in der Supervision ausführlich vorgestellt, was eine umfassende Problemanalyse und die Planung des therapeutischen Veränderungsprozesses beinhaltet. Darüber hinaus wird in jeder Supervision regelmäßig eine Kurzinformation über alle Patienten gegeben, die den diagnostisch-therapeutischen Prozeß in seiner aktuellen Phase deutlich macht. So kann der Therapeut überprüfen, ob seine Hypothesen angemessen und sein Vorgehen effektiv waren bzw. einer Revision bedürfen.

Um das Therapeutenverhalten in konkreten therapeutischen Situationen beurteilen zu können, besteht die Möglichkeit, die Therapie direkt hinter einer Einwegscheibe zu supervidieren oder durch die Analyse von Tonband- und Videoaufzeichnungen Probleme, die bei Therapiesitzungen sichtbar werden, oder vom Therapeuten und den Teammitgliedern eingebracht werden, zu besprechen. Auf dieser Grundlage können alternative therapeutische Strategien geplant und gegebenenfalls in szenischer Bearbeitung (z.B. in Form von Rollenspielen) entworfen werden.

Wir versuchen in den Supervisionen (wie auch in den verschiedenen Klinikkonferenzen) Schwierigkeiten in der therapeutischen Handlungsplanung und Ausführung im Sinne eines Problemlösungsvorgehens zu bearbeiten, wie wir es auch den Patienten vermitteln.

Problembereich externe/interne Supervision

Bei der von uns gewählten Institutionalisierung von Supervision in der Klinik entsteht das Problem, daß der Supervisor sich in einer hierarchischen Linie mit dem Therapeuten befindet. Es besteht die Möglichkeit, daß es zu einem Rollenkonflikt zwischen der Rolle als Vorgesetzter und als Supervisor kommt. So entscheidet beispielsweise der Supervisor mit über die Modalitäten der Arbeitsverträge und ist gleichzeitig derjenige, der in einer relativ angstfreien Supervisionssitzung günstige Lernbedingungen und konstruktive Lernprozesse ermöglichen soll, wozu ein erhebliches Ausmaß an engagierter Offenheit der Supervisanden notwendig ist.

Wir sehen in dieser Rollenkonstellation eine Analogie zu der Beziehung zwischen Therapeut und Patient. Auch jeder Therapeut muß seinem Patienten gegenüber in unterschiedlichen Rollen handeln. Er ist immer – wechselnd oder zugleich – therapeutischer Helfer, fördernd und fordernd, fachlicher Berater und Informationsvermittler, zugleich aber auch in kontrollierender und bewertender Funktion tätig, indem er die Einhaltung von therapeutischen Verträgen überprüft und auf Regelverletzungen reagieren muß. So führt der Bezugstherapeut selbst z.B. Zimmerkontrollen auf der Suche nach Medikamenten oder Nahrungsmittelansammlungen durch, wenn dies notwendig ist. Er muß die Entscheidung über diese Maßnahmen seinem Patienten gegenüber vertreten und auch die vereinbarten Sanktionen treffen. Wir halten es daher auch nicht vertretbar, sinnvoll und notwendig, in der Rollendefinition des Supervisors eine „künstliche" Reduktion der Funktionen zu schaffen. Wie bei der Beschreibung des differenzierten Gesamtbehandlungsplans deutlich geworden sein sollte, ist die detaillierte Kenntnis der therapeutischen

Möglichkeiten und deren aktive Handhabung auch durch den Supervisor eine wesentliche Bedingung dafür, Bezugstherapeuten in der Entwicklung und Umsetzung von Therapieplänen zu beraten. Dies kann jedoch nur von jemandem geleistet werden, der selbstverantwortlich in die Institution eingebunden ist, sie detailliert kennt und die therapeutischen Einzelaspekte mitträgt. Diese spezifische Form der institutionalisierten Supervision verlangt letztlich von allen Beteiligten ein erhebliches Maß an kritischer Rollendistanz und Fähigkeit zum reflexiven Umgang, um unter den gegebenen Bedingungen ein kooperatives Arbeitsbündnis im Rahmen der Supervision zu ermöglichen. Die Erhaltung dieses kooperativen Arbeitsbündnisses ist jedoch nur möglich, wenn Arbeitsformen entwickelt und institutionalisiert werden, die Mitbestimmung und Transparenz in der Zusammenarbeit sicherstellen.

Forschung

Durch die enge Zusammenarbeit mit den klinisch-psychologischen Instituten der Universitäten Mannheim, Mainz, Heidelberg, Landau und Freiburg werden im Rahmen von Diplomarbeiten regelmäßig wissenschaftliche Arbeiten zu verschiednenen Themenbereichen angefertigt. In einer längerfristig angelegten Verbundstudie mit drei psychosomatischen Fachkliniken und drei Landesverbänden von Betriebskrankenkassen wird eine katamnestische Untersuchung der Effektivität und Effizienz stationärer psychosomatischer Behandlungen durchgeführt. In Abstimmung mit inzwischen sechs psychosomatischen Fachkliniken wurde eine Basisdokumentation entwickelt und regelmäßig durchgeführt. Die wissenschaftlichen Arbeiten finden ihren Niederschlag in zahlreichen Publikationen von Fachzeitschriften und Fachbüchern.

Wegen des traditionellen Mangels an praxisbezogenen Publikationsmöglichkeiten geben wir seit 1988 eine neue Fachzeitschrift heraus (Praxis der klinischen Verhaltensmedizin und Rehabilitation), die sich den besonderen Problemstellungen des klinischen und ambulanten Praktikers verpflichtet fühlt.

Notwendige weitere Schritte, Wünsche und Utopien

Aus den vielfältigen Problemen der stationären Verhaltenstherapie und Verhaltensmedizin wollen wir einen Bereich diskutieren, der unseres Erachtens einen wesentlichen Einfluß auf die weiteren konzeptionalen und inhaltlichen Entwicklungen der Psychosomatik haben wird:

Psychosomatik und Psychotherapie in der Rehabilitation

Je mehr psychotherapeutische und psychosomatische Konzepte in die Rehabilitation Eingang finden, desto intensiver müssen sie sich mit den Zielvorgaben rehabilitativer Bemühungen auseinandersetzen.
Diese Zielvorhaben liegen zumindest bislang eindeutig in der Wiederherstellung der Erwerbsfähigkeit oder der Verhinderung des Eintretens der Erwerbsunfähigkeit oder der Abwehr der Gefährdung der Erwerbsfähigkeit. Man kann natürlich bedauern, daß wir ein dualistisches System der Sozialversicherung haben, bei dem die Krankenkassen für die Behandlung von Krankheiten und die Rentenversicherungsträger für den Erhalt der Erwerbsfähigkeit zuständig sind. Wenn auch im Einzelfall im Sinne des vorgenannten Dualismus keine fachlich begründete Differenzierung möglich ist, ob eine Krankheit im Sinne der RVO vorliegt

oder eine Gefährdung der Erwerbsfähigkeit, hat die Differenzierung doch erhebliche Folgen. Im Rehabilitationsbereich müssen die Behandler mit den damit verbundenen unterschiedlichen Behandlungsaufträgen leben, wenn uns dies als sozial engagierten Klinikern auch häufig Unbehagen bereitet. Obwohl es bislang bereits eine recht lange Tradition von Erfahrungen in der stationären Therapie (überwiegend psychoanalytischer Provenienz) gibt, steht eine Konzeptentwicklung über die Besonderheiten und Notwendigkeiten der Psychosomatik und Psychotherapie in der Rehabilitation noch aus. Ausnahmslos werden Konzepte der Individualtherapie auf den psychotherapeutischen Rehabilitationssektor übertragen, ohne zu prüfen ob die rehabilitativen Zielsetzungen mit der individuumzentriertem Therapiekonzeption überhaupt vereinbar – geschweige denn erreichbar sind. Dieser Sachverhalt wurde bislang kaum thematisiert noch systematisch entwickelt. Die Psychosomatiklehrstühle in Deutschland sind den Universitätskliniken angeschlossen; die wenigen ihnen zur Verfügung stehenden Krankenhausbetten werden über den Bettenbedarfsplan durch die Krankenkassen finanziert, die laut gesetzlichem Auftrag Krankenbehandlungen finanzieren und keinen Rehabilitationsauftrag erteilen und dies auch nicht dürfen. Es bestand bislang somit keine Notwendigkeit, das implizite Krankheitskonzept, die Behandlungsvorstellungen und Prognosekriterien, die aus der psychotherapeutischen Krankenbehandlung bekannt waren, zu verändern. Auch eine Reihe von psychoanalytischen, im Rehabilitationsbereich angesiedelten Kliniken tun sich mit der Entwicklung einer rehabilitationsspezifischen Psychotherapie recht schwer, obwohl sie sich des Konflikts, neben dem Patienten noch einen externen Auftraggeber mit recht klaren Zielvorstellungen zu haben, bewußt sind. Der manchmal in den Hintergrund getre-

tene Auftrag holt den Behandler spätestens bei der Abfassung der sozialmedizinischen Beurteilung und Prognose wieder ein.

Es wird eine wesentliche Entwicklungsaufgabe der nächsten Jahre sein, die speziellen Erfordernisse der Psychosomatik und Psychotherapie in der Rehabilitation herauszuarbeiten und entsprechende therapeutische Konzeptionen umzusetzen. Insbesondere wird es notwendig sein zu untersuchen,

■ welche Fertigkeiten und Kompetenzen, welche emotionalen und sozialen Qualifikationen und Problemlösungsstrategien für eine reguläre Erwerbstätigkeit erforderlich sind,

■ wie und wodurch einzelne neurotische und psychosomatische Krankheitsbilder diese Fertigkeiten und Bewältigungskompetenzen einschränken und

■ welche therapeutischen Rahmenstrategien hierbei rehabilitierend eingreifen müssen.

Das Ergebnis wird ein differenzierter Katalog spezifischer therapeutischer Angebote sein, der sich wesentlich von den therapeutischen Strategien zur psychotherapeutischen Kranken- bzw. Akutbehandlung unterscheiden wird. Bereits jetzt bereiten auch tiefenpsychologisch orientierte Kliniken, wie z.B. Tiefenbrunn, ihre praktische Konzeption auf solche Erfordernisse vor, indem sie der Wiederherstellung der Arbeits- und Leistungsfähigkeit als eigenständigem Bestandteil der stationären Rehabilitation einen recht hohen Stellenwert einräumen (18).

Die genannten Entwicklungsaufgaben werden wohl von den klinischen Einrichtungen in der medizinischen Rehabilitation selbst geleistet werden müssen, wenngleich ihnen hierzu wegen des vordringlichen Versorgungsauftrags die erforderlichen Personal- und Sachmittel fehlen.

Literatur

1. Altherr P. Verhaltenstherapie bei Kindern und Jugendlichen. Praxis der Klinischen Verhaltensmedizin und Rehabilitation. 1990; 9: 9–15.
2. Bräuer W. Morbus Crohn: Zeitreihenanalyse (Interventionsanalyse) nach dem ARIMA-Modell. In: Zielke M, Mark N (Hrsg.) Fortschritte der angewandten Verhaltensmedizin. Heidelberg: Springer, 1992: (im Druck)
3. Brenner R. Der Fall M. Berufliche Reintegration als wesentlicher Bestandteil eines stationären Behandlungsverlaufs. Zielke M, Sturm J, Mark N (Hrsg). In: Die Entzauberung des Zauberbergs. Dortmund: modernes lernen, 1988: 349–64.
4. Czikkely M. Stationäre Therapie – ein sozialer Schonraum? Zielke M, Sturm J, Mark N (Hrsg). In: Die Entzauberung des Zauberbergs. Dortmund: modernes lernen, 1988: 59–68.
5. Ehrhardt M. Sport und Verhaltenstherapie in der Psychosomatik: Möglichkeiten der Sporttherapie in der psychosomatischen Rehabilitation. In: Zielke M, Mark N (Hrsg). Fortschritte der angewandten Verhaltensmedizin, Bd 1. Heidelberg: Springer; 1990: 47–68.
6. Ehrhardt M, Sturm J. Angstbewältigungstraining im Rahmen eines verhaltensmedizinischen Gruppenkonzepts bei Herzneurotikern In: Zielke M, Mark N (Hrsg). Fortschritte der angewandten Verhaltensmedizin, Bd. 1. Heidelberg: Springer, 1990: 295–302.
7. Gottfried W. Therapie und Probleme in der stationären Behandlung von Adipositas permagna. In: Zielke M, Sturm J, Mark N (Hrsg.) Die Entzauberung des Zauberbergs. Dortmund: modernes Lernen, 1988: 543–58.
8. Internationale Klassifikation der Krankheiten (ICD) 9. Revision. Bundesminister für Jugend, Familie und Gesundheit (Hrsg.) Wuppertal: Deutscher Consulting-Verlag, 1979.
9. Klein M, Zielke M. Einführungstraining für Patienten einer verhaltensmedizinischen Klinik. In: Zielke M, Mark N (Hrsg.) Fortschritte der angewandten Verhaltensmedizin Bd 1. Heidelberg: Springer; 1990: 211–20.
10. Koch M. Compliance-Probleme bei Adipositas: Mangelnde Motivation trotz massiven Leidensdrucks? Praxis der Klinischen Verhaltensmedizin und Rehabilitation. 1991; 13: 26–31.
11. Koppenhöfer E. Therapie und Förderung genußvollen Verhaltens und Erlebens. In: Zielke M, Mark N (Hrsg.) Fortschritte der angewandten Verhaltensmedizin, Bd 1. Heidelberg: Springer; 1990: 250–63.
12. Kosarz P (Hrsg). Asthma bronchiale. Themenheft der Praxis der Klinischen Verhaltensmedizin und Rehabilitation. 1989; 6: 57–95.
13. Kosarz P. Möglichkeiten der Familientherapie in der stationären Verhaltenstherapie am Beispiel eines Patienten mit Zwängen. In: Zielke M, Sturm J, Mark N (Hrsg). Die Entzauberung des Zauberbergs. Dortmund: modernes lernen, 1988: 459–64.
14. Kosarz P, Crombach G, Schwarz D. Verhaltenstherapie bei ausgewählten motorischen Störungen. In: Laux G, Reimer F (Hrsg.) Klinische Psychiatrie Bd II. Stuttgart: Hippokrates, 1985: 267–93.
15. Limbacher K. Stationäre Behandlung einer Borderline-Persönlichkeitsstörung: Falldarstellung. Praxis der Klinischen Verhaltensmedizin und Rehabilitation. 1989; 8: 235–41.
16. Mark N, Kosarz P. Möglichkeiten verhaltensmedizinischer Intervention bei neurologischen Grunderkrankungen. Praxis der Klinischen Verhaltensmedizin und Rehabilitation. 1988; 4: 162–66.
17. Müller C. Über das Aushandeln der Definition von sozialer Wirklichkeit am Beispiel der Therapie mit einer an Zwangsneurose erkrankten Patientin. In: Zielke M, Sturm J, Mark N (Hrsg). Die Entzauberung des Zauberbergs. Dortmund: modernes lernen. 1988: 269–74.
18. Neun H, Hanke H, Rosenthal R. Wensel I. Die soziale Realität der Patienten im therapeutischen Prozeß. In: Zielke M, Sturm J, Mark N (Hrsg). Die Entzauberung des Zauberbergs: Therapeutische Strategie und soziale Wirklichkeit Dortmund: Verlag modernes lernen, 1988: 221–34.
19. Olivet HP. Verhaltensmedizinische Behandlung komplexer internistischer Krankheitsbilder. In: Zielke M, Sturm J, Mark N (Hrsg). Die Entzauberung des Zauberbergs. Dortmund: modernes lernen, 1988: 531–42.
20. Olivet HP, Limbacher K. Die medizinische Versorgung im therapeutischen Prozeß. In:

Zielke M, Mark N. Fortschritte der angewandten Verhaltensmedizin, Bd 1. Heidelberg: Springer, 1990: 68–77.

21. Platz S, Zielke M, Trierweiler A. Evaluation einer Gruppentherapie zur Behandlung sexueller Funktionsstörungen bei Frauen in einem stationären Behandlungssetting. In: Zielke M, Mark N (Hrsg). Fortschritte der angewandten Verhaltensmedizin, Bd 1. Heidelberg: Springer, 1990: 417–37.

22. Reinhold M. Verhaltenstherapie bei sexuellen Gewalterfahrungen – eine Falldarstellung und ihr konzeptioneller Hintergrund. Praxis der Klinischen Verhaltensmedizin und Rehabilitation. 1991; 14: 97–104.

23. Schmitz B (Hrsg). Stationäre und ambulante Behandlung der Anorexia und Bulimia nervosa. Themenheft der Praxis der klinischen Verhaltensmedizin und Rehabilitation. 1988; 3.

24. Schmitz B, Limbacher K. Borderline-Störungen. Themenheft der Praxis der Klinischen Verhaltensmedizin und Rehabilitation. 1989; 8: 193–247.

25. Schneider F. Bernd O. oder die Bedeutung von Symptom und Veränderung in der sozialen Wirklichkeit des Patienten – eine Falldarstellung. In: Zielke M, Sturm J, Mark N (Hrsg). Die Entzauberung des Zauberbergs. Dortmund: modernes lernen, 1988: 275–96.

26. Schuhler P. Behandlung von Spielen in einer Fachklinik für psychosomatische und Sucht-erkrankungen: Falldarstellungen. Praxis der Klinischen Verhaltensmedizin und Rehabilitation. 1988; 5: 19–22.

27. Schwarz D. Verhaltenstherapie. In Lehrbuch der Psychosomatischen Medizin. Uexküll T v (Hrsg). München: Urban und Schwarzenberg, 1986: 269–91.

28. Siebald H. Therapieverlaufskontrolle bei Asthma bronchiale – Eine Einzelfallanalyse. Praxis der Klinischen Verhaltensmedizin und Rehabilitation. 1989; 6: 88–94.

29. Stadler S, Zielke M, Gottfried W, Olivet HP. Selbstkontrollprogramm zur stationären Behandlung der Adipositas permagna. In: Zielke M, Mark N (Hrsg). Fortschritte der angewandten Verhaltensmedizin, Bd 1. Heidelberg: Springer, 1990: 264–75.

30. Sturm J, Zielke M. Chronisches Krankheitsverhalten: Die klinische Entwicklung eines neuen Krankheitsparadigmas. Praxis der Klinischen Verhaltensmedizin und Rehabilitation. 1988; 1: 17–27.

31. Trierweiler A. Gruppentherapie zur Behandlung sexueller Funktionsstörungen bei Frauen in einem stationären Behandlungssetting. In: Zielke M, Mark N (Hrsg). Fortschritte der angewandten Verhaltensmedizin, Bd 1. Heidelberg: Springer, 190: 303–13.

32. Vesenbeckh W. Ergotherapie in der psychosomatischen Rehabilitation. In: Zielke M, Mark N (Hrsg). Fortschritte der angewandten Verhaltensmedizin, Bd 1. Heidelberg: Springer, 1990: 28–46.

33. Weidhaas HJ, Verhaltensmedizinischer Gesamtbehandlungsplan bei Torticollis spasticus. Praxis der Klinischen Verhaltensmedizin und Rehabilitation. 1988, 2: 114–21.

34. Zielke M. Psychologische Interventionen in der Psychosomatik. In: Weber – Falkensammer H (Hrsg). Psychologische Interventionen in der Rehabilitation. Stuttgart: Gustav Fischer Verlag, 1991: (im Druck)

35. Zielke M, Mark N. Besondere Aspekte von Klinik und Forschung in der angewandten Verhaltensmedizin. Praxis der Klinischen Verhaltensmedizin und Rehabilitation: 1989: 112–21.

36. Zielke M, Mark N (Hrsg). Fortschritte der angewandten Verhaltensmedizin Bd 1. Bd 2 (in Vorber.). Heidelberg: Springer, 1990.

37. Zielke M, Mark N (Hrsg). Handbuch der stationären Verhaltenstherapie. Heidelberg: Springer, 1992: (im Druck).

Zu den Herausgebern des Buches:

Rolf Adler, Prof. Dr. med.
Geboren 1936 in Bern, Studium der Medizin, Assistenzarzt in Bern und Münsingen 1963–1967, Fellow in Psychiatry and Medicine, University of Rochester, N.Y., bei George L. Engel 1967–1969, Assistenzarzt und Oberarzt der medizinischen Universitätsklinik Bern 1969–1978, Habilitation in Innerer Medizin (Psychosomatik) 1975, Chefarzt der Medizinischen Abteilung „Lory" am Inselspital Bern seit 1978, Kandidat der Schweizerischen Gesellschaft für Psychoanalyse.

Wulf Bertram, Dipl.-Psych. Dr. med.
Geboren 1948 in Soest/Westfalen, Studium der Psychologie, Soziologie und Medizin in Hamburg, 1974–1979 Klinischer Psychologe in der Psychiatrischen Tagesklinik des Universitäts-Krankenhauses Hamburg-Eppendorf bei Klaus Dörner und Ursula Plog, Forschungsstipendium des DAAD in Italien, Assistenzarzt und psychiatrische Ausbildung in Arezzo und Kaufbeuren. Seit 1988 wissenschaftlicher Leiter des Schattauer Verlages; psychotherapeutische Tätigkeit in freier Praxis.

Antje Haag, Dr. med.
Geboren 1940 in Oldenburg, Studium der Medizin, Literatur und Soziologie in Bonn, Wien, Berlin und Kiel, nach der Approbation zunächst Tätigkeit in der Inneren Medizin, Facharztausbildung in Psychiatrie und Neurologie, WHO-Reisestipendium nach England und Skandinavien, Ausbildung zur Psychoanalytikerin am Michael-Balint-Institut in Hamburg, seit 1973 an der Abteilung für Psychosomatik und Psychotherapie des Universitäts-Krankenhauses Eppendorf in Hamburg, Vorstandsmitglied des Deutschen Kollegiums für Psychosomatische Medizin.

Jörg M. Herrmann, Prof. Dr. med.
Geboren 1944 in Jugenheim/Bergstraße, Studium der Psychologie, Philosophie und Germanistik und später Medizin in Tübingen und Berlin. 1972–1979 Assistent bei von Uexküll in Ulm, 1979–1982 Oberarzt bei Rolf Adler, Bern, 1983–1987 Oberarzt und Professor an der Abteilung für Psychosomatik der Universität Ulm, seit 1987 Ärztlicher Leiter der Klinik für Rehabilitation Glotterbad (Innere Medizin/Psychosomatik) der Landesversicherungsanstalt Württemberg.

Karl Köhle, Prof. Dr. med.
Geboren 1938 in München, Studium der Psychologie und Medizin in Hamburg, Wien und München, Weiterbildung zum Arzt für Innere Medizin und zum Psychoanalytiker in Ulm, ab 1967 Assistent, später Oberarzt bei von Uexküll, seit 1984 Direktor der Abteilung für Psychosomatik und Psychotherapie der Universität zu Köln.

Thure von Uexküll, Prof. Dr. med.
Geboren 1908 in Heidelberg als Sohn des Biologen Jakob von Uexküll (1864–1944), Studium der Medizin in Hamburg, München, Innsbruck und Rostock, Assistent und Oberarzt bei v. Bergmann in der Charité und in München, 1952 Rockefeller-Stipendium in den USA, 1955 Lehrstuhl für Innere Medizin und Direktor der Medizinischen Poliklinik in Gießen, 1966 Lehrstuhl für Innere Medizin mit dem Schwerpunkt Psychosomatische Medizin in Ulm, seit 1977 Emeritus in Freiburg.

Namensverzeichnis

Sachverzeichnis

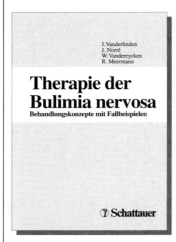

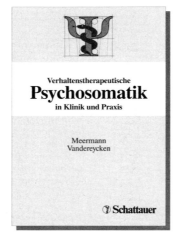

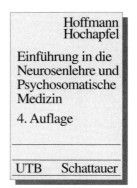

Vanderlinden/Norré
Vandereycken/Meermann

Therapie der Bulimia nervosa

Behandlungskonzepte mit Fallbeispielen

In diesem informativen, praxisorientierten Therapieführer finden alle, die mit Bulimie-Patientinnen arbeiten, eine ausführliche Beschreibung der wichtigsten Methoden und Strategien für die ambulante und stationäre Behandlung.

Das Buch basiert auf der klinischen Erfahrung und den Forschungsergebnissen eines multidisziplinären Teams. Die Autoren sind von therapeutischem Pragmatismus und nicht von einer bestimmten Ideologie geleitet.

Das Behandlungskonzept wird an Fallbeispielen im Einzel-, Gruppen- und Familiensetting demonstriert und stellt eine Integration verschiedener methodischer Ansätze dar.

Dieses Werk bietet jedem Therapeuten konkrete Anleitung für den klinischen Alltag.

1992. 168 Seiten, 5 Abbildungen
ISBN 3-7945-1467-X
Erscheinungstermin: 2. Quartal 1992

Meermann/Vandereycken

Verhaltenstherapeutische Psychosomatik

in Klinik und Praxis

Die Verhaltenstherapie hat sich in den letzten Jahren zunehmend in allen Bereichen der Medizin durchgesetzt. Vor allem die relativ kurzen Behandlungszeiträume und die gezielten Interventionstechniken stellen wichtige Gründe für die wachsende Bedeutung dieser psychotherapeutischen Methode dar.

Das Lehrbuch liefert eine umfassende Übersicht über verhaltenstherapeutische Behandlungsmethoden bei psychiatrischen und psychosomatischen Erkrankungen. Die Autoren stellen auf praxisnahe Weise dar, wie verhaltensmedizinisches und verhaltenstherapeutisches Wissen in der ambulanten und stationären Psychotherapie umsetzbar ist. Die anwendungsbezogenen Kapitel enthalten instruktive Falldarstellungen.

1991. XIV, 358 Seiten,
27 Abbildungen, 24 Tabellen, geb. DM 88,–
ISBN 3-7945-1351-7

Hoffmann/Hochapfel

Einführung in die Neurosenlehre und Psychosomatische Medizin

Mit einer Darstellung der wichtigsten Psychotherapie-Verfahren

Neurose, Psychosomatik und Psychotherapie sind Begriffe, deren Bedeutung unbestritten, deren Kenntnis und Verständnis jedoch oft sehr begrenzt ist.

Diese Einführung orientiert sich am psychoanalytischen Modell, bezieht aber auch andere Betrachtungsweisen ein.

Die wichtigsten Begriffe und Konzepte werden in einer Allgemeinen Neurosenlehre entwickelt und dann auf die Spezielle Lehre von den psychoneurotischen und psychosomatischen Krankheitsbildern angewandt.

Eine Darstellung der Diagnostik in der analytischen Psychotherapie und eine Einführung in die wichtigsten Therapieverfahren bilden den Abschluß.

4., erweiterte Auflage 1991. XV, 352 Seiten,
14 Abbildungen, 7 Tabellen, kart. DM 29,80
ISBN 3-7945-1384-3 (UTB Bd. 0951)